사 진 으 로 배 우 는

임상미생물학

한국임상병리학과 미생물학교수회

집필진

권필승 (원광보건대학교)
김성훈 (나사렛대학교)
김소진 (대구보건대학교)
김수정 (대구보건대학교)
김시현 (세명대학교)
김아름 (서영대학교, 파주)
김혜란 (동의과학대학교)
김혜영 (신성대학교)
류재기 (김천대학교)
박 민 (마산대학교)
박상용 (서영대학교, 광주)
박은석 (경복대학교)
박인원 (전주기전대)
박창은 (남서울대학교)
박 철 (광주보건대학교)
박훈희 (안산대학교)
성지연 (극동대학교)
송현제 (광주보건대학교)
심인숙 (동남보건대학교)
염종화 (동의대학교)
육근돌 (대전보건대학교)
이동석 (인제대학교)
이용헌 (동서대학교)
장경수 (부산가톨릭대학교)
장유지 (호남대학교)
정무상 (제주한라대학교)
정선도 (신한대학교)
정운원 (청주대학교)
조혜현 (대전과학기술대학교)
허지혜 (동강대학교)
현성희 (을지대학교, 의정부)

(가나다 순)

PHOTOGRAPHY

CLINICAL MICROBIOLOGY

Dept. of Biomedical Laboratory Science

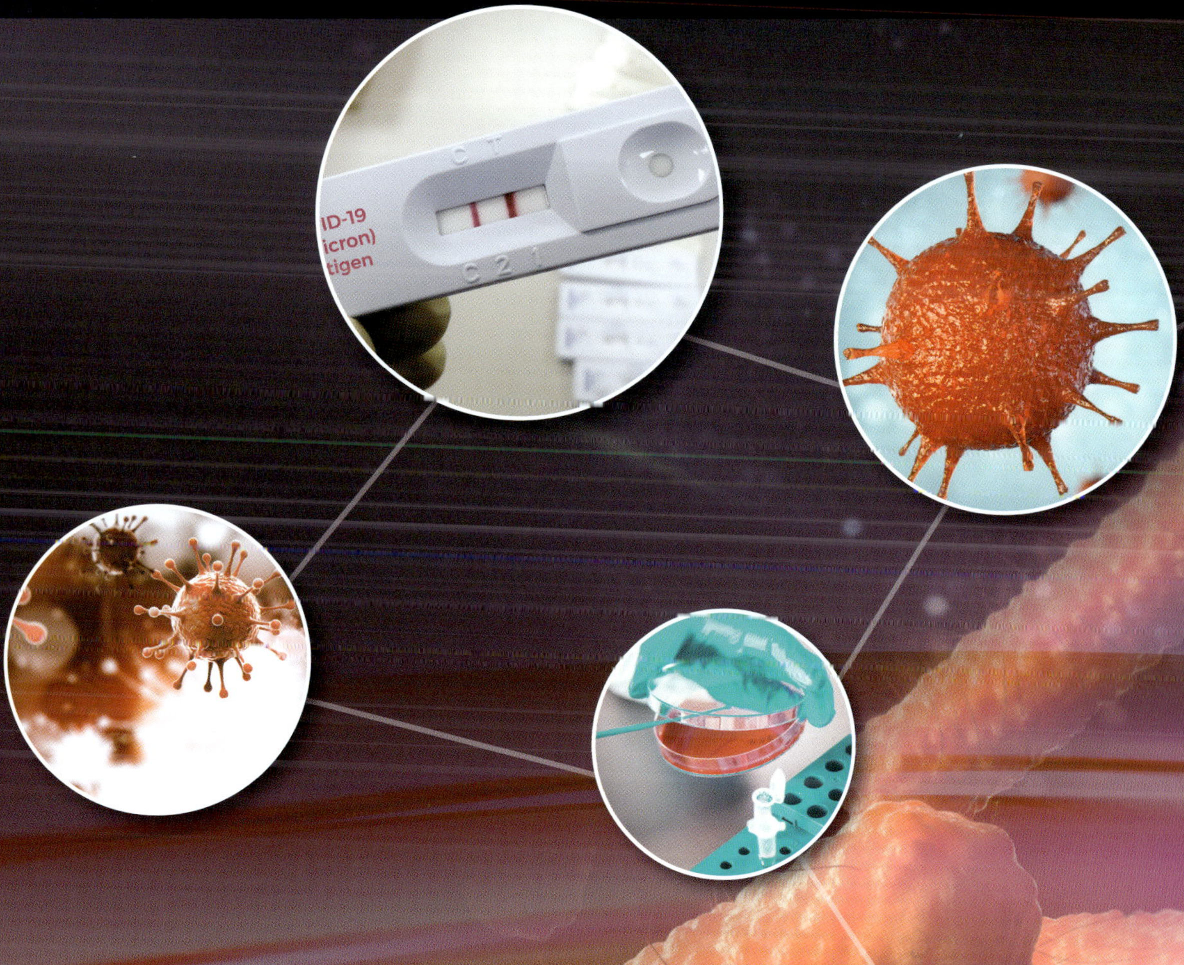

머리말

인공지능(AI)와 빅데이터 등 디지털 헬스케어 기술이 바이오 산업과 결합해 글로벌 의료시장을 선점해 가고 있다. 눈부시게 발전해 가고 있는 임상병리 진단기술에도 검사장비의 자동화와 빅데이터를 기반으로 하는 기술도 접목되고 있는 것이 현실이다.

미생물 검사영역에도 시대의 흐름에 따라 전통적인 배양과 동정기술을 지나 API 시스템이 1세대라 할 수 있고 2세대는 자동화장비(VITEK, Microscan 등)였다면, 최근에는 질량분석기 MALDI-TOF MS(Matrix-Assisted Laser Desorption/Ionization Time-of-Flight Mass Spectrometry) 장비가 미생물 진단에 사용되어 신속하게 미생물을 동정하고 분석할 수 있는 기술까지 적용되고 있는 것이 미생물실 검사의 현황이다.

눈부시게 발전하는 검사기술을 임상병리사로서 미생물에 종사할 학생들에게 학교교육과정에서 배우고 익히기에는 방대한 내용과 임상의 최신장비의 원리와 진단기술을 학습하기에는 현실적으로 어려움이 있다.

임상병리학을 배우는 학생들에 국가시험을 실기시험을 대비하고 졸업 후 임상병리사로서 임상미생물학을 공부하는데 가장 기본이 되고 최신검사 지견을 이해하기 쉬운 사진으로 배울 수 있는 책의 필요성을 가지고 있었다.

이러한 현실을 공감하는 미생물학 교수들이 함께 중지를 모아 필수적인 내용과 최신 임상미생물학 진단기술의 내용을 포함하여 사진을 중심으로 이해하기 쉽게 사진으로 배우는 임상미생물학을 발간하게 되었다.

이 책은 임상미생물학실기에 대해 학생들이 배워야할 학습목표와 핵심요소를 바탕으로 사진을 모아 단원별로 체계적으로 정리하고 사진 한장 한장의 설명을 알기 쉽게 서술하여 실기국가시험에 대해 완벽하게 대비할 수 있게 집필에 노력을 아끼지 않았다.

『사진으로 배우는 임상미생물학』을 발간하기까지 전과정은 다년간의 현장경험이 있는 교수들이 함께 모여 최신자료들을 모으고 여러번의 교정과 토론을 통해 최신장비와 검사법들을 수록하였다. 출간하고자 많은 시간과 노력을 기울였지만 아직도 미흡한 점이 많을 것이라 생각된다. 앞으로 더욱더 좋은 교재가 되도록 보완하고 수정하는 작업에 노력도 아끼지 않을 것이다.

이 책이 나오기까지 집필을 위해 고생하신 미생물학 교수님들에게 찬사를 보내며 편집을 위해 노력해 주신 고려의학 편집부 직원분들과 김영환 대표님께 진심으로 감사의 인사를 드립니다.

2023년 2월

한국임상병리학과 미생물학과 교수회 일동

Contents

제 5 부 그람양성막대균

제 6 부 장내세균

제 7 부 그람음성 막대균

제 8 부 무산소성균

제 9 부 나선균과 기타세균

제 10 부 Clinical Mycology

제 11 부 Parasitology

제 12 부 바이러스

제 1 부

총론

CHAPTER

01 학명변경 및 미생물검사실 기구·기기

1. 학명변경

Aeromonas hydrophila 30:245 (AL) divided into subspecies

Alcaligenes faecalis 30:247 (AL) divided into subspecies

Bacillus stearothermophilus 30:257 (AL) ≡ *Geobacillus stearothermophilus*

Bacillus subtilis 30:258 (AL) divided into subspecies

Bacteroides melaninogenicus subsp. *melaninogenicus* 30:259 (AL) ≡ *Prevotella melaninogenica*

Bacteroides melaninogenicus 30:259 (AL) ≡ *Prevotella melaninogenica*

Bacteroides ureolyticus 30:261 (AL) ≡ *Campylobacter ureolyticus*

Brucella abortus 30:270 (AL) = *Brucella melitensis*

Brucella canis 30:270 (AL) = *Brucella melitensis*

Brucella neotomae 30:270 (AL) = *Brucella melitensis*

Brucella ovis 30:270 (AL) = *Brucella melitensis*

Brucella suis 30:270 (AL) = *Brucella melitensis*

Campylobacter butzleri 41:580 ≡ *Arcobacter butzleri*

Campylobacter fetus 30:271 (AL) divided into subspecies

Campylobacter jejuni 30:271 (AL) divided into subspecies

Campylobacter pylori subsp. *pylori* 38:369* ≡ *Helicobacter pylori*

Campylobacter pylori corrig. 35:223 ≡ *Helicobacter pylori*

Chlamydia pneumoniae 39:88* ≡ *Chlamydophila pneumoniae*

Chlamydophila psittaci 49:433* ≡ *Chlamydia psittaci*

Citrobacter diversus (rejected name) 30:276 (AL) = *Citrobacter koseri*

Clostridium difficile 30:279 (AL) ≡ *Clostridioides difficile*

Enterobacter aerogenes 30:293 (AL) ≡ *Klebsiella aerogenes*

Enterobacter cloacae 30:293 (AL) divided into subspecies

Flavobacterium capsulatum 30:299 (AL) ≡ *Novosphingobium capsulatum*

Flavobacterium ferrugineum 30:300 (AL) ≡ *Terrimonas ferruginea*

Flavobacterium meningosepticum 30:300 (AL) ≡ *Elizabethkingia meningoseptica*

Francisella tularensis 30:301 (AL) divided into subspecies

Fusobacterium nucleatum 30:303 (AL) divided into subspecies

Grahamella peromysci 34:355 ≡ *Bartonella peromysci*

Grahamella talpae 34:355 ≡ *Bartonella talpae*

Haemophilus aphrophilus 30 (AL) ≡ *Aggregatibacter aphrophilus*

Haemophilus paraphrophilus 30:306 (AL) = *Aggregatibacter aphrophilus*

Haemophilus paragallinarum 30:305 (AL) ≡ *Avibacterium paragallinarum*

Haemophilus vaginalis 30:306 (AL) ≡ *Gardnerella vaginalis*

Klebsiella pneumoniae 30:309 (AL) divided into subspecies

Klebsiella pneumoniae subsp. *ozaenae* 34:355

Klebsiella pneumoniae subsp. *pneumoniae* 34:355

Klebsiella pneumoniae subsp. *rhinoscleromatis* 34:355

Klebsiella mobilis (illegitimate name) 30:309 (AL) ≡ *Klebsiella aerogenes*

Klebsiella ozaenae 30:309 (AL) ≡ *Klebsiella pneumoniae* subsp. *ozaenae*

Lactobacillus bulgaricus 30:310 (AL) ≡ *Lactobacillus delbrueckii* subsp. *bulgaricus*

Legionella pneumophila 30:314 (AL) divided into subspecies

Legionella pneumophila subsp. *fraseri* 39:205

Legionella pneumophila subsp. *pascullei* 39:205

Legionella pneumophila subsp. *pneumophila* 39:205

Micrococcus kristinae 30:320 (AL) ≡ *Kocuria kristinae*

Micrococcus lactis 61:2835* ≡ *Neomicrococcus lactis*

Micrococcus roseus 30:320 (AL) ≡ *Kocuria rosea*

Micrococcus varians 30:320 (AL) ≡ *Kocuria varians*

Morganella morganii 30:324 (AL) divided into subspecies

Morganella morganii subsp. *morganii* 42:619*

Morganella morganii subsp. *sibonii* 42:619*

Mycobacterium abscessus 42:244* divided into subspecies

Mycobacterium abscessus subsp. *bolletii* 61:2312* ≡*Mycobacterium bolletii*

Mycobacterium abscessus subsp. *massiliense* 66:4477* ≡ *Mycobacterium massiliense*

Mycobacterium abscessus subsp. *abscessus* 42:244*

Mycobacterium chelonae 30:325 (AL) divided into subspecies

Mycobacterium chelonae subsp. *abscessus* 30:325 (AL) ≡ *Mycobacterium abscessus* subsp. *abscessus*

Mycobacterium chelonae subsp. *bovis* 67:3886*

Mycobacterium chelonae subsp. *chelonae* corrig. 30:325 (AL)

Mycobacterium fortuitum 30:326 (AL) divided into subspecies

Mycobacterium fortuitum subsp. *acetamidolyticum* 36:489

Mycobacterium fortuitum subsp. *fortuitum* 30:326 (AL)

Mycobacterium paratuberculosis 30:327 (AL) ≡ *Mycobacterium avium* subsp. *paratuberculosis*

Mycobacterium tuberculosis subsp. *caprae* 49:1271* ≡ *Mycobacterium caprae*

Mycobacterium tuberculosis subsp. *tuberculosis* 30:328 (AL) ≡ *Mycobacterium tuberculosis*

Peptococcus saccharolyticus 30:343 (AL) ≡ *Staphylococcus saccharolyticus*

Propionibacterium acnes subsp. *acnes* 65:4786* ≡ *Cutibacterium acnes*

Propionibacterium acnes 30:346 (AL) ≡ *Cutibacterium acnes*

Propionibacterium acnes subsp. *elongatum* 65:4786* = *Cutibacterium acnes*

Propionibacterium acnes subsp. *defendens* 66:5364*

Propionibacterium innocuum 42:327 ≡ *Propioniferax innocua*

Proteus inconstans 30:348 (AL) ≡ *Providencia alcalifaciens*

Proteus morganii 30:348 (AL) ≡ *Morganella morganii* subsp. *morganii*

Proteus rettgeri 30:348 (AL) ≡ *Providencia rettgeri*

Pseudomonas cepacia 31:479* = *Burkholderia cepacia*

Pseudomonas beteli corrig. 30:350 (AL) = *Stenotrophomonas maltophilia*

Pseudomonas mallei 30:352 (AL) = *Burkholderia mallei*

Pseudomonas maltophilia 31:195* ≡ *Stenotrophomonas maltophilia*

Pseudomonas pseudomallei 30:353 (AL) ≡ *Burkholderia pseudomallei*

Rhodococcus equi 30:356 (AL) = *Rhodococcus hoagii*

Rhodococcus terrae 30:357 (AL) ≡ *Gordonia terrae*

Salmonella arizonae 30:360 (AL) ≡ *Salmonella enterica* subsp. *arizonae*

Salmonella choleraesuis subsp. *bongori* 35:375 ≡ *Salmonella bongori*

Salmonella choleraesuis 30:360 (AL) = *Salmonella enterica*

Salmonella choleraesuis subsp. *arizonae* 35:375 see: *Salmonella enterica* subsp. *arizonae*

Salmonella choleraesuis subsp. *diarizonae* 35:375 ≡ *Salmonella enterica* subsp. *diarizonae*

Salmonella choleraesuis subsp. *choleraesuis* 30:360 (AL) = *Salmonella enterica* subsp. *enterica*

Salmonella choleraesuis subsp. *houtenae* 35:375 = *Salmonella enterica* subsp. *houtenae*

Salmonella choleraesuis subsp. *indica* 37:179 ≡ *Salmonella enterica* subsp. *indica*

Salmonella choleraesuis subsp. *salamae* 35:375 ≡ *Salmonella enterica* subsp. *salamae*

Salmonella enteritidis 30:360 (AL) = *Salmonella enterica* subsp. *enterica*

Salmonella paratyphi 50:943* = *Salmonella enterica* subsp. *enterica*

Salmonella typhimurium 30:361 (AL) = *Salmonella enterica* subsp. *enterica*

Serratia marcescens 30:362 (AL) divided into subspecies

Serratia marcescens subsp. *marcescens* 30:362 (AL)

Serratia marcescens subsp. *sakuensis* 53:258

Spirochaeta alkalica 46:309* ≡ *Alkalispirochaeta alkalica*

Spirochaeta bajacaliforniensis 54:631 ≡ *Sediminispirochaeta bajacaliforniensis*

Spirochaeta caldaria 45:880 ≡ *Treponema caldarium*

Spirochaeta sinaica 65:3876* ≡ *Sediminispirochaeta sinaica*

Spirochaeta smaragdinae 48:1083 ≡ *Sediminispirochaeta smaragdinae*

Spirochaeta stenostrepta 30:364 (AL) ≡ *Treponema stenostreptum*

Staphylococcus aureus 30:365 (AL) divided into subspecies

Staphylococcus aureus subsp. *anaerobius* 35:99*

Staphylococcus aureus subsp. *aureus* 30:365 (AL)

Staphylococcus saprophyticus 30:366 (AL) divided into subspecies

Staphylococcus saprophyticus subsp. *bovis* 46:793*

Staphylococcus saprophyticus subsp. *saprophyticus* 30:366 (AL); 46:793*

Stenotrophomonas africana 47:162* = *Stenotrophomonas maltophilia*

Streptococcus anginosus 30:367 (AL) divided into subspecies

Streptococcus anginosus subsp. *anginosus* 63:2517*

Streptococcus anginosus subsp. *whileyi* 63:2517

Streptococcus bovis 30:367 (AL) = *Streptococcus equinus*

Streptococcus faecalis 30:367 (AL) ≡ *Enterococcus faecalis*

Streptococcus faecium 30:367 (AL) ≡ *Enterococcus faecium*

Streptococcus gallinarum 32:414* ≡ *Enterococcus gallinarum*

Streptococcus garvieae 34:270 ≡ *Lactococcus garvieae* subsp. *garvieae*

Vibrio albensis 30:417 (AL) = *Vibrio cholerae*

Yersinia enterocolitica 30:419 (AL) divided into subspecies

Yersinia enterocolitica subsp. *enterocolitica* 30:419 (AL)

Yersinia enterocolitica subsp. *palearctica* 50:1415

FROM LIST OF PROKARYOTIC NAMES VALIDLY PUBLISHED updated December 2017

2. Bio-Hazard bags

1) 일반의료용 폐기봉투

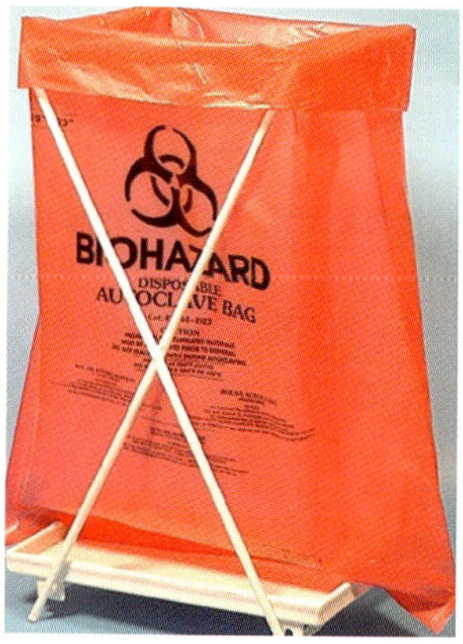

2) 일반의료용 폐기물 상자

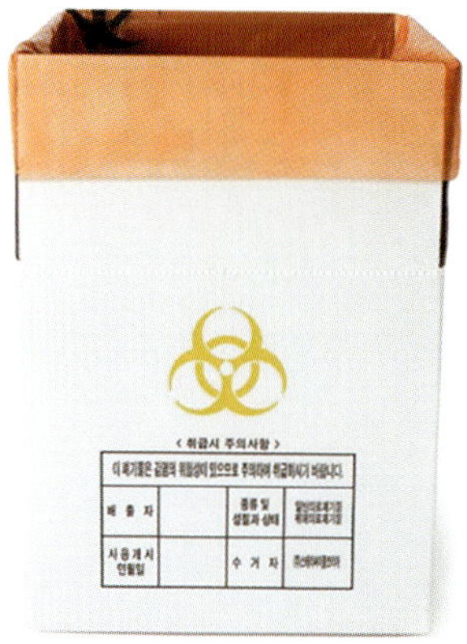

3) 주사바늘 폐기통

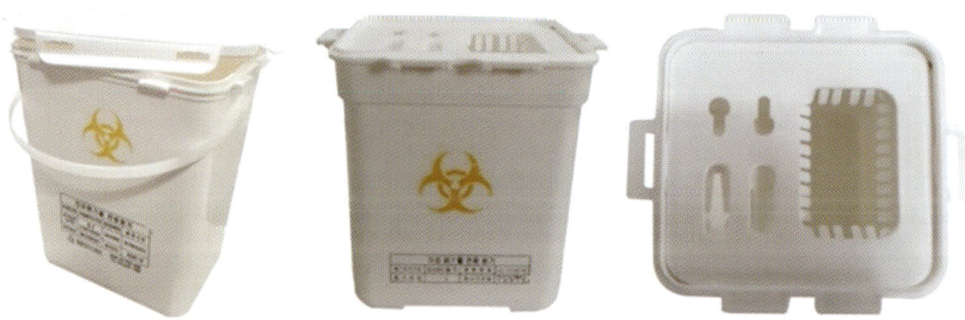

3. Sterile Petri dishes

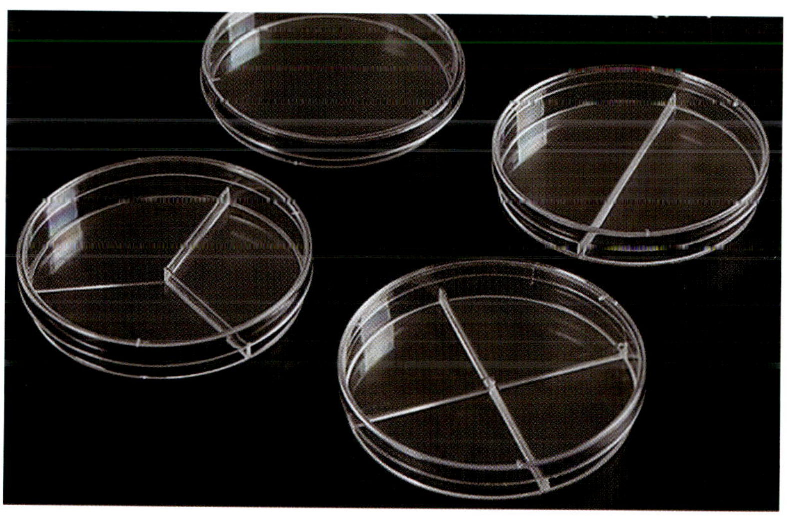

4. Medical wire loop & disposable loop

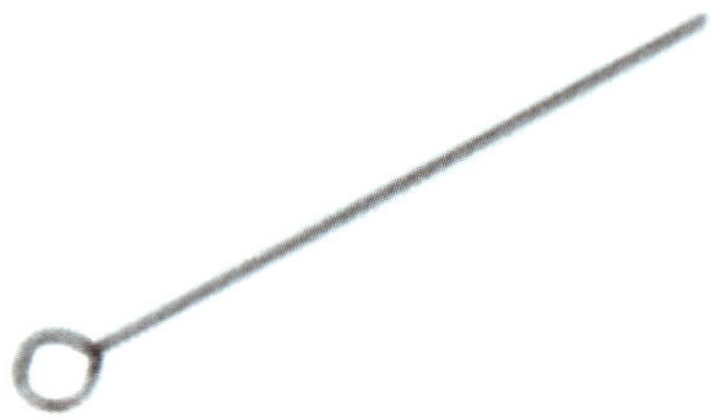

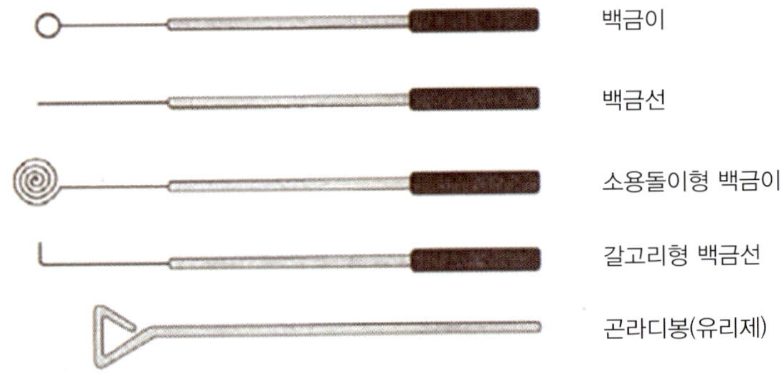

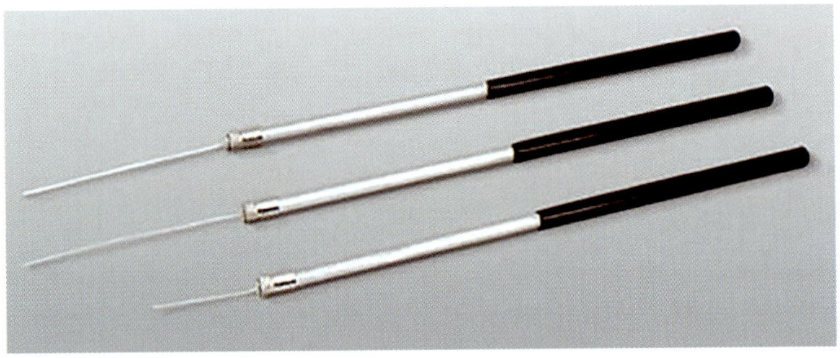

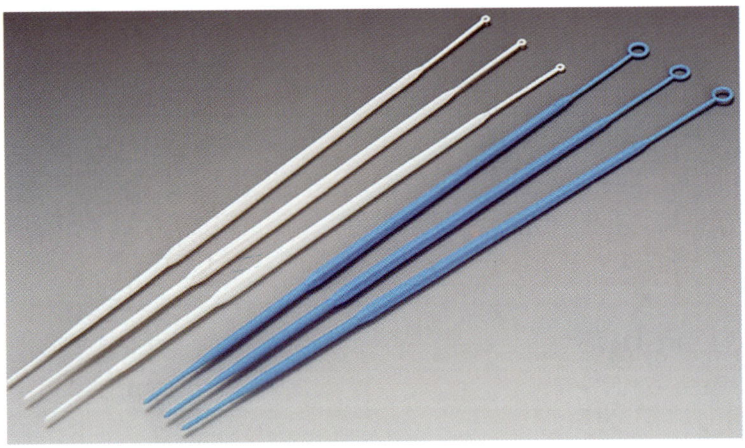

일회용미생물접종용
Loop & needle

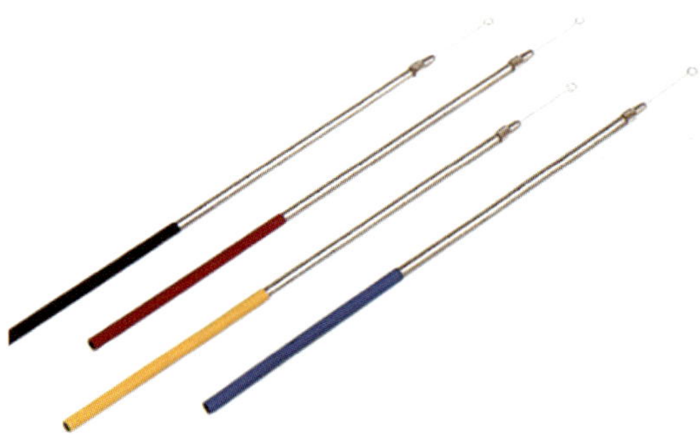

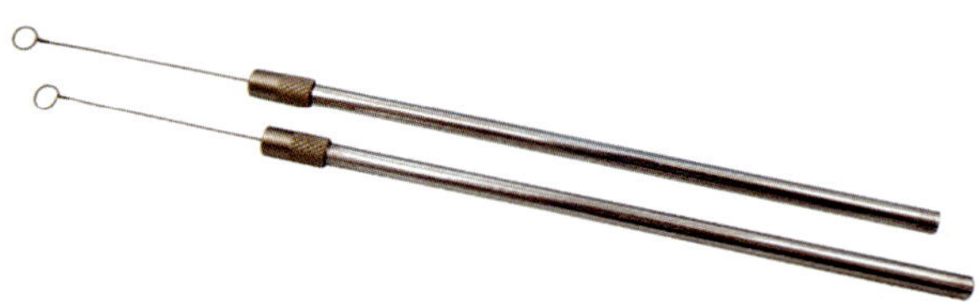

5. Normal stainless-steel cell spreade(삼각셀 스프레더)

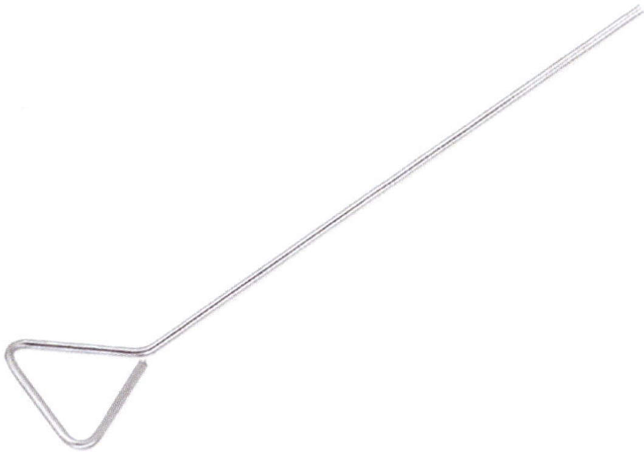

Stainless-steel Cell Spreaders

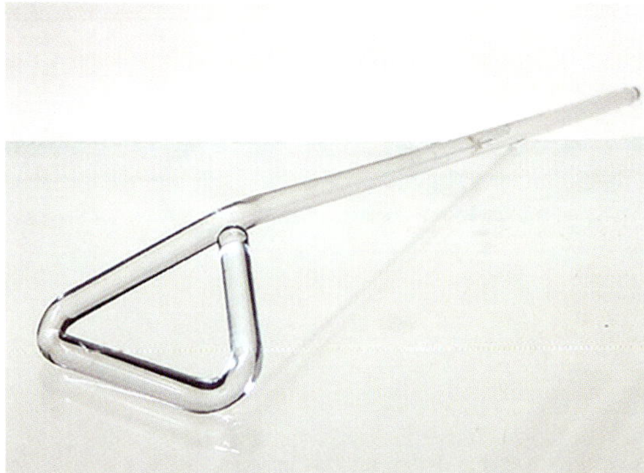

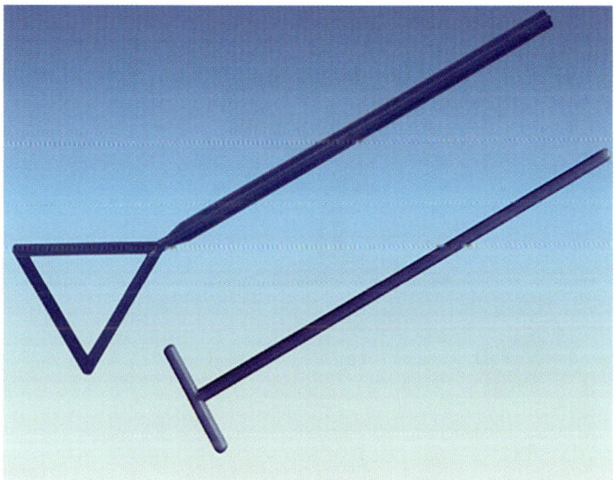

PP T-shaped & Triangle-Cell Spreaders

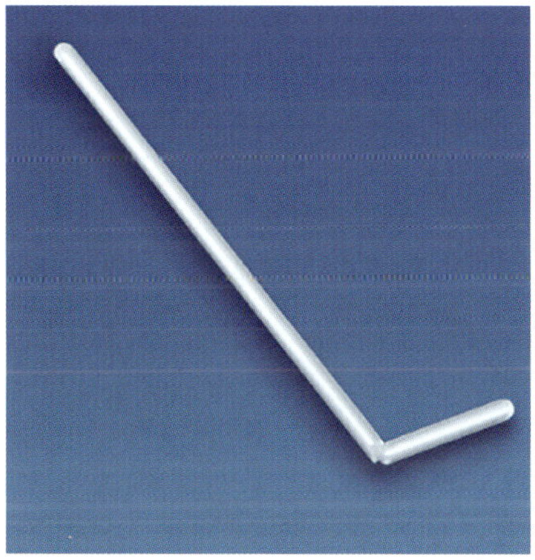

PS Steriled L-shape Spreader

6. Durham tube(가스생성용)

(6×50 mm Durham glass tube)

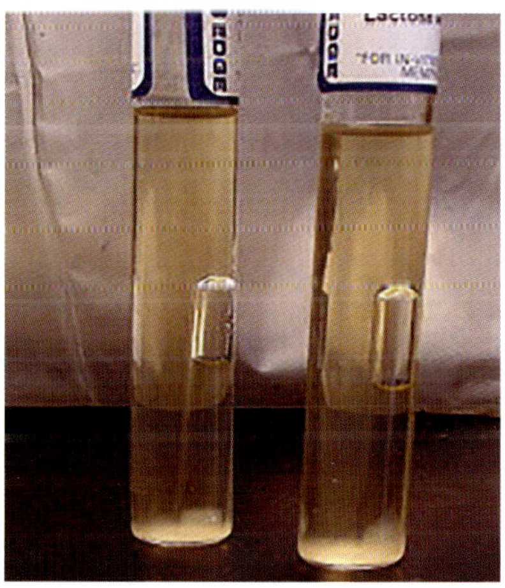

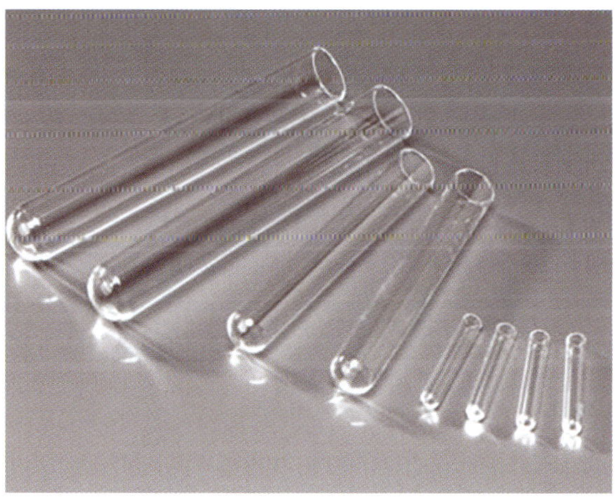

7. Colony counter, digital plus(집락계수기)

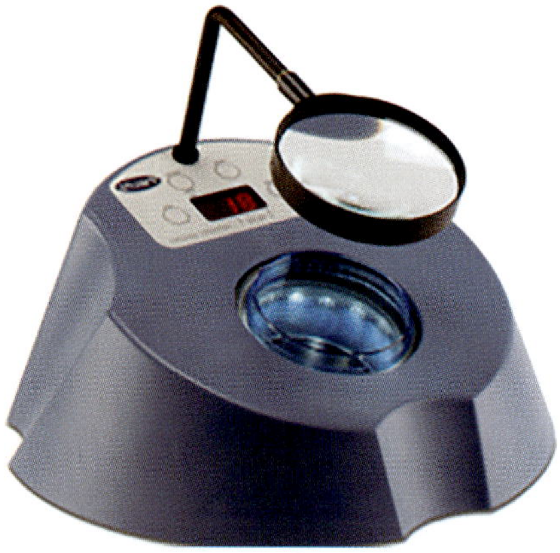

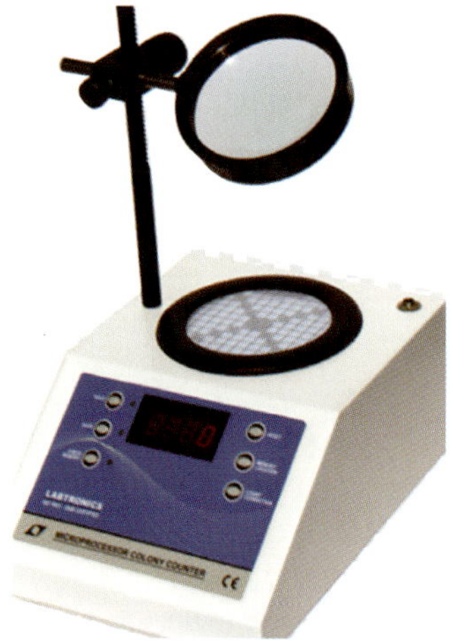

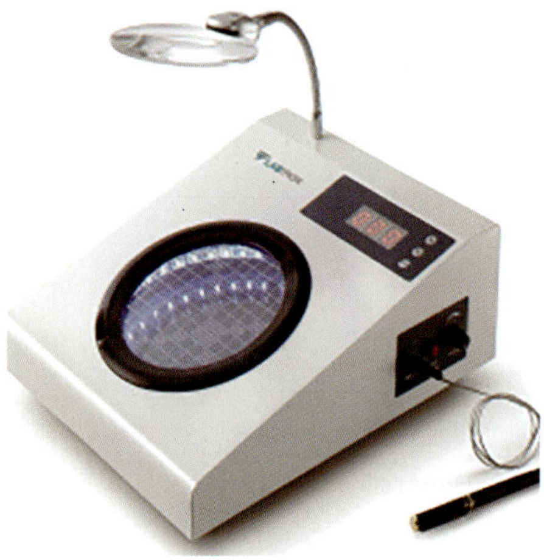

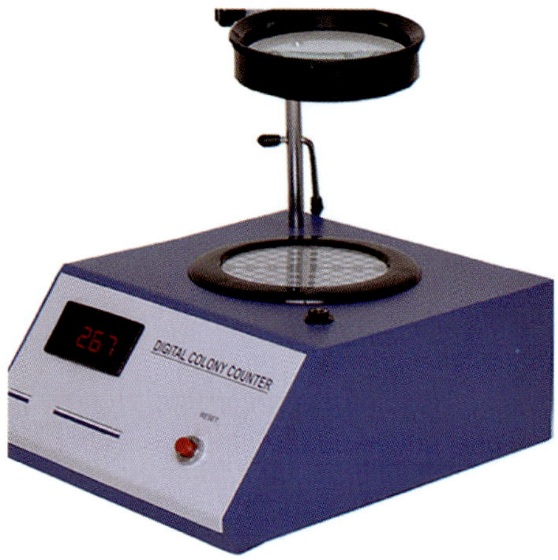

8. Air sampler(공기포집기)

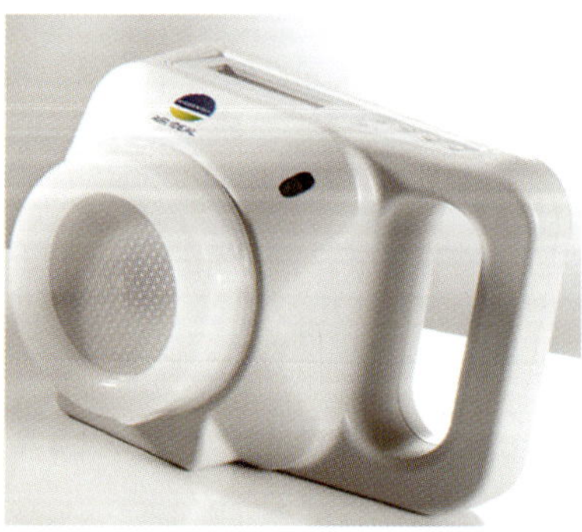

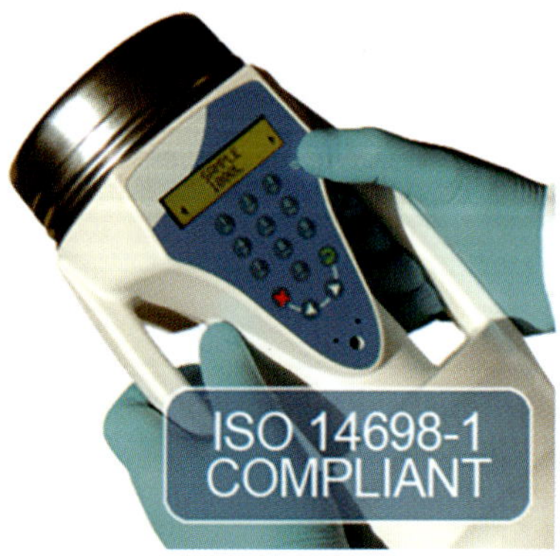

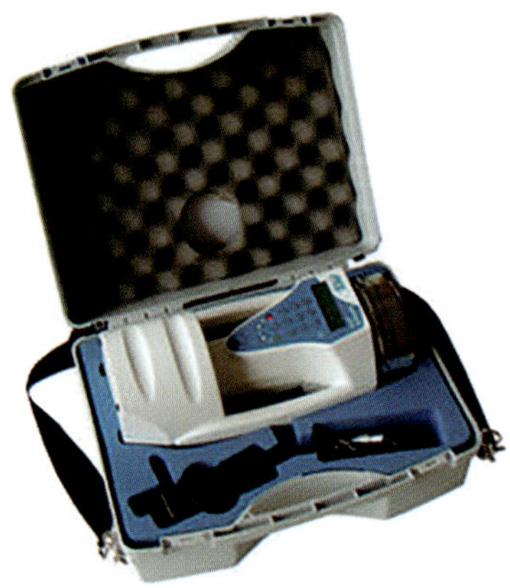

Air sampling system for the detection of airborne microorganisms(공기매개 감염원 포집을 위한 운동)

9. Micro pipettes(마이크로피펫, Pipetman® Classic)

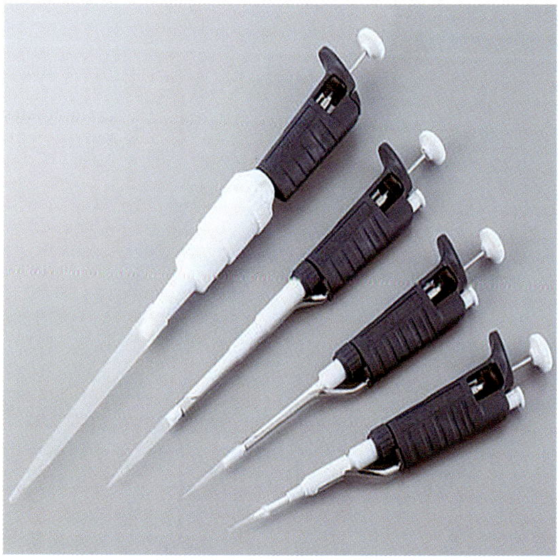

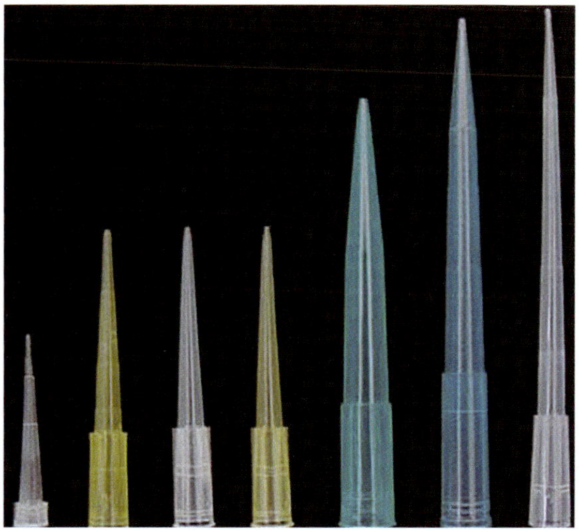

blue tip, yellow tip, white tip

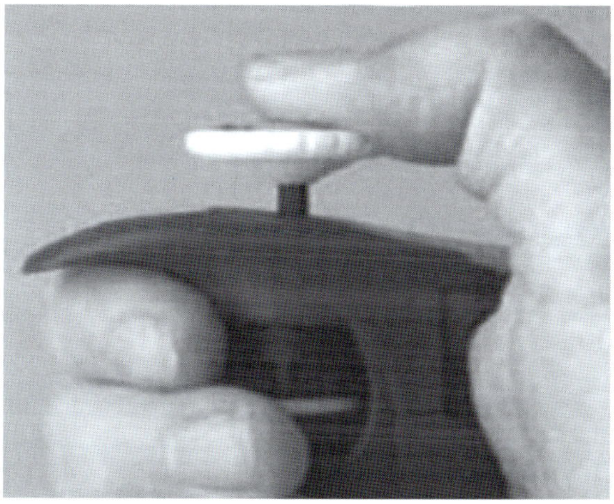

첫 번째 정지지점

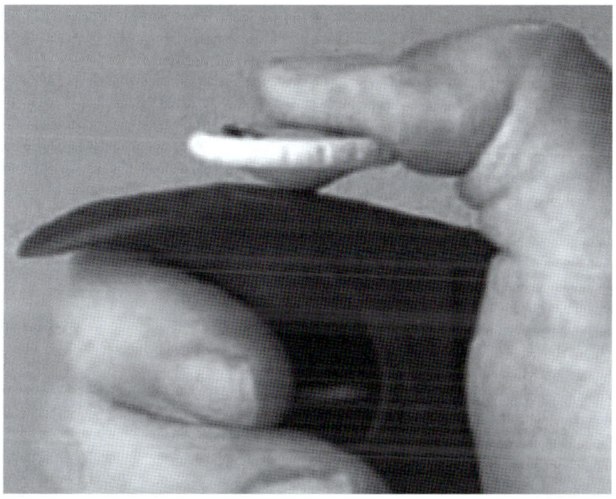

두 번째 정지지점

10. 바이러스 배양을 위한 기구

1) Shell vial 세포 배양

Shell vial 세포 배양을 위한 주요 바이러스: Cytomegalovirus (CMV), Varicella-zoster Virus (VZV), Herpes Simplex Virus (HSV), Adenovirus, Influenza A&B virus, Parainfluenza 1, 2, 3 virus and, Respiratory Syncytial Virus (RSV)

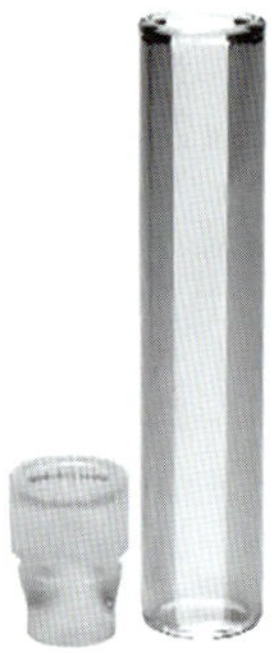

Thermo Scientific™ Shell Vial Kit

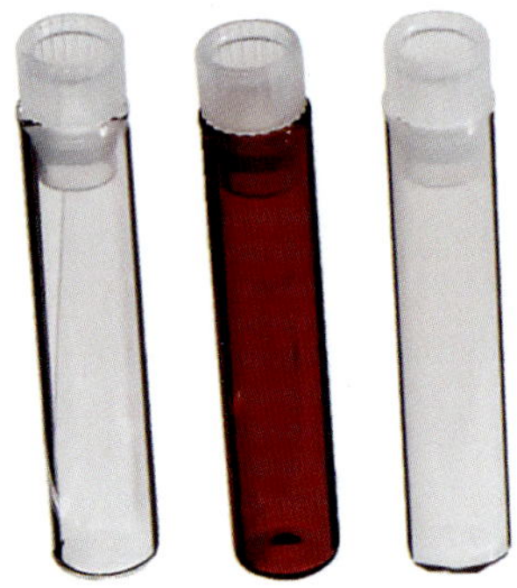

1 mL Amber glass, SepCap

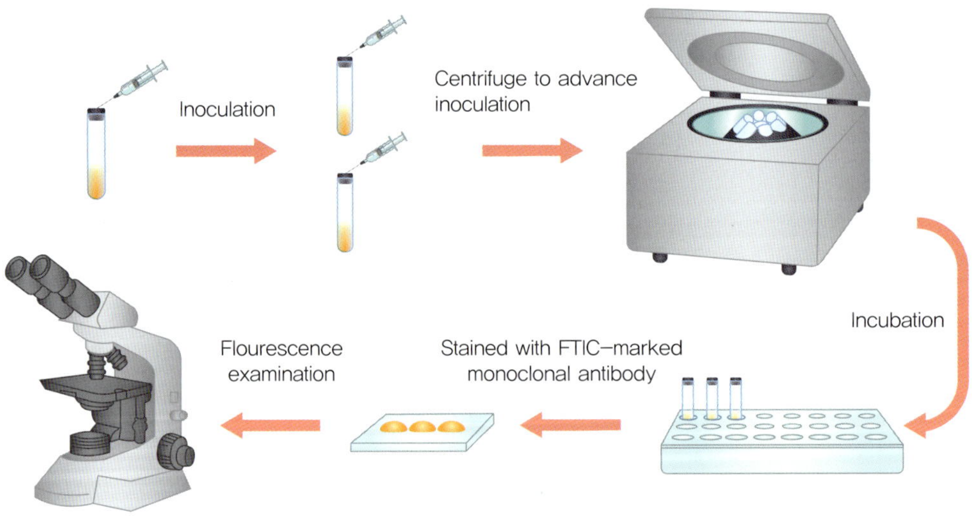

< Shell vial 세포 배양의 원리 >

The infected cell monolayer is then stained for the presence of viral antigens by direct fluorescent antibody (DFA) or indirect fluorescent antibody (IFA) staining within hours or days of inoculation. In this way, viruses that normally take days to weeks to produce a cytopathic effect (CPE) can be detected within 1 to 2 days by shell vial cell culture.
(Shell vial 세포배양을 통해 1~2일 내에 세포병성 효과를 관찰하거나 형광염색을 통한 바이러스 항원을 검출하기에 용이한 검사법)

2) Cytopathic effect (CPE) of viruses (바이러스의 세포변성 효과)

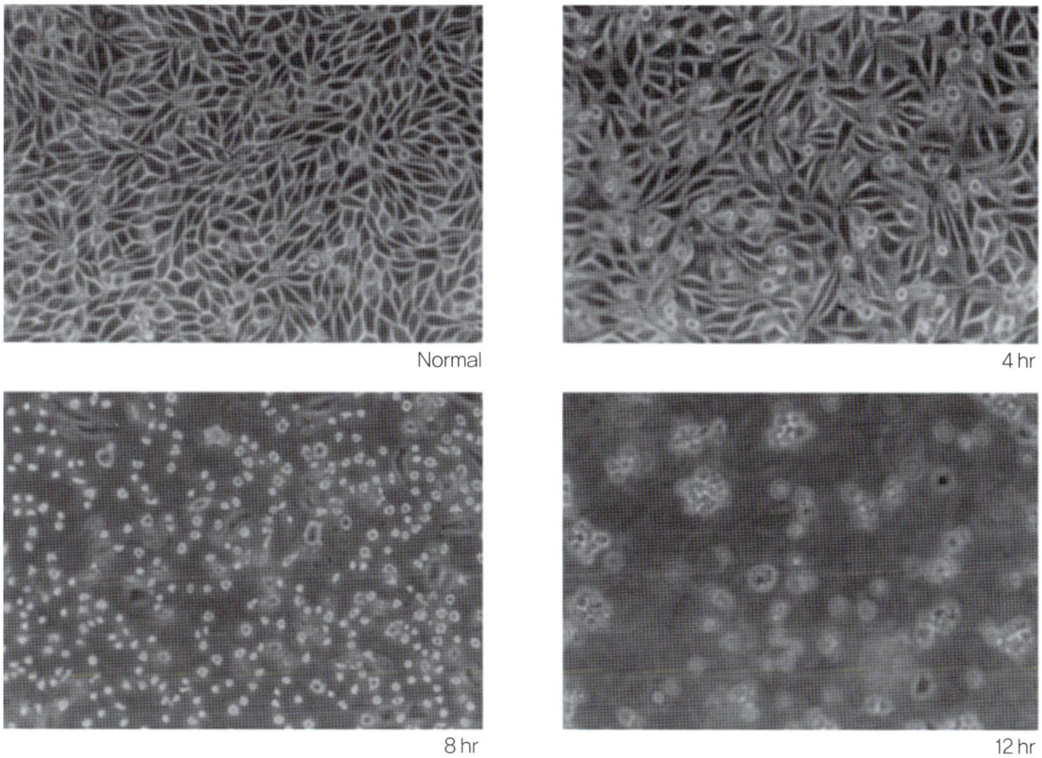

< HeLa cell에 감염된 poliovirus의 시간경과별 세포변성효과 >

3) 간접형광항체법에 의한 바이러스 감염 세포 관찰

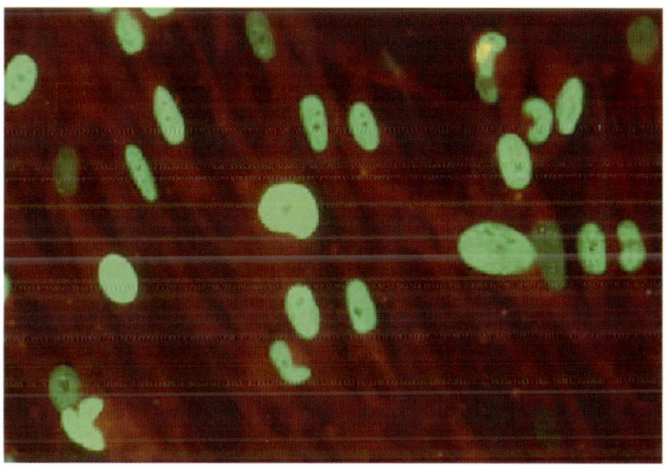

< Shell vial 세포배양을 통해 Cytomegalovirus의 형광항체법 결과 >

(Immunofluorescence Stain, 400)

11. Bacti-cinerator sterilizer(전기식 화염멸균기)

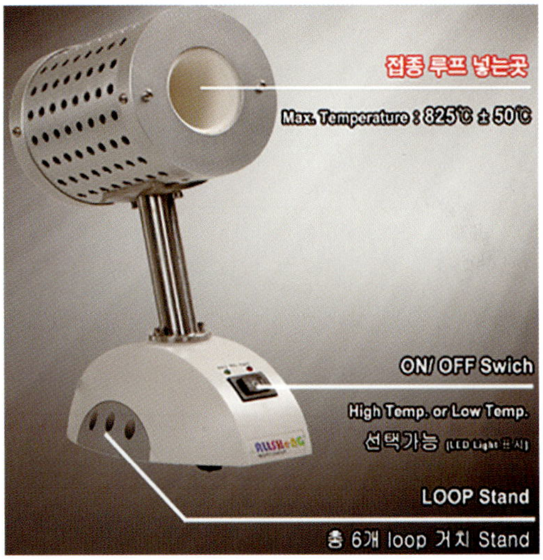

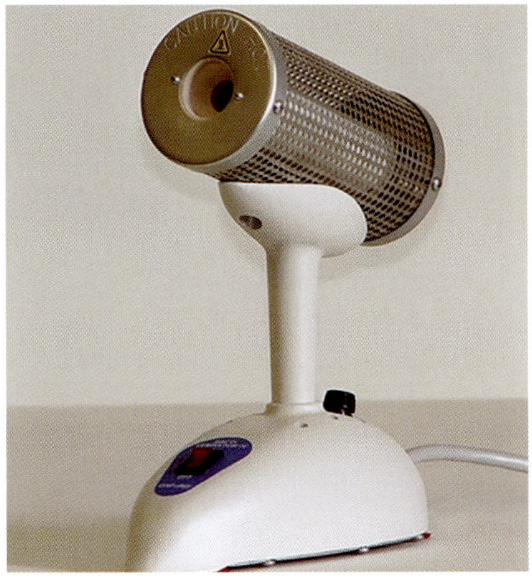

전기를 이용하여 접종 루프를 안전하게 멸균하기 위해 만들어진 제품으로 모양은 옆의 그림과 같은 모양으로 생겼다. 접종루프를 안전하게 멸균이 가능한 이유는 불을 이용하지 않고 전기를 이용하여 위의 접종 루프 넣는 곳에 루프를 넣어 약 2~5초간 넣었다 빼면 루프가 빨갛게 변하는 것을 확인할 수 있다. 멸균기의 멸균 부위는 도자기에 사용되는 Ceramic으로 만들어져 있으며 온도를 약 825℃까지 올려 주기 때문에 루프에 있는 모든 미생물의 멸균이 가능하다.

12. Autoclave(가압증기멸균기)

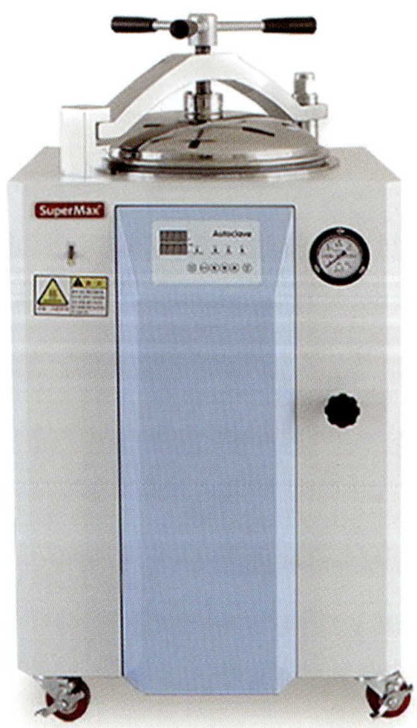

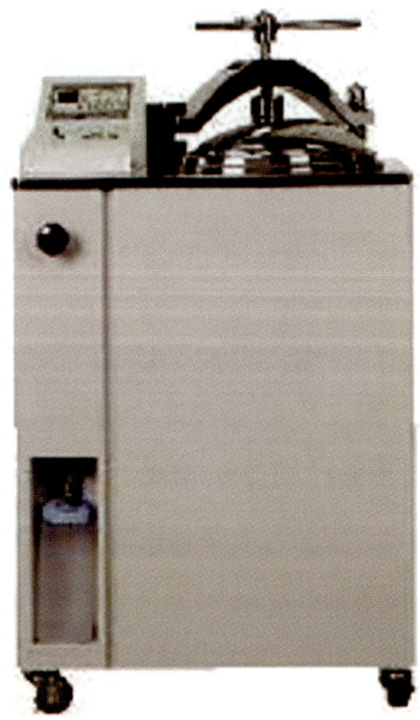

13. Dry oven(건열멸균기)

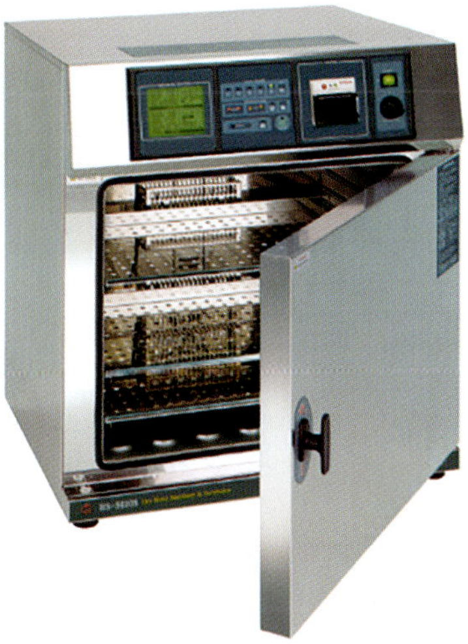

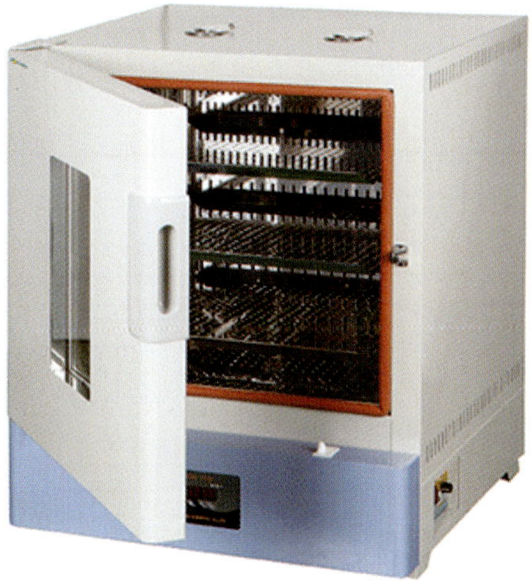

14. Filteration for sterilization(여과멸균)

1) Membrane filter assembly, for filtration(여과멸균기)

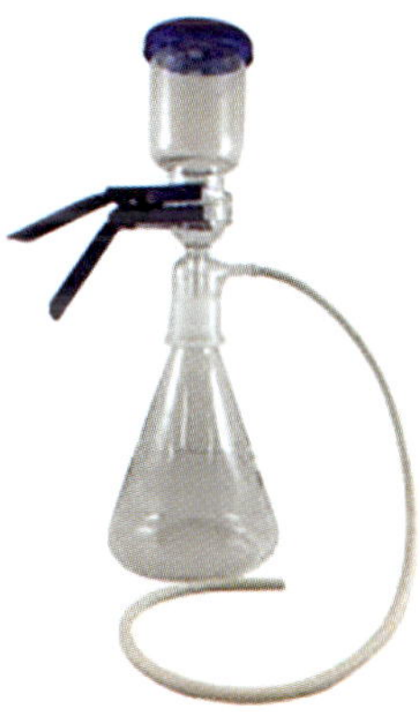

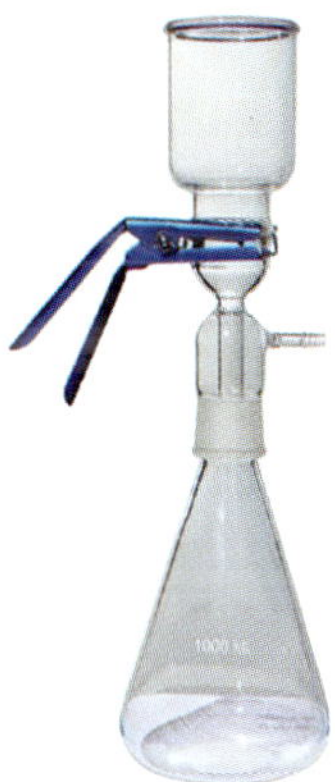

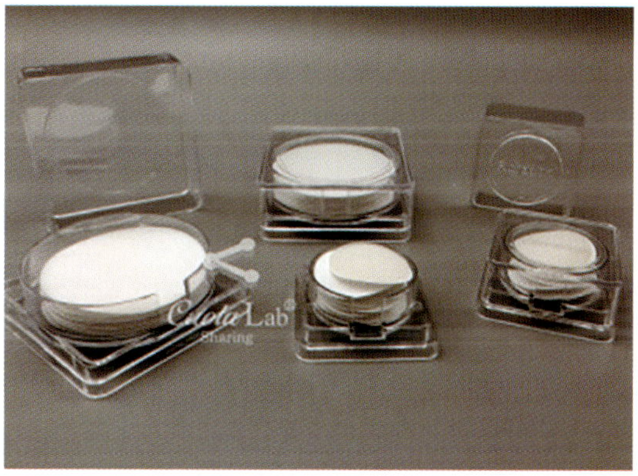

Membrane filters

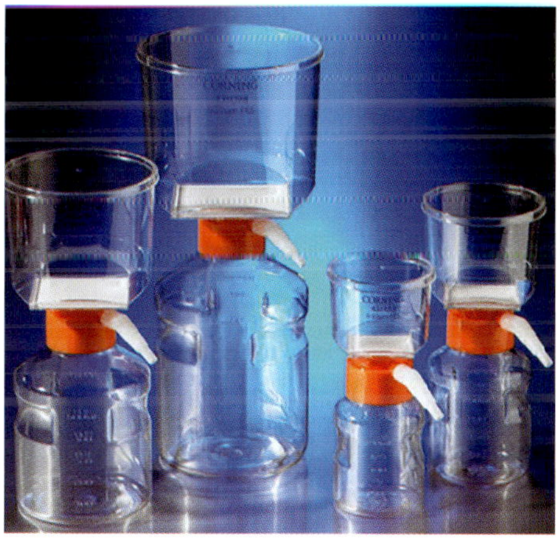

Vacuum Filtration Systems

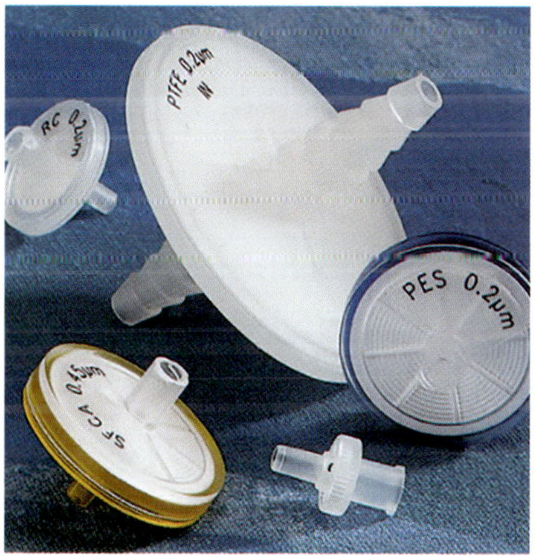

Syringe Filters

15. Sterilization validation(멸균밸리데이션)

1) Biological indicator

멸균 후 멸균 성공 여부를 판단하는 가장 확실하고 신뢰할 수 있는 방법이다. 각 멸균법에 가장 내성이 강한 균을 멸균시킨 후 12~48시간 동안 균을 배양하여 아포를 포함한 모든 미생물의 생존 여부를 육안으로 판단하는 방법이다.

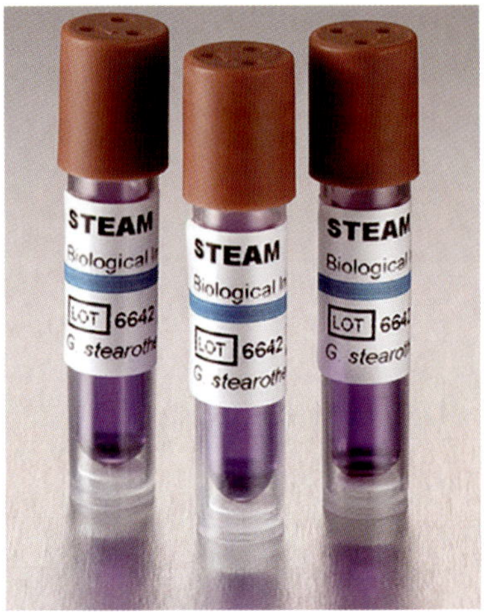

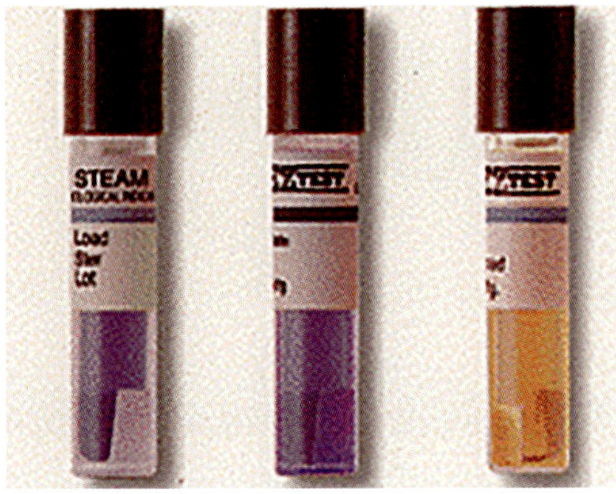

Unexposed Negative Positive Control

- **Biological Indicator란?**
  멸균이 잘 되었는지 확인하기 위해, 균이 들어있는 앰플을 함께 멸균을 한 뒤, 멸균 공정이 끝나고 앰플을 배양하여 균이 사멸하였는지 확인하는 키트이다.
- **제품명 속 E5, E6의 의미**
  E6=1~5×10^6 CFU/ampoule; E5 = 1~5×10^5 CFU/ampoule; E4 = 1~5×10^4 CFU/ampoule
- **균명**
  Geobacillus stearothermophilus (ATCC® 7953)

2) Chemical indicator

(1) 멸균테이프

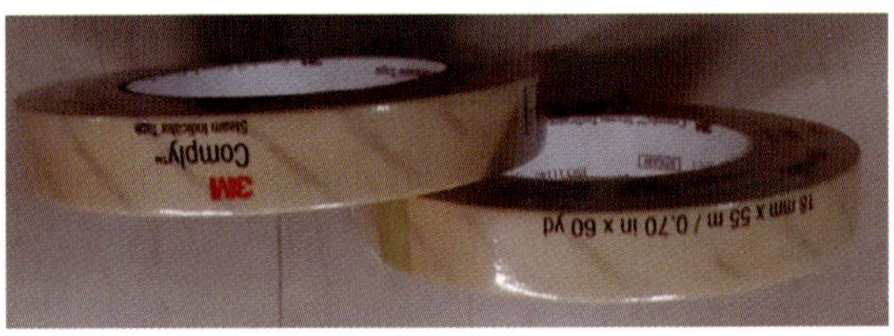

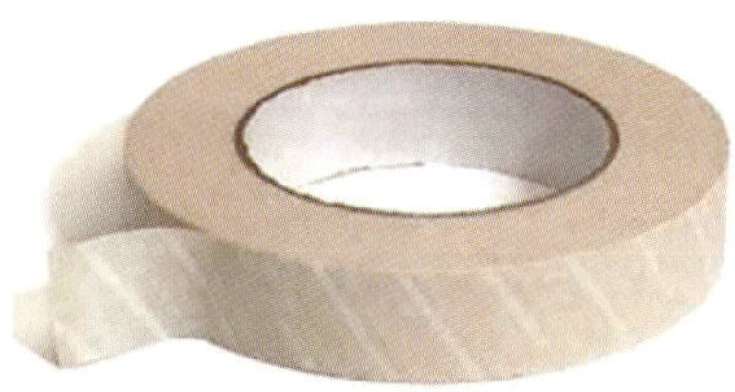

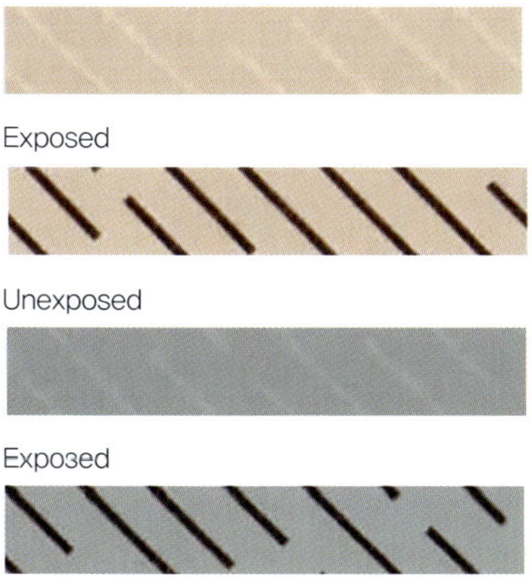

용도	멸균 전	멸균 후
Internal indicator	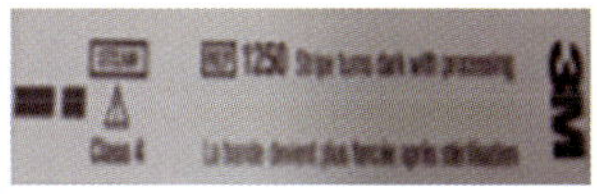	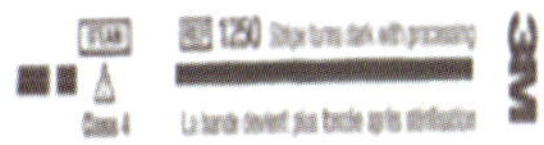
External indicator		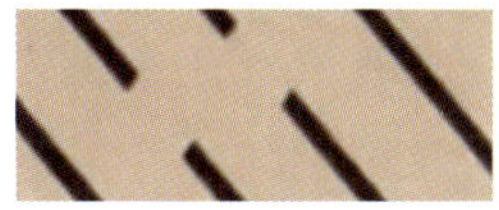

3) 3M Attest Super Rapid Biological Indicator (BI) Auto-reader System

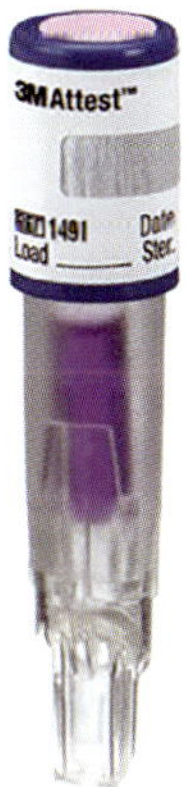

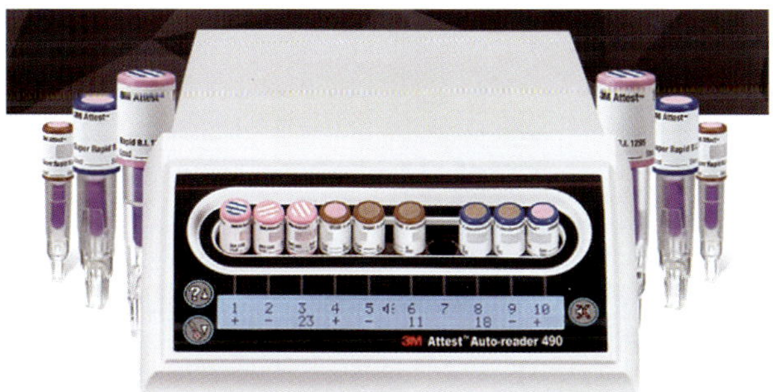

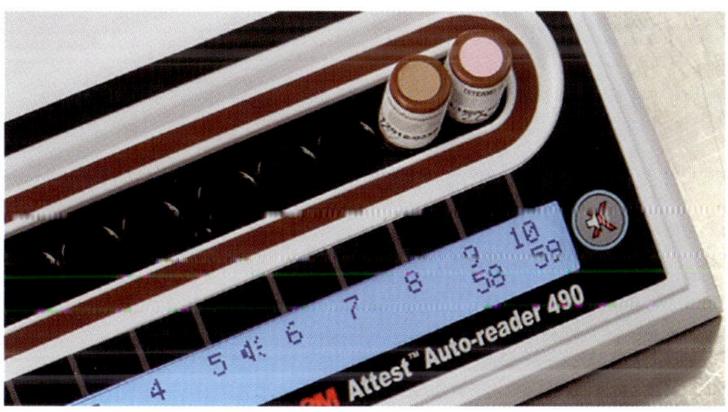

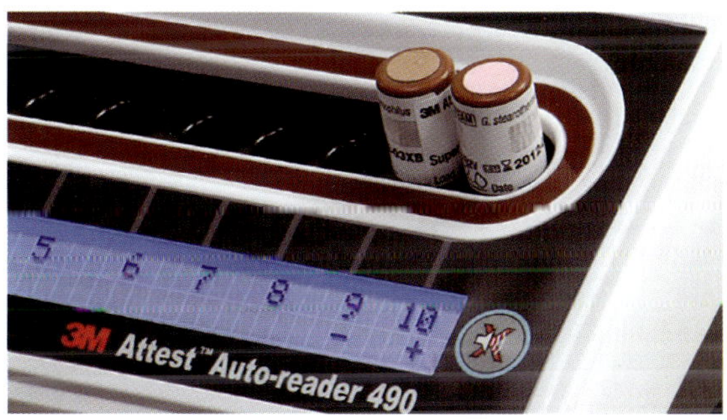

고압증기 멸균기	
BI	CI
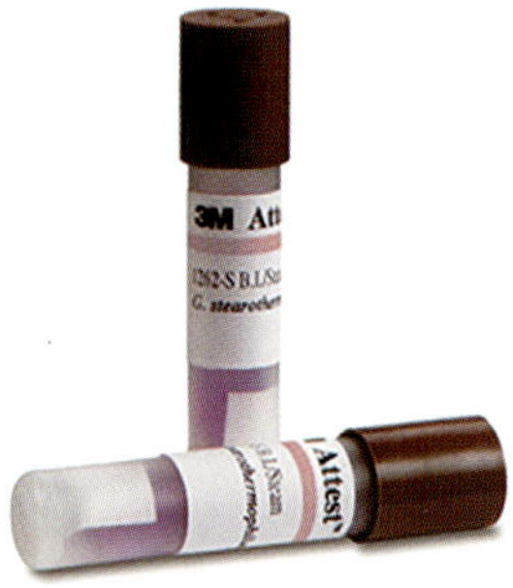	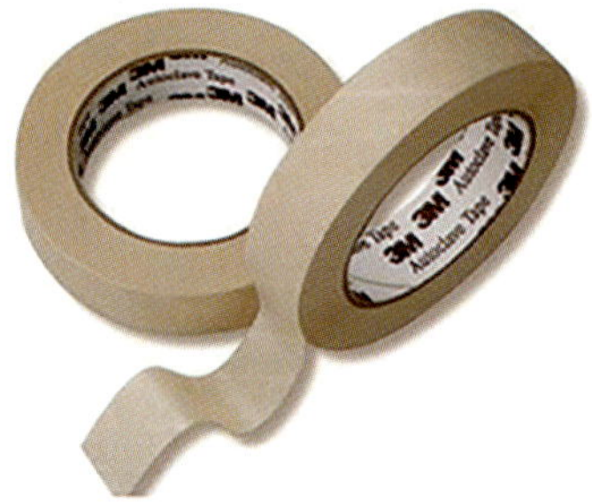

이오가스 멸균기	
BI	CI
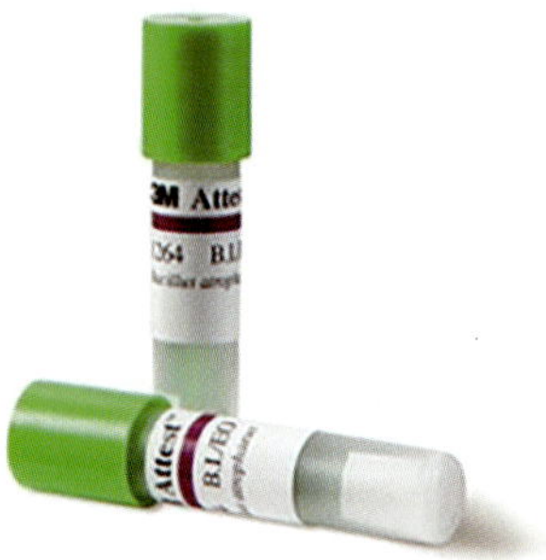	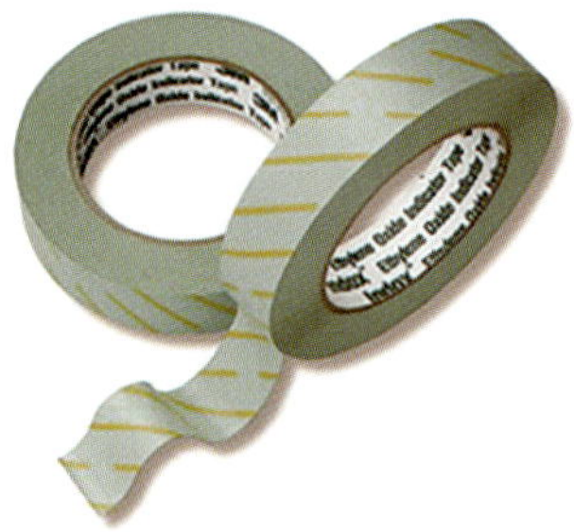

저온플라즈마 멸균기	
BI	CI
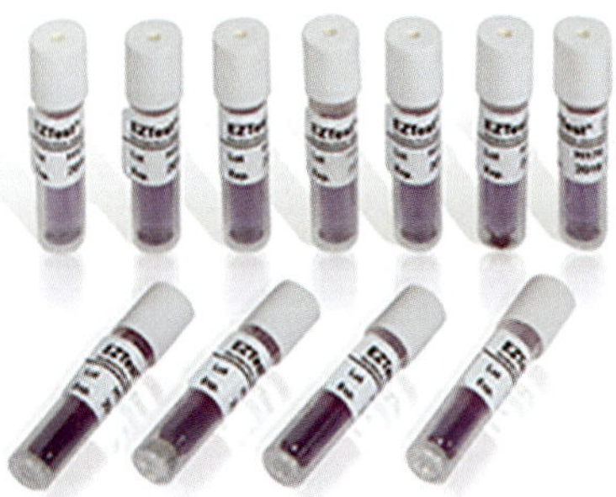	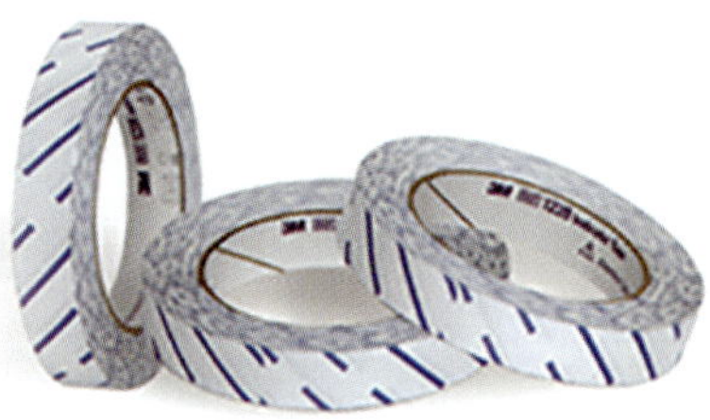

16. Gene transfer(유전자전달)

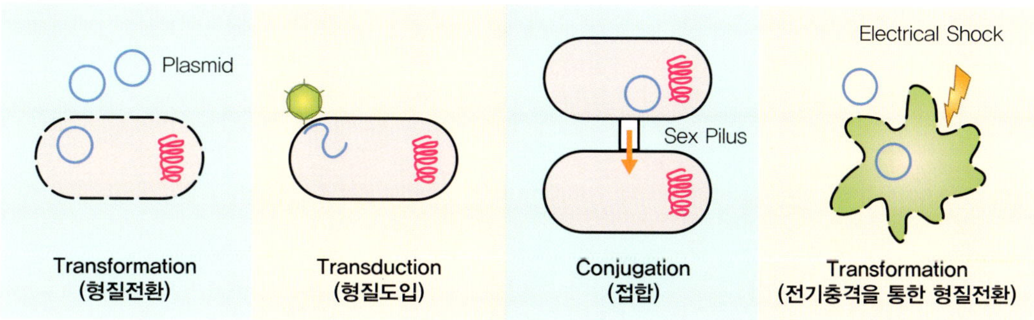

Bacterial Conjugation. Image Source: https://doi.org/10.1007/s00253-017-8156-1
Bacterial Transduction from https://byjus.com/neet/transduction-in-bacteria/

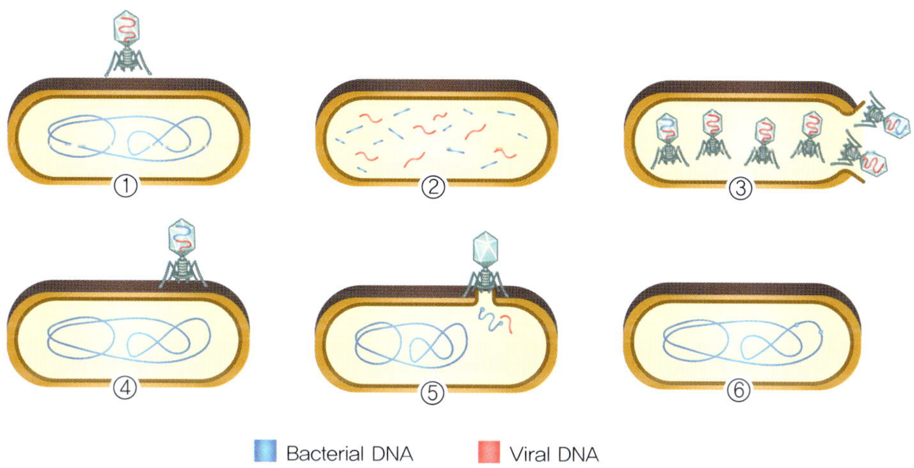

<Transfection(형질주입)>
(from https://www.mobitec.com/products/transfection/)

17. Biological Safety Cabinet (생물학적 안전상자)

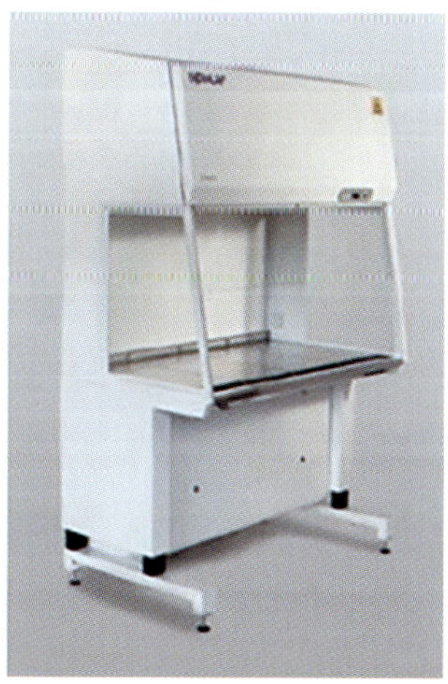

1) Biosafety Cabinet Class I

외부 공기를 미세한 filter로 통과시키고 chamber 내로 순환시켜서 실험자와 실험 시료 및 외부 환경을 병원균이나 유독 물질로부터 깨끗이 보존할 수 있게 하는 장치로 면역혈청검사실에서 사용

2) Biosafety Cabinet Class Ⅱ A2 Type

미생물검사실에서 병원 미생물 검사에 사용

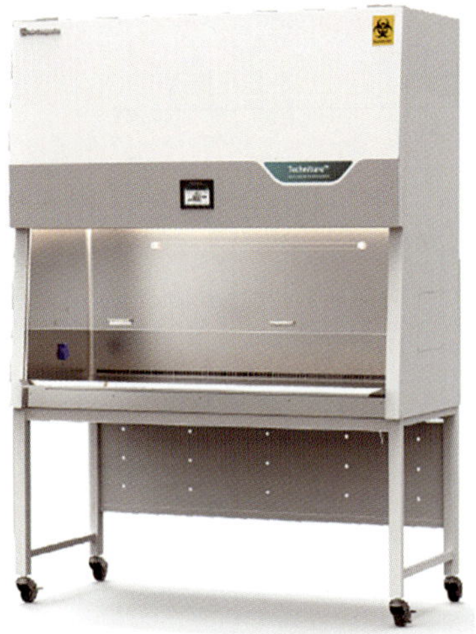

JB-15A

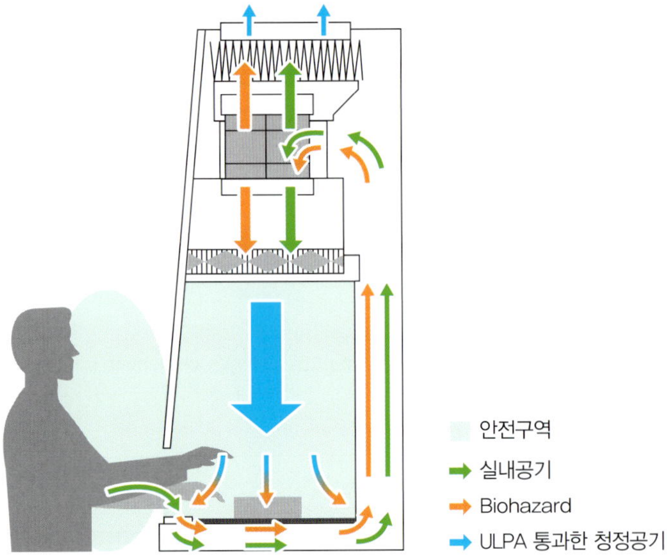

생물안전작업대의 기류

3) Biological Safety Cabinet Class III BCBS-502 Type

에볼라 바이러스 등 치명적인 바이러스, 세균 검사에 사용

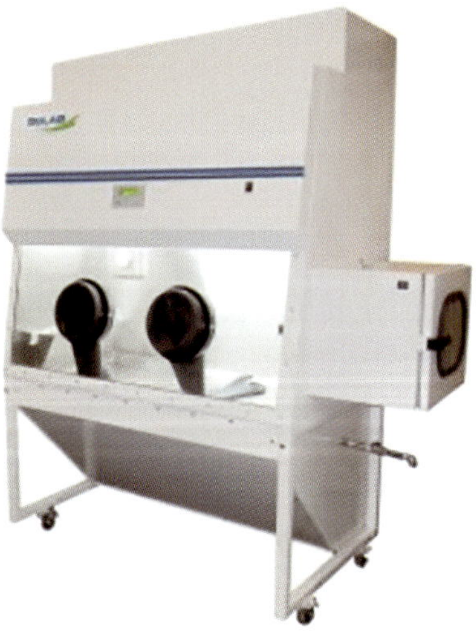

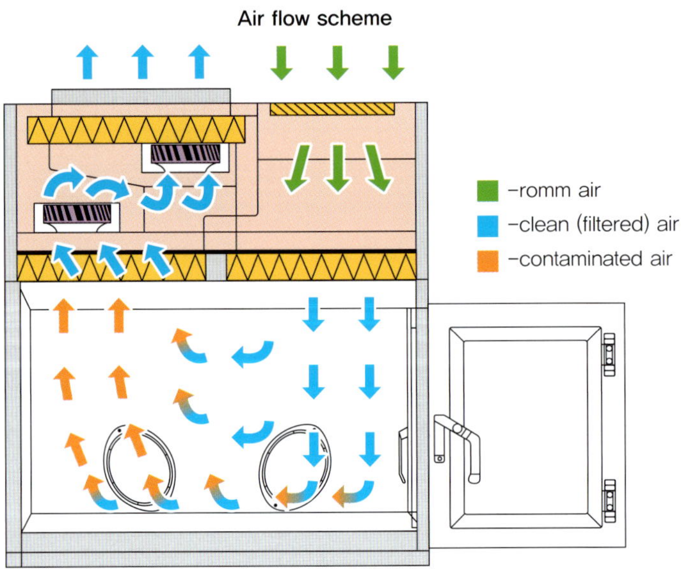

미생물 자동화 동정 검사기

1. VITEK 자동화 미생물 동정 및 분석기

1) VITEK AMS 60

최근 의학의 발달과 검사의 신속한 처리의 필요성으로 임상병리검사 분야별로 검사장비의 자동화가 이루어져 오던 중 미국의 McDonnel Douglas 항공회사 우주생물학연구실(Vitek)에서 컴퓨터를 이용한 미생물을 판독하는 장비의 개발을 시험으로 미생물검사 분야에도 첨단 자동화 기기를 사용하게 되었다.

재래식 방법이나 키트 시트템으로 검사하면 18~48시간 이상 지나야 세균동정이 이루어지는데 Vitek (bioMerirux Co.)로 검사할 경우 세균동정 및 각종 약제 감수성 결과가 4~8시간 이내에 동시에 이루어져 환자 치료에 도움이 된다.

Vitek 모델은 30(Vitek jr), 60, 120, 240 test의 4종류로 되어 있다.

Vitek system 구성은 Filler/Sealer, Reader/Incubator, Computer, Controller, Data Terminal, Printer의 5가지로 구분되어 있다.

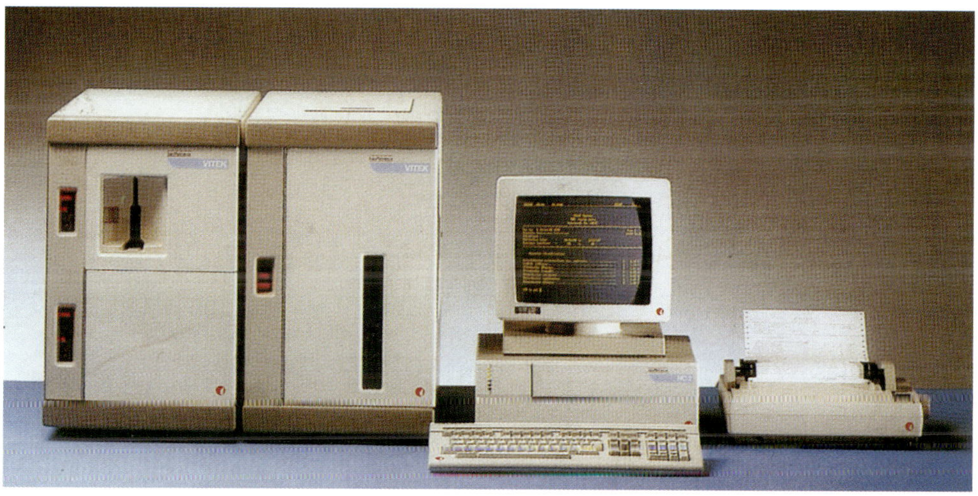

2) VITEK test card 종류

- GNI : Gram Negative Identification
- GPI : Gram Positive Identification
- ANI : Anaerobic Identification
- EPS : Enteric Pathogen Screen Test
- NHI : Neisseria, Haemophilus

- BAC : Bacillus
- YBC : Yeasts
- BIO : Bioburden
- UID : Urine Identification

3) 검사한 test card GNI

초미량의 건조배지에 생화학적 반응물 또는 약제를 봉입한 30개의 방을 가진 두께 3 mm의 플라스틱제 test card를 사용한다. 일정한 농도에 조정되어 있는 균의 Filler/Sealer의 내부에서 음압하에 test card의 각 방향으로 주입되면 이 test card는 Reader/Incubator에 넣어서 배양시 균의 증식대사가 이루어지며 생화학 반응의 결과로 발생하는 혼탁도의 변화를 1시간마다 660 nm LED를 사용하여 판정한다.

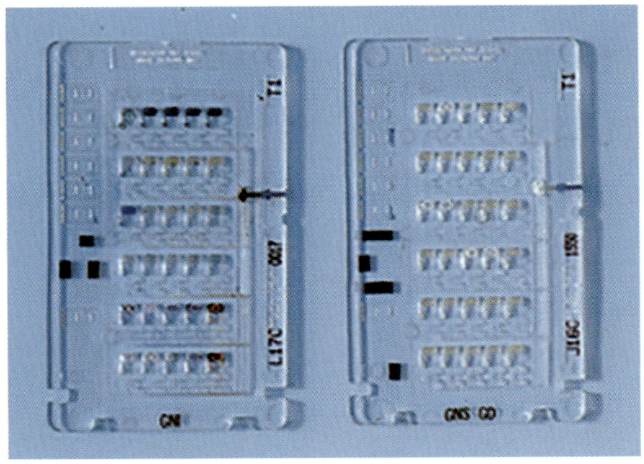

4) 검사과정

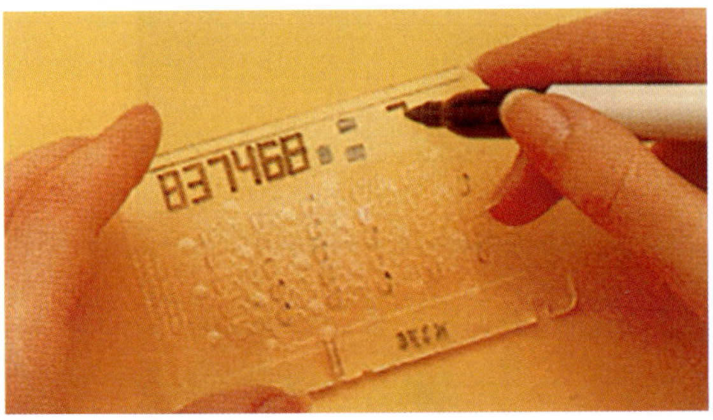

❶ 시험카드에 검체의 번호를 기입한다.

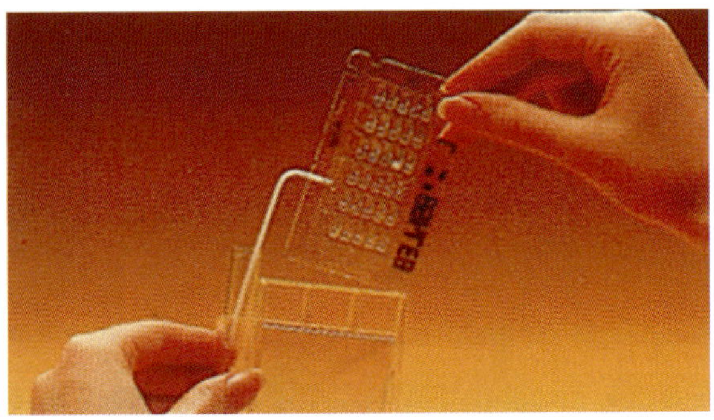

❷ L형의 트랜스퍼 튜브를 부착시켜 충전용 스텐드에 셋트한다.

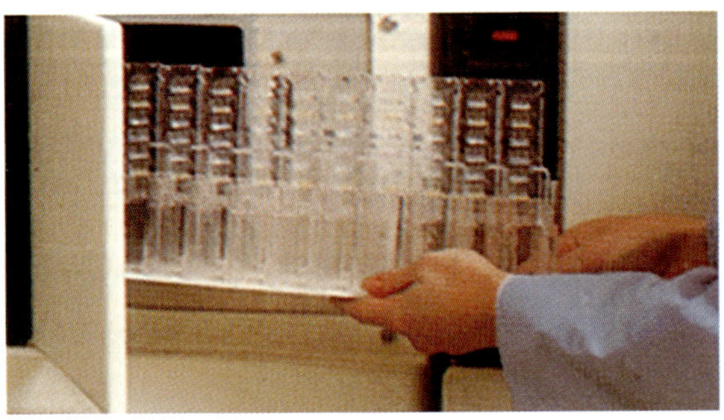

❸ Filler에 카드를 넣어 진공현상을 이용한 테스트카드의 각 방에 가검물을 주입 sealer로 봉합시킨다.

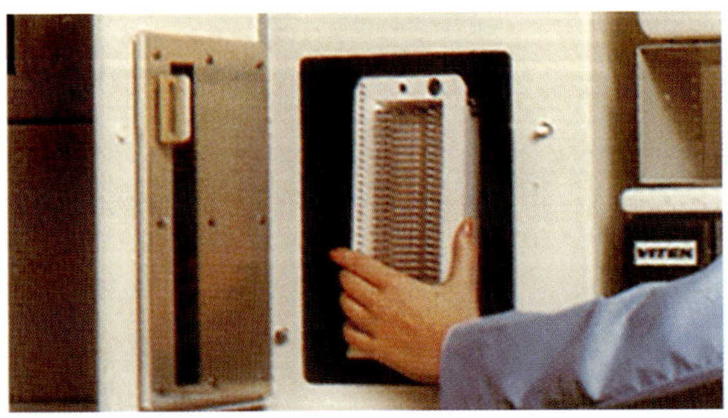

❹ 동정용, 감수성용 충전 카드를 Reader/Incubator에 넣어 배양시킨다.

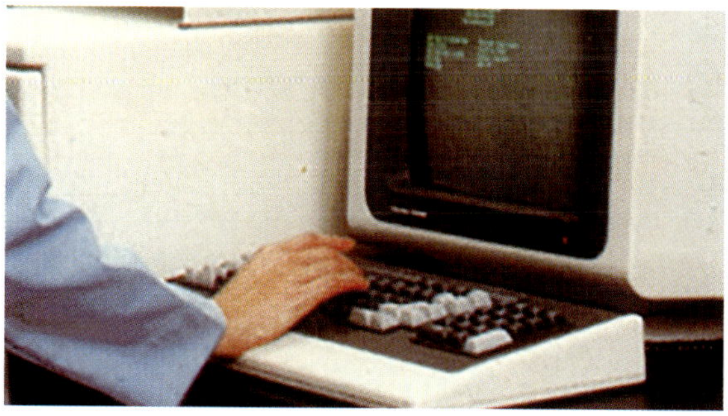

❺ 배양 1시간 후부터 반응 변화는 광학적으로 취해지면서 computer에 의해서 data 처리되며 결과 보고가 행해진다.

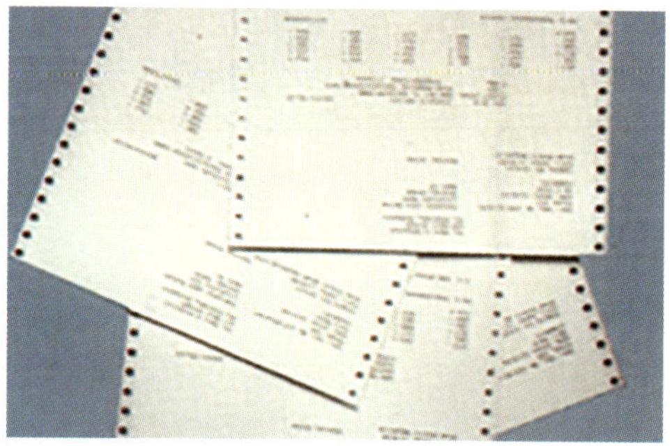

❻ 최종결과는 자동으로 환자정보, 샘플정보, 카드정보가 타출된다.

5) VITEK 검사 시간과 재래식 검사 시간 비교

Typical Testing Times		
	Conventional	
	Method	Vitek
Salmonella	4~5 days	4 hrs
E. coli	2~3 days	4 hrs
Bacuillus	10~14 days	6 hrs
Pseudomonas	3~5 days	4 hrs
Staphylococccs	2 days	4~8 hrs
Listeria	7 days	7 hrs

Typical Testing Times		
	Conventional	
	Method	Vitek
GNI	4~5 days	4~8 hrs
GPI	1~2 days	4~5 hrs
Yeast	5~7 days	24 hrs
Bacillus	10~14 days	6 hrs
Bioburden	4 days	1~48 hrs
Anaerobe	4~6 days	7 hrs

6) 기기의 특성

가. 동정 및 약제감수성 검사가 4~8시간 이내에 동시에 이루어지므로 환자의 병원 입원기간을 최소한 3일 정도 단축시킬 수 있다.

나. 최소한의 인력으로 효과적인 미생물 검사를 수행할 수 있을 뿐만 아니라 검사의 재현성이 보장되어 검사자의 개인차에 따른 오차를 최소화할 수 있다.

다. 병원 미생물의 각종 항생제 억제농도(MIC, μg/mL)를 측정과 동시에 컴퓨터에서 억제농도에 해당하는 약제의 IM, IV 투여량과 약제의 혈중 농도 추정량이 출력된다. 수기작업으로 상기작업은 현재의 인원, 장비, 제반여건으로 시행치 못하고 있다.

라. 국제 미생물학회에서 제정된 개정 및 새로운 균주의 최신 자료(diskette VERSION 개정판)를 제공받아 균의 동정에 활용할 수 있다.

마. 각종 검사 결과를 통하여 조합, 재편성하여 역학 조사나 통계 처리를 자동으로 처리할 수 있으며 QC프로그램을 통하여 지속적인 관리를 할 수 있다.

바. Online system의 interface가 구비되어 real time으로 신속 보고 기능을 갖추고 있다.

2. VITEK2 System

1) 장비 개요

VITEK®2는 현재 세균의 동정 및 감수성 검사를 목적으로 사용되고 있는 VITEK System(VITEK32, VITEK60, VITEK120)의 후속 모델이며, 검사의 자동화 측면에서 보다 진보한 체계를 갖추었으며 보다 신속하고 정확한 결과를 제공한다.

VITEK®2는 VITEK2 본체와 Smart Carrier Station(SCS: 검체정보입력장치), 어날라이컬 모듈(CCx), 입출력주변기기, 전자탁도계(Densichek), 무정전 전원 공급 장치, 자동 전압 조절 장치 등으로 구성되어 있다.

검사에 있어서는 초미량의 각종 건조 배지 및 생화학적 반응물 또는 항균제가 들어 있는 64개 microwell이 있는 플라스틱 카드를 사용한다.

일정한 농도로 맞춘 균액 및 카드를 꽂도록 되어 있는 cassette을 SCS의 Base Unit 위에 올려놓고, SCS의 바코드리더 또는 키보드를 사용하여 검체 정보를 입력한 후 cassette를 VITEK2 본체에 넣으면 이후의 검사가 장비 내에서 자동으로 수행된다.

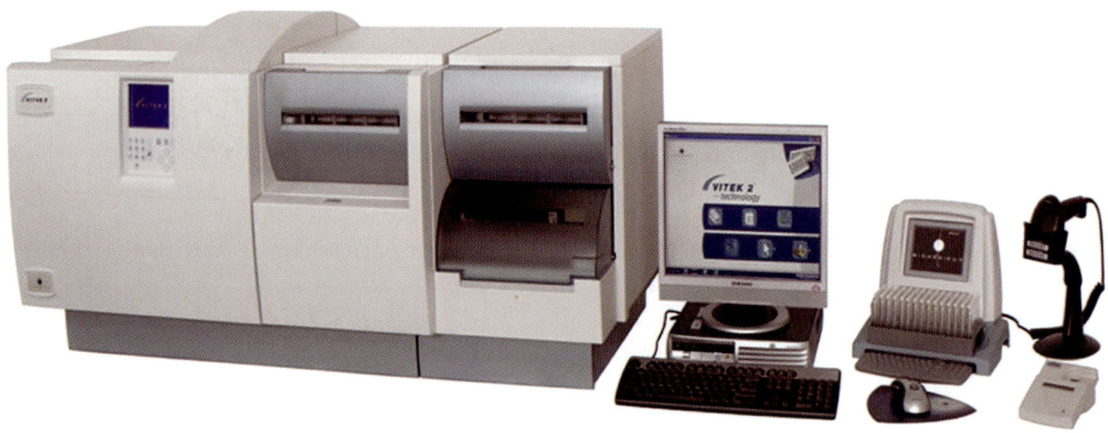

① VITEK2 본체
② 어날라이티컬 모듈(CC4 급 이상)
③ Smart Carrier Station (Base unit, Display Screen, Bar Code Scanner, Keyboard)
④ 입출력 주변기기(모니터, 키보드, 마우스, 프린터)

2) 측정 원리

장비 도입/배출부에 넣어진 카세트(cassette)상의 카드 및 균액은 내부의 운송 시스템에 의해 각 부분으로 이동되면서 전처리가 완료된 후 리더/인큐베이터(35.5±1℃)로 옮겨져 배양 및 판독이 시작된다.

카드의 마이크로웰 내부에서는 균의 증식 및 대사가 이루어지고, 이러한 화학반응의 변화는 15분마다 Colorimetric optical system과 Transmittance optical system에 의해 측정되어 VITEK®2 고유 프로그램상에서 분석된 후 결과는 자동으로 출력되며 필요에 따라서는 수시로 중간 결과를 모니터로 통해 확인할 수 있다.

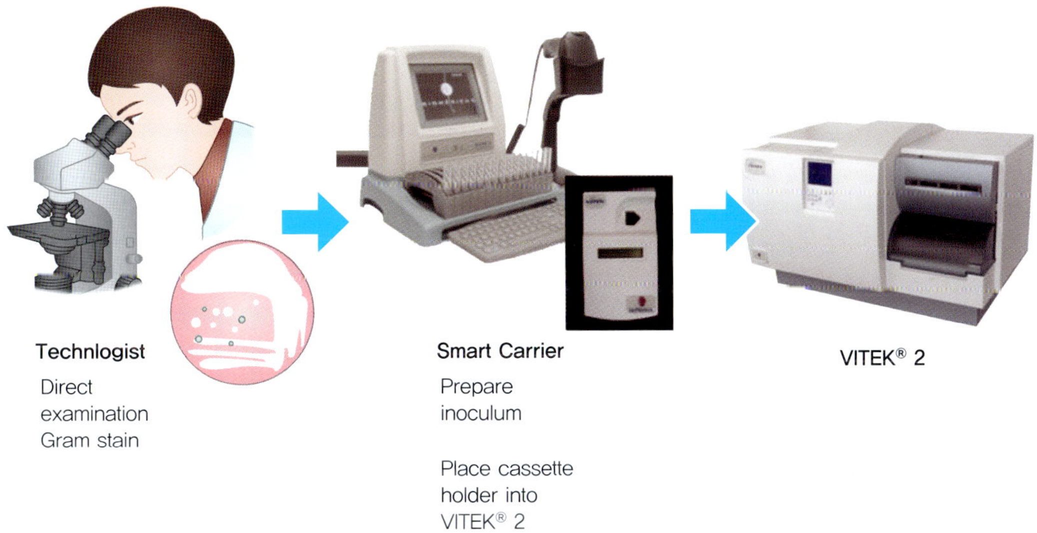

<검사 수행 과정>

3) 세균 동정(ID)

Colorimetric optical system 세 가지 빛의 파장으로 15분마다 카드를 판독하여, 세균이 성장하면서 일어나는 반응들을 측정함으로써 탄소원 이용능(Carbon Source Utilization), 효소 활성(Enzymatic Activity), 특정 배지에서의 내성 여부를 판단한다. 이렇게 측정된 특징들은 VITEK®2 전용 프로그램의 알고리즘에 의해 분석되어 균명이 동정된다.

4) 항균제 감수성 검사(AST)

항균제 존재에 의해 세균의 성장이 저해되면서 생기는 탁도의 변화를 Transmittance optical system이 15분마다 카드를 판독하여 탁도를 측정하고 측정된 수치는 VITEK®2 전용 프로그램의 알고리즘(algorithm)에 의해 분석되어 항균제 존재 시 세균 성장 여부를 판정하고 프로그램상의 판정 기준에 따라 균이 검사한 항생제에 감수성이 있는지 여부를 판정하고 MIC를 계산한다.

5) VITEK2 검사 card

● 세균 동정용

(1) GN: 135종의 그람음성막대균(간균)의 동정 / 동정 소요 시간 3~8 hr

(2) GP: 116종의 그람양성알균(구균)의 동정 / 동정 소요 시간 3~10 hr

(3) YST: 52종의 효모균의 동정 / 동정 소요 시간 18 hr

(4) NH: 26종의 그람음성알균(구균)의 동정 / 소요 시간 6 hr

(5) ANC: 64종의 무산소성균(혐기성 세균)과 *Corynebacterium*의 동정 / 소요 시간 6 hr

● 항균제 감수성 검사용(검사 소요 시간 5~36 hr)

(1) 그람음성균 감수성 검사: 18~20종의 항균제 감수성 검사 수행

(2) 그람양성균 감수성 검사: 20~21종의 항균제 감수성 검사 수행

(3) 폐렴알균(폐렴구균)의 감수성 검사: 폐렴사슬알균에 대해 19종의 항균제 감수성 검사 수행

(4) 효모균의 감수성 검사: 4종의 항진균제 검사 수행

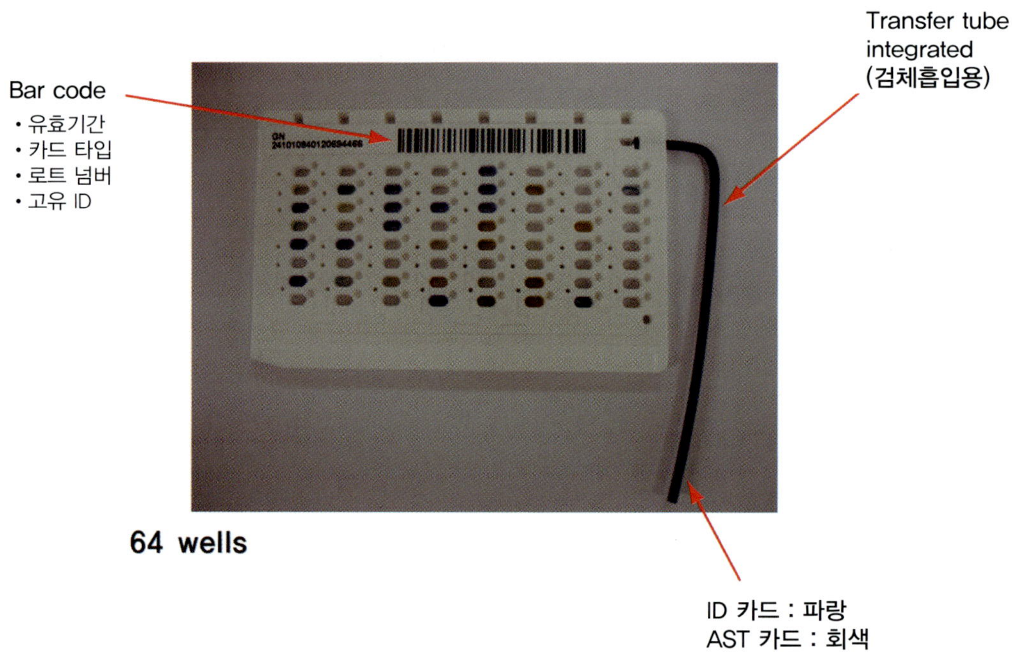

< Card의 구성 >

3. VITEK 2XL System

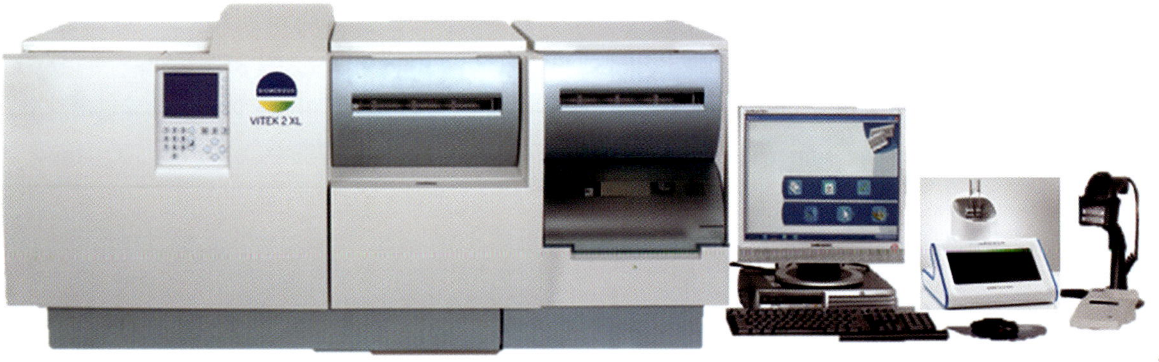

< VITEK 2 XL의 본체와 주변기기 >

① VITEK 2 instrument ② HP Computer ③ Monitor, Keyboard, Mouse
④ Printer ⑤ UPS ⑥ Test Cassette
⑦ VITEK DensiCHEK™(전자탁도계) ⑧ Barcode Scanner

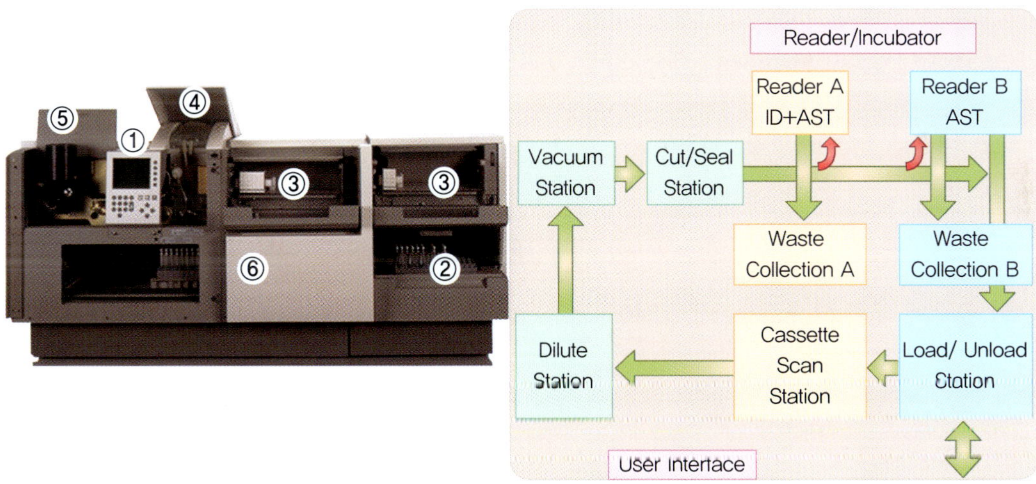

< VITEK 2 XL 본체의 구성 >

① User Interface Screen and Keypad ④ Saline access door
② Cassette Load /Unload door ⑤ Pipette Tips access door
③ Waste Collection Station ⑥ Center front sliding door

1) 장비의 원리

VITEK 2는 새로운 colorimetry 방식으로 2개의 옵틱을 사용하여 3개의 파장으로 리딩하기 때문에 동정 결과의 정확도가 증가하였다. 옵틱이 하나의 웰을 리딩할 때 3 포인트로 리딩하며 1번 리딩 시 16스텝으로 측정한 후 리딩값 중 원활한 수치를 골라 결과로 사용한다. 균 성장에 따른 카드 내부 변화를 15분에 한 번씩 kinetic reading하여 변화 추이를 모니터링한다. 리딩 시 각 웰은 독립적으로 읽혀지므로 빛의 분산에 의한 간섭 영향을 받지 않는다.

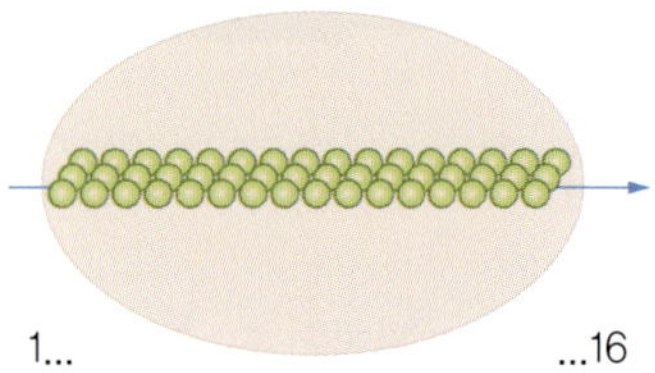

[Transmittance Reading]

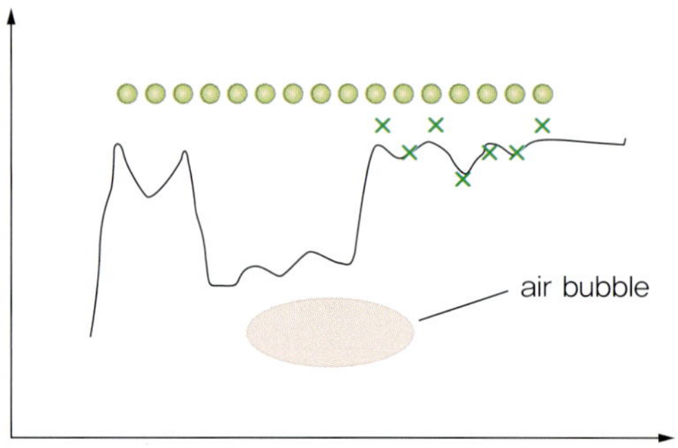

[Reading the Bubbles]

• 동점의 원리

각 웰의 검사 결과를 양성(+) 또는 음성(−)으로 판정.

검사한 균주에 대한 bio-number를 계산한다.(양성에 해당하는 숫자만 더함)

예)

1 2 4	1 2 4	1 2 4	1 2 4
+ + +	+ − +	− − +	− − −
7	5	4	0

− 검사한 균주에 대한 bionumber는 7540

ORGANISM	카드종류	반응	표준탁도	TAXA	Analysis
그람음성균(Fermenters & Non-fermenters, *Escherichia coli* O157)	GN	47개의 생화학적 반응	0.6 McF	158	Kinetic (2~10 hrs)
그람양성구균(*Staphylococci, Streptococci, Micrococci, Enterococci*)	GP	43개의 생화학적 반응	0.6 McF	123	Kinetic (2~8 hrs)
Yeast	YST	47개의 생화학적 반응	2 McF	54	End point (18 hrs)
Neisseria/Haemophilus	NH	30개의 생화학적 반응	3 McF	32	End point (6 hrs)
Anaerobic, Corynebacteria	ANC	36개의 생화학적 반응	3 McF	101	End point (6 hrs)

2) Card

VITEK 2 의 동정분석에는 90×55×3 mm 크기의 플라스틱 카드가 사용된다. 64개의 웰로 구성되어 있으며 각 웰마다 초미량의 건조배지 및 각종 생화학적 반응 기질이 들어 있다. 그러나 카드의 모든 웰을 사용하지는 않으며 최적의 결과를 얻을 수 있도록 카드별로 사용하는 웰이 다르다.

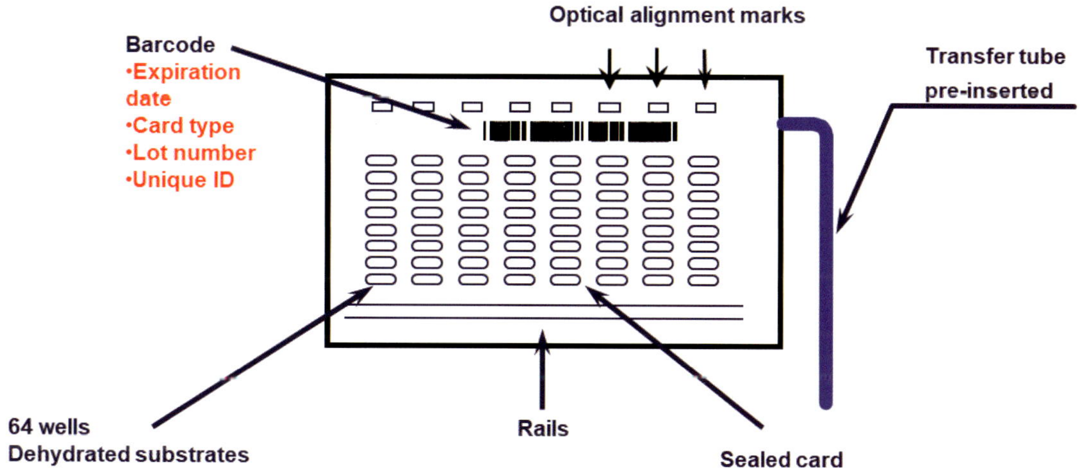

< VITEK 2 Card >

3) VITEK DensiCHEK™(탁도계)

VITEK DensiCHEK™은 액체배지 또는 생리식염수 등의 액체 속에 있는 세균 현탁액의 탁도를 측정하는 기기이다. Optical Block의 광의 LED이며 0~4.0 McFar를 측정할 수 있다. Display의 전원은 AC/DC power supply로 공급이 되며, Pod의 전원은 충전식 배터리를 통해 공급된다.

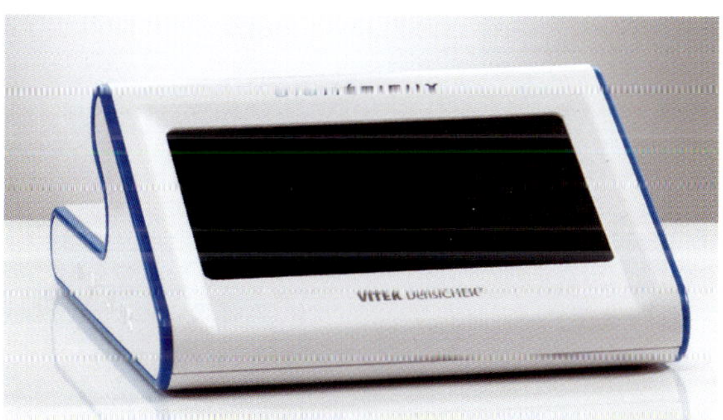

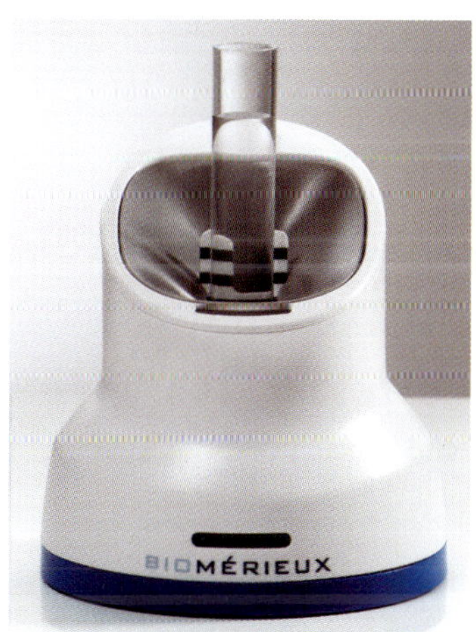

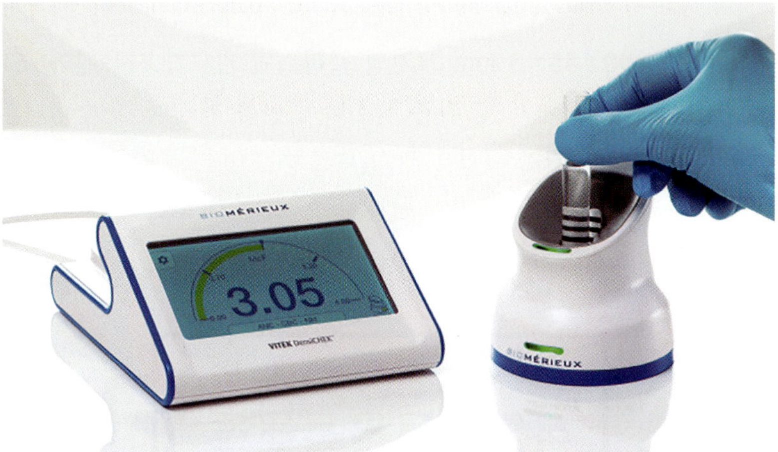

(1) 사용 방법

① 전원을 연결한다.

② 0.0McF Standard의 표면에 손상 및 이물질이 없는지 확인한다.

③ 0.0McF Standard 기기에 삽입하여 MacFarland Reference를 측정한다.

④ McFarland 값 또는 빨간색 X.XX가 Lot 번호와 함께 나타나면 Pod 뒤편의 버튼을 길게 누른다.

⑤ ----이 없어지고 0.0 이 표시될 때까지 천천히 튜브를 돌린다.

⑥ 나머지 0.5, 2.0, 3.0 McF Standard들의 탁도를 측정하여 적정 수치가 표시되는지 확인한다.

McFarland Reference	Acceptable Range
0.0 McF	N/A
0.5 McF	0.39 ~ 0.61 McF
2.0 McF	1.81 ~ 2.19 McF
3.0 McF	2.75 ~ 3.25 McF

(2) 영점 조정

① 플라스틱 튜브에 0.45% NaCl (Half Saline) 3 mL를 채운다.

② Pod에 튜브를 꽂는다.

③ Pod 뒤편의 버튼을 ----이 나타날 때까지 누른다.

④ ----이 없어지고 0.0 이 표시될 때까지 천천히 튜브를 돌린다.

(3) 탁도 측정

① 플라스틱 튜브에 0.45% NaCl (Half Saline) 3 mL를 채운다.

② 균 부유액을 만든다.

③ 튜브 외벽을 잘 닦는다.

④ 깨끗한 빈 Tube에 멸균된 saline을 3 mL를 채우고 Test tube adaptor에 꽂은 후 Pod button을 눌러 영섬 조정을 한다.

⑤ 균액 튜브를 VITEK DensiCHEK™의 Test Tube Adaptor에 잘 꽂는다.

⑥ 2초동안 튜브를 한 바퀴(360°) 돌린다.

⑦ VITEK DensiCHEK™Display 화면에 표시된 McFarland값을 읽는다.
탁도가 적정범위를 벗어난 경우 ②~⑤의 과정을 반복한다.

4. VITEK® MS(질량 분광분석기)

1) 장비 개요

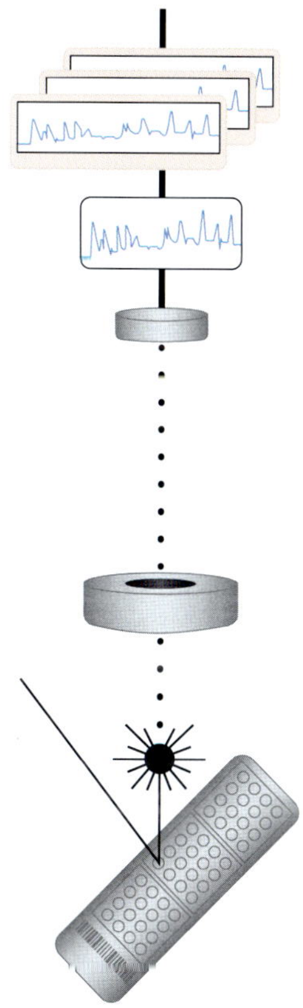

VITEK MS 는 MALDI-TOF (Matrix-Assisted Laser Desorption Ionization Time of Fligth) 기술에 바탕한 질량 분광분석법이다.

MALDI-TOF의 원리는 표적 슬라이드에 샘플을 바른 후 매트릭스를 떨어드려 샘플 슬라이드를 준비한 후 준비된 샘플 슬라이드가 장비에 로드되면 매우 강한 진공 상태에 놓이게 되는데. 샘플은 레이져 빔에 의해 이온화되어 단백질 "클라우드"로 방출된다. 이러한 단백질들은 전하에 의해 가속화되며 가벼운 단백질은 빠르게, 무거운 단백질은 느리게 비행시간이 기록된다.

마지막으로 단백질들은 센서에 의해 검출되어 각 샘플의 단백질 구성 성분들의 스펙트럼이 형성되는데, 이러한 스펙트럼을 정확하게 분석된 세균과 진균들의 스펙트라들로 구성된 데이터베이스에 비교하여 종, 속 또는 과 수준의 동정이 이루어진다.

2) 장비의 구성

①

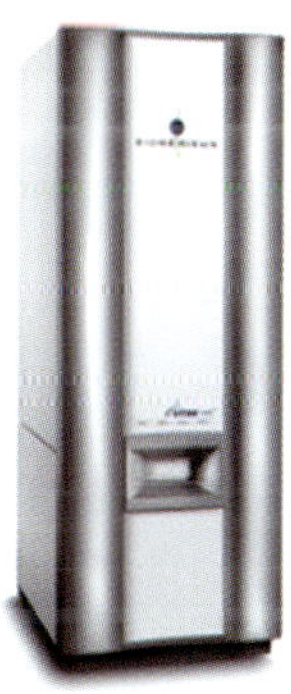

VITEK MS
Instrument

②

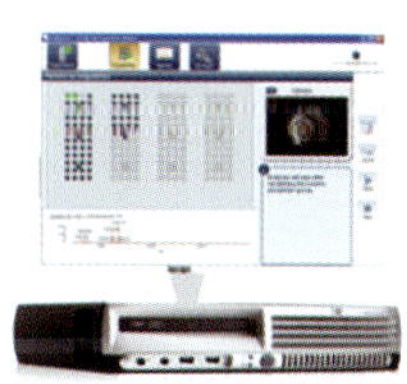

VITEK MS
Acquisition Station

③

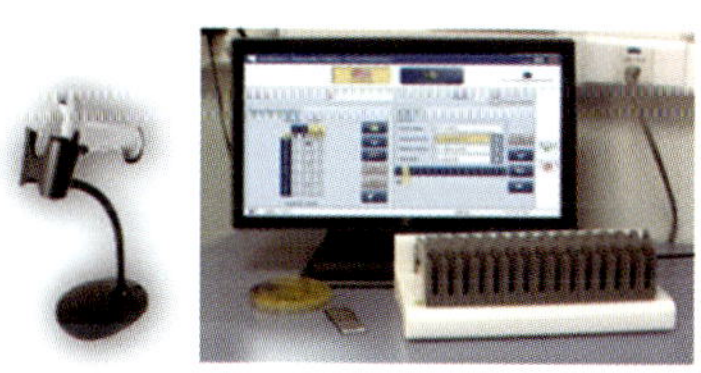

VITEK MS
Prep Station

④

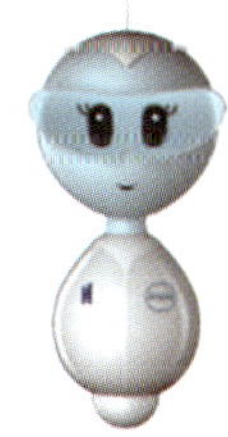

Myla™ Server

① VITEK MS 장비
② VITEK MS 획득 스테이션
③ VITEK MS 준비 스테이션
④ Myla™ 서버

3) VITEK MS 소모품

보정 균주: *Escherichia coli* ATCC® 8739
VITEK MS-CHCA 매트릭스(Ref.: 411071)
VITEK MS-FA 포름산(Ref.: 411072)
VITEK MS-DS 표적 슬라이드(Ref. 410893)
루프(1 μL)
마이크로 피펫(0.5~2 μL)
피펫 팁

4) VITEK MS Workflow

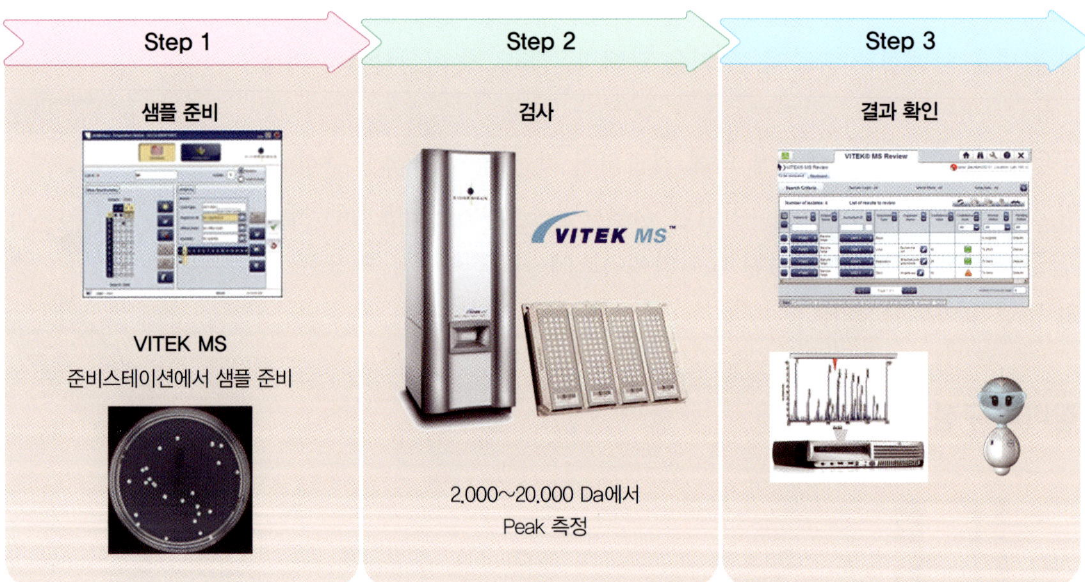

5) VITEK MS 장비 원리

MALDI-TOF (Matrix-Assisted Laser Desorption Ionization Time of Fligth) 기술에 바탕한 질량 분광분석법이다. MALDI-TOF의 원리는 다음과 같다. 표적 슬라이드에 샘플을 바른 후 매트릭스를 떨어트려 샘플 슬라이드를 준비한다.

① 자외선 레이저 빔이 진공 챔버에 들어간다.

② 프리즘이 레이저 빔의 방향을 샘플 쪽으로 향하게 한다.

③ 샘플은 레이져 빔에 의해 이온화되어 단백질 "클라우드"로 방출된다.

④ 이 구역에서 정전기장이 최적화된다.

⑤ 이 부분에서는 이온화된 입자를 가속하기 위해 펄스 전기장을 제공한다.

⑥ 이온 렌즈에서 이온이 집중된다.

⑦ 가속판에서 이온을 최종 속도로 가속하여 분리한다.

⑧ a 및 b: 디플렉터 플레이트는 시스템을 통해 이온을 튜브의 끝에 검출기 방향으로 조정시킨다.

⑨ 검출기는 시료에서 직접 이온을 검출한다. 가벼운 단백질은 빠르게, 무거운 단백질은 느리게 비행시간이 기록되며, 센서에 의해 검출되어 각 샘플의 단백질 구성 성분들의 스펙트럼이 형성된다. 이러한 스펙트럼을 정확하게 분석된 세균과 진균들의 스펙트라들로 구성된 데이터베이스에 비교하여 종, 속 또는 과 수준의 동정이 이루어진다.

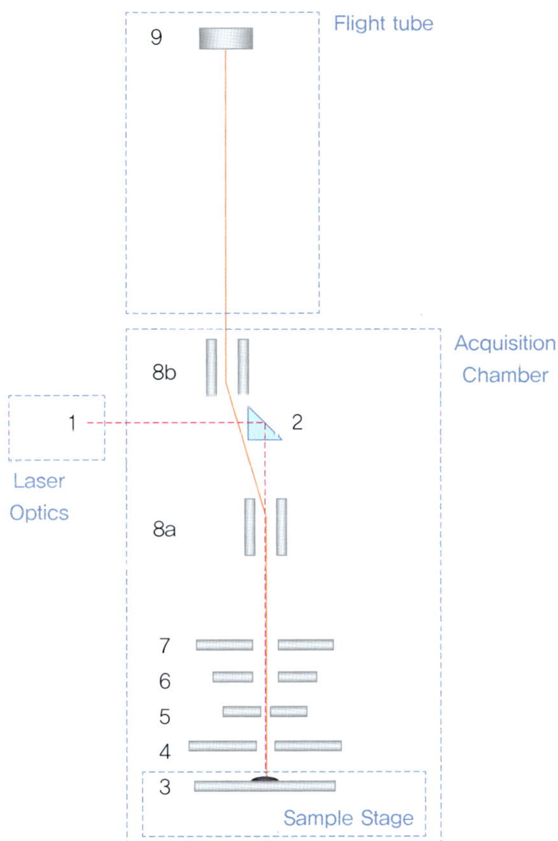

< 장비의 원리 모식도 >

6) 검사 방법

● 슬라이드 샘플준비

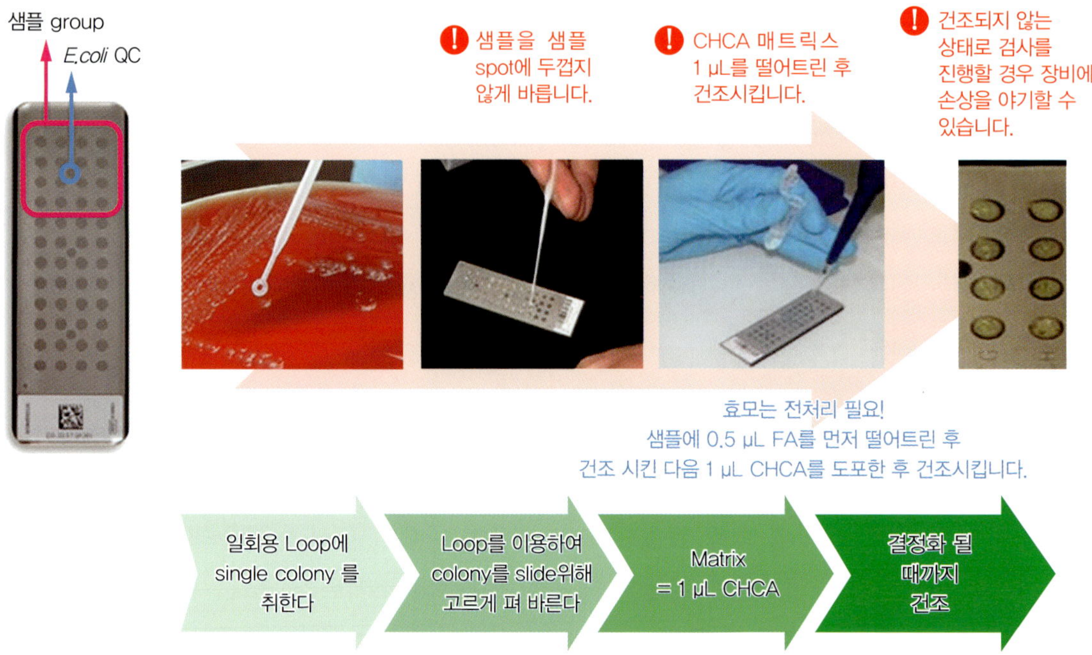

VITEK MS PRIME은 총 3가지 STEP / SOFTWARE로 진행된다.

① Sample preparation: VITEK flexprep software에서 샘플을 등록한다.

② Measurement: VITEK MS prime software에서 샘플을 장비에 넣고 run한다.

③ Result review: VITEK MS software에서 결과를 확인한다.

5. MicroScan System(자동화 미생물 동정 및 분석기)

1) MicroScan WalkAway 40/96의 특징

MicroScan System은 그람양성균, 그람음성균, 효모균 등을 전자동으로 동정과 항생제 감수성 검사를 동시에 실시하는 96 well의 Micro Titer Panel을 채택한 세균 검사용 자동화시스템이다. 환자로부터 분리 배양된 집락을 선택하여 접종할 균액을 준비하여 panel에 접종한 후 WalkAway 40 또는 96 기기에 장착하면 기계가 각각의 배양시간 관리 시약의 적하 결과의 판독, 배양시간의 처리 등을 전자동 처리하여 신속한 결과를 알 수 있다. 형광합성 기질을 이용한 Rapid Panel은 고감도이기 때문에 미량의 검체로 Gram양성균, Gram음성균 및 발육조건이 까다로운 균, 효모균, 무산소성균 동정에 이용되는 기기이다.

● 특성

- 비색법, 비탁법, 형광법에 의한 판독이 가능하다.
- 모든 MicroScan Panel의 처리는 전자동으로 시행된다.
- Panel을 Bar code로 관리하기 때문에 결과 처리부터 data 관리까지, 간단하고 정확하게 할 수 있다.
- DMS system에 의한 data 관리를 할 수 있다.
- WalkAway 40은 40장의 Panel, WalkAway 96은 96장의 Panel을 처리할 수 있다.
- Micro Titer Panel Well에는 세균 동정과 항균제 감수성 시험이 동시에 실시된다.

MicroScan System 구성 : Reader, Computer, Data Management software, Printer (barcode와 report), Turbidity Meter 부분으로 구성되어 있다.

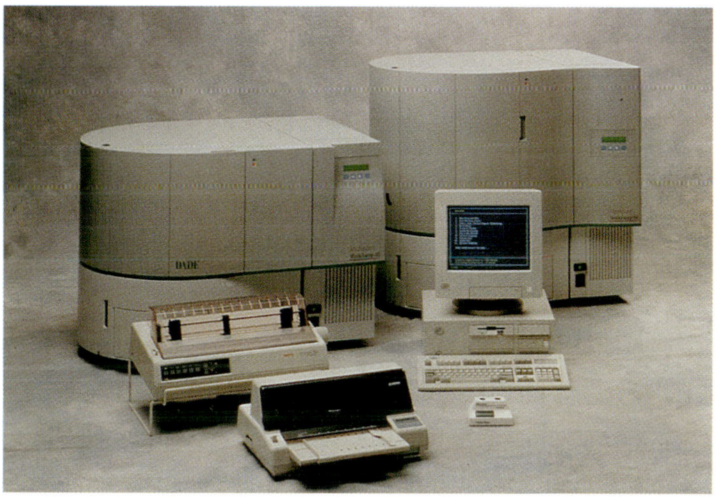

< MicroScan system 구성 >

2) MicroScan 균액접종 측징용 Panel

Microtiter Plate (8×12 well) Panel well에 세균 동정용 기질과 약제 감수성 시험을 동시에 할 수 있도록 건조상태로 되어 있다.

● 동정과 감수성 시험을 동시에 실시하기 위한 Panel의 종류

① POS Combo Panel 호기성 그람양성균과 약제 감수성 시험용

② NEG Combo Panel 호기성 그람음성균과 약제 감수성 시험용

③ Rapid Yeast Panel 4시간 동정용 Panel

④ Rapid Anaerobe Panel 무산소성균 동정용

⑤ Rapid HNID Panel Haemophilus와 Neisseria 동정용 Panel

3) 균액 접종 및 배양

탁도계(turbidity meter)를 이용하여 균액농도 0.5 McFarland를 만들어 균액을 inoculator의 접종조에 분주한다. 접종 Tip 부분을 접종조 위에 올려놓은 후, Renok을 장착하여 균액을 흡입시킨다. Renok을 Panel로 옮겨 균액을 한 번에 분주 접종한다. Panel은 35℃ 배양시킨다.

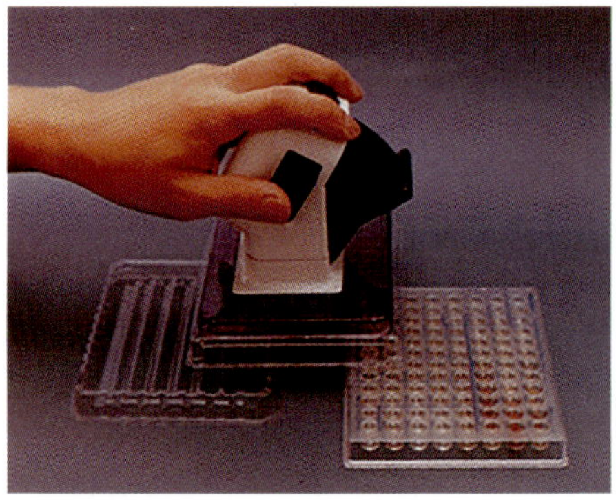

4) 판독

(1) 자동판독(Auto Reading)

전자동으로 시약이 분주되며 균의 동정과 MIC가 자동으로 해석되어 결과가 나오면 자동 프린트되어 출력된다.

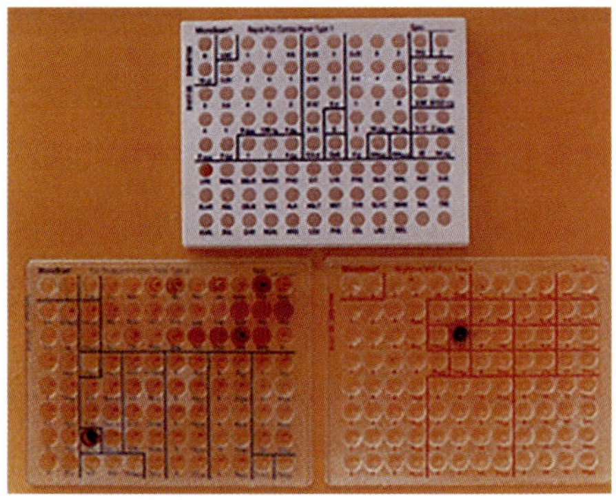

(2) 수동판독(Manual Reading)

시약을 떨어뜨린 후 색 변화 및 발육 유무를 Work Sheet에 기입한다. 동정은 Work Sheet의 결과를 수치화하여 Code book에서 균명을 찾는다. 감수성 결과는 MIC로 얻을 수 있으나, Work Sheet상의 CLSI Category도 이용할 수 있다.

6. MicroScan WalkAway plus

1) 장비 개요

임상 검체에서 분리된 균을 MicroScan Panel에 접종시킨 뒤 배양 후 생화학 반응의 색 변화를 판독하여 동정(Identification)하고, 균의 성장 정도를 판독하여 MIC 결과를 보고한다.

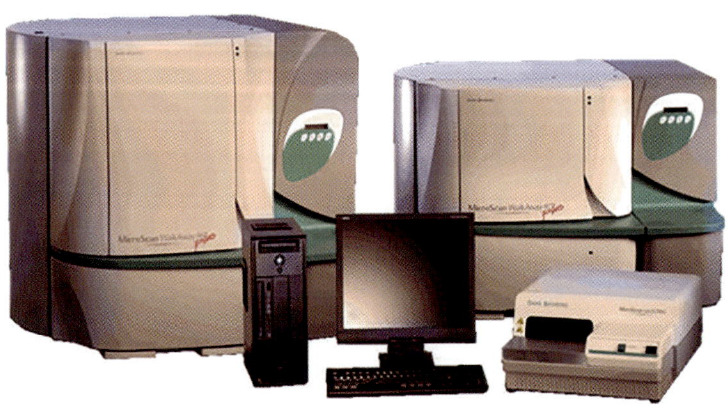

< MicroScan WalkAway plus 구성 >

2) 측정 원리

균의 여러 효소와 MicroScan 시약이 반응해서 변화된 색이 각종 filter를 통해 흡광도가 측정되어 균을 동정한다. 항균제 감수성 검사는 탈수된 배지에 다양한 항생제가 농도별로 희석되어 각 well에 담겨 있어서 균이 자란 well은 빛이 투과하므로 투과된 빛의 양을 측정하여 MIC를 보고한다.

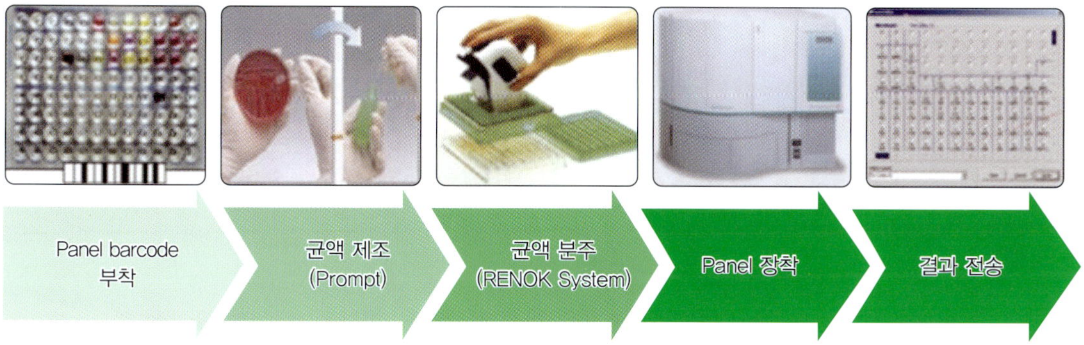

< 검사 수행 과정 >

(1) 검체 정보를 LabPro에 입력하여 바코드를 출력한다.
(2) Pos/Neg panel을 결정하여 panel 바코드를 부착한다.
(3) Prompt를 이용하여 One step으로 균액을 제조한다.
(4) RENOK을 이용하여 One step으로 균액을 분주한다.
(5) panel을 장착하면, 결과보고서 출력까지 자동으로 진행된다.

3) 세균 동정(ID)과 항균제 감수성 검사

전통적인 생화학 반응을 기본으로 하여 생화학의 양성반응을 생물형(Biotype)으로 전환하여 동정한다. MicroScan Panel은 기기 판독뿐만 아니라 육안으로도 판독이 가능하다.

4) Manual Reading(수동판독)

(1) 육안으로 판독이 가능하다.
(2) "LabPro"에서 편집이 가능하다.
(3) 자체 Back up이 가능하다.

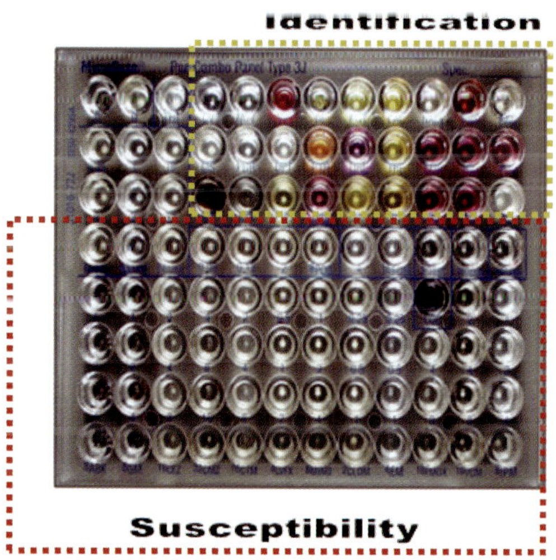

< Panel의 반응결과 >

7. AutoRenok BRIDE(Beckman Coulter Microbiology Panels & System)

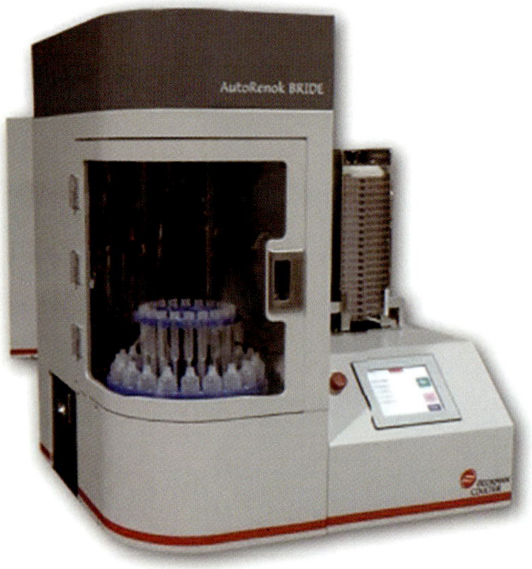

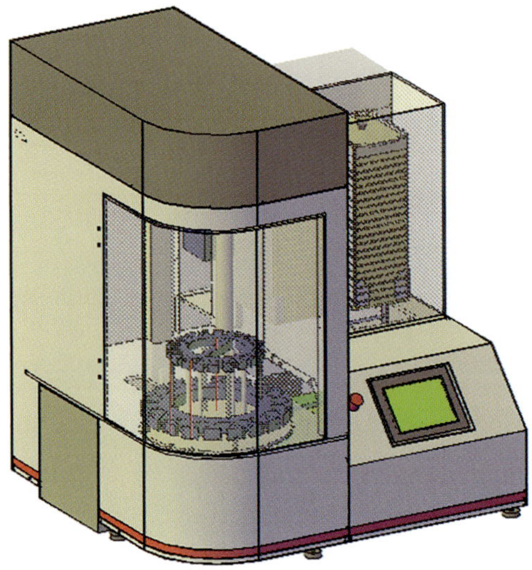

1) 검사 과정

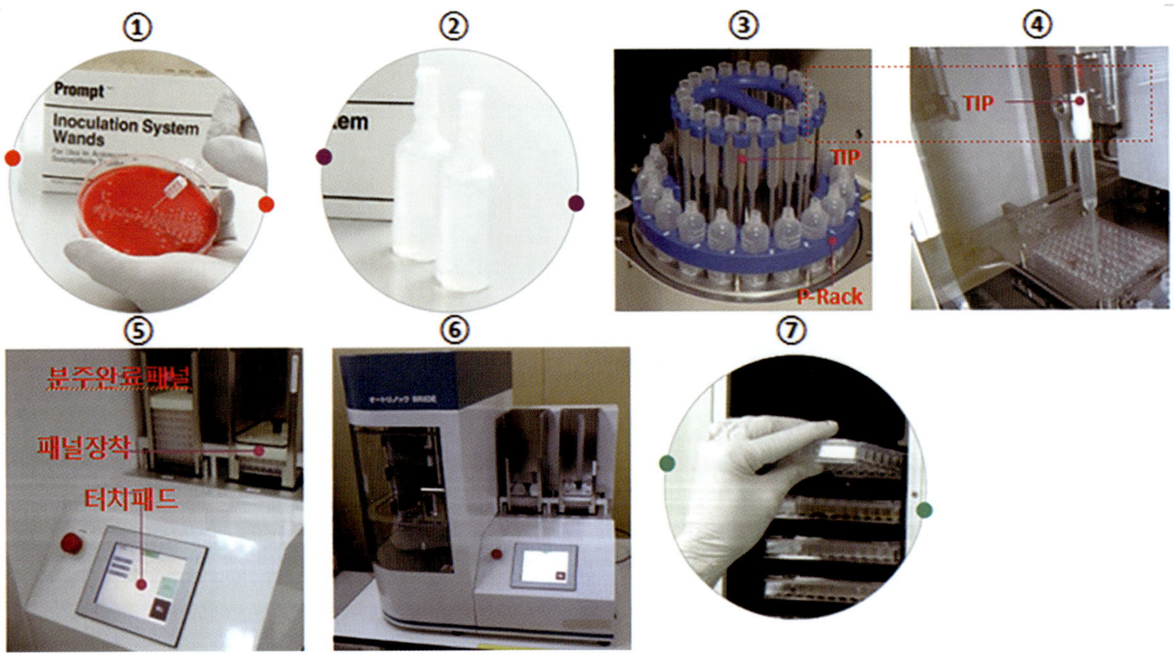

8. Mini-API(Biomérieux 사)

1) 장비 개요

Mini-API는 현재 세균의 동정을 목적으로 사용되고 있는 API kit의 반자동 기기이다. 장비 구성은 computer, reader, printer로 구성되며, 주변기기로는 densimat와 electronic pipette로 구성되어 있다.

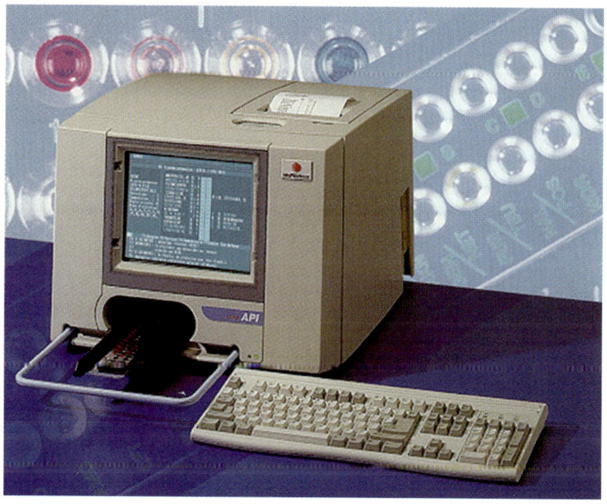

2) 검사 방법

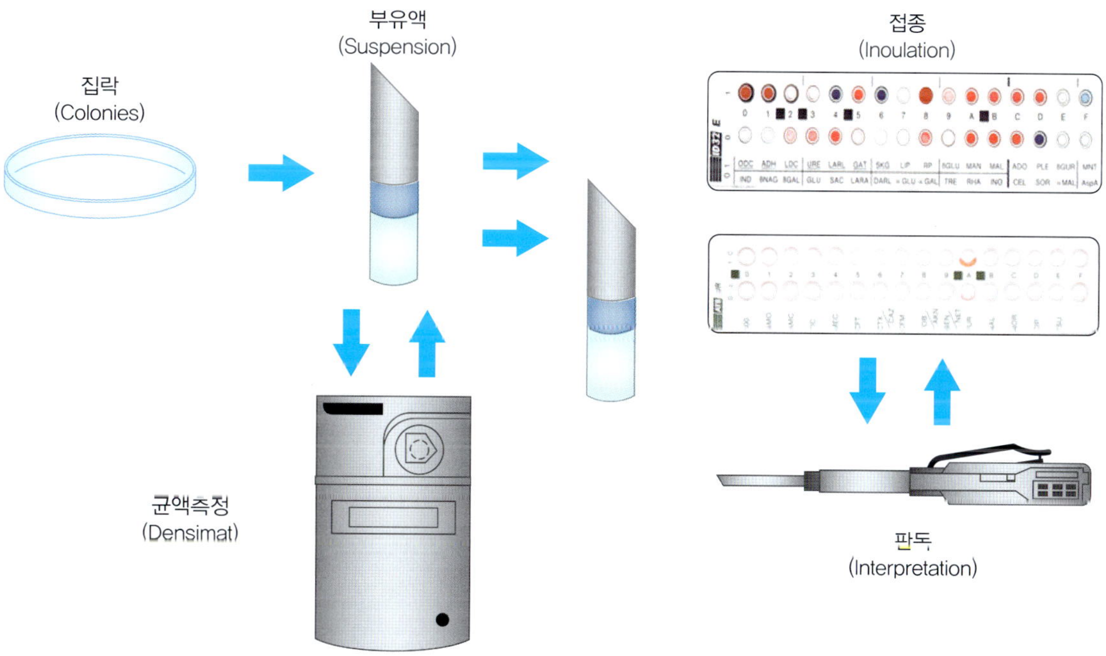

3) Mini API 동정 스트립(STRIP)

스트립은 보통 32 cupules로 구성되며, Biochemical, enzymatic, assimilation tests 각각의 cupule에는 건조된 기질(dehydrated substrate)을 포함하고 있다. 각 cupule의 색깔 변화에 따라 판독한다.

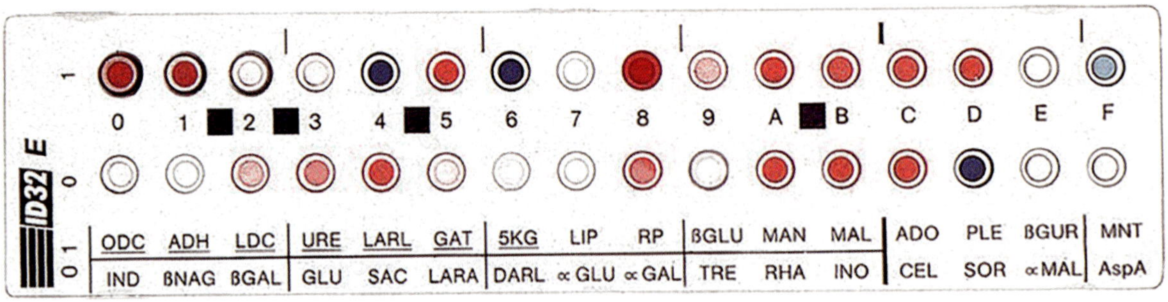

< Strip 결과 모식도 >

(1) 일반적으로 동정하는 스트립(24 hours) :

- ID 32 E: Enterobacteriaceae
- ID 32 GN: Non Enterobacteriaceae
- ID 32 Staph: Staphylococci
- ID 32 C: Yeasts

(2) 빠르게 동정하는 스트립(4 hours) :

- Rapid ID 32 E: Enterobacteriaceae
- Rapid ID 32 A: Anaerobes
- Rapid ID 32 Strep: Streptococci

4) Mini API 항균제 감수성 검사 스트립(STRIP)

스트립은 16 or 32 cupules로 구성되어 있으며, 각각의 cupule에는 건조된 기질(dehydrated antibiotic)을 포함하고 있다. 각 cupule의 혼탁도 변화에 따라 S, R, or로 판독한다. 일반적으로 두 개의 농도로 구성되어 있다.

c : 낮은 농도(low breakpoint)
C : 높은 농도(high breakpoint)

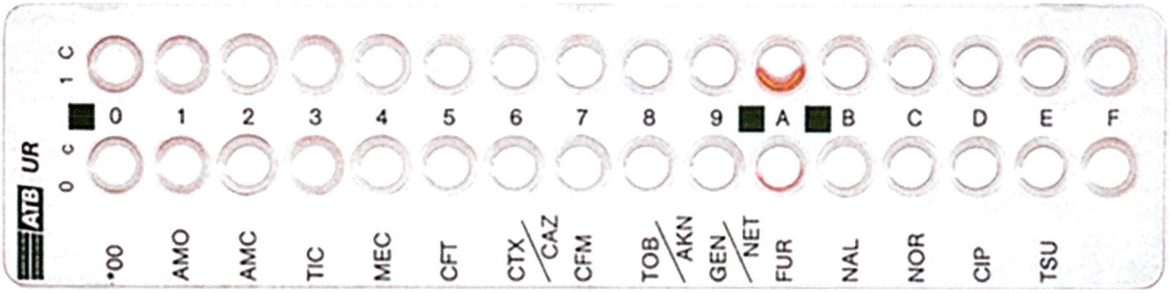

< Strip 결과 모식도 >

9. dRAST (direct Rapid Antimicrobial Susceptibility Testing, 신속 항균제 감수성 검사 장비)

1) 기존 항균제 감수성 검사와의 차이점

균혈증의 원인균을 알아내고, 적합한 항균제를 찾기 위해서는 환자의 혈액을 채취하여 균을 배양하는 검사가 필요하며, 배양된 균을 다시 한번 순수 배양한 후 항균제 감수성 검사를 수행하여 적절한 항균제를 처방하는 과정을 거친다. 이는 최소 2일에서 7일간의 시간이 소요된다. 따라서, 감염 초기에는 균의 종류와 항균제 내성 여부를 판단할 수 없기에 적합한 항균제의 투여가 불가능하다. 이러한 이유로 인해 균혈증으로 의심되는 환자에게 광범위한 항균제를 먼저 투여한 후, 그람염색(Gram-staining)을 시행하여 나온 결과를 가지고 1차적으로 적절한 항균제를 투여하게 된다. 이후, 혈액배양 및 균 동정, 항균제 감수성 검사를 시행하여 2차적으로 적절한 항균제로 교체하여 투여하게 된다. 이 과정은 시간이 오래 걸리며, 무분별한 항균제의 사용으로 인해 오남용 이슈와 슈퍼박테리아의 출현을 야기하기도 한다.

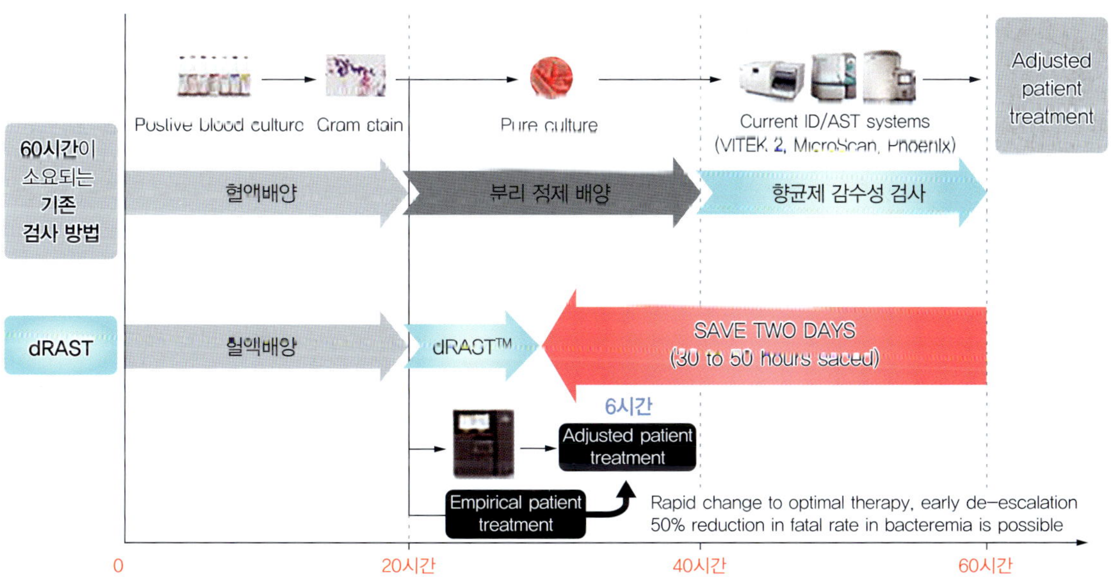

< 기존 검사 방법과 dRAST의 항균제 감수성 검사 방법의 시간 차이 비교 >

기존 방법과는 다르게, dRAST는 혈액배양을 수행한 후 혈액 속에 배양된 원인균을 바로 항균제 감수성 검사에 사용하기에 배양 과정을 거치지 않는다. 이는 빠른 검사 결과를 확인 할 수 있는 새로운 검사 방법으로 검사가 시작되고 6~8시간 이내에 결과의 확인이 가능하다. 이는 적절한 항균제 사용 및 신속한 환자 치료에 도움이 된다.

2) 장비 개요

dRAST는 미세유체(Microfluidic) 시스템을 이용하여 세균을 젤(Gel)에 고정시키고 자동화된 현미경의 이미징을 통해 개별 세균 세포의 성장을 분석하여 미생물의 항균제 감수성 검사를 혈액배양 양성액에서 바로 수행하는 장비로서, 세균 감염에 의한 균혈증 및 패혈증 치료를 위한 최적 항균제를 선택하는데 보다 신속하고 정확한 감수성 결과를 제공하는 자동화 장비이다.

검사를 진행하기 위해 미세유체채널 패턴과 건조된 항균제가 들어있는 96 웰(Well) 형태의 패널(Panel)과 젤(Gel), 그리고 액체배지(Broth)와 파이펫팁이 담긴 카트리지로 구성된 전용 키트를 사용한다.

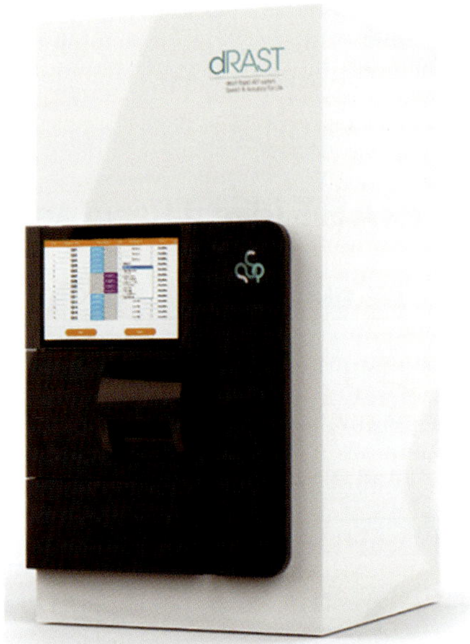

< 신속 항균제 검사 자동화 장비 dRAST >

3) 측정 원리

미세유체 패턴된 패널 웰에 아가로즈 젤을 이용하여 균을 고정하고 항균제와 배지를 확산시킨다. 각 웰에서는 항균제 농도에 따라 균의 성장 또는 비성장이 이루어지고, 이러한 성장반응의 변화를 1시간마다 광학현미경에 의해 세포 단위로 촬영 및 분석하여 MIC (Minimum Inhibitory Concentration)를 판정한다.

균 고정 및 분주 등의 접종 과정과 현미경 이미징을 통한 분석 과정은 장비 내 로봇, 분주, 현미경 시스템을 이용하여 자동화로 이루어진다.

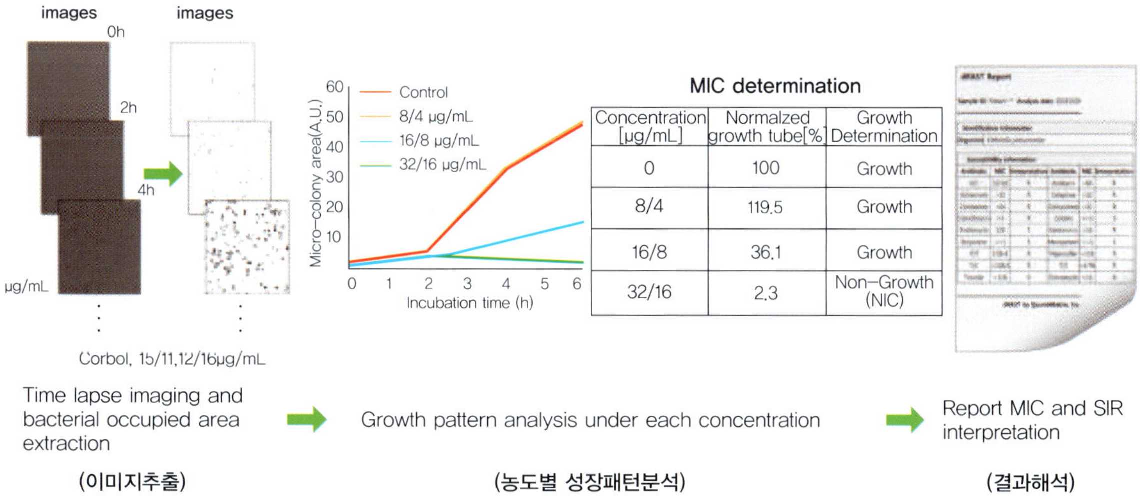

Concentration [μg/mL]	Normalzed growth tube[%]	Growth Determination
0	100	Growth
8/4	119.5	Growth
16/8	36.1	Growth
32/16	2.3	Non-Growth (NIC)

< dRAST 측정 원리 >

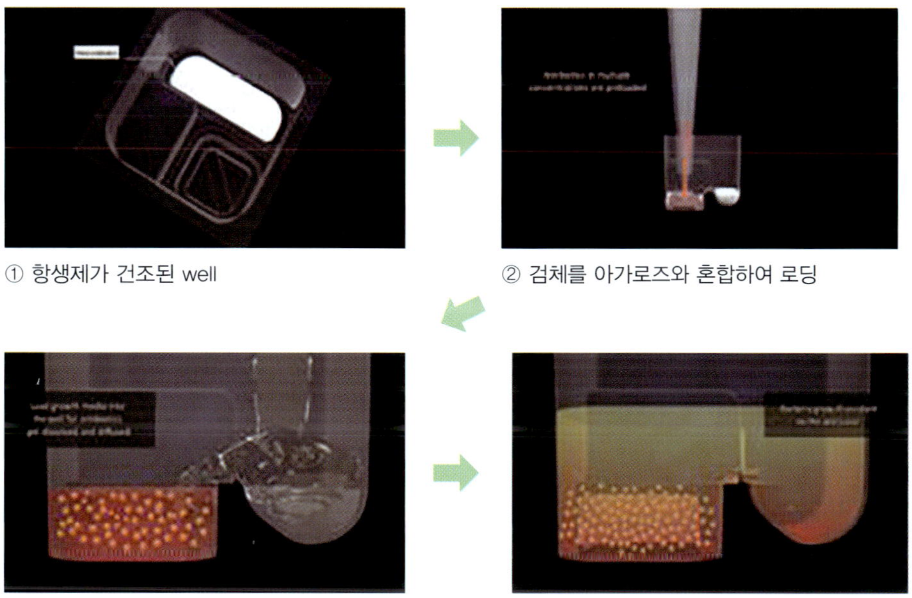

① 항생제가 건조된 well

② 검체를 아가로즈와 혼합하여 로딩

③ 배지 분주

④ 배양을 통해 검체의 감수성 유무를 판단

< 검사 과정 >

4) dRAST 검사 범위

dRAST로 검사가 가능한 균종은 아래와 같다.

(1) Gram-Positive (GP) – *Staphylococcus* spp., *Enterococcus* spp.

(2) Gram-Negative (GN) – Enterobacteriaceae, *Pseudomonas aeruginosa*, *Acinetobacter* spp., *Burkholderia cepacia* complex, *Stenotrophomonas maltophilia*, Other non-Enterobacteriaceae

5) dRAST 검사 KIT 구성

dRAST는 GP와 GN 검사 KIT가 각각 존재한다.

(1) dRAST GP KIT

- QMAC-dRAST GP S17 (CLSI) : 17종의 항균제가 panel에 건조되어 있음. 균의 종류에 따라 6~14종의 항균제 감수성 결과를 얻을 수 있음.
- QMAC-dRAST GP E19 (EUCAST) : 18종의 항균제가 panel에 건조되어 있음. 균의 종류에 따라 9~15종의 항균제 감수성 결과를 얻을 수 있음.

(2) dRAST GN KIT

- QMAC-dRAST GN S17 (CLSI) : 19종의 항균제가 panel에 건조되어 있음. 균의 종류에 따라 3~19종의 항균제 감수성 결과를 얻을 수 있음.
- QMAC-dRAST GN E19, E22 (EUCAST) : 18종의 항균제가 panel에 건조되어 있음. 균의 종류에 따라 3~18종의 항균제 감수성 결과를 얻을 수 있음.

① QMAC-dRAST Panel

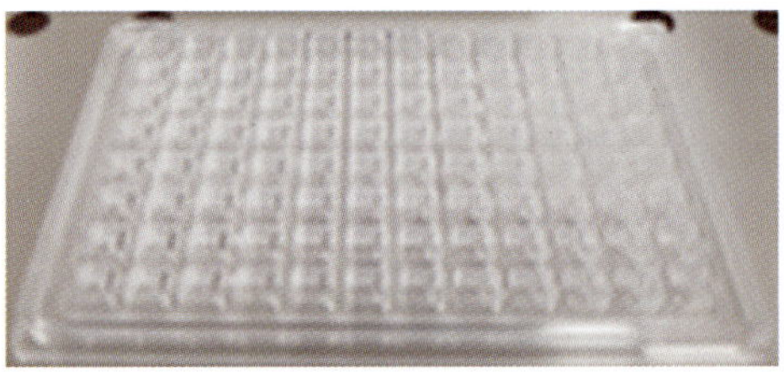

(2) QMAC-dRAST Gel

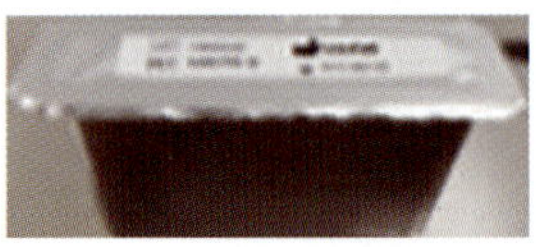

③ QMAC-dRAST Broth

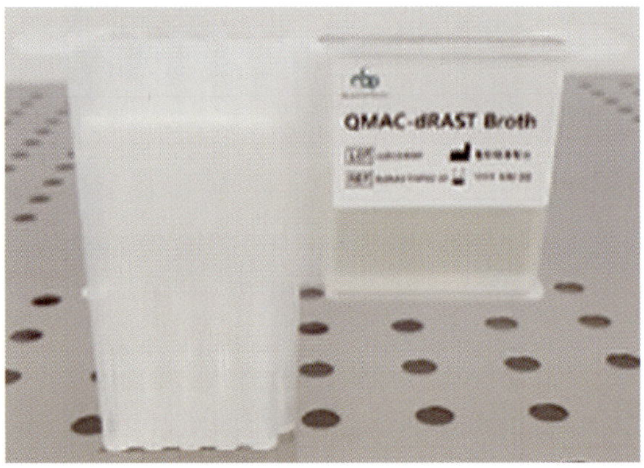

< dRAST KIT 구성 >

1. BACTEC 9240/9120 자동화 혈액배양기

1) BACTEC 9240/9120 특성(CO_2 증가를 형광으로 측정하는 원리)

BACTEC 9000 series 자동화 혈액배양기에는 BACTEC 9240, BACTEC 9120 두 가지 종류의 기기가 있다. BACTEC 9240 자동화 혈액배양기는 BACTEC 730, BACTEC 660보다 개선된 혈액배양기로서 균혈증, 패혈증, 고열이 있는 환자의 혈액을 무균적으로 채혈하여 BACTEC 9240 Aerobic & Anaerobic 액체 배양병에 넣어 BACTEC 9240 자동화 혈액배양기 내부에 240병까지 넣어 35℃ 교반시키면서 배양을 실시한다.

배양하는 동안 균 발육 유무 확인은 혈액배양배지를 비침습성으로 측정 시 균의 대사산물인 CO_2 농도를 자동으로 측정하기 때문에 신속하고 오염도가 적다는 것이 특징이다. 4~8시간 배양하면서 액체배양병에 균이 발육되면 대사산물인 CO_2 발생하게 되고 이것을 배양병 바닥의 형광 감지기가 인식하여 파란 불이 들어오는 동시 알람이 울린다. 그러면 일차 병실에 보고하여 환자 치료에 도움이 될 수 있는 장점이 있다. 경우에 따라서 발육된 배양병에서 혈액우무배시(blood agar plate, BAP), MacConkey agar에 맹계대 배양하여 발육된 집락을 신속 간이동정 kit system이나 미생물 자동화검사기기를 이용하여 균 동정과 항균제 감수성 시험을 실시하여 신속히 최종 결과를 보고하여 응급검사의 신뢰도를 높여준다.

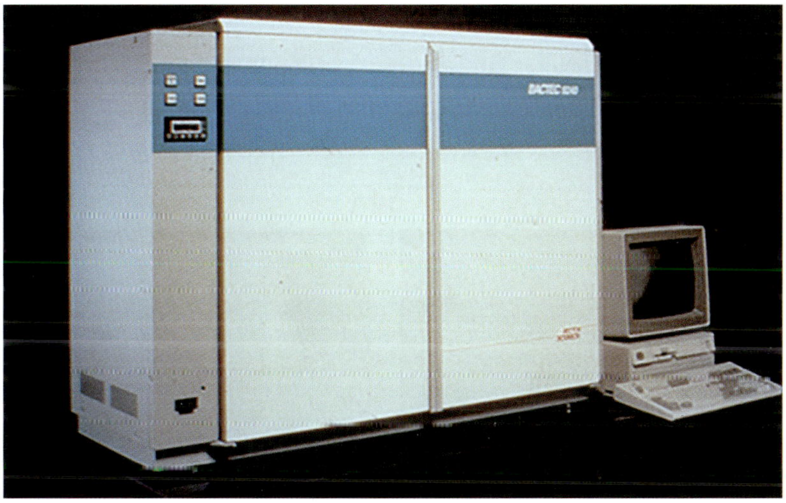

< BACTEC 9240 기기의 구성 : BACTEC 9240 system과 computer, bar code >

2) BACTEC 9240(혈액배양병 240개를 내장할 수 있는 배양기)

BACTEC 9240 system은 한 번에 240개의 검체를 넣고 계속적인 교반을 하는 것과 동시에 배양하면 monitor가 감지하는 비침습성 혈액배양 system이다. 배양 중에 균이 조기에 발육되면 형광 감지기가 배양병 바닥의 CO_2를 측정하여 경보가 울리면 빛을 눈으로도 볼 수 있다. 즉 CO_2 증가 시 형광이 나타나 발육을 알 수 있다.

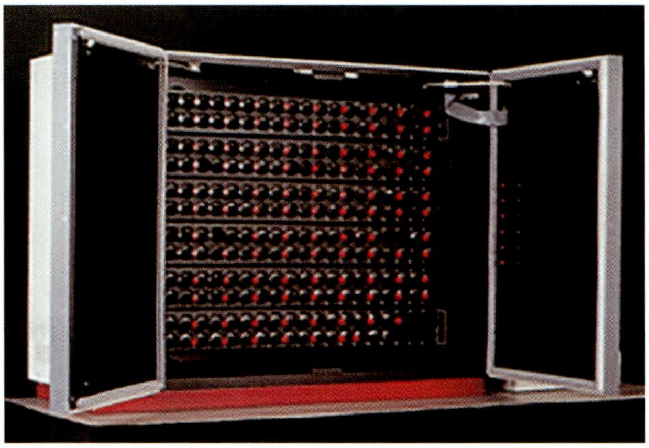

< 배양기 내부 >

3) BACTEC 9240 배양병의 종류

BACTEC 9240 혈액배양 액체배지에는 resin과 glucose가 들어 있고 바코드가 붙어 있으며 3가지 종류의 배양병이 있다.

① BACTEC Standarad 10 Aerobic/F vial~성인은 5~7 mL 혈액을 주입한다.

② BACTEC Standarad 10 Anaerobic/F vial~성인은 5~7 mL 혈액을 주입한다.

③ BACTEC PEDS PLUS vial~소아는 1~3 mL 혈액을 주입한다.

* 배양병에는 barcode가 있다.

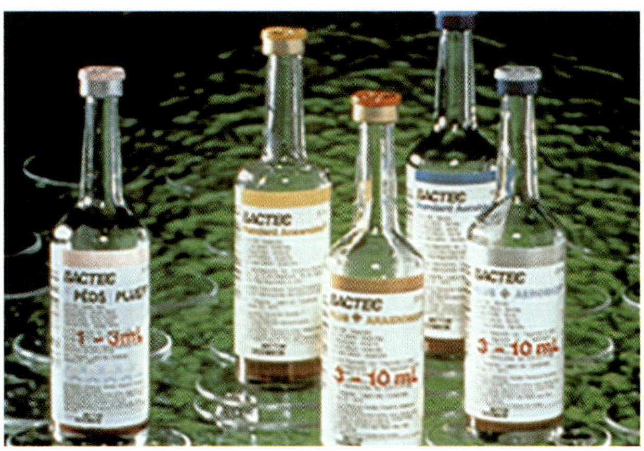

< 배양병 >

4) BACTEC 9240 형광모니터링

배양과정동안 균이 발육되면 Fluorescent monitoring으로 배양병 바닥에 CO_2생성을 fluorometric senser로 감지된다.

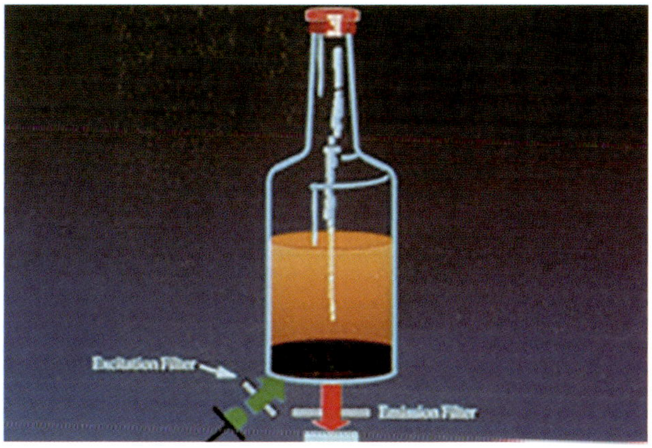

< 형광 감지 모식도 >

5) Computer 화면에 나타난 증식곡선

균이 증식되면 알람이 울리고 computer 화면에 형광빛의 증식곡선이 나타나면 균이 발육했음을 의미한다.

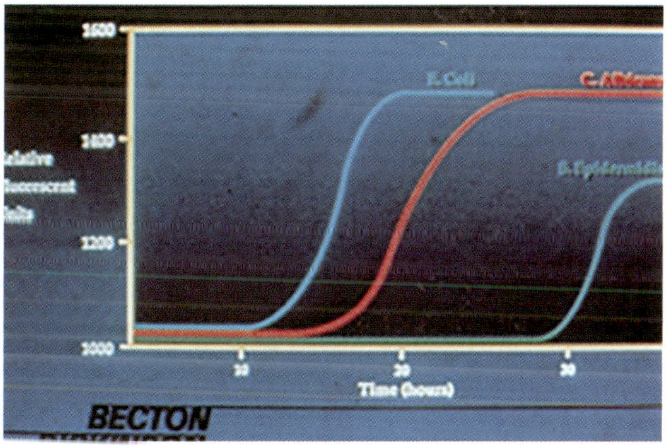

< 형광에 의한 증식곡선 >

2. BacT/Alert 자동화 혈액배양기

1) BacT/Alert 자동화 혈액배양기 특징

CO_2 증가를 비색법으로 측정하는 원리로 한다. BacT/Alert 자동화 혈액배양기는 BACTEC 730, BACTEC 660보다 개량된 완전 자동화된 비침습성 혈액배양 검사기이며, 비색 탐지기를 내장한 혈액배양기와 컴퓨터 시스템을 가진 탐지 장치로 구성된다.

환자 혈액을 산소성 및 무산소성 액체 배양병에 주입하여 교반되는 장치로 옮겨 4~8시간 배양되는 동안, 미생물 발육 시 대사과정에서 생성된 이산화탄소를 배양병 외부에서 측정하게 되며 이에 따라 교차 오염가능성은 배제된다.

감지된 이산화탄소는 암녹색에서 노란색으로 변하면 미생물의 존재 여부가 화면상에 그래프로 모니터된다. 이 기기는 120 vial과 240 vial을 내장할 수 있는 두 가지 종류를 기본으로 하여 450, 720, 1440 vial까지 용량 확장이 가능하며, 신속하고 정확한 탐지를 위해 계속적인 교반이 이루어지고 모니터된다. 또한 양성 검체를 증명할 수 있는 바코드 해석 장치가 내장되어 있고 정교한 정도관리도 이루어진다.

일단 발육된 배양병에서 균 동정이 필요할 때에는 BAP, MacConkey agar 분리 배양하여 발육된 집락을 신속히 간이 동정 kit나, 자동화 동정 기기로 동정하여 항균제 감수성 시험을 실시한 결과를 최종 보고한다.

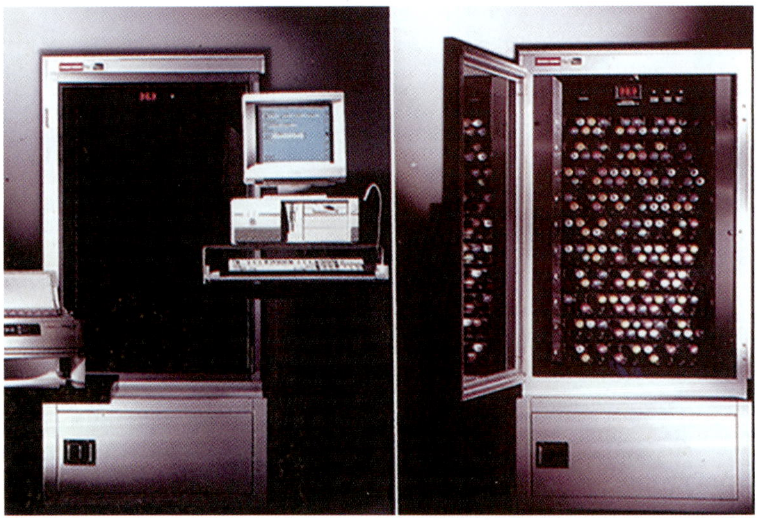

< BacT/Alert 기기의 구성 : 배양기, 컴퓨터, 프린터 등으로 구성 >

2) 측정원리

혈액 검체를 성인은 5~10 mL, 소아는 4 mL 정도 채혈하여 배양병에 주입한다.

이 배양병은 미생물 대사산물인 이산화탄소를 감지하는 비색감지기가 내장되어 있으며, 탐지계 내부로 들어가 35~37℃ 상태로 배양되고, CO_2 증가에 따라 암녹색에서 노란색으로 변하게 된다.

진공관에서 LED라는 적색 빛을 감지기에 방출하게 되면 빛이 광 진공관에 모아져 신호로 처리, 증폭되어 컴퓨터 시스템에 전달된다. 결과는 10분 간격으로 하루에 144회 모니터된다.

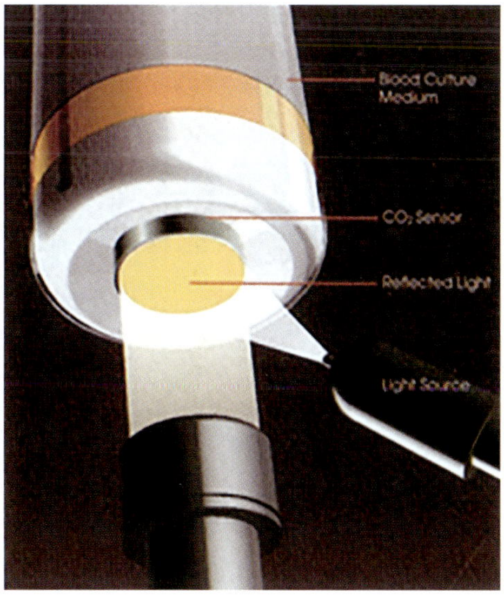

< CO_2 감지 모식도 >

3) 액체 배양병(Broth Culture Bottle)

(1) Aerobic bottle ~75 mL 용량 배양병 내부에 혈액 검체는 5~10 mL를 넣는다. Tryptic Soy broth는 40 mL 들어 있다. 내부 상태는 이산화탄소로 이루어져 있다.

(2) Anaerobic bottle ~75 mL 용량 배양병 내부에 혈액검체는 5~10 mL를 넣는다. Tryptic Soy broth는 40 mL 들어 있다. 내부 상태는 이산화탄소로 이루어져 있다.

(3) Peki-Bact ~75 mL 용량 배양병 내부에 혈액검체는 4 mL를 넣는다. Brain Heart Infusion 20 mL 들어 있다. 내부 상태는 이산화탄소로 이루어져 있다.

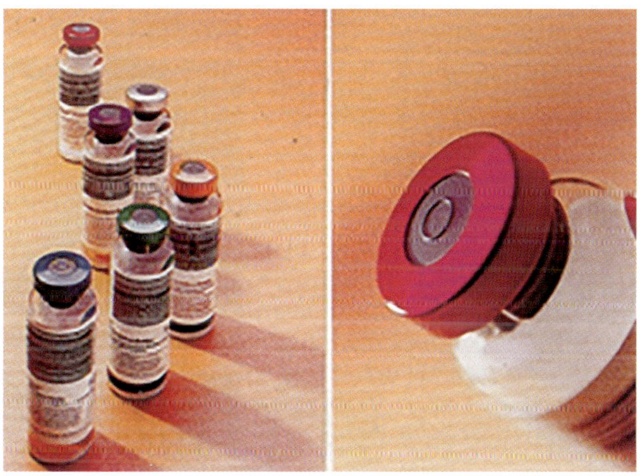

< Broth Culture bottle >

4) Computer System

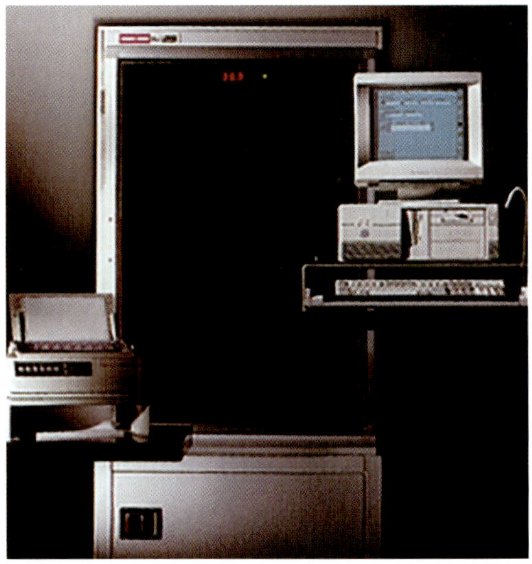

BacT/Alert 시스템은 내부모뎀과 테이프 교체장치, 바코드 해석장치, 탁상용 전자계산기로 구성되어 있다. 바코드 기술을 이용하여 각각을 확인하고 혈액배양을 탐지하며, 내장된 테이프 교체 시스템은 자료를 효과적으로 정리, 신속한 검색이 가능하도록 되어 있고, 내부 모뎀을 통해서 고장수리와 서비스 제공이 원활하게 이루어질 수 있다.

BacT/Link 양방향 소프트웨어 공유 영역으로 LIS (Laboratory Information System)에 내장된 자료를 검색하고 사무실 내에서는 시간 절약이 가능하며 또한 잠재적인 data 입력 오류도 막을 수 있다.

3. BacT/Alert 3D system

1) 장비 개요

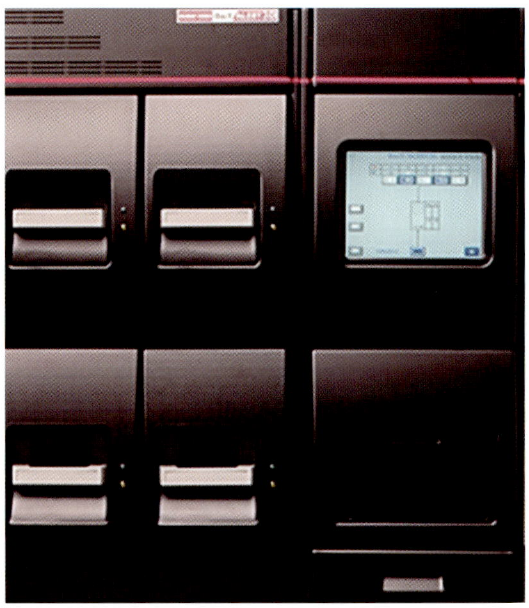

BacT/Alert3D 자동화 혈액배양기는 환자로부터 채취한 혈액 및 기타 체액을 BacT/Alert용 액체 배지에 주입하여 병원균의 존재 여부를 확인하는 장비이다. BacT/Alert용 액체 배지는 모두 7가지 종류가 있으며, 일반 산소성 배지, 무산소성 배지, 소아용 배지, 항생제 중화제가 첨가된 산소성 배지, 항생제 중화제가 첨가된 무산소성 배지, 결핵균용 배지가 있다.

Bottle에는 각종 발육인자가 있어 증식이 까다로운 병원성균도 검출되며, 이 발육을 확인하기 위하여 미생물이 자라면서 배출되는 CO_2의 변화를 측정한다. BacT/Alert은 Sustained acceleration, Rate, Initial threshold 등 세 가지 고유한 측정 알고리즘(algorithm)을 사용해서 분석하기 때문에 기존 방법보다 신속하고 정확한 결과를 얻을 수 있다. 4개의 Drawer에는 60개의 Bottle이 배양 가능하며 사용자의 drawer 지정에 따라 혈액 배양과 결핵균의 배양을 조절할 수 있는 장비이다.

2) BacT/ALERT® 배양 배지

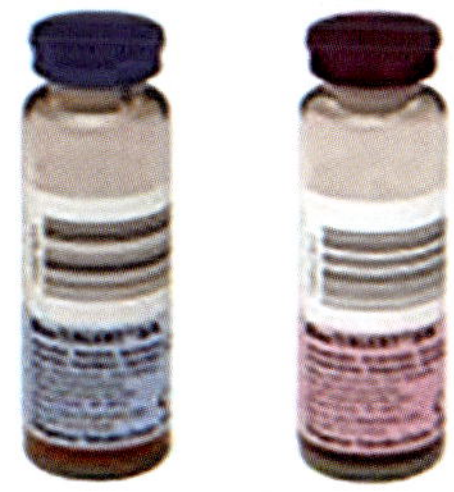

<표준>

(1) Standard aerobic and anaerobic - 표준

- Excellent performance
- Economical TSB (tryptic soy broth)
- Up to 10 mL blood or normally sterile body fluid

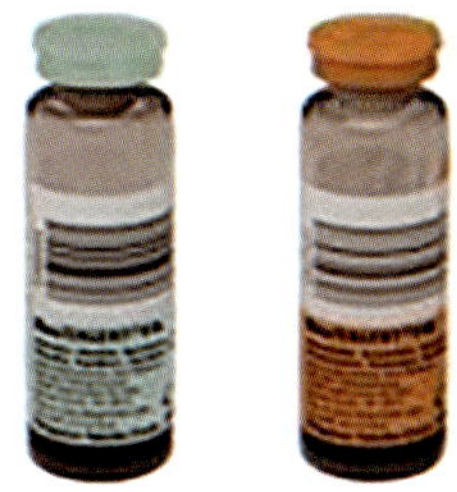

<조합>

(2) FAN (Fastidious Antibiotic Neutralization) aerobic and anaerobic - 조합

- Antimicrobial neutralization properties (activated charcoal)
- Richer media formulation
- Up to 10 mL blood or SBF (sheep blood formular)

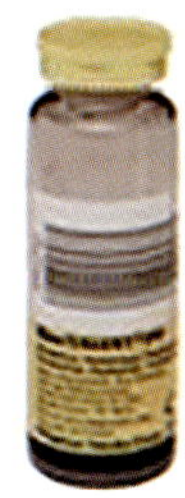

<소아>

(3) Pediatric aerobic - 소아

- FAN formulation
- Lower SPS (sodium polyanethole sulfonate), lower media volume
- Up to 4 mL blood

4. BacT/ALERT® VIRTUO™ (자동화 혈액배양기)

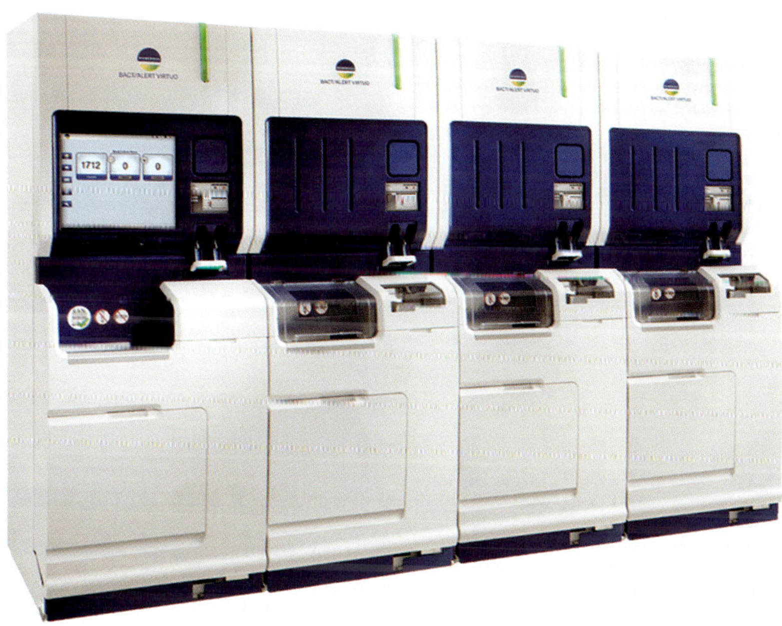

1) 장비 개요

BacT/ALERT® VIRTUO™는 차세대 BacT/ALERT® 기기이며 BacT/ALERT® 3D 미생물 검출 시스템에 필적하는 기기로 비침습성 시스템이다. BacT/ALERT® VIRTUO™는 배양 보틀 자동 로딩 및 언로딩 기능, 향상된 옵틱 장치, 강화된 온도 안정화 기능을 제공하며, 랙을 재설계하고 사용자 인터페이스를 개선하였다.

검체가 접종된 보틀이 컨베이어에 놓이면 결과가 나올 때까지 사용자가 보틀을 취급할 필요가 없으며 보틀이 자동으로 언로드된다. 자동화된 보틀 스캔으로 bioMérieux 보틀 ID에서 보틀 ID와 보틀 타입을 확인한다. 이 시스템은 고유검체 ID, 환자 ID 또는 대체 보틀 ID 같은 사용자 적용 바코드를 판독하고 할당하기도 한다. bioMérieux 2D 바코드가 있는 보틀의 경우, 시스템은 만료 날짜, 로트 번호, 그리고 보틀 진위성에 대한 정보를 자동으로 확인한다. 라벨에 채움선이 새겨져 있는 보틀의 경우, 시스템은 보틀 내에서 검체량을 확인하고 검체량이 부족하거나 과다한 경우를 알려준다. 보틀 라벨의 이미지는 배양기에 보틀을 넣기 전에 생성된다. 검체 결과는 장비의 Bank Display(뱅크 디스플레이)에 즉시 나타나며 사용자가 설정한 사운드로 알 수 있다. 일회용 배양 보틀에는 고체 상태의 감광 장치를 사용하여 지속적으로 모니터링되는 액체 감광 유체 센서가 있다. 또한 보틀에는 미생물이 빠르게 증식할 수 있도록 배지와 공기가 포함되어 있다. 시스템은 배양 보틀의 리딩 데이터를 관리할 수 있으며 검체가 양성인지 또는 음성인지를 판정하는 의사 결정 알고리즘이 포함되어 있다. 지정된 최대 검시 시간 후에도 미생물 증식이 없는 경우 검체는 음성으로 판정되고 폐기물 컨테이너로 언로드된다. 양성 보틀은 보틀 회수 영역으로 자동 언로드된다.

2) 작동 원리

검출 원리 : 검출 원리에 따라 검체에 미생물이 있을 경우 미생물이 배양 배지에서 기질을 대사시켜 이산화탄소가 발생한다. 미생물이 증식함에 따라 CO_2가 발생하면 각 배양 보틀 바닥에 있는 센서의 색이 어두운 색에서 밝은 색으로 바뀐다.

LED(발광 다이오드)는 센서에 빛을 투사하고, 광검출기는 반사된 빛을 측정한다. CO_2가 많이 생성될수록 반사되는 빛의 양도 더 많아진다. 이 정보를 최초 센서 리딩값과 비교한다. 초기CO_2 발생량이 많은 경우, CO_2 발생 비율이 특별히 높은 경우 또는 CO_2가 지속적으로 발생될 경우 검체는 양성으로 판정된다.

최적의 조건 속에서 지정된 배양일까지 CO_2 농도에 눈에 띄는 변화가 없을 경우 검체는 음성으로 판정된다.

경고 : 다음의 경우에는 잠재적으로 위음성 검사 결과가 나타날 위험이 있다.

- 시스템이 예비 결과 또는 사용자가 수정한 결과에 따라 검사를 릴리스한 경우
- 시스템이 라벨 없이 사용되는 경우(혈액 은행 릴리스 검사용으로 올바르게 검증되지 않았거나 호환되지 않은 생성물 또는 유기물에 사용되는 경우)
- 작업자가 용도 지침을 따르지 않는 경우

3) 검체 채취

검체 채취는 혈액 배양에 있어 아주 중요한 과정으로 혈액 채취와 주입 시 오염을 피하기 위해 주의하여야 한다. 혈액을 채취하기 전 채취 부위의 피부를 70% isopropanol – 10% iodine 순으로 닦아 내고 이들이 마른 후 취한다.

Blood culture bottle은 주입 전 실온에 보관되어야 하며 검체 접종 전 bottle 뚜껑을 떼어낸 곳을 70% isopropanol 또는 iodine으로 닦아낸 후 접종한다.

- 검체 체취량
  성인 : 5~10 mL/bottle
  유아 : 0.5~4 mL/bottle

4) 검체 종류

Blood 외에 관절액(Joint fluid), 복강액(Peritoneal fluid), 뇌척수액(Cerebrospinal fluid, CSF), 복수액(Ascites), 양수액(Amniotic fluid), 흉수액(Pleural fluid), 윤활액(Synovial fulid), 심낭액(Pericardial fluid), 상처흡인액(Wound aspirates), 농(Pus), 담즙(Bile) 등 모든 종류의 체액 검체를 이용할 수 있다. (Pediatric Bottle은 제외)

5) 혈액배양병의 종류

BacT/ALERT® VIRTUO™와 함께 다음 목록의 BacT/ALERT® 혈액배양 보틀을 사용한다.

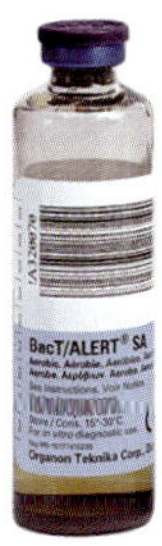

BacT/ALERT SA(Aerobic) Bottle : Pancreatic digest of casein, papaic digest of soybean meal, SPS (0.035% w/v), pyridoxine HCL, and other complex amino acid an acid and carbohydrate substrates in purified water.
(CO_2 in oxygen under vacuum, 40 mL)

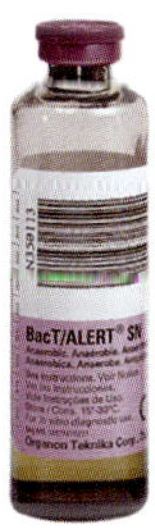

BacT/ALERT SN(Anerobic) Bottle : Pancreatic digest of casein, papaic digest of soybean meal, SPS (0.035% w/v), menadione, hemin, reducing agent agents, and other complex amino acid and carbohydrate substrates in purified water.
(CO_2 in nitrogen under vacuum, 40 mL)

BacT/ALERT FA PLUS(Aerobic) Bottle : Casin peptone, yeast extract, soybean peptone, yeast extract, meat peptone, SPS, menadione, hemin, L-cystein, pyruvic acid, pyridoxine HCl, nicotinic acid, pantothenic acid, thiamine HCl, complex amino acid, carbohydrate substrates
(CO_2 in oxygen under vacuum, 30 mL)

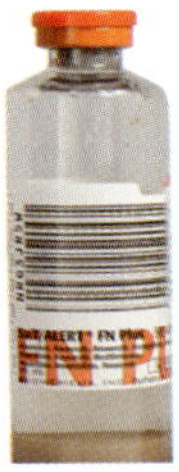

BacT/ALERT FN PLUS(Anerobic) Bottle : Casin peptone, yeast extract, soybean peptone, yeast extract, meat peptone, SPS, menadione, hemin, L-cystein, pyruvic acid, pyridoxine HCl, pyruvic acid, reducing agents, complex amino acid, carbohydrate substrates.
(CO_2 in nitrogen under vacuum, 40 mL)

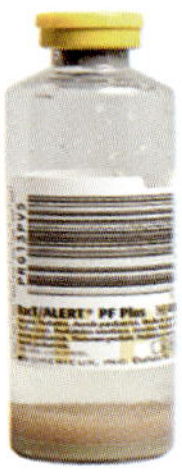

BacT/ALERT PF PLUS(Pediatric) Bottle : Casin peptone, yeast extract, soybean peptone, yeast extract, meat peptone, SPS, menadione, hemin, L-cystein, pyruvic acid, pyridoxine HCl, nicotinic acid, pantothenic acid, thiamine HCl, amino acid.
(CO_2 in oxygen and nitrogen vacuum, 20 mL)

5. BD BACTEC™ FX System (Becton, Dickinson and company)

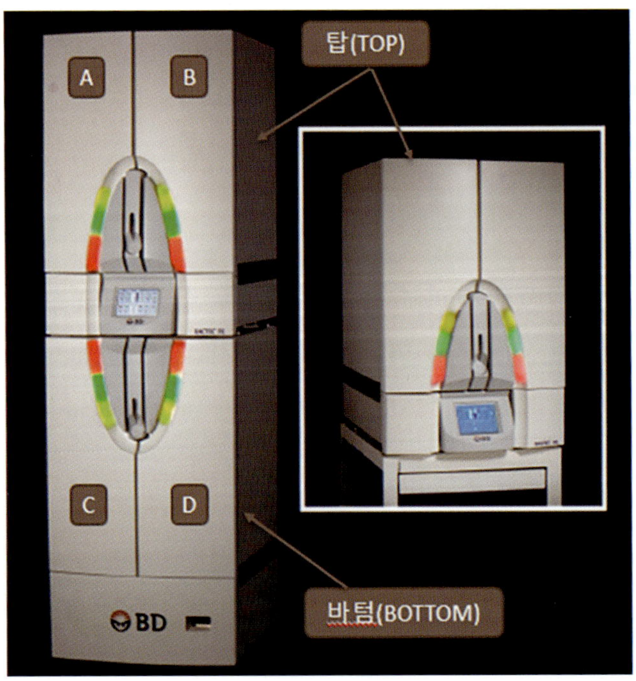

< 장비의구성 >

1) 장비 개요

이 시스템은 균혈증 및 패혈증이 의심되는 환자의 혈액을 채취하여 액체배지를 이용하여 35℃ 조건으로 미생물 배양을 진행하고 형광법을 이용해 미생물의 여부를 검출하는 장비이다. 배양과 검출 과정 등의 검사의 전 공정을 자동화한 장비이기 때문에 연속적인 배양검사가 가능하고 사용이 매우 편리하다.

2) 배지의 종류

Media Type(권장 혈액량)	최적 권장량	최소 권장량
BACTEC PEDS PLUS Resin	1~3 mL	0.5 mL
BACTEC PLUS Resin Aerobic	8~10 mL	5 mL
BACTEC PLUS Resin Anaerobic	8~10 mL	5 mL
BACTEC Lytic Anaerobic	8~10 mL	5 mL

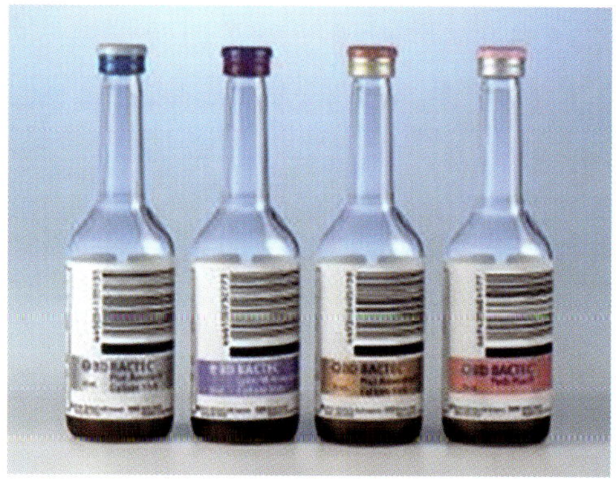

<혈액배양병>

3) 특징

(1) 측정법: 형광법
(2) 기기용량: 200병/400병
(3) 1일 배양가능 수(5일 프로토콜 기준): 40병/80병
(4) 판독주기: 10분
(5) 측정 알고리즘: 36가지
(6) 조정 가능한 배양일 수: 42일

4) 기능

(1) 완전자동화된 연속적 검사의 혈액배양장비
(2) 검체가 장착되는 각각의 station에서 개별적 detector 운용하여 결과 확인
(3) 장비의 지시등, 모니터의 결과 표시, 경고음으로 즉각적인 결과 보고
(4) 사용자의 안전을 위한 비침습성 장비
(5) 각각의 rack의 개별적 운용
(6) 바코드로 운용되는 간단한 사용자 인터페이스
(7) 터치 스크린으로 표시되는 아이콘이 연결되어 간단하고 쉽고 편리하게 기기를 작동

6. MB/BacT(자동화 항산성 막대균 배양기)

1) MB/BacT system 특징

(1) MB/BacT system은 혈액이나, 혈액이 아닌 검체에서 *Mycobacterium* 검출에 필요한 기구와 배양병 배지, 데이터처리 소프트웨어가 내장되어 있다.

(2) MB/BacT 배양병에 검체를 주입하여 배양기 내에 넣으면 incubation, shaking, reading이 배양기 내에 동시에 이루어지는 전자동화 장비이다.

(3) 배양하는 동안 세균이 증식하면서 생성되는 대사산물이 CO_2 가스를 배양병 밑에 부착된 센서가 CO_2에 의해 pH 변화에 따라 녹색(음성)에서 노란색(양성)으로 변하는 결과는 검출장치의 탐지기 내부에 있는 reflectometer에 의해 지속적으로 보고된다.

(4) 표준화된 240 bottle 장치를 선택하거나, 편리한 120 bottle을 동시에 배양할 수 있는 bench-top 장치를 연결하여 각 미생물 검사실에 알맞는 용량을 선택할 수 있다.

(5) MB/BacT system은 *Mycobacteria* 검출에 이용되는데 MB/BacT system과 호환된다.

2) MB/BacT 기기의 구성

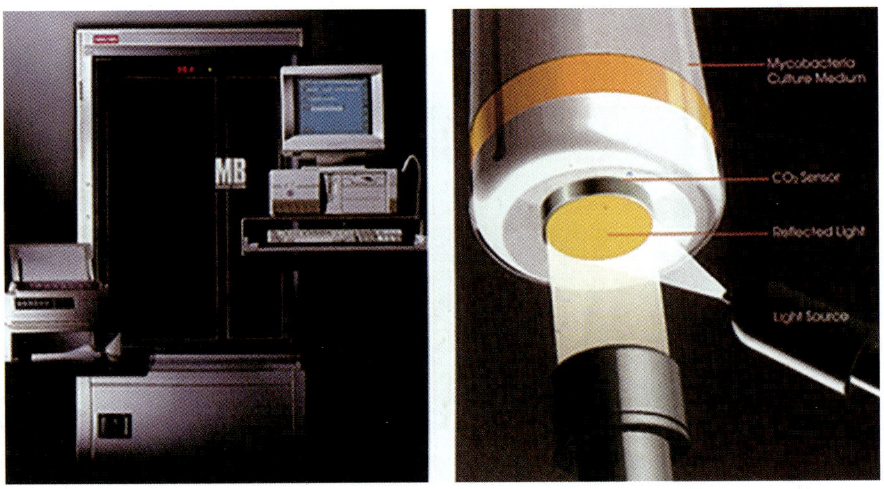

< MB/Bac T의 구성과 CO_2 감지 모식도 >

3) MB/BacT 배양병의 종류

(1) Aerobic bottle : 산소성 배양용 액체배양병

(2) Anaerobic bottle : 무산소성 배양용 액체배양병

(3) Pedi-BacT bottle : 소아용 배양용 액체배양병

(4) Fan Aerobic bottle : Ecosorb란 항생제 중화제가 첨가된 산소성 배양용 액체배지

(5) Fan Anaerobic bottle : Ecosorb란 항생제 중화제가 첨가된 무산소성 배양용 액체배지

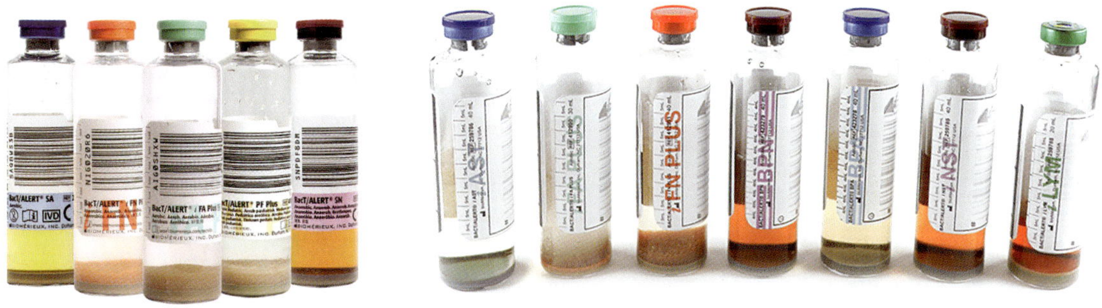

< 혈액배양병 >

7. BACTEC MGIT 960 (항산성균 자동화검사기)

1) BACTEC MGIT 960

MGIT 960 system (Mycobacteria Growth Indicator Tube)은 혈액속에 있을 결핵균 배양 검사기기로서 최대 용량의 검체를 안전한 조작으로 수동방법과 자동방법으로 배양하면서 검체를 처리하여 항산균 즉 결핵균 검출 및 항결핵제 감수성 검사까지 할 수 있는 최근에 개발된 아주 우수한 검사 장비이다.

MGIT에는 modified Middlebrook 7H9 broth와 형광물질이 들어 있으며, *Mycobacteria* 균종을 검출할 수 있게 고안된 특수 선택배지이다. 병바닥에 묻어 있는 형광물질은 액체배지 속에 용해되어 있는 산소에 의해 형광을 발할 수 없다. 이 형광은 365 nm long wave UV lamp(transiluminator)를 이용하여 눈으로도 볼 수 있다. 검사건수가 많은 병원에서는 BACTEC MGIT 960 system을 사용하면 960개의 tube를 자동으로 검사할 수 있다.

2) MGIT modified Middlebrook 7H9 broth

MGIT modified Middlebrook 7H9 broth에서는 기존의 결핵균을 배양하는 배지보다 검출시간이 단축되고 검출률이 높다. 항결핵제 감수성 MGIT modified Middlebrook 7H9 broth에 streptomycin, isoniazid, rifampin, ethambutol 등의 약제 감수성 배지도 있다.

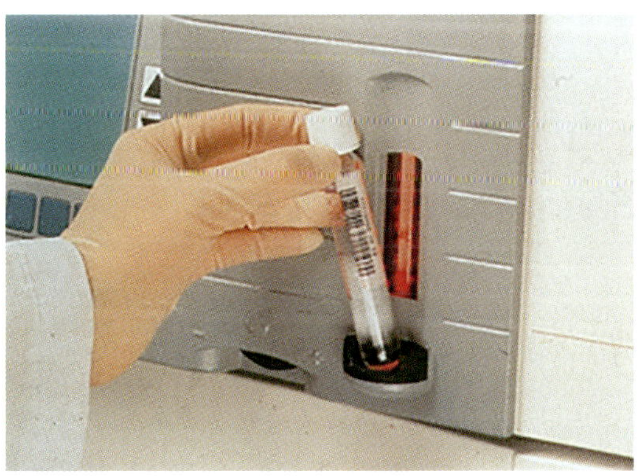

< 스캔하는 과정 >

3) BD BACTEC™ MGIT™ 960/320 System

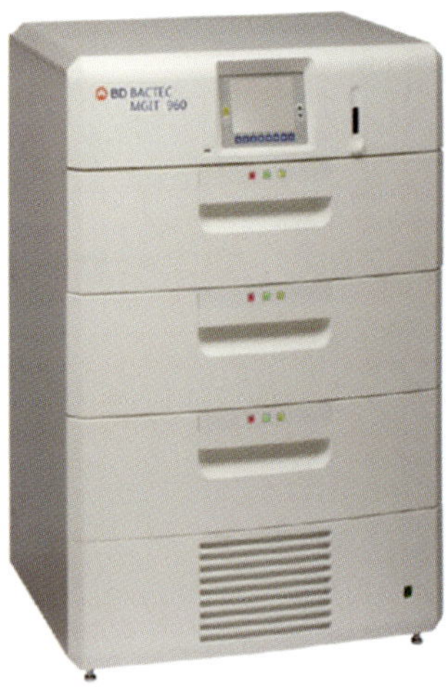

BD BACTEC™ MGIT™ 960 Instrument

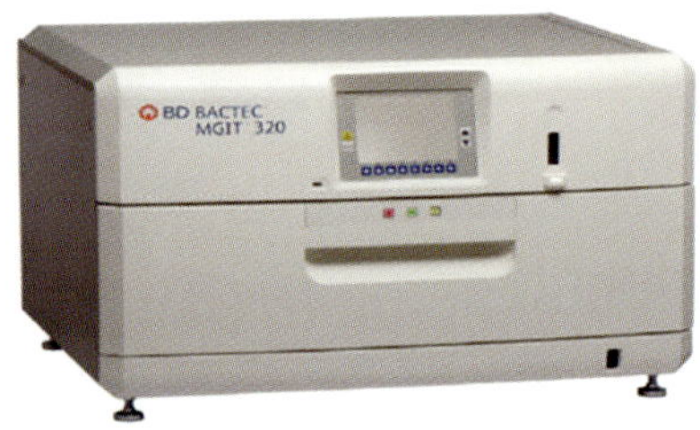

BD BACTEC™ MGIT™ 320 Instrument

< 장비구성 >

4) 측정원리

MGIT 7 mL 튜브 바닥에 부착된 Indicator의 형광이 산소와 결합 상태에서 힘이 약화되었다가 미생물 성장에 의한 산소의 소모로 다시 활성화되어 형광센서에 의해 판독되는 원리

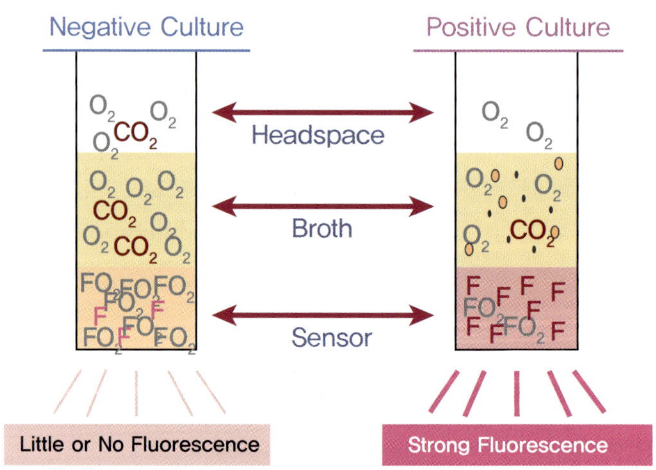

< 센서 감지의 모식도 >

8. Automated plate streaking system
(DxM Autoplak System, BECKMAN COULTER)

검체에 있는 세균을 접종에서 배양까지 실시하는 자동화 기기

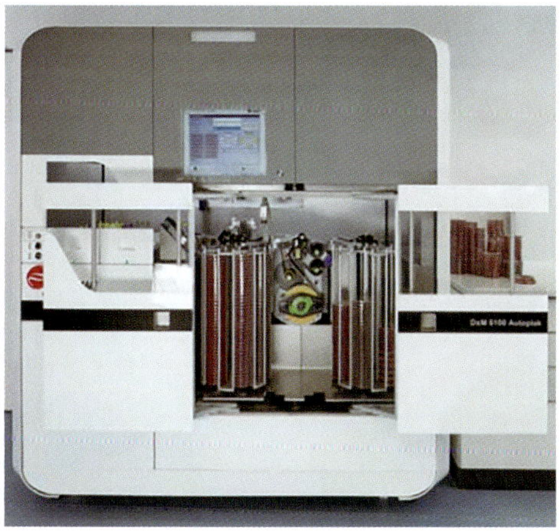

< 징비의 구성 >

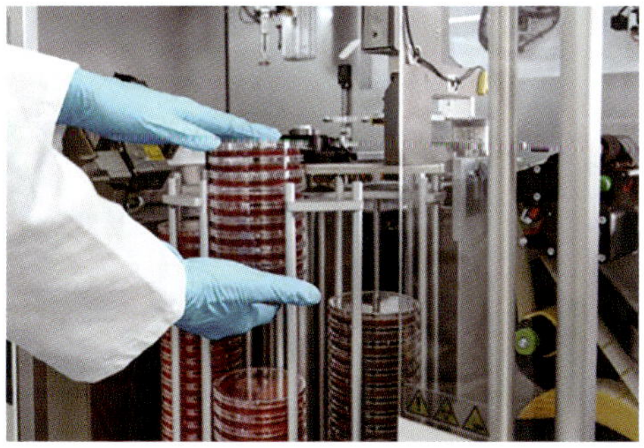

< plate 장착과정 >

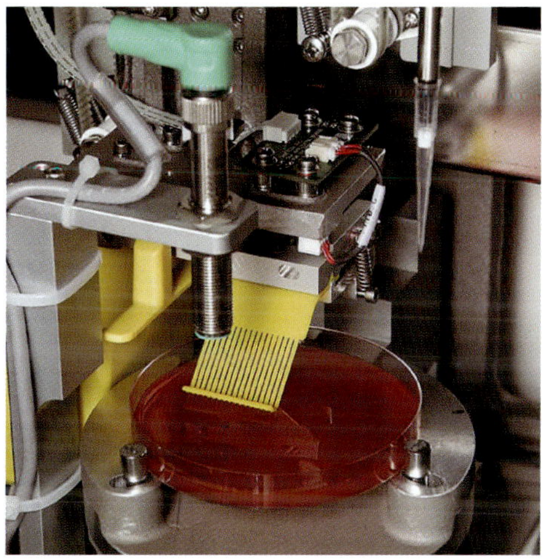

< 자동화 streaking 과정 >

CHAPTER 04 VIDAS 자동화 면역 진단 검사기

1. VIDAS 자동화 면역 진단 검사기

1) 장비 개요

VIDAS (Vitek Immuno Diagnostic Assay System)는 효소면역형광법(ELFA: enzyme linked fluorescent assay)을 이용하여 환자에서 유래하는 각종 표지 인자, 바이러스, 호르몬, 위해 세균 등을 자동으로 검사하기 위해서 개발된 자동면역 진단 검사 장비이다. 장비에 시료를 투입 후 자동으로 분석 및 결과 해석과 출력이 이루어지며, 장비 운용에 필요한 시약은 Ready-to-use타입으로 공급되고, 검사에 필요한 모든 시약(스탠더드, 컨트롤, 희석액)이 키트 내에 포함되어 있다.

2) System 구성

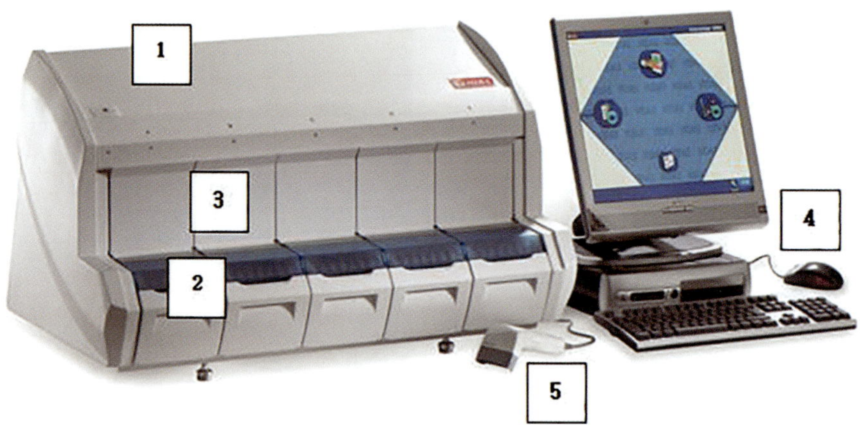

1 VIDAS module
2 Tray and tray cover
3 SPR block and door
4 Computer and LCD monitor
5 Barcode reader

< 장비의 구성 >

① VIDAS는 5개의 block으로 나뉘어진 module과 computer, keyboard, S.P.R.(Solid phase receptacle)과 reagent strip, barcode reader, 그리고 printer로 구성되어 있다. 5개의 block은 각각을 독립적으로 작동함으로써 전혀 다른 protocol의 assay를 "동시" 또는 "Random"으로 진행 가능하다.

② 환자 혈청, 검체로부터 Antigen detection, Immunology, Serology, AIDS, hepatitis, A.D.M. virus, toxin 등의 폭넓은 분야에 응용할 수 있으며 이에 소요되는 검사 기간은 30~60분이며 한 번에 15~30 test를 동시에 실시할 수 있다.

③ Ag, Ab가 미리 감작된 피펫팁 모양의 S.P.R.과 각각의 시험에 필요한 시약들이 미리 분주되어 있는 strip이다.

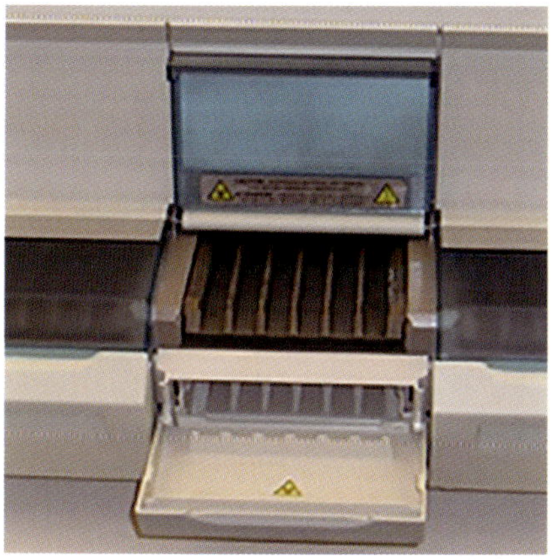

< SPR block >

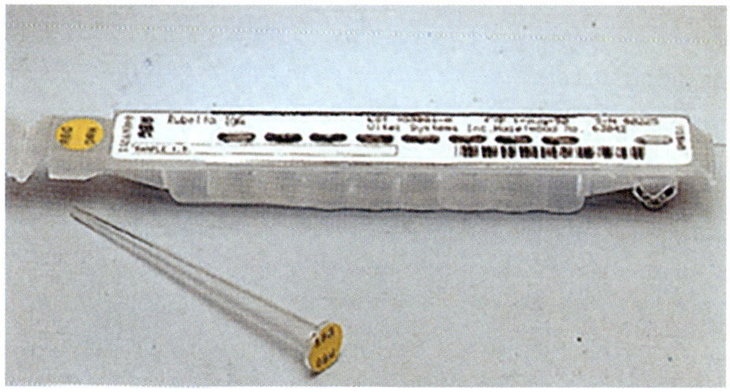

< Strip 구성 >

3) 원리

SPR (Solid Phase Receptacle)은 고형체로서의 역할 뿐 아니라 검사에 필요한 파이펫으로서의 기능도 한다. 검사에 필요한 시약은 ready-to-use이고 밀봉된 시약이 strips에 미리 분주되어 있다. 모든 검사 과정은 VIDAS의 장비에 의해 전자동으로 진행되며, 시약의 반응은 SPR의 내벽을 몇 번에 걸쳐 순환하면서 진행된다.

검체가 희석된 후에, 혈청 내의 항원 혹은 항체는 SPR에 코팅되어 있는 specific 한 항체 혹은 항원에 결합한다. 결합 안 된 성분은 세척된다. 시약의 alkaline phosphatase가 SPR 내벽에서 형성된 면역 복합체에 부착된다. 결합 안 된 물질은 세척과정에서 제거된다. 형광 기질인 4-Methyl-umbelliferyl phosphate이 SPR의 안으로 들어 오고 결합된 면역 복합체의 양을 나타낸다. SPR의 벽에 남아 있는 효소는 기질을 형광산물(4 Methyl umbelliferone)로 전환하며, 이 형광을 450 nm로 측정한다. 형광의 강도는 VIDAS의 Optical Scanner에 의해서 측정된다. 검사가 완료되면 결과는 저장된 캘리브레이션 값과 비교하여 자동적으로 계산되어지고 출력된다.

4) 검사종목

① Thyroid : TSH, FT3, T3, T4, FT4, Anti-TPO, Anti-Tg

② Hepatitis : HAV IgM, Anti-HAV Total Quick, HBs Ag Ultra, Anti-HBs Total II, HBe/Anti-HBe, Anti-HBc Total, HBc IgM II, Anti-HCV

③ AIDS : HIV DUO Ultra, HIV DUO Quick, HIV P24II

④ Antigen Detection : *C. difficile* Toxin A and B, *C. difficile* GDH

⑤ TORC : TOXO IgM, TOXO IgG II, CMV IgM, CMV IgG, RUB IgM, RUB IgG II, EBV VCA IgM, EBV EBNA IgG, EBV VCA/EA IgG

⑥ Fertility : HCG, LH, FSH, Prolactin, E2, Progesterone, Testosterone

⑦ Medical examination : 25 OH Vitamin D TOTAL

⑧ Tumor markers : CEA, TPSA, FPSA, AFP, FPSA, CA 125 II, CA 15-3, CA 19-9

⑨ Cardica markers : CK-MB, Myoglobin, TROPONIN I Ultra, High sensitive Troponin I, NT-proBNP2

⑩ Hemostasis : D-Dimer Exclusion II, Protein C, Vwf

⑪ Other chemistry : Ferritin, β2-microglobin, B · R · A · H · M · S PCT, Cortisol S, Digoxin

⑫ Other serology : *H. pylori* IgG, Varicella Zoster IgG, Mumps IgG, Measles IgG

⑬ Allergy : Total IgE

COBAS 자동화 면역 진단 검사기

효소측정법과 면역측정법을 이용한 방법으로 방사면역측정법(RIA)과 비슷한 예민도를 가지며 간단하고 다량의 검체를 무작위(random)로 측정할 수 있으며 RIA의 단점이었던 방사능위험을 제거한 방법이다. 주로 널리 사용하는 효소(enzyme)로는 alkaline phosphatase, horseradish peroxidase, β-galactosidase 등이 있다. 본 모델은 표본(sample)과 시약(reagent)을 계속해서 공급가능하여 다량의 검체분석에 용이하고 단계별 세척에 의한 Carry-over를 방지한 자동화 기기로 아래의 항목 검사에 유용하게 사용된다.

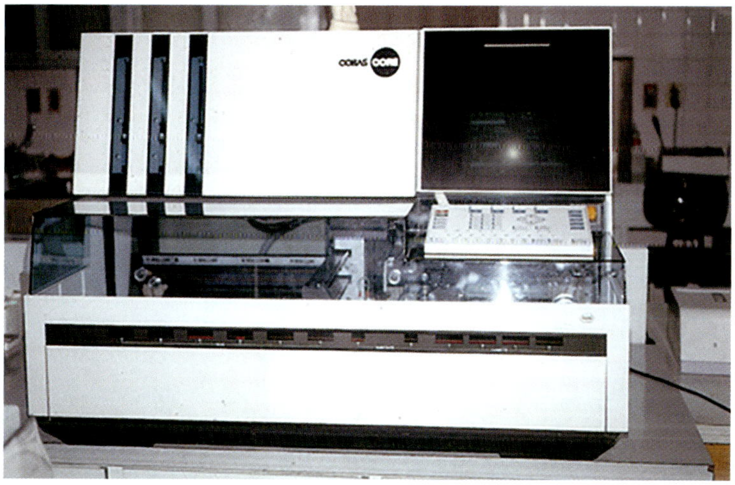

< 장비의 구성 >

1) 검사항목

Hepatits A and B
Cobas core HBs Ag Cobas core Anti-HBs Cobas core Anti-HBc IgM Cobas core HBe Ag Cobas core Anti-HBe

HAV antibody screening
Retroviruses Cobas core Anti-HIV-1/HIV-2

TORCH
Toxoplasma gondii, Rubella, Cytomegalo virus (IgG & IgM) Herpes simplex

Tumor Maker Line
CEA, AFP, β-HCG, CA 19 9, Ferritin, MCA, & NSE, CA 125II PAS, β-2microglobulin

Endocrinology Line
LH, FSH, Prolactin HCG, TSH

Thyroid Hormones
T4 FT4, T3

Miscellaneous
IgE Total Anti-H, *H. pylori* assay.

CHAPTER

06 AFIAS-6 (면역형광 측정기)

1. 장비 개요

AFIAS-6는 항원-항체 반응을 통한 형광면역분석법을 기본으로 한 의료용 면역형광측정장치이다. AFIAS는 정밀면역분석이 가능한 응급 & 현장 장비(POCT)를 구현하기 위해 가장 대표적인 면역 현장검사 방법인 Lateral flow immunoassay에 고감도 형광면역분석법인 시분해 형광분석법(Time resolved immunoassay, TRF)을 사용하여 정밀면역분석이 가능한 응급 현장 장비를 구현하기 위한 자동화 시스템이다.

2. 검사 원리

AFIAS-6는 카트리지 슬롯에 삽입한 샘플이 투입된 카트리지에 레이저를 조사하기 위하여, 반도체 다이오드 레이저를 광원으로 사용한다. 레이저는 카트리지의 테스트 라인에 모인 형광 표지된 분석 물질에 조사되고, 이 물질에서 형광 빛이 발산된다.

발산된 형광 빛은 레이저와 함께 수집이 되고, 필터를 이용하여 형광 빛만을 필터링한다. 수집된 형광 빛의 세기는 전기 신호로 변환된다. 회로기판에 장착된 마이크로프로세서는 ID Chip에 저장된 calibration 수식 정보를 이용하여 분석물의 농도를 계산한다. 변환되어 계산이 된 테스트 결과는 AFIAS-6의 화면에 정량으로 표시가 된다.

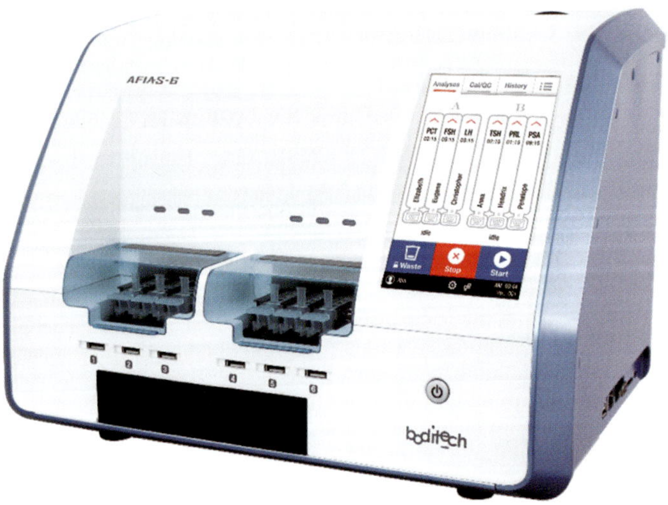

< 다중면역진단기기 본체 – 바디텍메드사 >

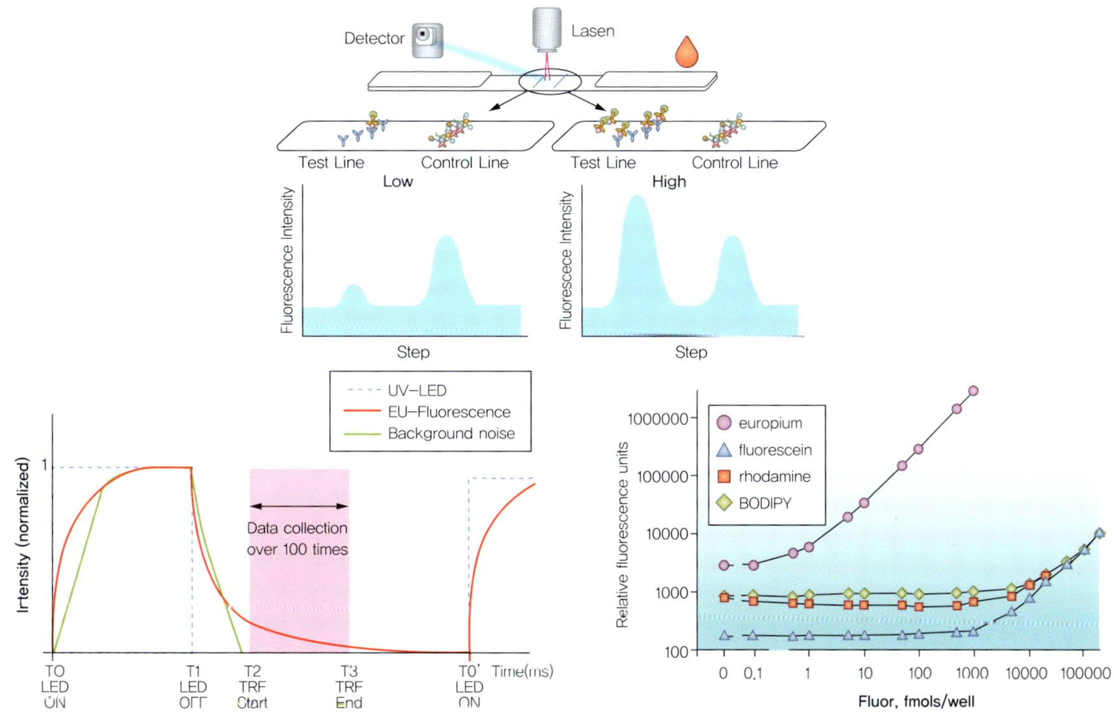

< Lateral flow를 기반으로 한 시분해 형광 사용 분석 >

Lateral flow 법으로 인한 민감도 감소 우려를 유로피엄 형광과 시분해 분석법을 통하여 측정 감도를 대폭 높임으로 정밀면역분석이 가능하다.

3. 카트리지의 구성

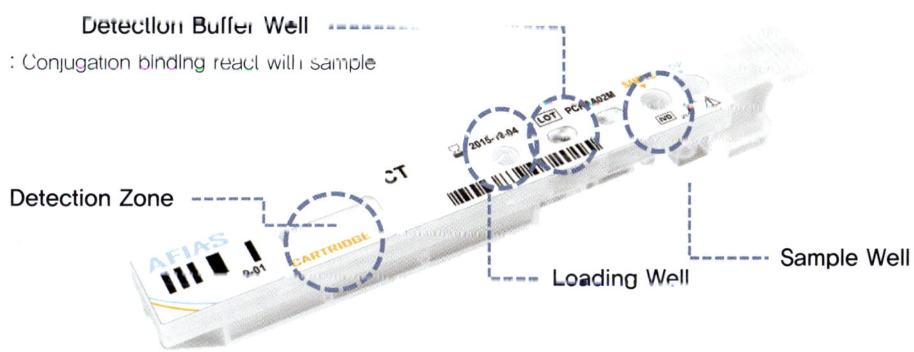

< 카트리지의 구성 >

형광면역반응에 필요한 반응 웰, 시료, 형광, 버퍼가 각각 한 개의 카트리지로 구성하는 All in one type의 cartridge로 구성되어 있으며, 분석의 과정은 장비가 자동으로 진행한다.

1. Aerospray Microbiology Slide Stainer(분사식 미생물 염색기)

1) 장비 개요

정밀한 마이크로 프로세서 제어에 의한 미생물 염색을 자동으로 수행한다. 검체 종류별 프로그래밍이 가능하여 염색시약 소모를 줄일 수 있고, 검체의 두께에 따라 1~15 종류의 염색 강도(탈색 강도)를 조절할 수 있다.

일반세균, 항산성균 등 검체에 따른 각각 염색시약의 장착에 따라 용도가 결정된다.

(1) Gram stainer

(2) AFB stainer

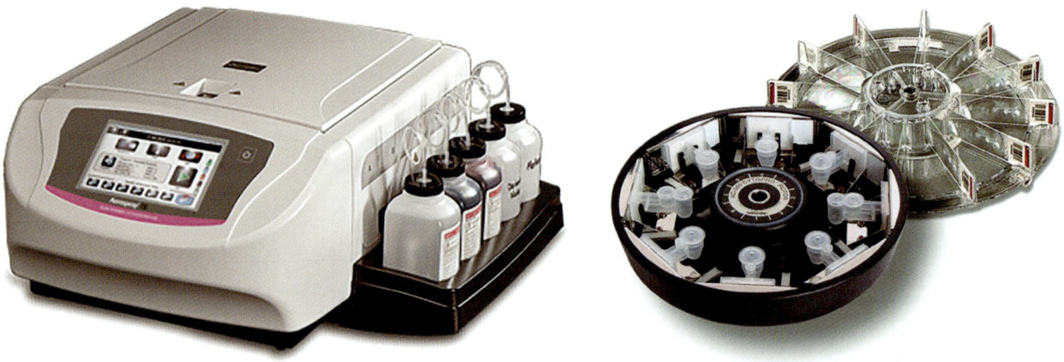

< AFB 장비의 구성 >

2) 염색 원리

염색에서 슬라이드 건조까지 모든 과정이 자동으로 처리된다. 기기 옆에 분리, 장착된 시약은 시약병의 튜브, 노즐을 통하여 분사되며, 검체가 도말된 슬라이드가 장착된 캐로셀(carousel)이 원심하면서 염색이 진행된다. 30 슬라이드 캐로셀을 사용할 경우 시간당 250장의 염색이 가능하다.

3) 기기의 특징

(1) 용도에 따른 염색법 선택이 가능함

항산성균 염색에 이용되는 각각의 염색법(Ziehl-Neelsen, Kinyoun, Fluorescence법)을 시약을 바꿔줌으로서 용도에 따라 간단하게 염색법을 바꿀 수 있다.

(2) 염색시간을 단축시킴

염색시간 1 Cycle의 시간이 7~10분 정도 소요되며 시간당 약 최대 250장의 슬라이드 염색이 가능하며, 슬라이드가 탈수되어서 나오기 때문에 건조시간이 필요 없다.

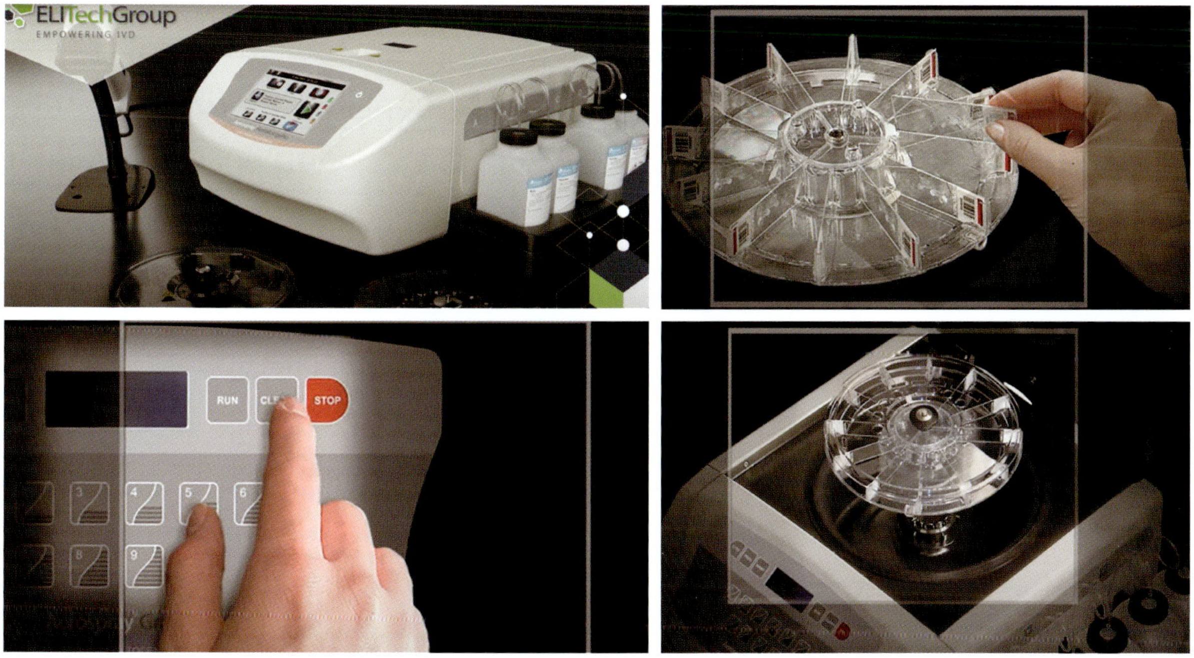

< Gram 장비의 구성 >

(3) 경제적임

분사식 염색방법은 시약소모를 극소화할 수 있으며, 기본 포장단위인 500 mL 시약으로 약 800~1,500건의 염색을 시행할 수 있어 매우 경제적이며 사용 방법이 간단하다.

(4) 교차 오염이 없음

염색액을 각각의 슬라이드 샘플에 직접 분사함으로 염색시 발생할 수 있는 검체간 교차오염이 없어 오진 가능성을 없애고 정확한 진단을 할 수 있다.

(5) 인진함

화염을 이용한 염색(Ziehl-Neelsen염색법) 시 야기될 수 있는 화재의 위험과 염색 도중 시약을 가열할 때 발생되는 유해가스(Phenol성분) 발생이 없다.

(6) 환경 친화적인

극히 미량의 염색시약이 사용되며 사용된 염색시약(폐액)은 배수 튜브를 통하여 별도의 폐기용 통으로 배출시키므로 싱크대를 통한 폐 염색시약의 배출을 막을 수 있어서 환경오염을 줄일 수 있다.

4) 그람염색기(Gram stainer)

세균을 연구하는 모든 연구기관(병원의 미생물검사실 등)에서 세균을 분류할 때 그람염색법을 이용해 왔는데, 이는 슬라이드 글라스에 도말된 검체를 염색한 후 현미경을 이용하여 그람양성균과 음성균을 구별하고, 알균 및 막대균 등으로 분류할 수 있게 고안된 염색법이다. 그 동안 대개의 병원 및 연구소에서는 그람염색에 사용되는 시약(Crystal Violet, Iodine, Safranin 등)을 직접 희석 조제하여 사용해 왔으며, 염색 또한 수기법(Manual)으로 염색을 해 왔고, 시약을 만드는 수고와 정확히 시간을 지켜서 염색을 해야 하는 등의 불편한 점들이 매우 많았다. 이에 그람염색의 불편한 점을 개선시켜 염색시약 제조 및 염색 시 소요되는 시간 등을 줄이고, 원가절감은 물론 높은 품질의 염색결과를 얻을 수 있도록 설계된 '전자동 분사식 미생물 슬라이드 염색기'가 개발되었다.

특히, 이 염색기는 교차오염이 전혀 없고, 평균 5~6분 이내에 염색 및 건조가 완료되어 검사시간 단축을 기대할 수 있으며, 극소량의 시약을 분사하여 염색을 하므로 매우 경제적이다.

5) 항산성 염색기(AFB stainer)

항산성균 중에 대표적인 균은 결핵균이다. 결핵균을 검사하기 위하여 결핵이 의심되는 환자의 객담 및 여러 가지 검체에서 결핵균을 찾아내기 위하여 환자의 가검물을 염색하여 결핵균의 유무를 확인하게 된다.

결핵균 염색법에는 Ziehl-Neelsen법(가온법), Kinyoun법(비가온) 및 형광염색(Fluorescence)법 등이 있다. 특히 현재 많이 이용되고 있는 Ziehl-Neelsen법은 염색과정에서 시약을 분주하고 염색성을 높이기 위하여 화염으로 가열하는 단계가 있어서 불편하며 위험하다. 또한 이때 발생되는 유해가스는 페놀 등을 포함하여 인체에 매우 해로우며, 화재의 위험이 있다. 그동안 대개의 병원 및 연구소에서는 수기법으로 염색을 해 왔으며 감염의 위험, 불규칙한 염색결과, 검사자에 따른 염색차이 등으로 정확한 검사를 기대하는데 문제가 있었다. 분사식 결핵균 자동염색기는 이러한 불편한 점들을 개선시켜 안전하고 신속한 염색결과를 얻을 수 있으며 특히 화염가열단계가 없어(cold stain) 유해가스 및 화재의 위험으로부터 검사자를 보호하며, 높은 품질의 염색 결과를 얻을 수 있다.

최근에는 형광염색법에 의한 결핵균 검출율이 기존의 염색법과 비교하여 높아서 많은 대학병원 및 의료기관에서 결핵 검사 시 형광법에 의한 염색을 시행하고 있다.

CHAPTER

08 분자 진단 검사기

1. GeneXpert System (Cepheid사)

1) 장비 개요

GeneXpert System은 Cepheid에서 최초로 개발한 현장형 분자진단 장비(POCT-MDx)로 전용 반응 용기(Cartridge)에 김체를 넣어주면 핵산(DNA/RNA) 추출과 실시간 중합효소 연쇄반응(Real-time PCR)이 자동으로 진행되어 결과가 분석되는 전자동화 통합 시스템 장비이다.

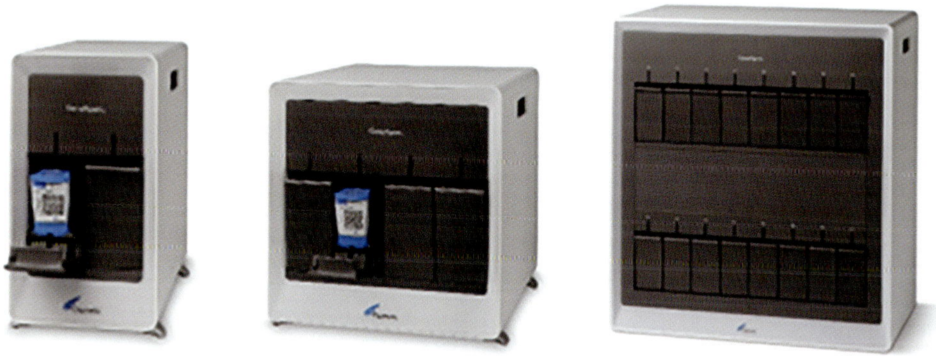

< GeneXpert System (GX-II, GX-IV, GX-XVI)의 본체 >

2) GeneXpert System 특징

(1) 전자동화 시스템

GeneXpert System은 전자동화 통합 시스템으로, 전용 카트리지에 검체를 넣어 주면 카트리지 안에 있는 시약을 이용하여 카트리지 안에서 핵산 추출부터 Real-time PCR까지 one-step으로 분석되는 완전자동화 장비이다.

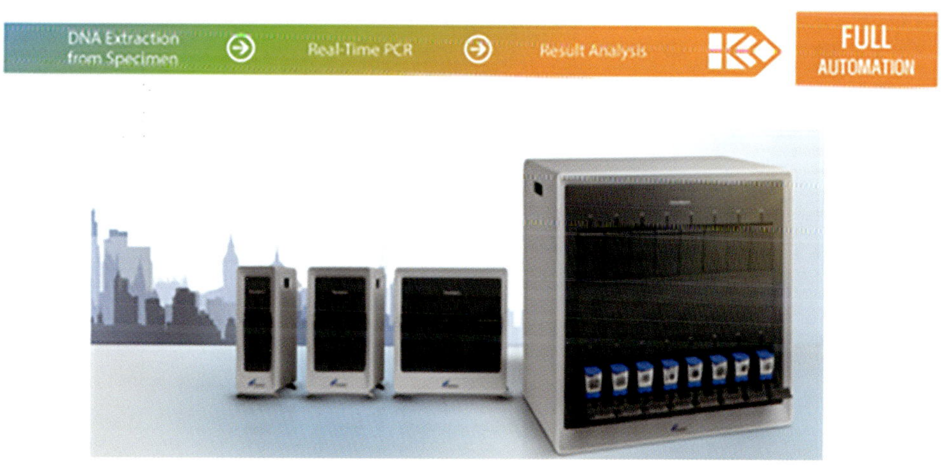

< 검사 수행 과정 >

3) 전용 반응 용기(Cartridge)

GeneXpert System의 전용 반응 용기안에는 Real-time PCR 과정에 필요한 시약과 반응표준물질이 포함되어 있어 추가적인 시약 및 기타 실험 도구(파이펫, 원심분리기 등)가 필요하지 않으며 검체 준비 후 장비에 장착하면 검사가 진행된다.

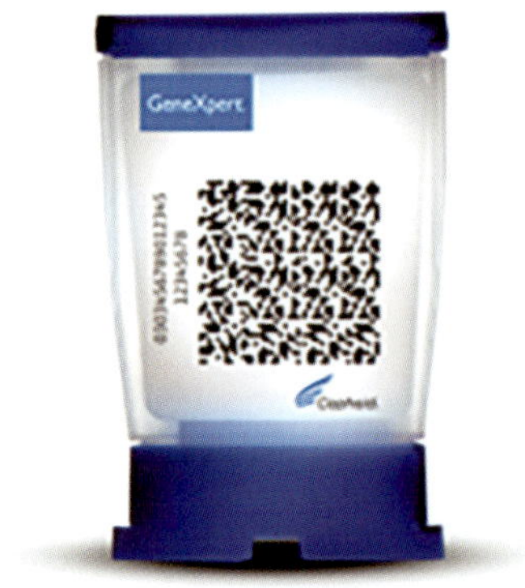

< GeneXpert System-Cartridge >

4) 운영 체계

GeneXpert System은 Module이라고 불리는 독립적인 검사 운영 체제로 운용되는 장비로 한 Module에서 검사가 진행되고 있더라도 다른 Module을 통해 서로 다른 시간, 다른 검사의 진행이 가능하다. 이는 온도 반응을 위한 Thermal cycling과 형광 측정을 위한 Optical block이 각 Module마다 내장되어 있어 독립적인 제어가 가능하기 때문이다.

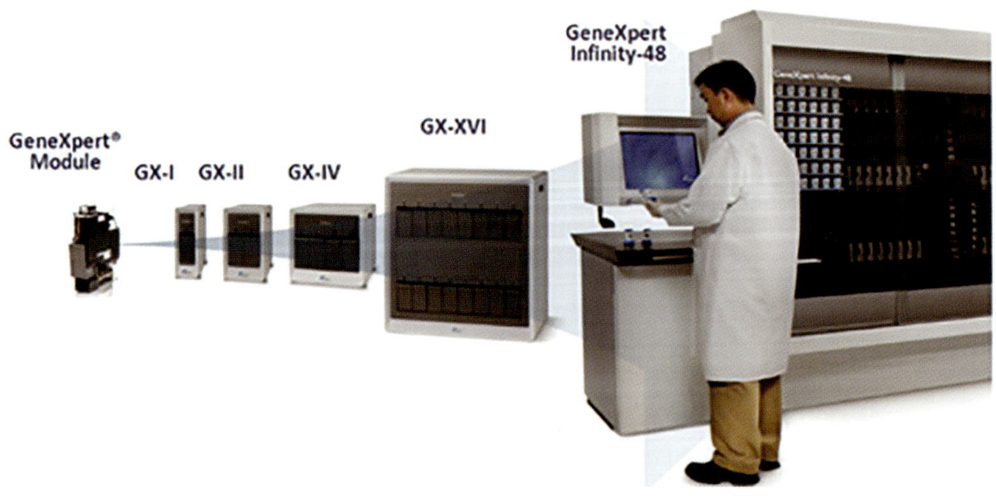

< GeneXpert System의 변천과정 >

5) 손쉬운 검사 방법

검사 방법이 매우 간단하여 Hands-on Time이 1분 미만으로 간단한 교육 진행 후 누구나 검사가 가능하다.

6) 오염의 최소화

GeneXpert System은 검체의 외부 유출을 최소화하기 위해 Closed system으로 디자인되었다. 검체를 카트리지에 처리하기 위해 카트리지 뚜껑을 개봉할 때 외에는 장비 안에서 검사 진행 과정 중 카트리지 뚜껑이 열리지 않으므로, 검체 간 cross-contamination, 시약의 오염 및 사용자 감염 등을 최소화할 수 있다.

7) 검사 과정

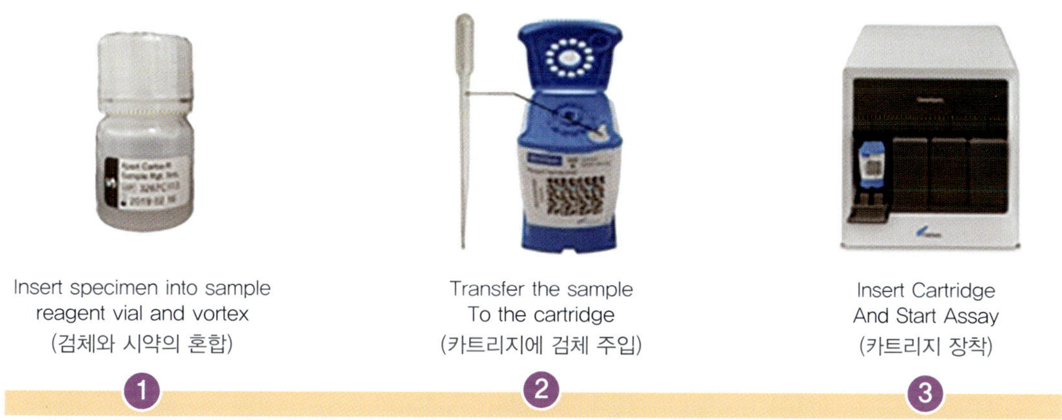

< 수작업 과정 >

8) 검사 종류

Xpert Assay	검사 목적
Xpert MTB/RIF	결핵균 감염 및 리팜핀 내성 여부 확인
Xpert Xpress SARS-CoV-2	COVID-19 감염 여부 확인
Xpert Carba-R	CPE (카바페넴 분해효소 장내세균) 감염 여부 확인
Xpert *C, difficile*	*C. difficile* 및 *C. difficile* 감염 여부 확인
Xpert EV	엔테로바이러스 감염 여부 확인
Xpert CT/NG	클라미디아 및 임질 감염 여부 확인
Xpert SA Nasal Complete	*Staphylococcus aureus* 감염 여부 및 메티실린 내성 확인

2. BD MAX System (Fully automated Real-time PCR)

1) 장비 개요

전 자동화 Real-time PCR 검사 장비이다. 전처리 없이 원 검체 사용으로 1회 런에 최대 24 검체의 검사가 가능(1~24개까지 선택적으로 사용)하다. 8시간에 최대 120 검체까지 검사 가능하며 검사 및 검체 종류에 관계없이 동시 검사가 가능하다.

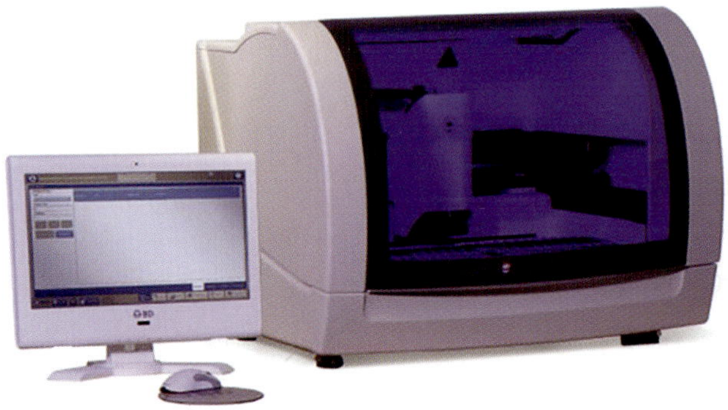

< 장비의 구성 >

2) 검사 방법

• 검체장 1~2분 소요(수작업)

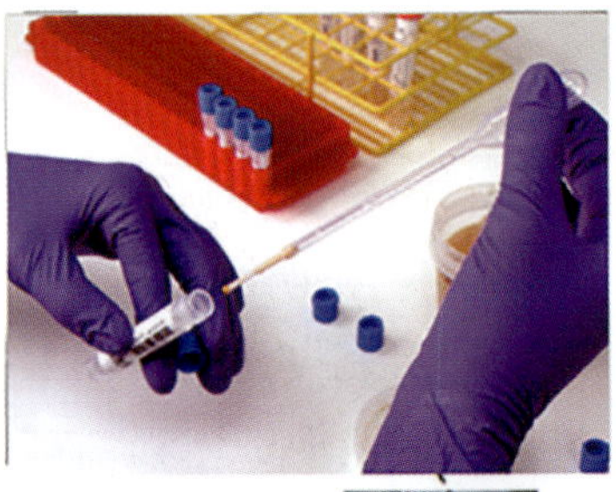

Add Samples

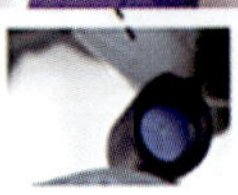

*Penetrable cap eliminates swab removal

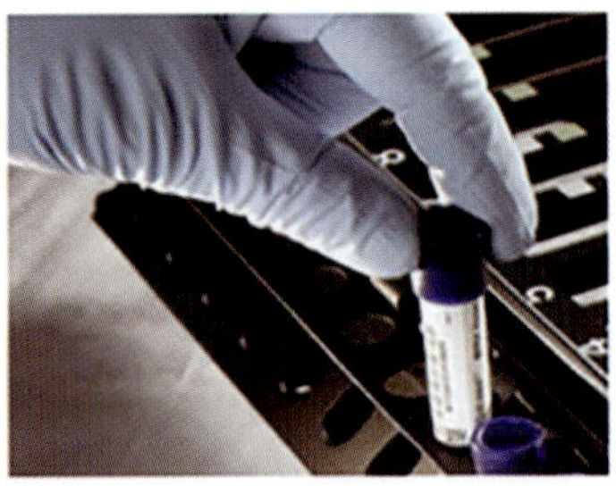

Load Samples

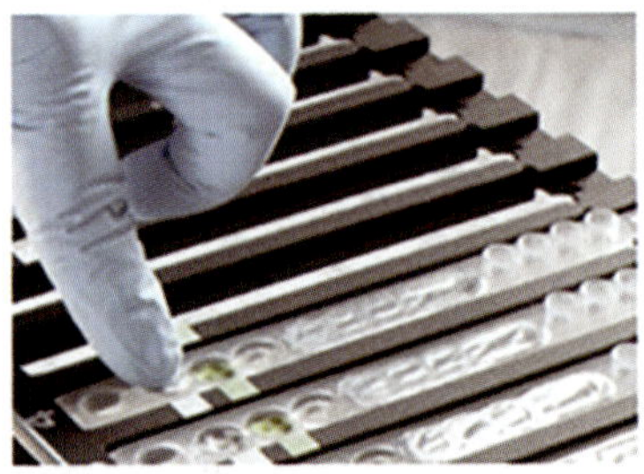

Snap In Reagents

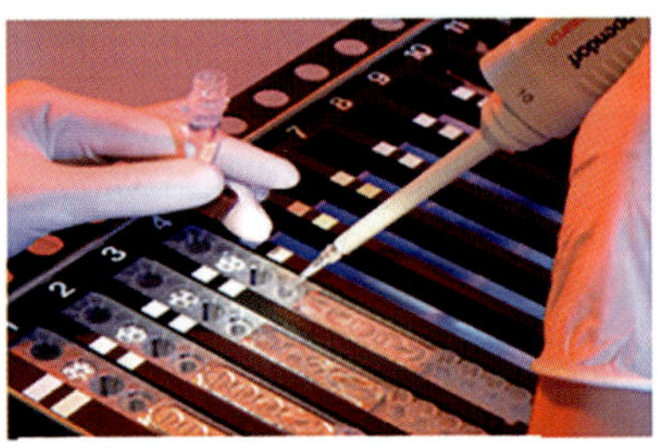

Load assay specific primers/probes/(enzyme)

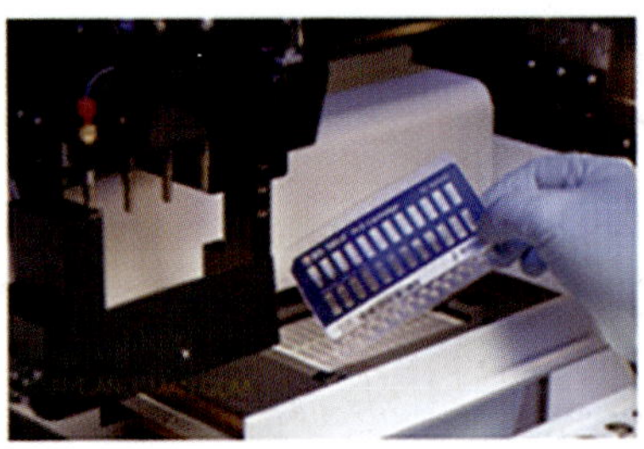

Load PCR Cartridge

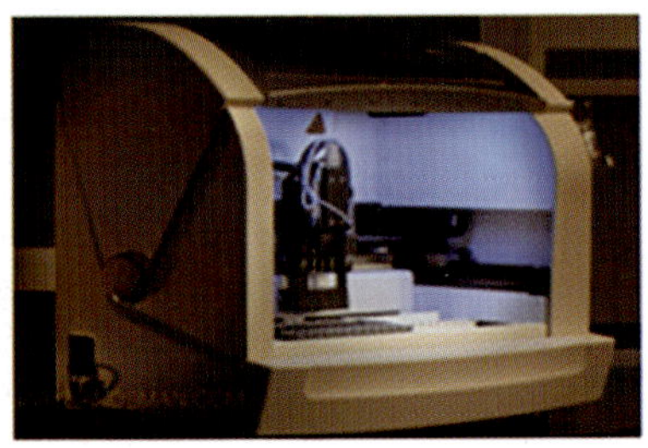

Start Run

< 분석전 처리과정 >

3. MolecuTech HybREAD480(역교잡반응 자동화기)

1) 장비 개요

MolecuTech HybREAD480®은 중합효소 연쇄반응 역교잡반응법(Reverse Blot Hybridization Assay, REBA) 원리를 이용하여 항산균 동정 및 항 결핵 약제 감수성 검사를 목적으로 하는 제품에 적용되는 장비이며, 시약반응 전처리 기능과 분석 측정 기능이 포함된 통합형 자동화 장비이다. 각종 검체를 중합효소연쇄반응으로 처리된 산물과 시약에 의해 발색이 이루어지는 전처리 과정을 연속적으로 진행하고 반응완료 후 측정모듈로 연결되어 스트립의 정성적 분석을 할 수 있으며 장비의 작동은 컴퓨터로 제어하는 체외진단 자동화 시스템이다. 본 기기는 크게 분주모듈/교반모듈/건조모듈/측정모듈로 구분되어 각 반응단계별 최적화 조건으로 진행할 수 있으며, 측정모듈은 CMOS 카메라를 이용하여 이미지 측정 후 분석측정값을 출력한다.

이 장비는 한 번의 작동 시 최대 48개까지 검사가 가능하며 모든 검사과정은 tray 안에서 수행된다. 검사가 진행되는 동안에는 정밀하게 온도 관리가 되며 장비의 robotic arm은 tray를 지나다니며 시약의 분주 및 흡인을 수행한다. 장비는 영동제약(주)의 MolecuTech REBA 제품 시리즈를 이용하여 검사하는 데 필요한 모든 프로그램을 수행할 수 있다.

HybREAD480 본체와 Computer로 구성되어 있다.

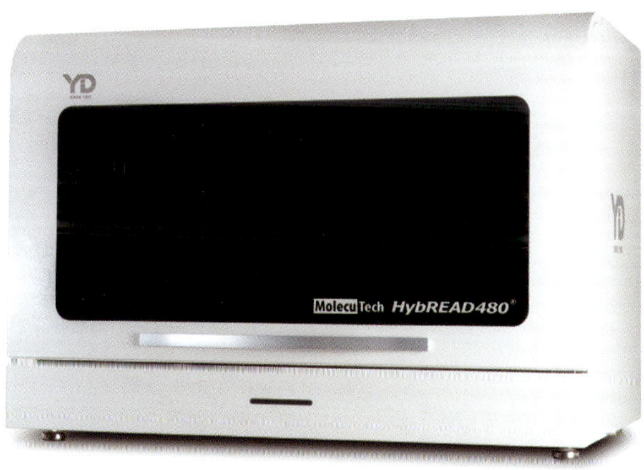

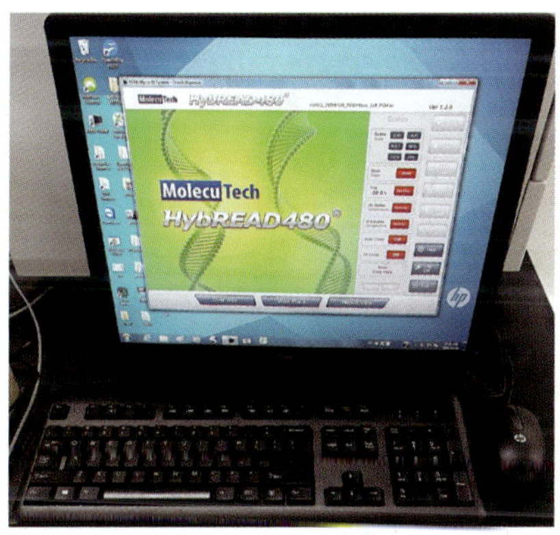

< 장비의 구성 >

2) 측정원리

분석 절차는 다음과 같다.

시료준비(Preparation) → 시료주입(Sample) → 교잡반응(Hybridization) → 세척(Wash) → 효소접합용액(Enzyme solution) → 세척(Rinse) → 발색용액(Substrate solution) → 건조(Drying) → 측정(Reading) → 분석(Analysis)

바이오틴이 표지된 프라이머에 의하여 증폭된 산물의 단일가닥과 멤브레인에 부착되어 있는 표적 유전자 부위에 특이적인 프로브가 교잡반응을 한다. 이 반응의 완료 후 발색반응을 일으킬 수 있는 AP conjugate와 효소접합반응을 수행하고 최종적으로 NBT/BCIP를 처리하면 교잡반응이 일어난 부위에 푸른색 신호가 발생하여 표적 유전자 부위의 존재를 확인할 수 있다.

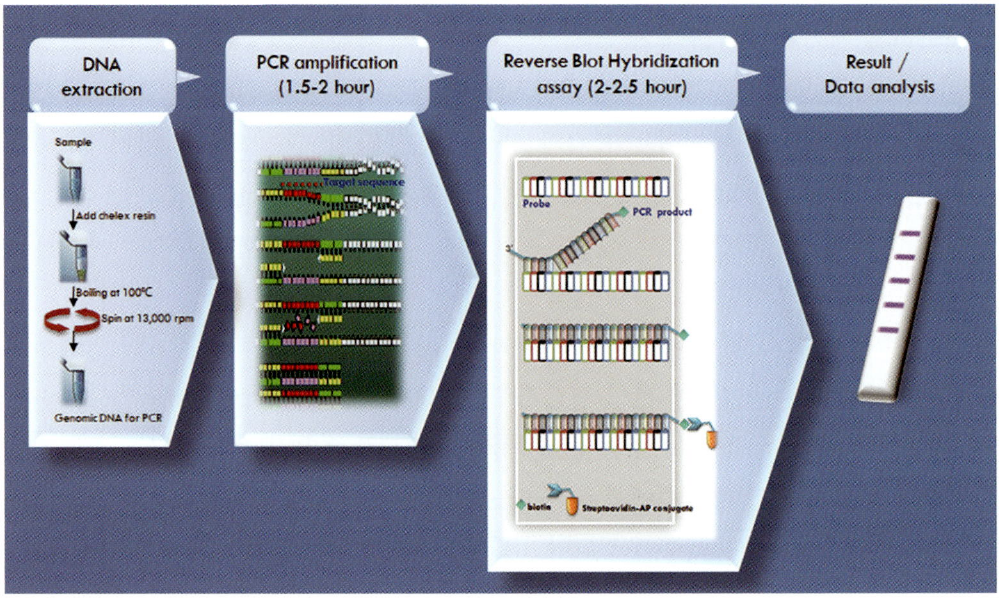

< 분석 과정 >

3) 항산균 동정(MolecuTech REBA Myco-ID)

중합효소 연쇄반응 역교잡반응법(Reverse Blot Hybridization Assay, REBA)을 이용하여 *rpoB* 유전자의 득이적인 프로브와 프라이머를 이용하여 결핵균 및 21종의 비결핵 마이코박테리아(NTM)를 검출할 수 있도록 고안된 제품이다.

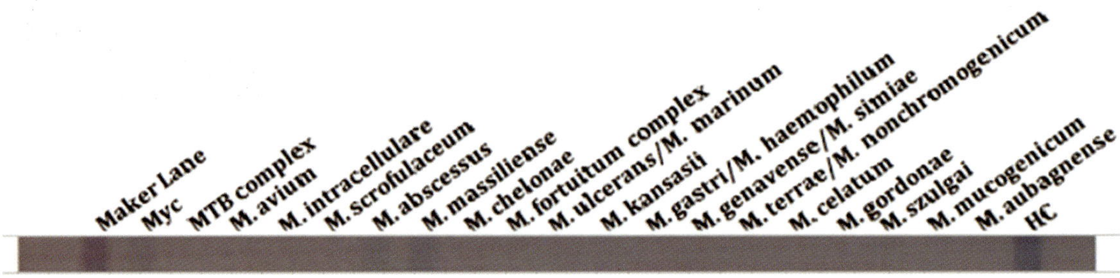

< Blot에 장착된 결핵균 종류 >

4) 항 결핵 약제 감수성 검사(MolecuTech REBA MTB-MDR)

중합효소 연쇄반응 역교잡반응법을 이용하여 결핵균의 *rpoB, katG, inhA, ahpC* intergenic 유전자 부위의 내성관련변이를 검출함으로써 리팜핀 및 아이소니아지드 감수성 여부를 동시에 검출하는 제품이다.

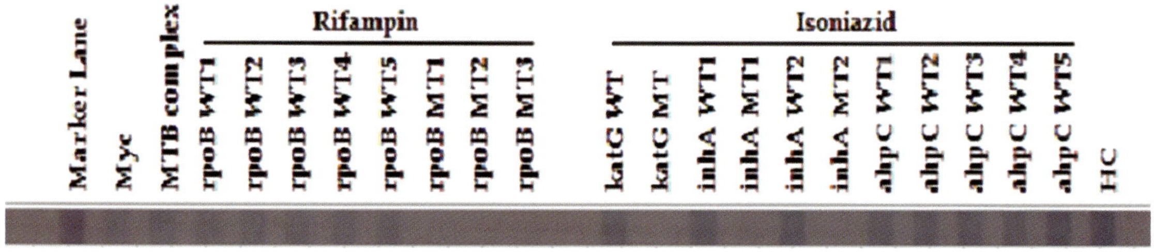

< Blot에 장착된 내성결핵균 종류 >

4. Electrophoresis and Power Supply(전기영동장치)

세포 내 단백이나 핵산을 분리하기 위해, 구성 성분이 가지는 전기적 성질을 이용하여 전기를 (-)에서 (+)로 걸어 주면 전하의 차이와 분자의 크기에 따라 절편을 분리할 수 있다.

전원공급장치는 분석하고자 하는 핵산의 분자량에 따라 그 용량에 맞는 것을 선택하여야 한다.

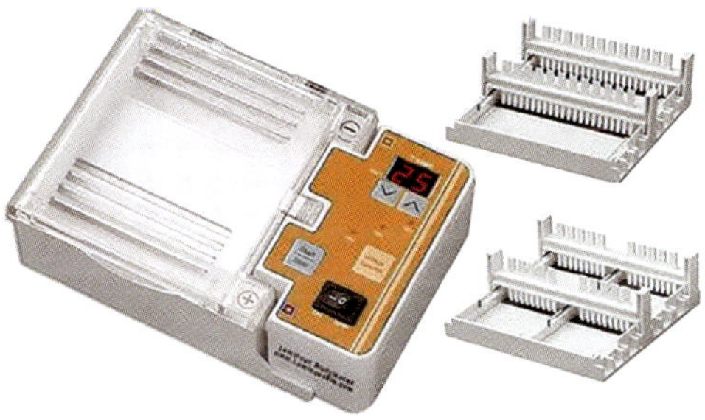

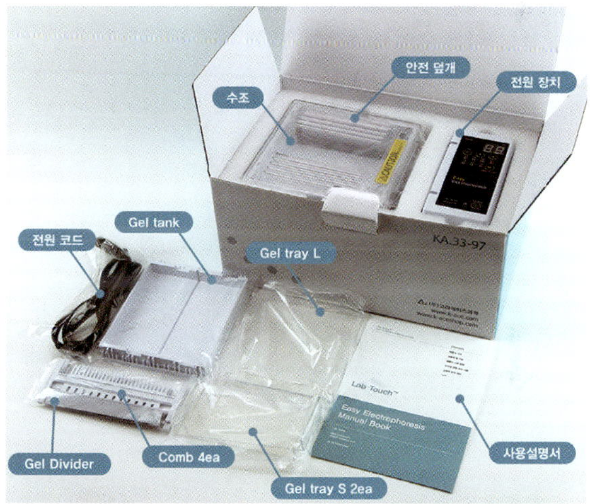

< Agarose gel electrophoresis system>

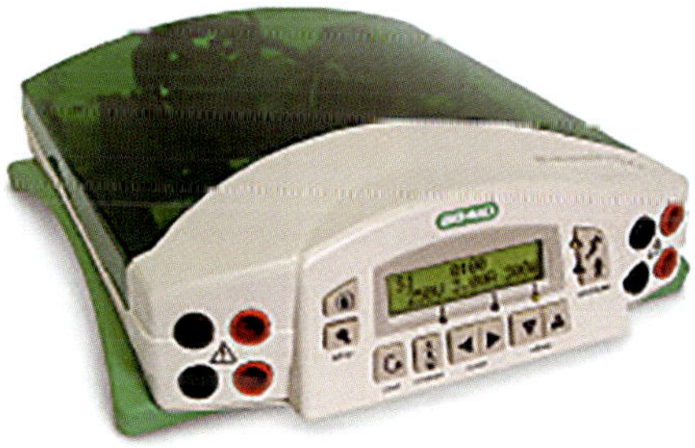

PowerPac HC power supply

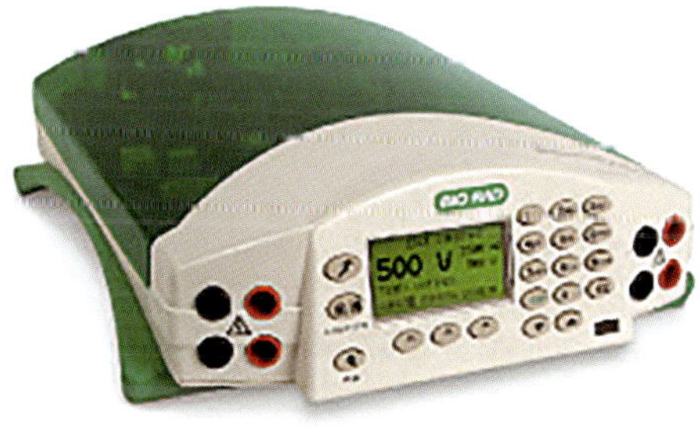

PowerPac Universal power supply

< 전원공급장치(model : power pac series)>

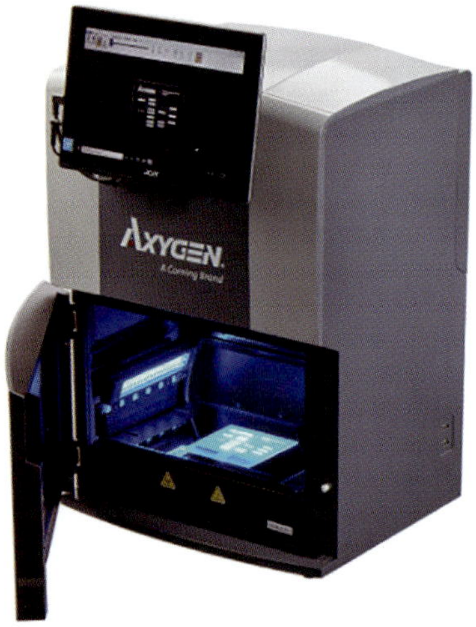

< GEL DOCUMENTAION SYSTEM >
(겔이미지 분석장치)

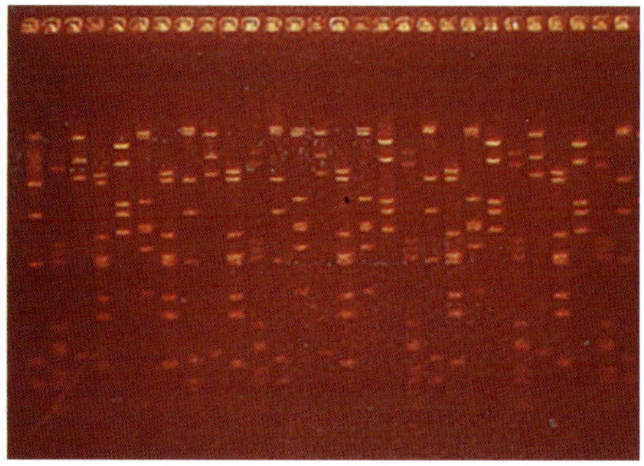

< 전기영동 U.V 사진(Ethidum Bromide, EtBr) 염색 >

5. UV-Vis Spectrophotometer(가시/자외선 분광광도계)

가검물로부터 분리한 DNA의 농도 및 순도를 측정할 수 있는 장비이다.

⇨ Spectrophotometric value

* 농도 OD260에서 OD1 = DNA 50 μg/mL

OD280에서 OD1 = RNA 40 μg/mL*

순도(purity) = OD260/OD280

1.8~2 : 매우 양호 1.5 이상 : 양호 1.5 이하 : 불량

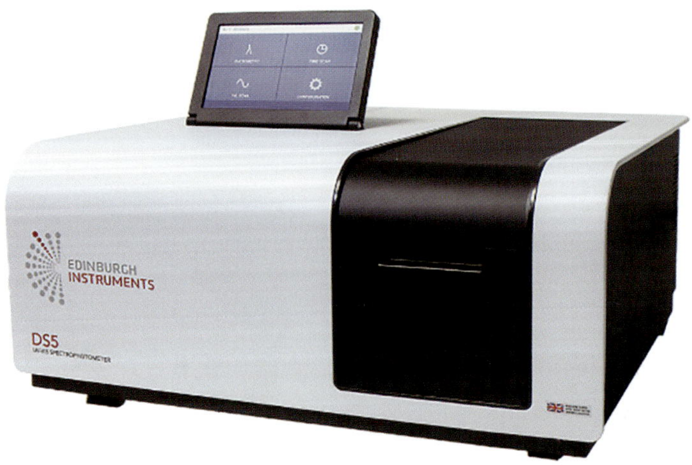

< 장비의 구성 >

1) DNA 정량

DNA는 260 nm 파장에서 최고의 흡광도를 보이며 1 A260 Unit가 ds-DNA는 50 μg/mL, ss-DNA는 33 μg/mL, ss-RNA는 40 μg/mL, oligomer는 25~35 μg/mL의 농도를 나타낸다. 유사파장에서 간섭 가능한 물질로는 단백질, 페놀 등이 있는데, 이들은 UV range 내 280 nm에서 최고 흡광도를 보인다. 간섭물질이 없을 때(순수한)의 ds-DNA는 A260/A280 비가 1.7이며 ss-DNA, RNA는 1.8 이상의 값을 보인다.

(1) DW 1 mL를 tube에 담고 맹검(blank)용으로 두 개 tube에 같은 DW를 담아둔다. DNA 희석용 DW와 blank용 DW는 같은 병의 것이어야 한다.

(2) Yellow tip 끝을 잘라 구멍을 크게 한다. 이 tip을 이용하여 담아 놓은 tube속의 DW를 5 μL 흡입한다. tip 위에 가는 펜으로 5 μL의 눈금을 표시한다. DW를 버리고 눈금까지 DNA를 취한다. 측정하고자 하는 DNA 5 μL를 pipette으로 덜어내어 DW 995 μL와 혼합한다(200배 희석).

(3) DW blank로 260 nm에서 zero를 맞추고 test beam의 cuvette을 DW로 씻은 후 검체를 잘 혼합하여 cuvette에 넣고 260 nm와 280 nm에서 흡광도를 읽는다. A260/A280이 비가 1.7 이상이면 A260의 값에 10을 곱한 값이 DNA의 농도이다.

⇨ DNA는 OD260 1.0이 50 μg/mL의 농도이므로 DNA solution 5 μL를 DW 995 μL로 희석(200배)하여 OD를 측정하면 OD × 50 μg/mL × 200(희석배수) = OD × 10,000 μg/mL = OD × 10 μg/μL

6. Speed Vac (Savant co. model SC 100, 핵산 농축기)

분자생물학적 진단을 위한 가검물에서 DNA나 RNA 시료를 분리한 후 냉동 건조시키는 장비(chemical trap : model SCT120), cartridge (model DC 120R)가 포함되어 있다.

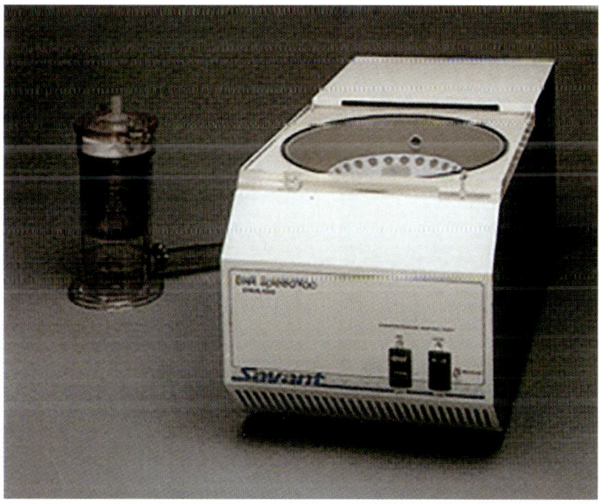

< 핵산 농축기(Speed Vac, Savant co. model SC 100) >

7. Thermal cycler(중합효소 연쇄반응기)

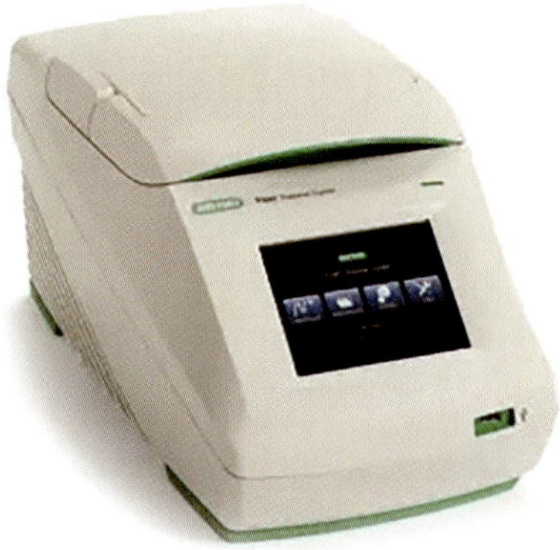
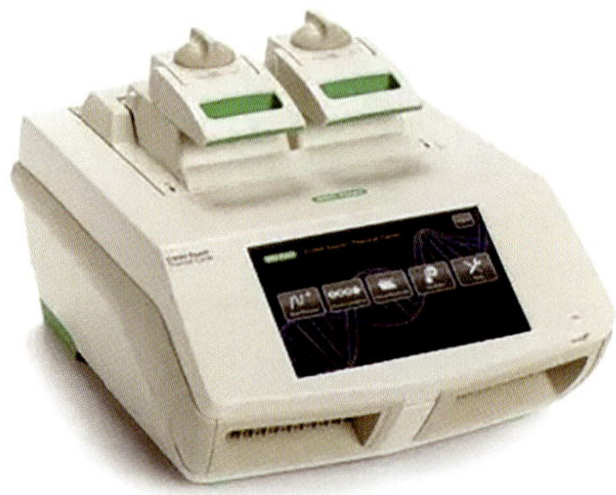

PCR은 시험관 내에서 특정한 핵산의 일부분을 증폭할 수 있는 신속한 방법이다. PCR을 위해서는 증폭될 핵산과 증폭의 시발점이 되는 두 개의 oligonucleotides가 있어야 한다. 여기에 추가적으로 적당한 dNTP와 증폭에 적당한 조건 및 증폭을 시행할 수 있는 효소(*Taq* polymerase)가 있어야 핵산의 증폭이 가능하게 된다. 두 개의 oligonucleotides (primer)는 증폭될 핵산에 비하여 과량 첨가되며 서로 반대 방향으로 증폭되는 핵산의 시발점이 된다. 최근 들어 PCR은 염기서열의 분석, transcription의 검색 등 여러 가지 실험에 매우 활발히 이용되고 있는데 여러 변형을 통하여 새로운 적용 가능성이 모색되고 있다. PCR은 매우 예민한 방법이기 때문에 실험 초기부터 PCR로 증폭되는 DNA의 오염에 대하여 주의하여야 한다. 오염을 방지하기 위한 여러 가지 방법들이 소개되고 있는데 실험공간, 실험기구 등을 분리하거나 안전상자를 사용하는 방법, 오염방지 pipette tip을 사용하는 방법들이 소개되며 특히 plasmid의 조작은 가장 중요한 오염 원인이 될 수 있다.

PCR은 극소량의 DNA 시료만을 가지고 2~3시간만에 동일한 DNA를 수백만 배 이상으로 합성할 수 있는 최첨단 기술로 소량의 가검물을 검사하거나, 유전자 검사에 유용하게 사용된다.

– DNA 가닥의 열변성(denaturation step)
– 프라이머와 annealing (annealing step)
– Polymerase에 의한 DNA 합성 신장(extension step)

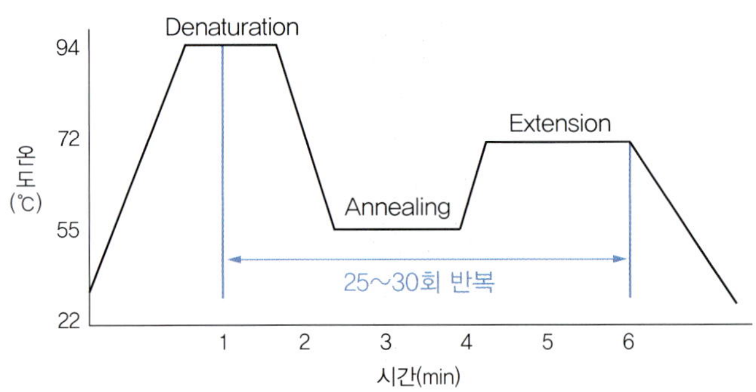

< 증폭 과정 >

PCR machine은 일종의 heating block으로 3종류의 온도를 자동으로 변환시켜 준다.

* 94℃ : denaturation temperature
45~65℃ : annealing temperature
72℃ : extension temperature

8. PCR product 전기영동(For *Mycobacterium tuberculosis* PCR)

증폭하고자 하는 DNA와 특이하게 결합하는 oligonucleotide primer (20 bp 내외)와 DNA 합성의 building block이 되는 dNTP (dATP, dTTP, dCTP, dGTP) 및 DNA 합성효소인 *Taq* polymerase를 넣어주고 20~30회 증폭 과정 후 전기영동을 하면 DNA가 증폭되었음을 확인할 수 있다.

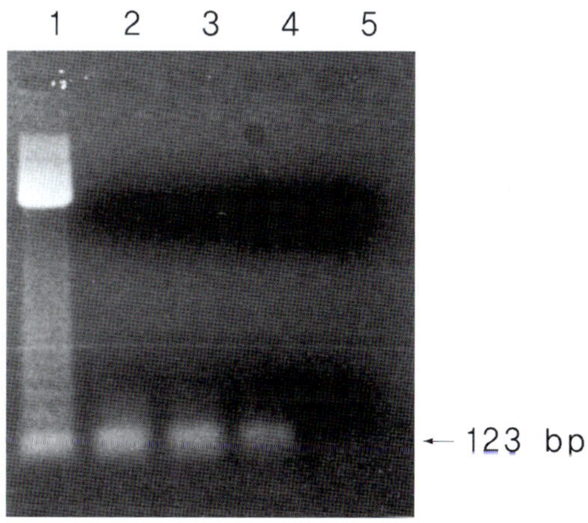

< 결핵균(MTB) 핵산증폭 후 전기영동결과 >

PCR product size : 123 bp lane 1 : 123 ladder (size marker), lane 2, 3, 4 : PCR product 5 : negative (123 bp size에 PCR product도 증폭되어 합성되었음을 알 수 있다).

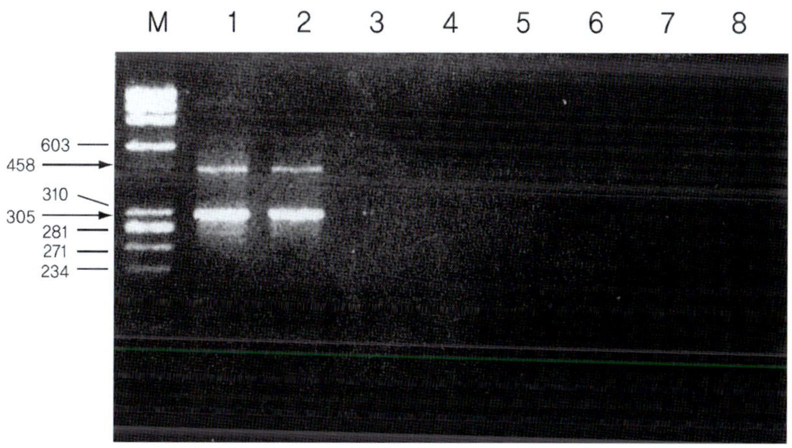

< 인형거대세포바이러스(HCMV) 핵산증폭 후 전기영동결과 >

M marker : DNA size marker
lane 1. HCMV AD 169 strain, lane 2. HCMV Davis strain, lane 3. HSV1 F strain, lane 4. HSV-2 G strain lane 5. VZV, lane 6. EBV, lane 7. HSV-6, lane 8. HEL cell(감염이 안 된 human cell)

상기 결과는 PCR 조건을 94°C 30초, 50°C 2분, 72°C 2분으로 30회 반복, 전기영동에 의해 증폭 DNA 검출하였다. 반응액 10 μL를 취해 2% agarose, gel로 30분 전기영동하여 1, 2번만이 증폭되었음을 알 수 있다.

9. Vertical Electrophoresis(핵산 염기서열 분석용 수직형 전기영동기)

DNA sequencing의 주목적은 DNA 부위의 염기서열(A: adenine, T: thymine, C: cytosine, G: guanine)을 밝혀내어 DNA상의 돌연변이 및 DNA의 유사성을 조사하는 데 있다. Sequencing은 노벨상을 두 번이나 수상한 영국의 F. Sanger 교수의 효소적 방법이 많이 사용되며, polyacrylamide urea-gel에 수직형 전기영동 후 (+)극에서부터 나타나는 절편을 순서대로 판독하면 염기서열이 결정되게 된다.

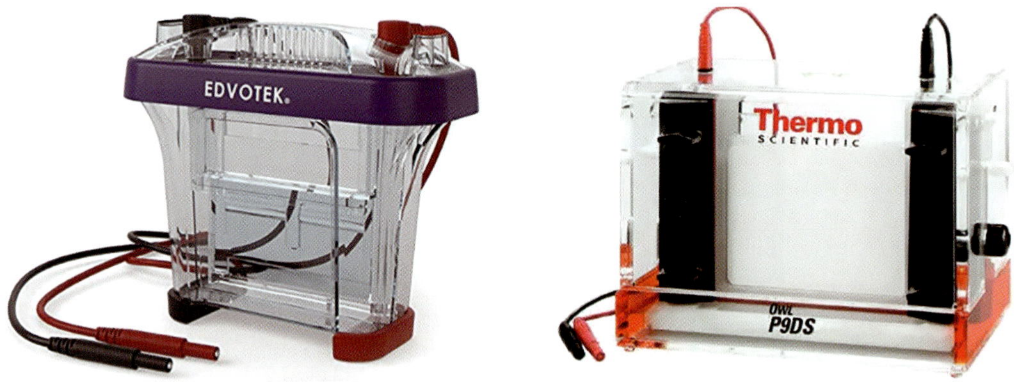

< 수직형 전기영동장치 >

10. Pulse field gel electrophorsis(PFGE, 펄스 필드 겔 전기영동)

전기 +, −를 다방향에서 걸어주어 분자량의 미세 차이에 의한 분리가 가능하여 각 핵산의 분획을 통하여 유전자 다형성을 볼 수 있다. 특히 제한 효소로 게놈 DNA를 자른 다음 전기영동을 하게 되면 여러 가지 다형성 밴드를 볼 수 있다. 이러한 밴드의 유사성(homology search)을 분석하여 유전자의 다형성을 비교할 수 있다.

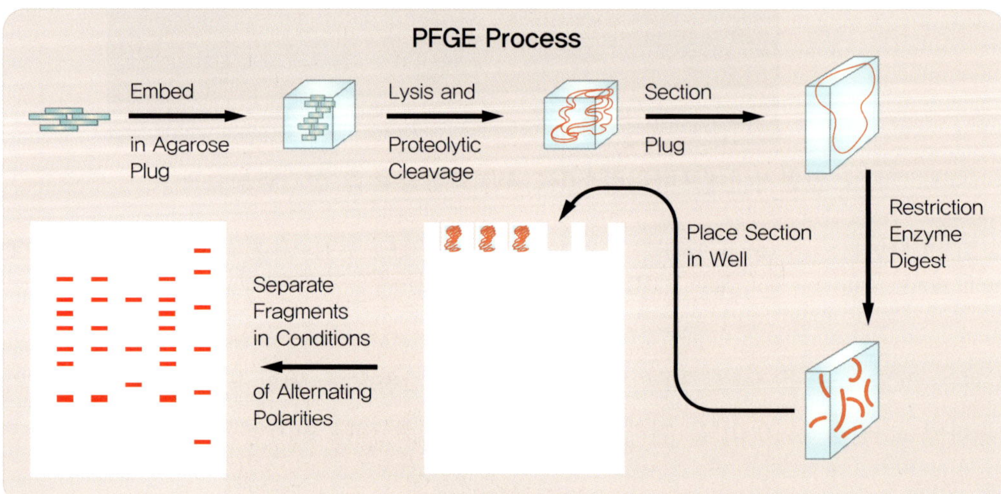

< 검사수행과정 >

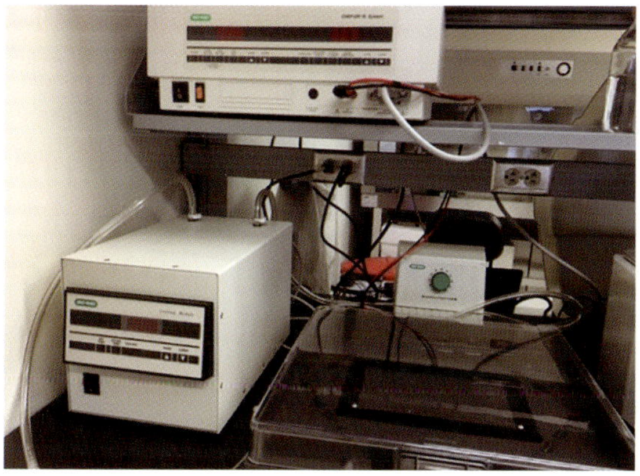

< 장비의 구성 >

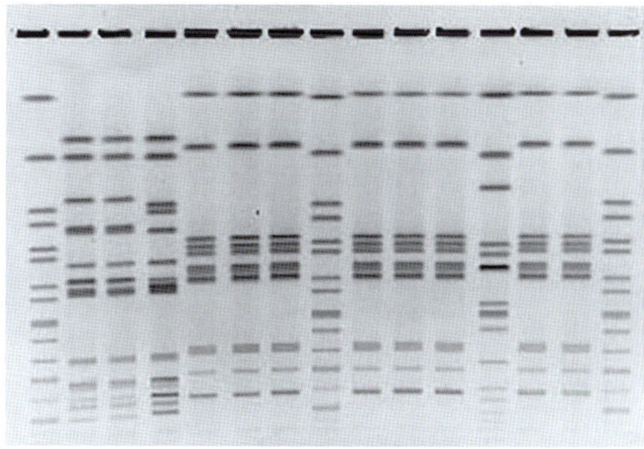

< 결과 사진 >

11. Southern blot(서던 블럿)

Southern blot은 DNA와 DNA 간의 상동성(homology) 비교를 통해 표적 DNA 부위의 존재 유무를 방사능 동위원소나 화학반응 등의 signal 강도를 통해 검출하는 실험방법이다. 이러한 검출 시 표석 DNA 부위를 함유한 DNA가 대부분 생물체에서 직접 추출한 DNA이므로 표적 DNA 부위에 높은 상동성을 가지는 탐침 DNA를 방사능 동위원소로 표지한 뒤 기질을 붙여서 sample DNA와 섞어서 반응시킨 후(DNA-DNA hybridization; DNA-DNA 혼성화), 상동성이 없는 DNA-DNA 결합을 제거해 준 후 X-ray film 상에 반응물을 노출하면 방사능 동위원소 또는 생화학 반응에서 방출되는 energy에 의해서 X-ray film이 감광되면서 상동성이 높은 부위를 검게 태움으로써 표적 DNA 부위가 존재함을 확인하게 된다.

① Southern blotting : DNA를 membrane으로 옮기는 실험
② Nothern blotting : RNA를 membrane으로 옮기는 실험
③ Western blotting : 단백질을 membrane으로 옮기는 실험
④ Dot blotting, Slot blotting : 액체상태의 시료를 전기영동하지 않고 membrane으로 옮기는 실험

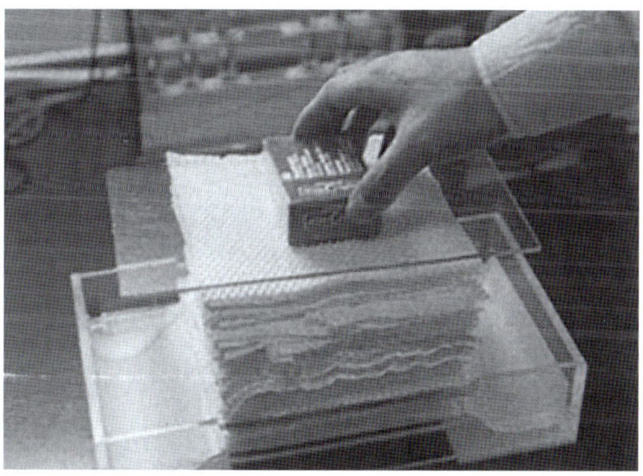

< DNA를 membrane에 옮기는 과정 >

12. Western blot(웨스턴 블럿)

Western blotting (immunoblotting)은 특정 antigenic epitope를 인지하여 결합하는 항체(antibody)를 이용하여 yeast, bateria, tissue, mammalian cell lines로부터 추출한 proteins fraction 중에서 원하는 단백질(antigen)만을 찾아내는 방법이다. 'Western' blotting이라는 명칭은 1979년 Towbin 등이 electroblotting 방법을 발표한 뒤, 이를 1881년에 Burnett 등이 western blotting으로 발표하였다. 이 방법의 가장 큰 장점은 sensitivity로서 검출법(detection method)에 의해 1 ng 이하의 항원 단백질도 검출할 수 있다는 점이다. 또한 항원 단백질의 양 및 크기를 알 수 있다.

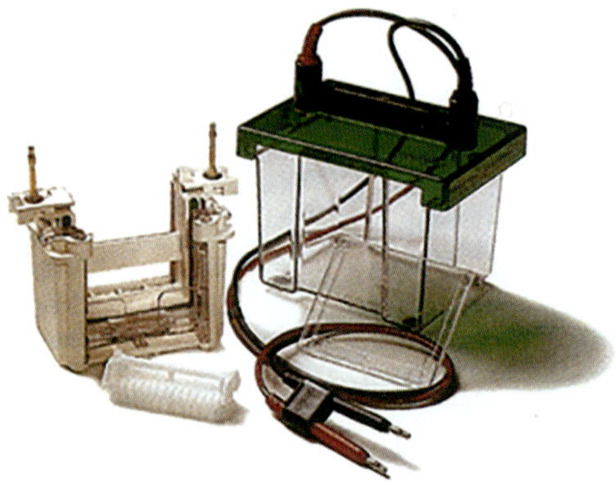

< 수직형 전기영동 장치(Mini protein 2 Bio-Rad) >

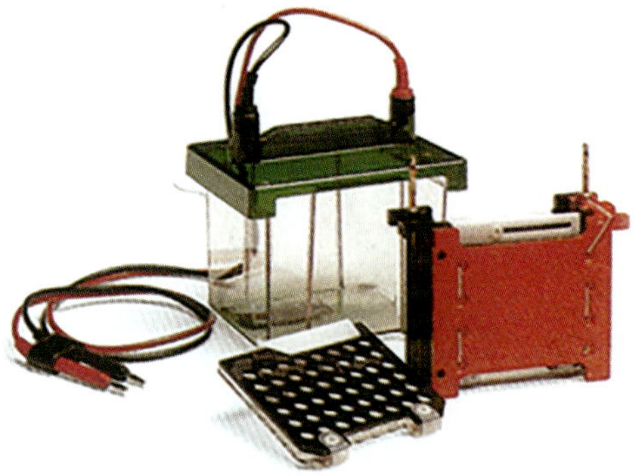

< 미니블롯장치(Mini trans blot set >

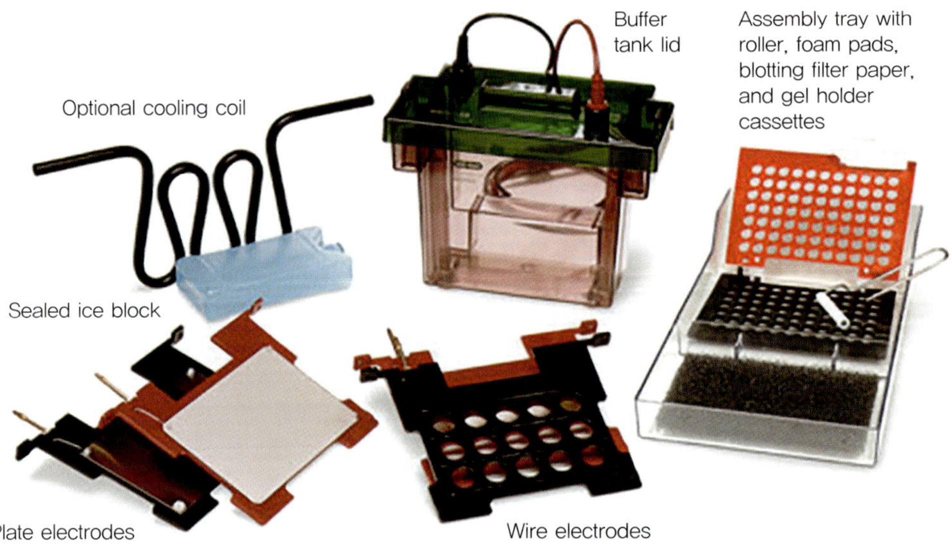

< Criterion blotter 구성요소>

Electrophoresis stain(전기영동 후 염색) 단백질 검출에 사용하는 염색시약들은 다음과 같다.

① Coomassie Brilliant blue R250 용액

– 매우 빠르고 쉽게 염색이 됨

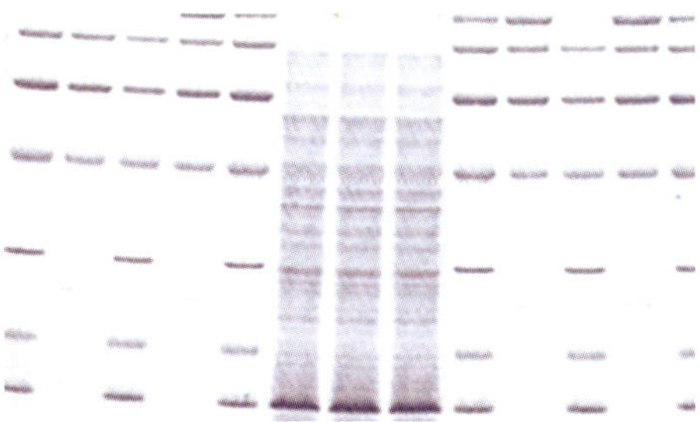

② Zinc stain

– amino acid 분석에 용이함

③ Copper stain

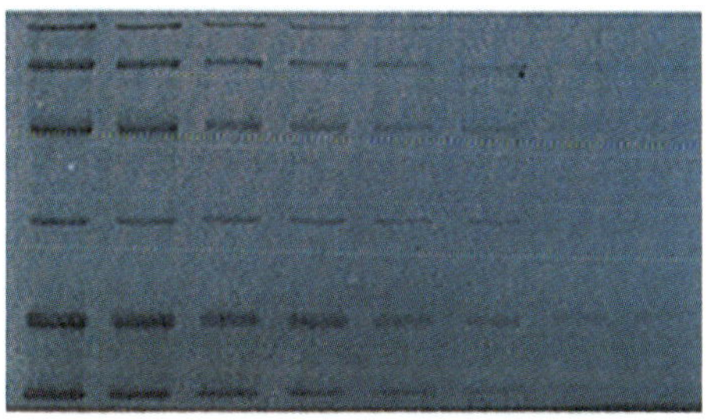

④ SYPRO stain

– ultravolet illumination에 의해 검출

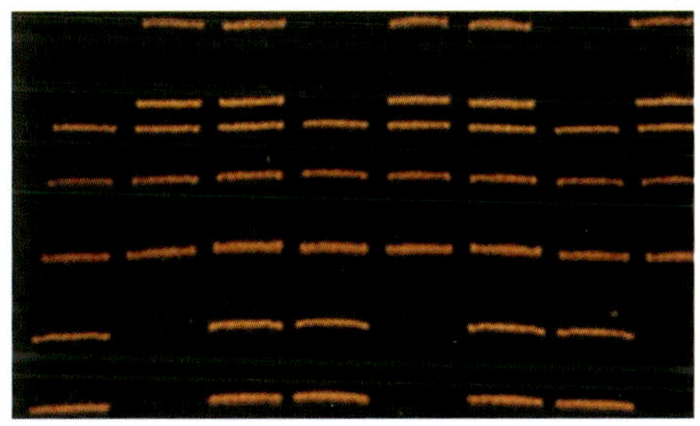

⑤ Silver stain

– 단백 및 핵산의 고감도 검출에 사용

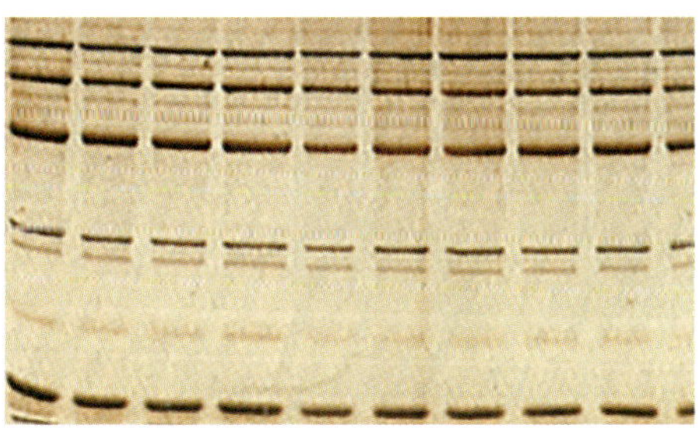

13. Automatic DNA sequencer(핵산염기서열 자동분석기)

기존의 slab gel을 사용하지 않고 capillary 방식의 새로운 염기서열 분석기로 단시간 내에 분석 가능하다(A). slab gel을 사용하며 대량시료 분석이 가능하며 동시에 64개의 검체를 분석한다(B).

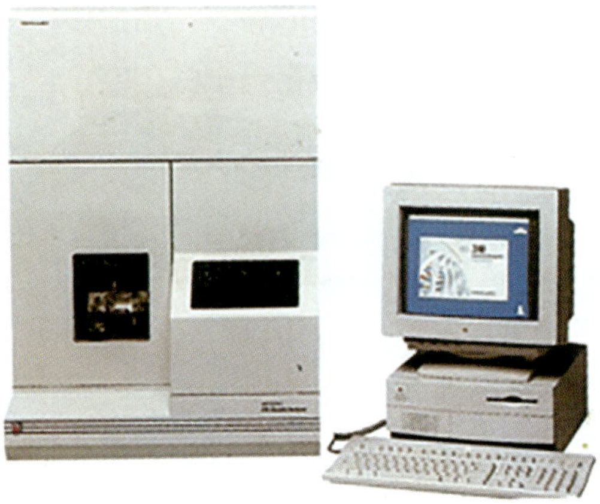

(A) Perkin-Elmer model 310 Genetic Analyzer
(500 bp/2h)

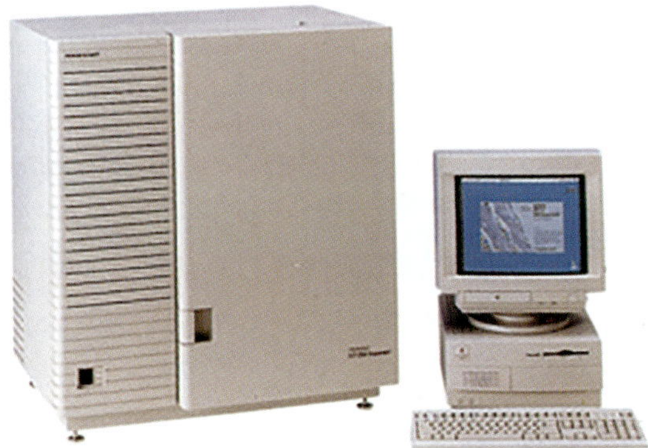

(B) Perkin-Elmer model 377 Genotyping System
(48,600 bp/8h)

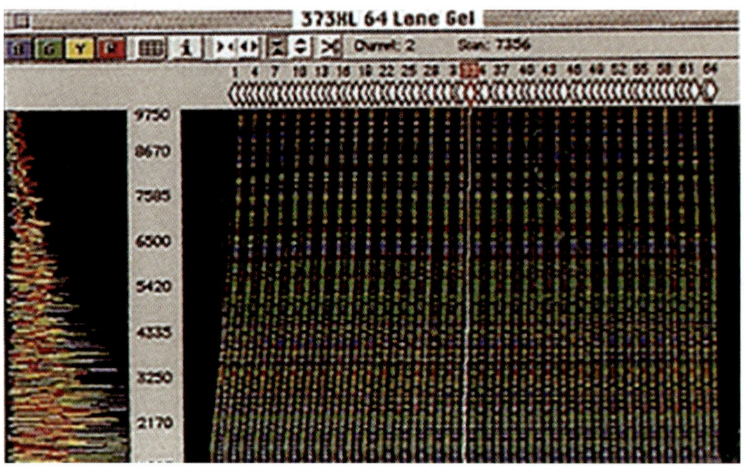

< Sequence software를 통한 핵산염기배열 판독 >

14. Gel Documentation System(겔이미지 분석장치)

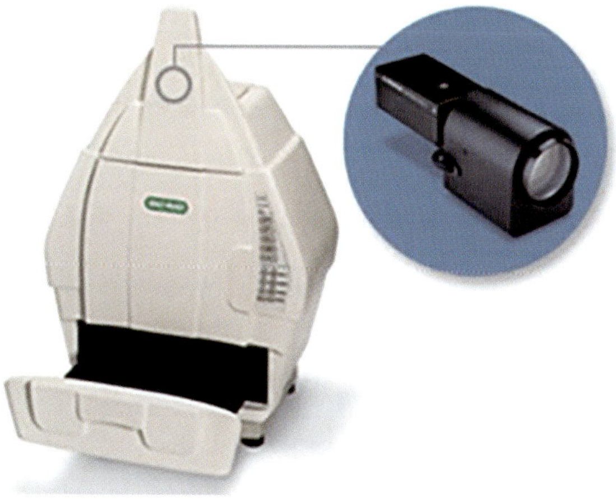

< Gel Documentation System >

자외선을 광원으로 하는 transmittance mode를 이용하여 EtBr이나 형광으로 염색된 gel의 정량 분석 및 분자량, 이동거리 비교, pI 수치 등을 관찰하거나, 결과를 보존하고 사진으로도 직접 출력할 수 있는 필수 image 분석 장비

15. DNA Probe 검사법(핵산 탐식자를 이용한 핵산 동정법)

1) Hybridization protection assay(교잡억제법)

Cell lysis에 의하여 ribosomal RNA가 최소 하나의 cell이 10,000개로 복제되어 양성 검체인 경우 DNAprobe와 염기 서열이 상보적이면(A=T, G=C) 이중나선 DNA-RNA cell이 형성된다. 새로 생긴 이 hybrid cell 잡종은 selection 과정에서 보호받게 된다. 양성인 경우 acridinium ester라는 발광물질이 최후까지 DNA-probe에 붙어 있어 Luminometer 등에서 발광되며 간단하게 RLU (relative light unite)로 결과를 얻을 수 있다. 음성인 경우 DNA-probe에 붙어 있던 AE (acridinium ester)가 selection 과정에서 제거되어 발광이 없어진다. 이는 소량의 RLU로 판독된다.

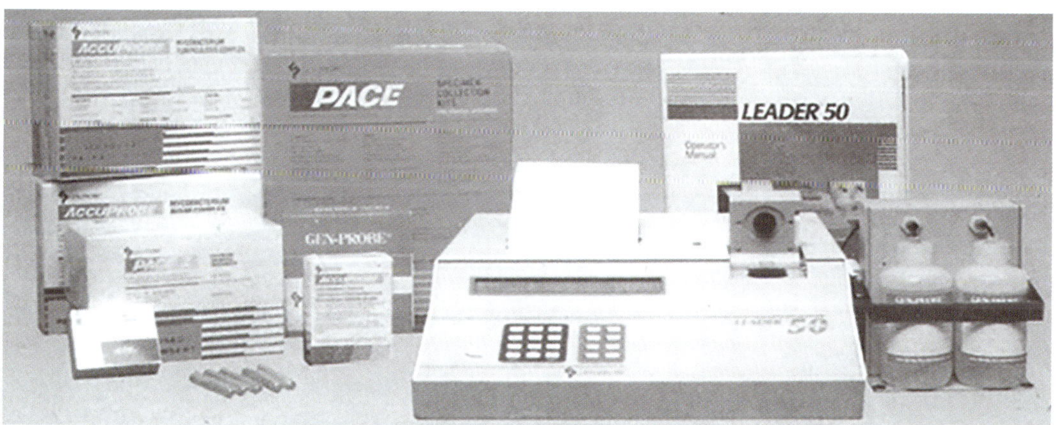

< 장비 및 시약의 구성 >

16. ELISA Assay(효소결합 면역흡착 검정법, 효소 면역측정법)

ELISA란 Enzyme-Linked Immunosorbent Assay로 Ag-Ab interaction을 이용하여 Ag 또는 Ab를 정성, 정량할 수 있는 감도가 매우 우수한 실험방법이다. 면역글로불린(immunoglobulin)은 특정효소와 결합할 수 있고, 효소의 작용으로 면역글로불린의 존재를 확인할 수 있는데, 이러한 기술을 효소결합 면역흡착 검정법(ELISA)이라 한다.

이 면역학적 검사방법은 항체분자에 효소를 공유결합으로 부착시켜 높은 특이성과 민감도를 가지기 때문에 정성 및 정량 분석에 유리하며 임상적으로 널리 쓰이고 있다(0.001~0.01 μg/mL까지 측정 가능). 이 기법은 효소의 촉매작용과 항체의 특이성에 변화를 주지 않고 효소를 공유결합시킨 항체를 사용한다. ELISA는 그 방법이 간단하고 비용이 많이 들지 않으며 다량 분석이 가능하여 현재 가장 널리 쓰이고 있는 항원-항체 분석법의 하나가 되고 있다. 특히 이 방법은 방사능면역측정법(RIA, Radio ImmunoAssay)과 같이 매우 민감한 반응이면서도 방사능을 사용하지 않는다는 장점이 있어서 그 사용이 증가되고 있는 방법이다.

항체에 결합되는 효소 중에는 간단한 기질 용액을 넣어주면 색깔을 띄는 반응이 이용되는데, 대표적인 효소로는 염기성 인산분해효소(alkaline phosphatase)나 양고추냉이과산화효소(HRP, horseradish peroxidase) 등이 많이 이용되고 있다. 이들 효소는 항체분자의 Fc 지역에 공유결합되도록 화학반응을 이용하여 결합시켜 사용한다.

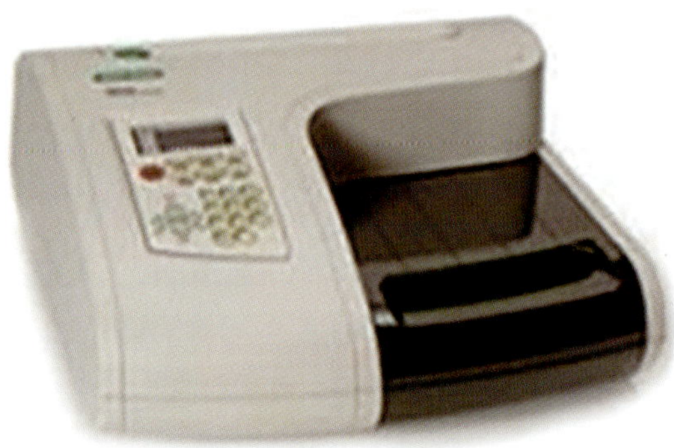

< Microplate Reader System >

시료 중에 포함되어 있는 항체를 ELISA 방법에 의해 검출하고자 할 때, 또는 특정 파장에서 빛을 내는 효소반응의 정량 분석 등에 사용하는 장비이다.

17. Liquid nitrogen container(액화질소 탱크)

분자 생물학적 진단을 위한 가검물을 채취하여 보관하는 탱크(−196℃ 이하의 온도가 유지되므로 DNA나 RNA의 변성이 없다)이다.

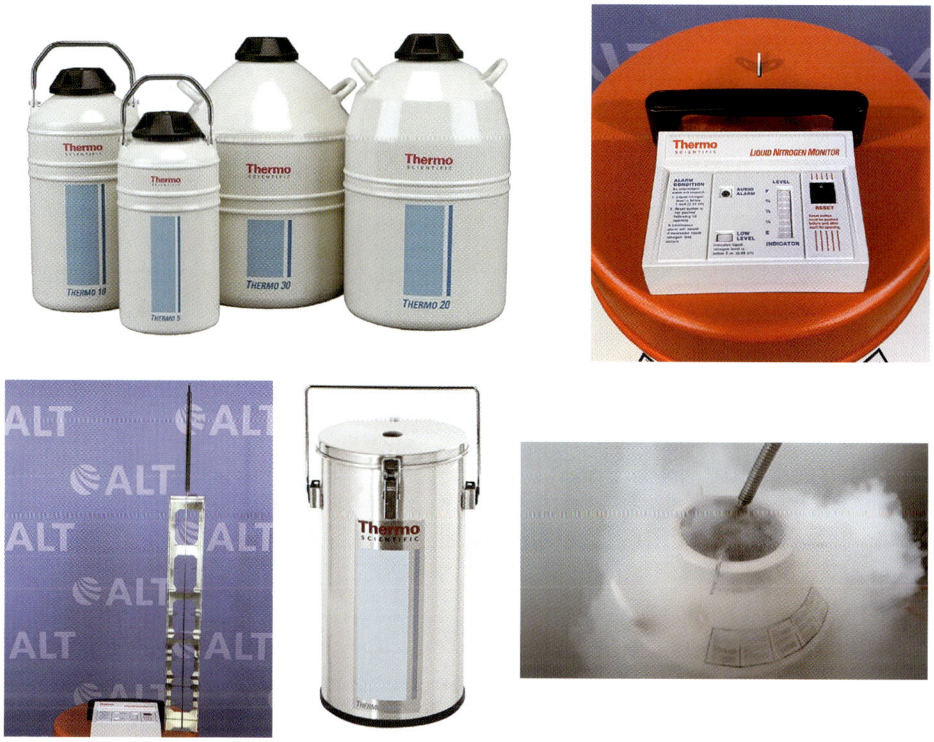

< 액화질소탱크 및 portable 탱크 >

18. 핵산과 산 혼성화 오븐(Hybridization)

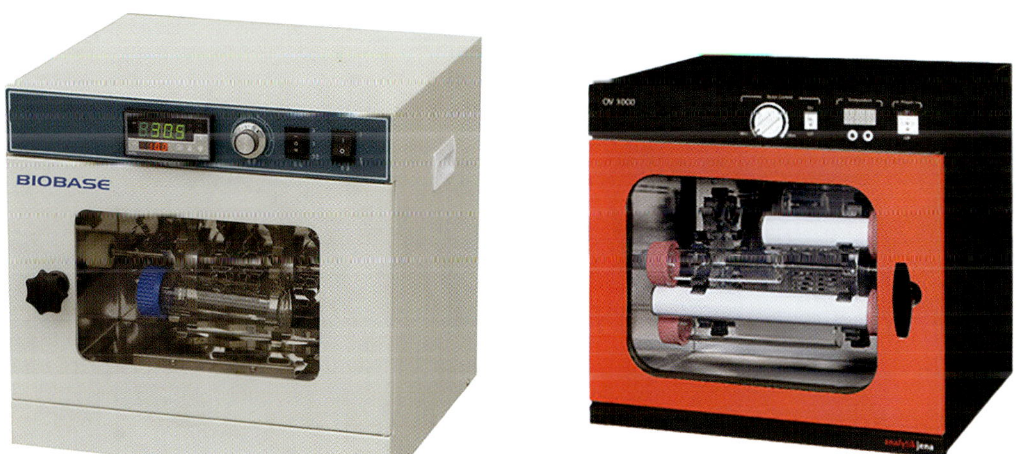

< 장비의 구성 >

CHAPTER 09

현미경의 종류

1. 일반 현미경

1) 명시야현미경(Bright field microscope)

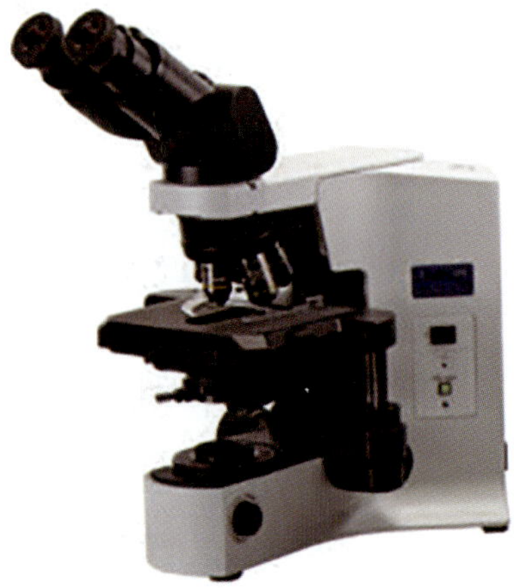

가장 대표적인 현미경으로 주로 미생물, 동식물의 세포나 조직 연구 등에 쓰이는 현미경으로 명시야 관찰방식 현미경이다. 시료를 균일한 입사광으로 비추었을 때 시료의 각 부분에 빛 흡수율이 다르기 때문에 투과광의 상에 콘트라스트를 붙여 사용하는 현미경이다. 흡수율이 낮은 시료는 콘트라스트가가 낮아 적합하지 않기 때문에 각종 색소로 시료를 염색하여 관찰한다.

2) 암시야현미경(Dark field microscope)

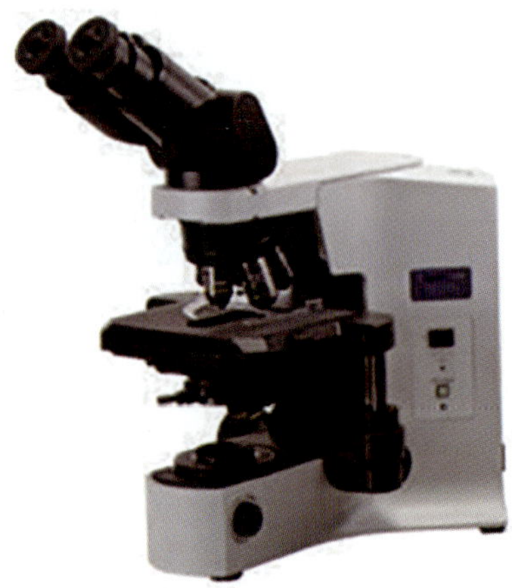

주로 미립자나 혈액 속의 지방 입자를 관찰하는 데 사용한다.

어두운 방에 빛이 들면 먼지가 빛나 보이는 현상을 볼 수 있는데 후방의 배경이 되는 빛이 입자에 닿으면 빛이 산란되면서 미립자의 위치, 형태, 크기를 알 수 있게 된다. 참용액의 미립자는 작기 때문에 빛의 진로가 보이지 않으나 콜로이드 입자의 크기는 가시광선의 파장과 비슷하기 때문에 빛의 산란이 일어나 빛의 진로가 보이는 틴들 현상(Tyndall phenomenon)을 이용한 원리이다.

3) 위상차현미경(Phase contrast microscope)

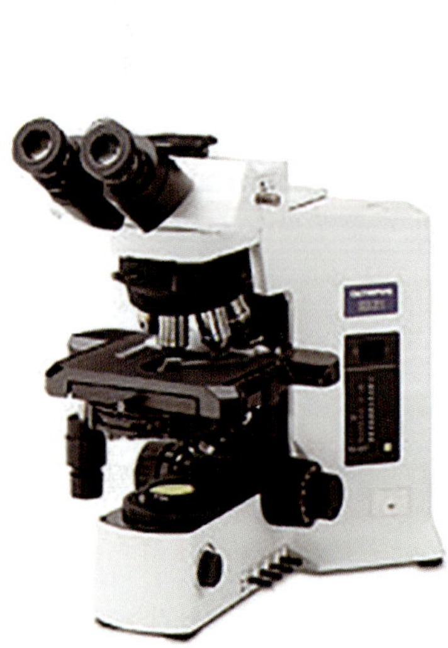

굴절률의 차이를 이용하여 표본(시료)을 관찰하는 방법으로 염색되지 않은 살아 있는 세포를 관찰하는 데 유용하나 굴절률이 낮은 일반 염색 시료에는 부적합하다. 보통의 현미경은 시료의 명암이나 빛깔의 차이에 의해서 관찰하지만 살아 있는 세포나 염색하지 않은 투명한 물체의 경우 명암이나 빛깔의 차이가 아닌 굴절률의 차이를 이용하여 관찰하도록 고안된 현미경이다.

4) 미분간섭현미경 (Differential interference contrast microscope)

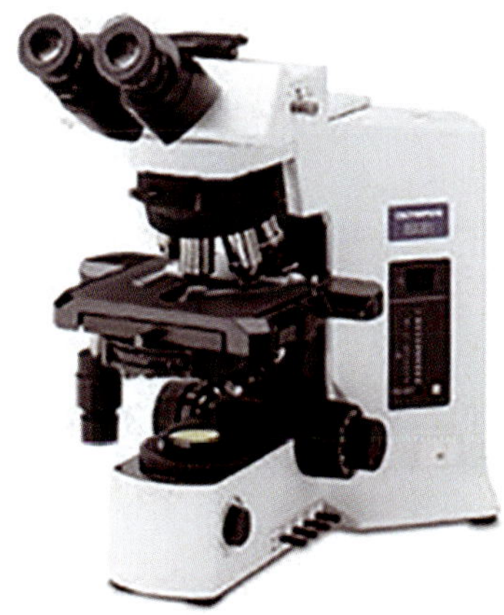

DIC 현미경은 위상차현미경과 함께 살아 있는 세포와 조직을 볼 수 있는 현미경이다.

위상차현미경과 비교해 볼 때, DIC 현미경의 두 가지 장점은, 첫째로 위상차현미경에서 생기는 광학 허상인 테두리(halo)가 없다는 것이며, 둘째로 매우 큰 condenser인 NA를 사용하여 두꺼운 조직 관찰 시 발생하는 out-of-focus noise가 최소화된다는 것이나. 따라서 두꺼운 세포나 조직에서도 관찰할 수 있다. DIC 현미경은 편광현미경을 기초로 한다.

5) 편광현미경(Polarization microscope)

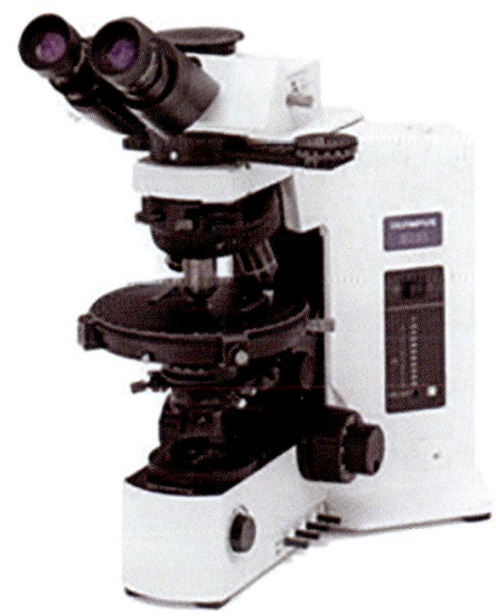

편광현미경은 암석 등 복굴절 시료 관찰시 이용하는 현미경이다. 편광현미경은 두 개의 편광프리즘(또는 니콜프리즘)을 이용한 것인데, 자연광에는 여러 진동 방향이 섞여 있으나 편광프리즘을 이용하여 특정한 파장만 통과시키는 두 개의 필터(프리즘)가 광선 경로에 서로 90도 각도를 이루어 앞뒤로 나란히 있을 때 어떤 빛도 투과되지 않는 원리를 이용하였다.

6) 형광현미경(Fluorescent microscope)

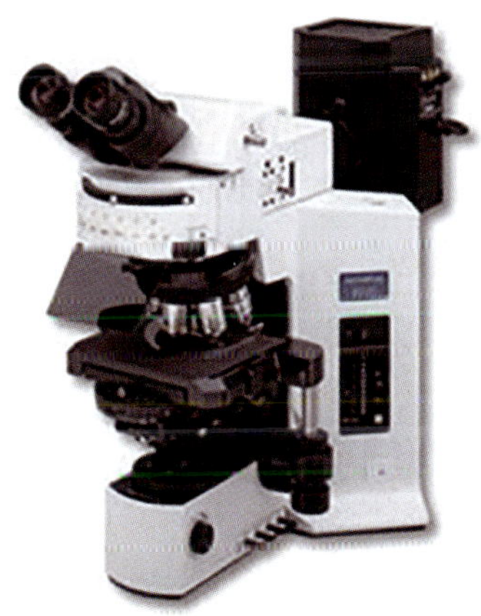

자외선에 의한 형광반사광을 이용하는 현미경이다. 형광현미경의 기본원리는 빛이 흡수되고 다시 방출될 때, 이완과정(relaxation process)을 거친다는 것이다. 형광 염색분자들이 충분한 광 에너지를 흡수하게 되면, 그 분자 내의 전자는 고 에너지 수준이 되어 여기상태(excited state)를 이룬다. 이 여기된 전자는 본래의 에너지(ground state)로 되돌아오는데, 이 과정에서 광에너지(광자)를 방출하게 된다.

광원으로는 수은방전관을 사용하는데 수은관에서 발생하는 빛은 연속적인 파장의 빛을 포함하고 있지 않고, 특정파장을 갖는 몇 개의 특성파상의 빛이 섞여 있는 것이다. 이것은 수은 방사 스펙트럼의 파장에서 254 nm, 356 nm(자외선), 405 nm(청색광), 546 nm(적색광) 등이 섞여 있다. 결핵균 검경 시 많이 이용하고 있고, 형광물질로는 주로 Auramin-Rhodamin과 Acridine orange를 사용한다.

7) 결핵진단용 형광현미경(Fluorescent microscope)

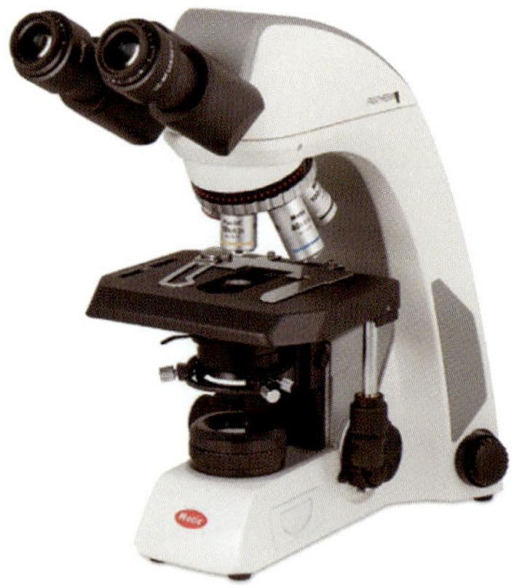

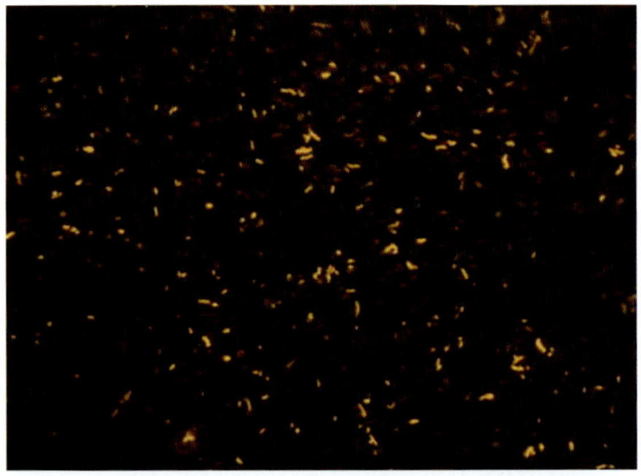

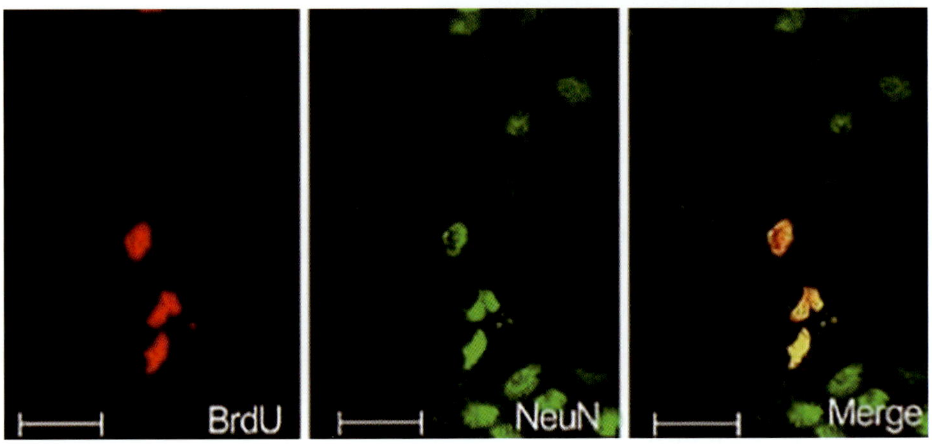

< 형광염색사진 >

Upright Type으로 제작되었으며, 주로 Slide glass 위의 형광 시료 관찰용이다. 용도에 따라 위상차, Dark field, 편광 장치 등 다양한 부가장치를 부착하여 사용할 수 있으며, 카메라 장치를 장착하였을 경우 시료의 Image를 촬영할 수 있다. WHO(세계보건기구)에서 결핵 진단용으로 권고하고 있는 LED 형광현미경으로 기존의 Ziehl-Neelsen법에 비해 신속히 판독할 수 있고 검사 시 유해성이 전혀 없는 형광현미경이다. 기존 Mercury Lamp에 비해 형광 관찰 시 예열 시간이 필요 없이 형광 이미지 관찰이 가능하며, 램프교환이 필요 없는 반영구적인LED 형광조명 시스템을 갖추고 있다. 자동센서(Echo기능) 채용으로 관찰 시 자동으로 형광 및 명시야 조명이 켜지고 자리를 비울 때 자동으로 조명이 꺼지도록 설계되어 있다.

8) 입체현미경(Stereoscopic microscope)

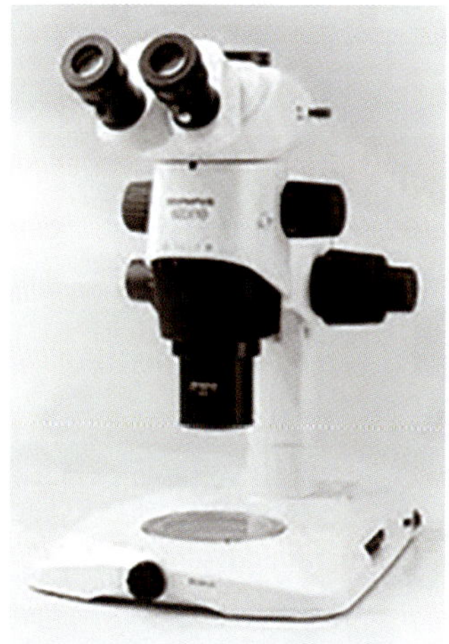

실체현미경을 해부현미경이라고 부르기도 하는데, 이는 저배율에서 표본을 관찰하면서 해부하기 때문이다. 또한 저배율에서 표본의 전체를 보면서 해부해야 하기 때문에 상이 뒤집힐 경우 불편하므로 일반적으로 상이 뒤집히지 않고 정상으로 보인다.

9) 도립현미경(Inverted microscope)

조직배양 현미경이라고도 하며, 일반 현미경을 뒤집어놓은 형태의 현미경으로 주로 배양 용기 내에 들어 있는 배양세포나 수정란 등과 같은 시료를 살아 있는 채로 관찰할 때 사용하기 때문에 기본적으로 위상차현미경이다. 대물렌즈가 스테이지 아래에 위치해 있고 시료가 들어 있는 배양 용기를 그대로 스테이지 위에 올려 놓은 후 관찰한다.

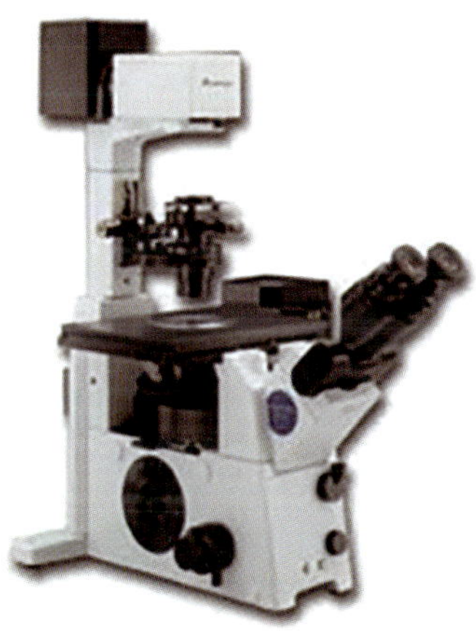

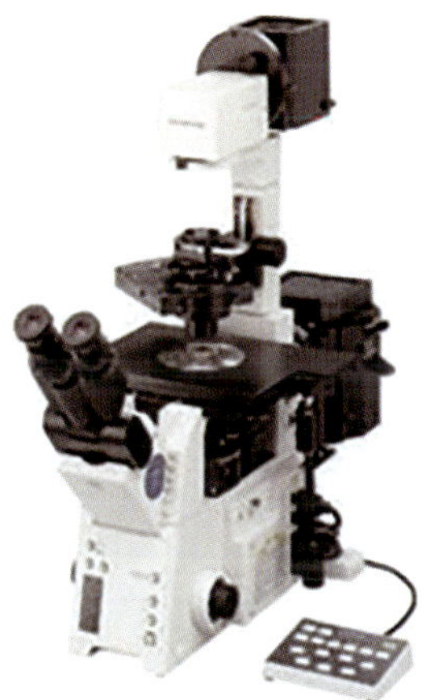

10) 디지털 CCD 카메라

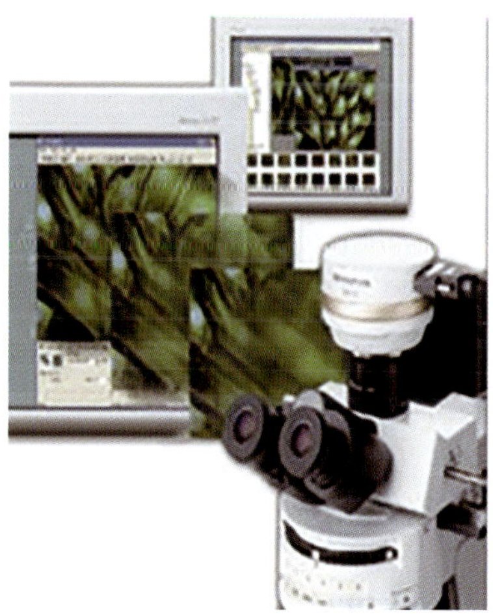

카메라를 현미경에 부착하여 컴퓨터로 영상을 캡처할 수 있는 현미경이다. 해상도에 따라 여러 종류가 많으며, 캡처 영상을 통하여 각종 측정과 cell count 등을 할 수 있는 화상 분석 S/W가 있다.

11) 현미경의 관찰을 통한 이미지

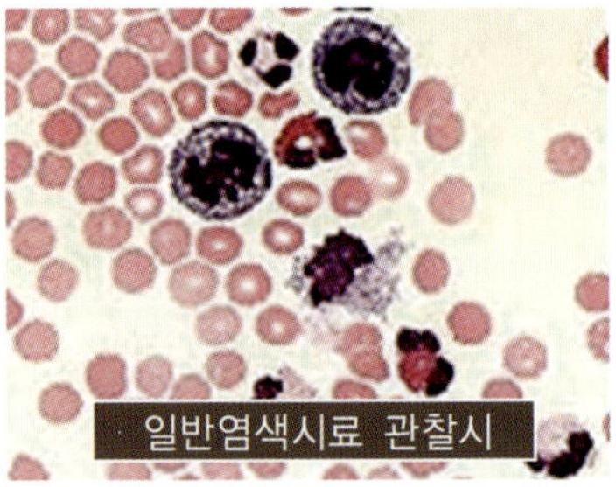

명시야 관찰법(Brightfield)

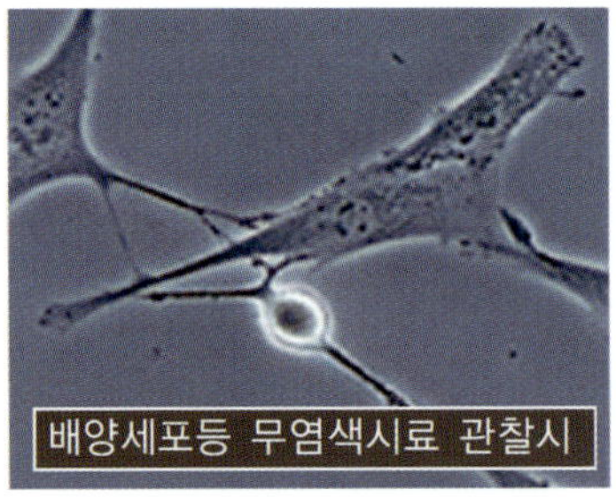

위상차법(PhaseContrast)

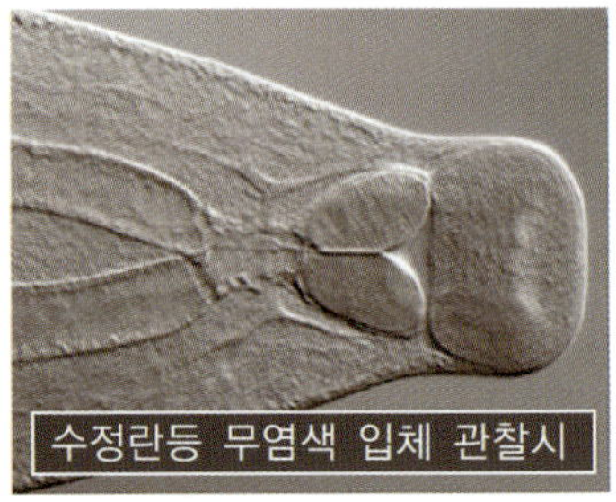

미분간섭 관찰법(D.I.D)

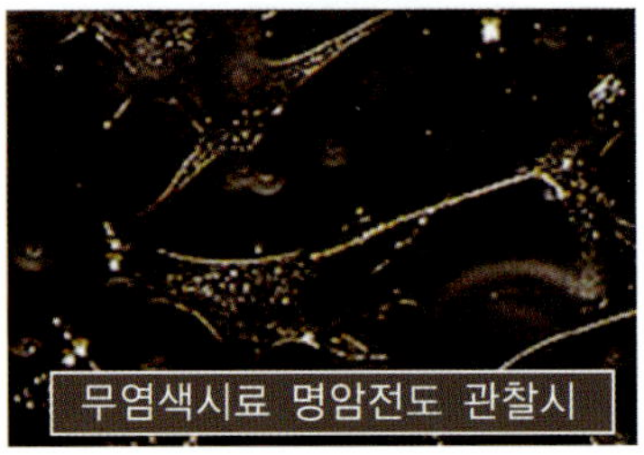

암시야 관찰법(Darkfield)

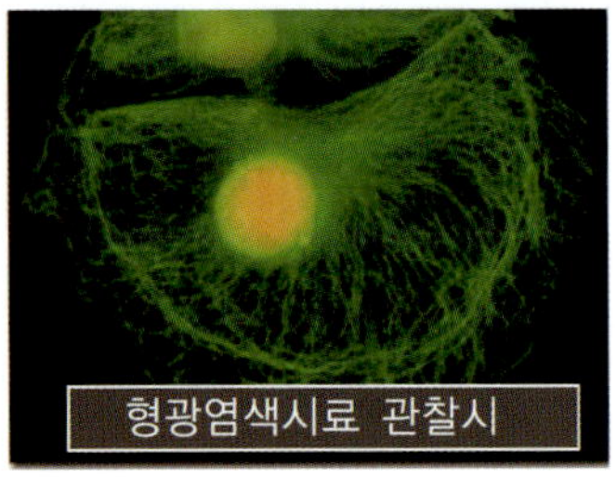

형광 관찰법(Fluorescence)

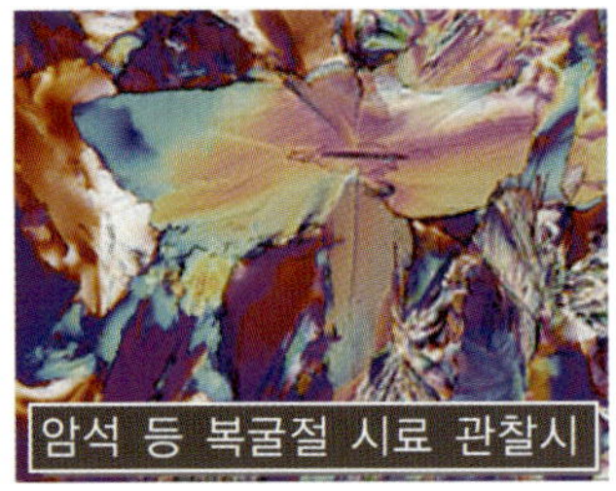

편광 관찰법(Polarizing)

2. 전자현미경

1) 투과전자현미경(Transmission electron microscope, TEM)

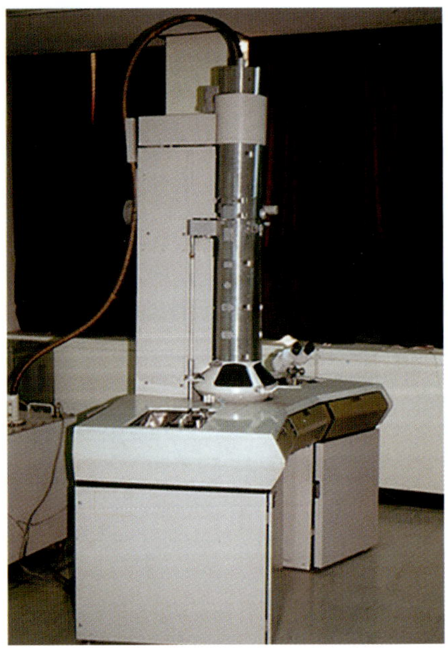

① 고(高)진공상태에서 고전압을 걸어서 나오는 전자선이 시료를 투과하여 형광판 위에 평면적인 세포 소기관의 구조를 관찰할 수 있다.

② 생물 절편과 같은 얇은 시료(nanometer 두께)를 통과한 전자선(electron beam)을 철과 코일(coil)로 만든 전자렌즈로 확대하는 것이 투과전자현미경이다.

③ 각 부의 명칭은 위로부터 전자선을 발사하는 전자총부(electron gun), 전자선을 시료에 조사하는 조사계부(illumination system), 시료의 탈착과 그 이동(movement)을 담당하는 시료실부(specimen chamber), 대물렌즈 이하의 결상부(image forming system), 상(image)을 관찰하는 관찰실(viewing chamber), 그리고 카메라실(camera chamber)로 구성되어 있고, 실제 장치로 진공을 담당하는 진공계(vacuum system), 고압전원계, 렌즈전원계 및 조작반계가 있다.

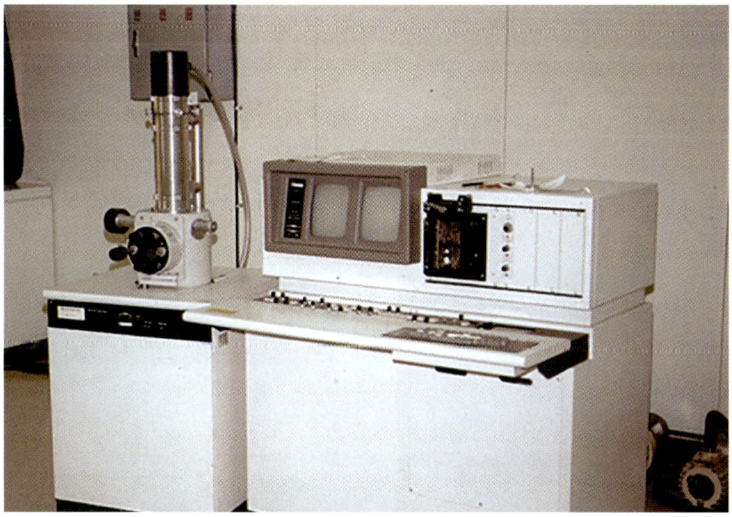

< 고(高)진공상태에서 2차(반사) 전자를 모아서 입체적인 구조를 관찰할 수 있다(일본 Hitachi 회사 제품) >

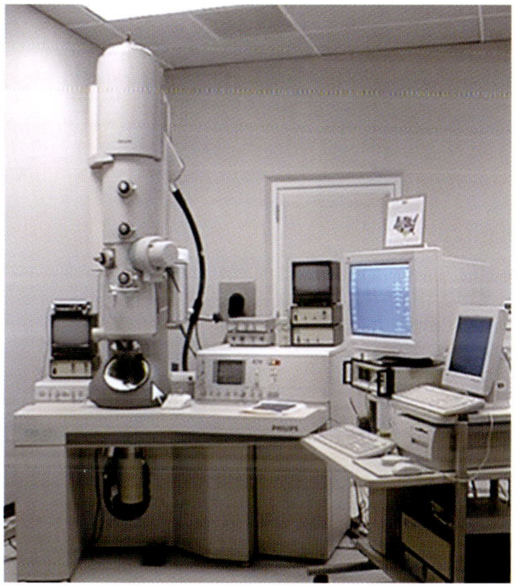

< 투과전자현미경 >

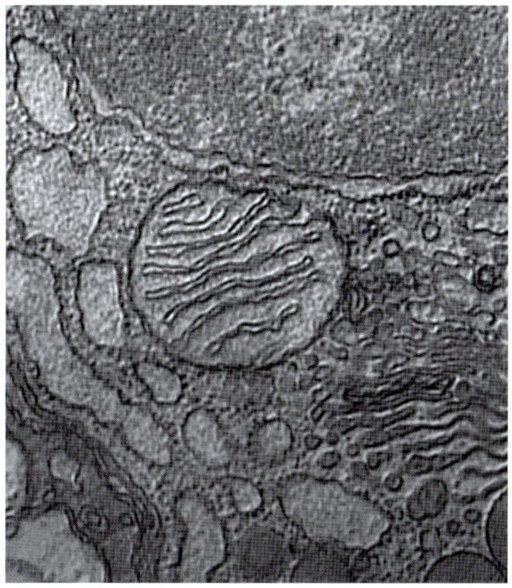

< TEM을 통해 얻은 결과사진 >

2) 주사전자현미경(Scanning electron microscope, SEM)

① 고(高)진공상태에서 고전압을 걸어서 나오는 전자선이 시료면 위에서 2차(반사) 전자를 모아서 입체적인 세포 소기관의 구조를 관찰할 수 있다.

② 전자총에서 나오는 가는 전자선(electron probe)을 시료에 조사하면 시료로부터 2차 전자(secondary electron), 반사전자(backscattered electron), 오거전자(auger electron), X선, 음극 루미네선스(Cathode Luminescence, CL) 및 빛 등이 방출된다. 이 전자 프로브를 텔레비전의 화면과 마찬가지로 시료에 주사(scanning)하여 여기서 나오는 전자 및 전자기파(electromagnetic wave)를 신호로 하여 상(image)을 만드는 것은 전자공학(electronics)에 의한 것이다. 그러므로

전자 렌즈는 시료면 위에 작은 전자선의 스폿(spot)을 만들기 위하여 브라운관(CRT) 위에 밝기 변화로 상(image)을 나타내도록 만든 장치이다. 2차 전자의 발생량은 시료 표면의 요철(凹凸)에 의한 것이다. 따라서 CRT에 나타난 화상은 시료의 각 점으로부터 방출되는 전자 또는 전자기파 양의 다소(多少)를 나타낸 것으로 시료 표면의 형태를 알 수 있는 것이 주사전자현미경이다.

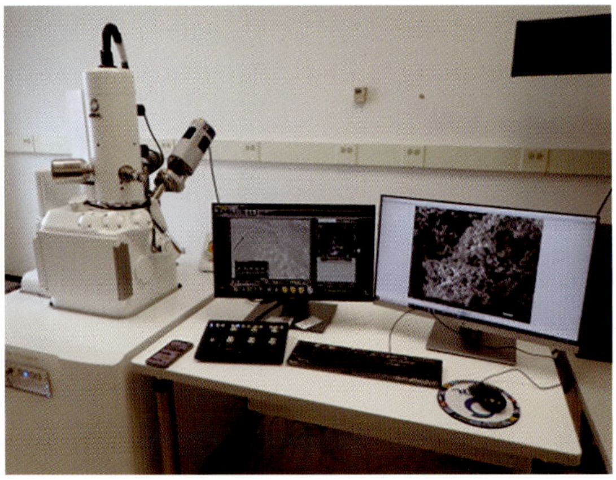

< 주사전자현미경 구성 >

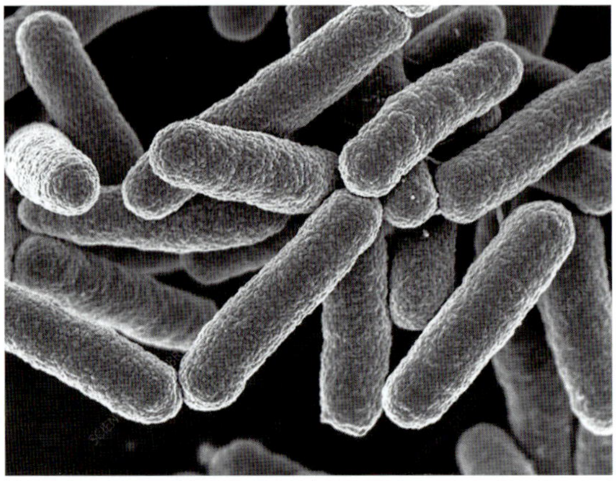

< SEM을 통해 얻은 결과사진 >

제 2 부

세균의 배지와 현미경적 관찰

1. 세균배양을 위한 각종배지
2. 세균의 현미경적 관찰

CHAPTER

01 세균배양을 위한 각종배지

1. 산소성과 조건무산소성 배양을 위한 기초배지

1) Sheep BAP (Blood Agar plate)

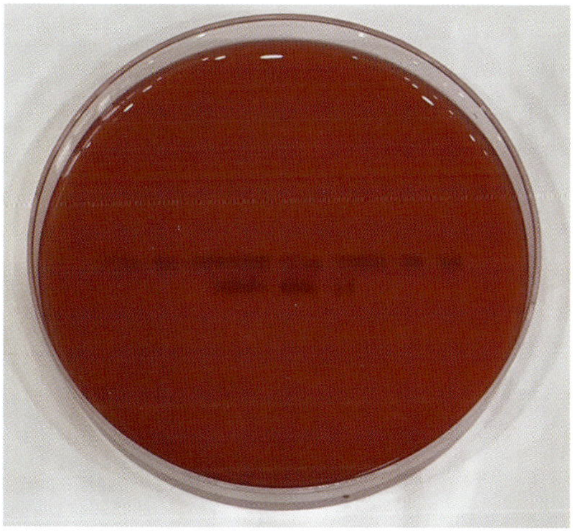

영양조건이 까다롭지 않은 세균의 증균배지로서 tryptic soy agar에 5% 면양혈액을 추가하여 제조하며 세균의 용혈성 관찰에 사용된다.

2) MAC (MacConkey agar)

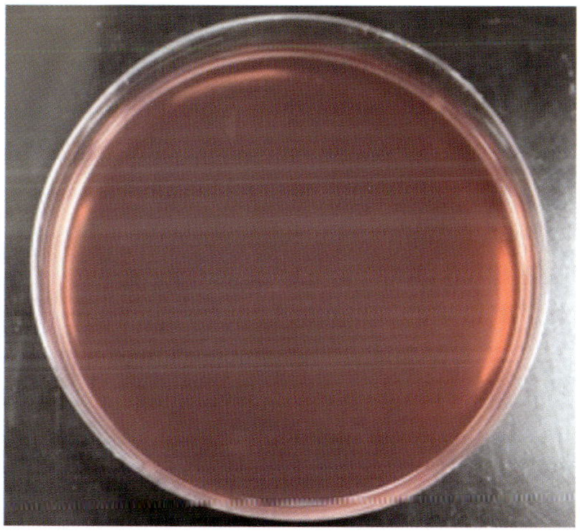

장내 그람음성막대균의 동정을 위한 선택감별배지로 탄수화물 lactose 발효능을 neutral red지시약에 의해 감별되고 억제물질인 bile salt, crystal violet은 그람양성균을 억제한다.

3) Sorbitol-MacConkey agar

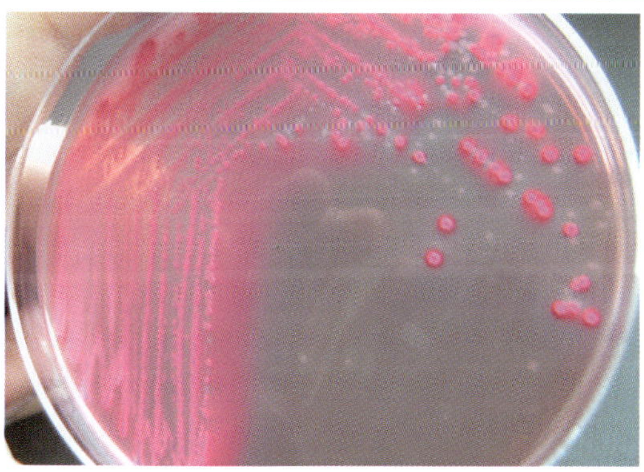

Escherichia coli 혈청형 O157:H7균(장출혈성 대장균)은 외독소에 이해 용혈성 요독증을 유발하며 sorbitol 비발효의 검출을 위한 감별배지. 무색의 집락이 O157:H7균, 일반대장균은 핑크색집락.

4) Chocolate agar

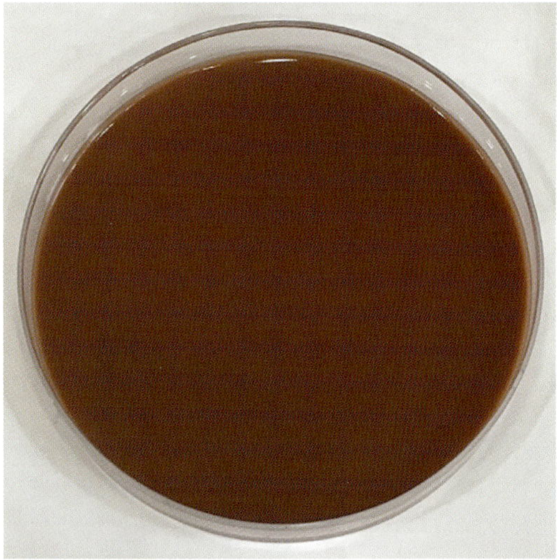

*Haemophilus*와 *Neisseria*의 증균용배지로 X와 V인자를 공급해 주고 CO_2 배양을 한다.

5) EMB (Eosin methylene blue)

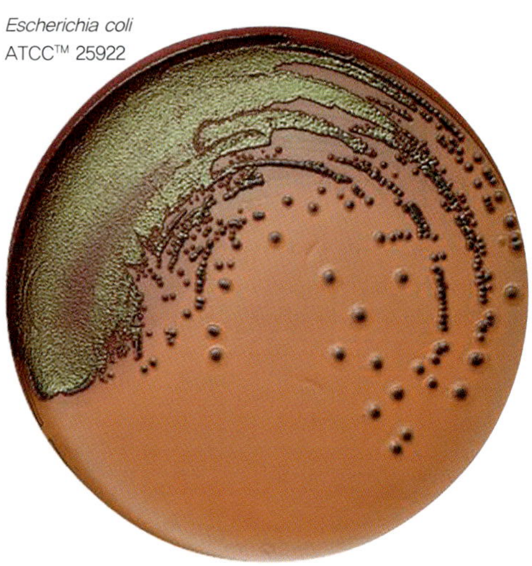

장내 그람음성막대균의 동정을 위한 선택감별배지로 탄수화물 lactose 발효능을 보이면 green-black이나 자색 집락을 보이며 *E. coli*는 금속성 광택을 보이고 lactose 비발효균은 무색을 보인다. 억제물질이며 지시약인 eosin methylene blue는 그람양성균을 억제한다.

6) SS (*Salmonella-Shigella* agar)

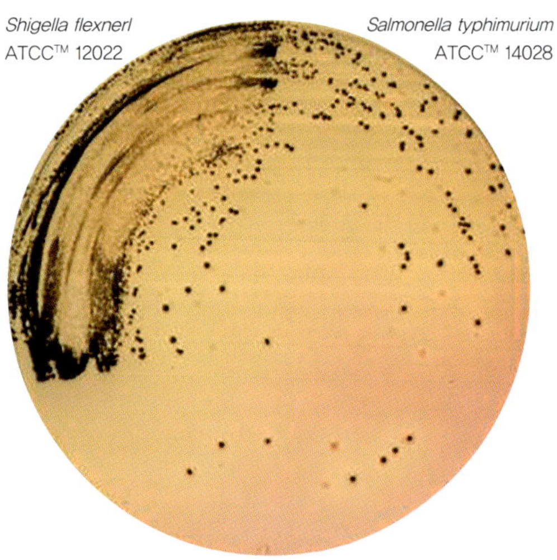

*Salmonella*와 *Shigella*균을 분리하기 위한 선택감별배지로 brilliant green과 bile salts는 대장균군을 억제시키고 lactose 비발효균은 무색 집락을 나타내고 *salmonella*는 집락 중앙이 검은색(black centers)을 형성한다.

7) HE (Hectoen enteric agar)

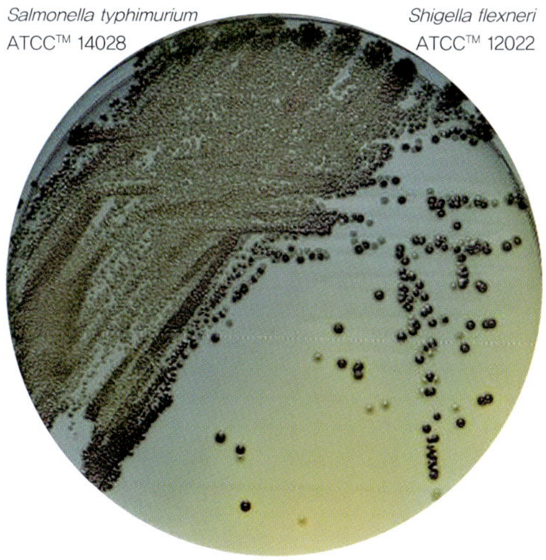

분변으로부터 장내 병원성세균을 분리하기 위한 선택감별배지로 bromthymol blue, acid fuchsin은 소화기계 정상상재균을 억제시키고 비병원성균은 *Salmonella*와 *Shigella* 균종은 녹색 집락을 띤다.

8) XLD (Xylose lysine deoxycholate)

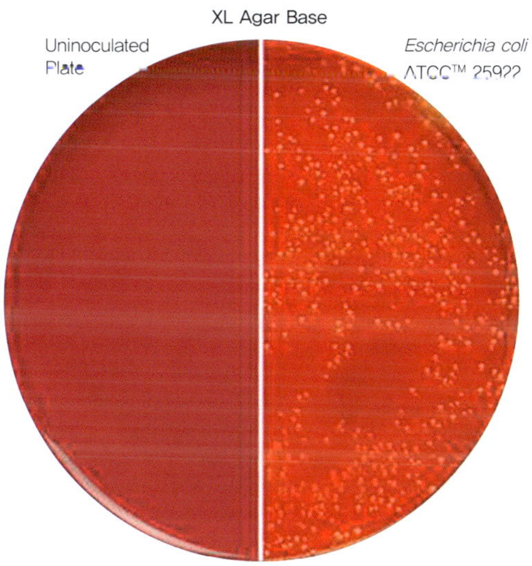

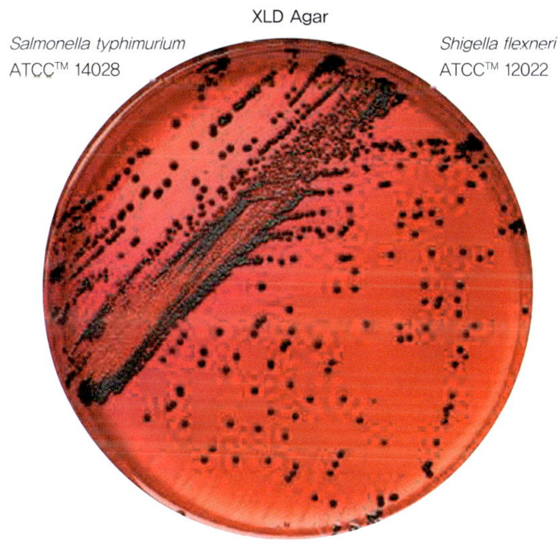

분변으로부터 *Salmonella*와 *Shigella*균을 분리하기 위한 선택감별배지로 deoxycholatesms 많은 그람음성막대균과 그람양성균을 억제하고 노란색 집락 *E. coli*, 노란색 집락에 중앙이 검정색(black centers) 집락은 *Proteus*종, 무색 또는 적색 집락은 *Shigella*, 적색에 black centers 집락은 *Salmonella* 종이 형성되어 4가지의 형태의 집락이 나온다.

9) Bismuth sulfite agar

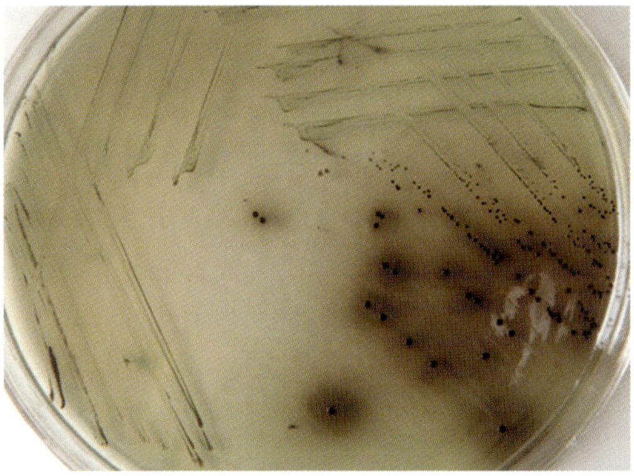

임상검체나 식품에서 *Salmonella* Typhi의 감별을 위한 선택력이 높은 배지로 검정색 집락을 보인다.

10) SDA (Sabouraud dextrose agar)

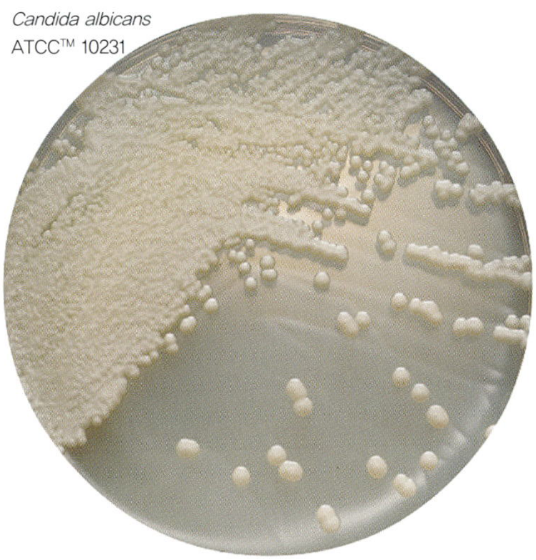

진균배양용 배지

2

2. 무산소성 배양을 위한 기초배지

1) BBE (Bacterioides bile-esculin agar)

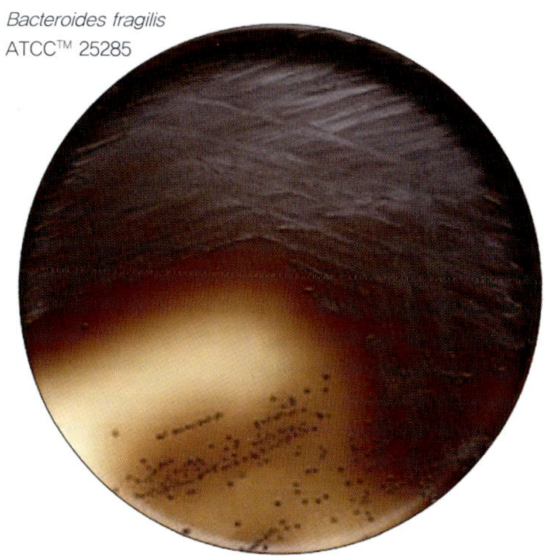

*Bacteroides fragilis*의 분리동정을 위한 선택배지로 bile salt와 gentamicin의 억제제가 들어 있고 esculin 가수분해 시에는 esculetin이 철성분과 결합해서 집락주변이 검정색으로 변한다.

2) CCFA (Cycloserine cefoxitin fructose egg york agar)

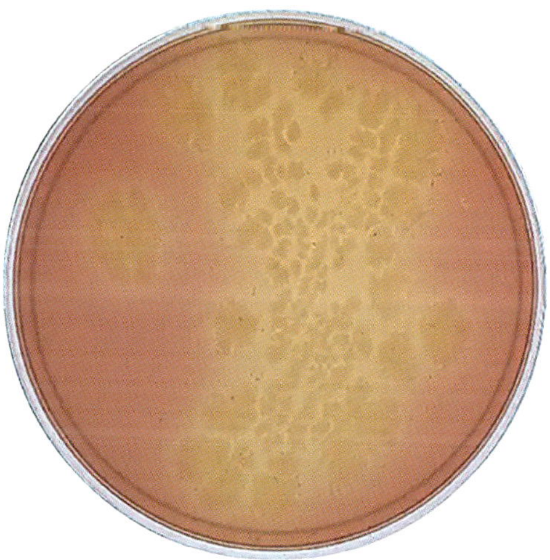

*Clostroides difficile*의 선택배지

3) Cooked meat medium

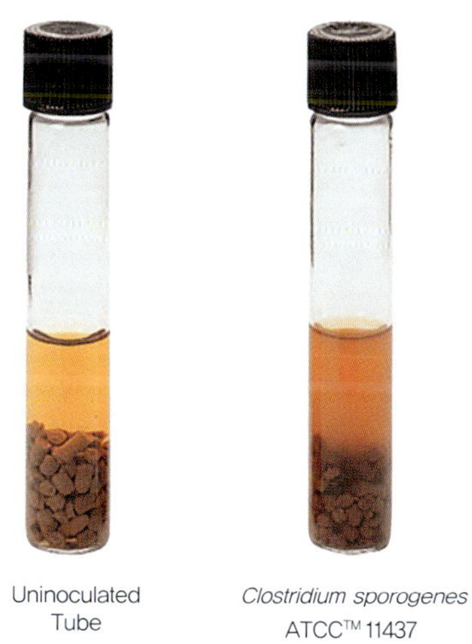

무산소성균의 분리와 특히 병원성 *Clostridium* 분리에 사용

4) Blood agar, anaerobic, CDC

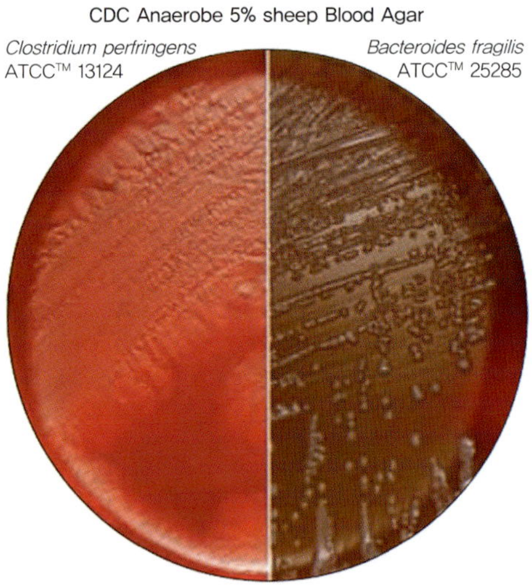

배양이 까다로운 무산소성균의 증균용으로 효모추출액, L-cysteine, hemin, vitamin K가 함유되어 있는 비선택배지

5) EYA (Egg-york agar)

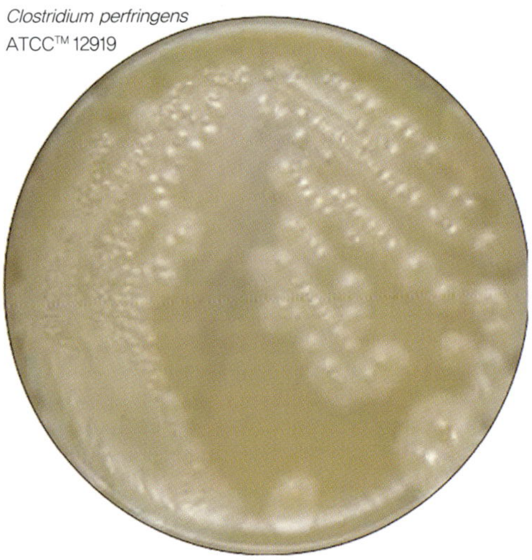

Clostridia와 Fusobacteria가 생성하는 lecitinase와 lipase의 시험에 사용

6) LKV (Laked kanamycin-vancomycin blood agar)

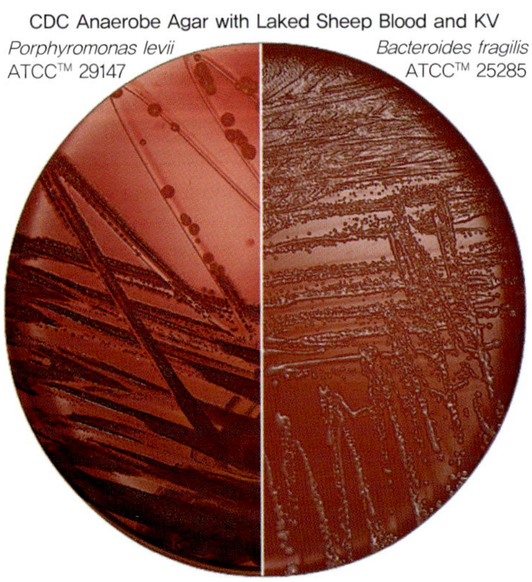

*Bacteroides*와 *Prevotella*의 선택배지

2

7) PEA (Phenylethyl alcihol agar)

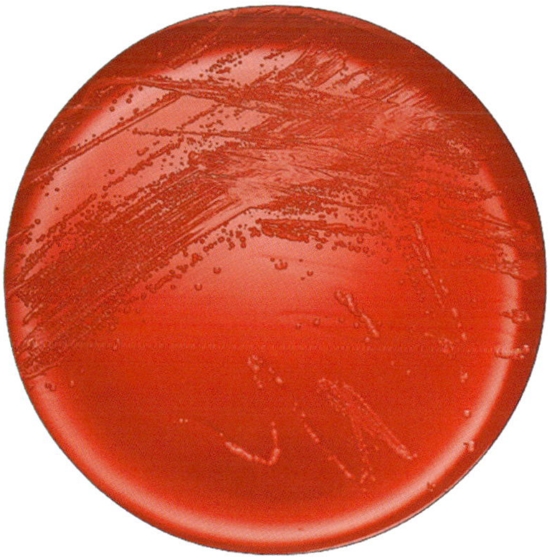

몇 종의 Clostridia의 유주현상(swarming) 억제와 장내 그람음성막대균을 억제에 사용

8) THIO (Thioglycollate broth)

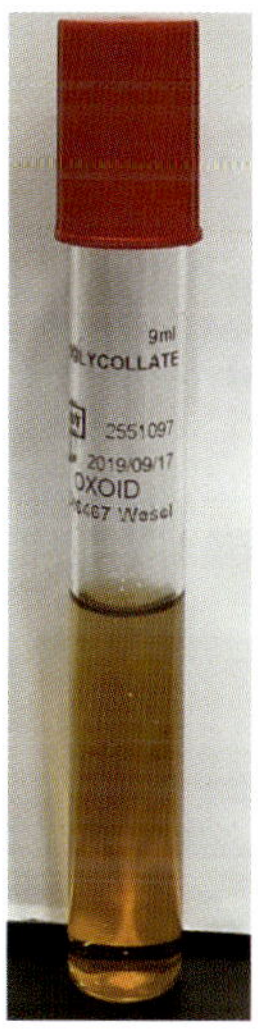

대부분의 산소성과 무산소성의 증식, 무산소성이나 균수가 적게 존재할 때 보조 액체배지로 사용된다. 산소성균은 윗부분에 자라고 절대무산소성균은 바닥 부분에 조건무산소성균은 중간 부분에 자란다. 배지의 보관 온도는 실온에 보관하여야 한다.

3. 특수배지

1) CTBA (Cysteine-tellurite blood agar)

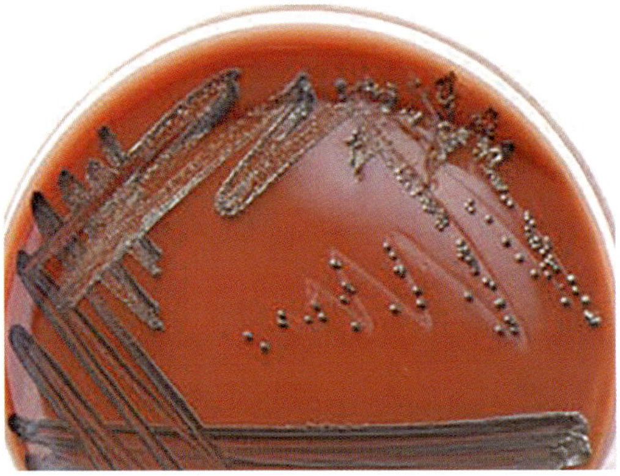

Corynebacterium diphtheriae 분리를 위한 감별배지로 potassium tellurite를 환원하여 검정색 집락을 나타낸다.

2) Loeffler medium

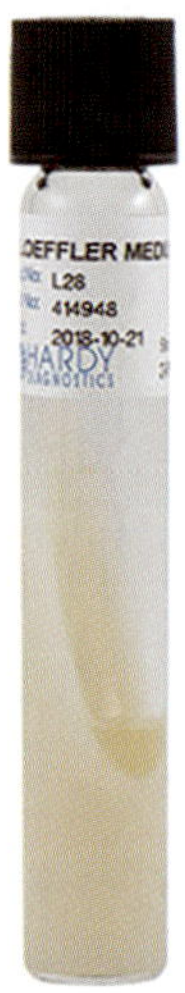

Corynebacterium diphtheriae 동정과 감별을 위한 증균배지로 이염소체과립을 잘 보이게 한다.

3) Tinsdale agar

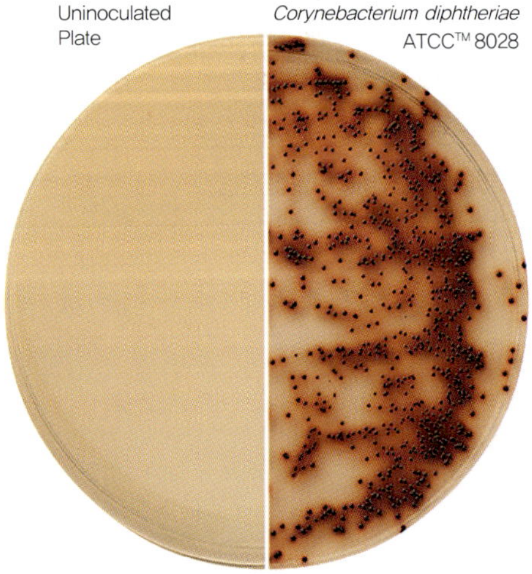

Corynebacterium diphtheriae 분리를 위한 감별배지 *Corynebacterium* 균종은 tellurite 환원능에 의해 회색이나 검은색 집락을 나타낸다.

*Corynebacterium diphtheriae*는 집락 주변에 갈무리(brown halo)를 띈다.

4) BS (Bismuth sulfite agar)

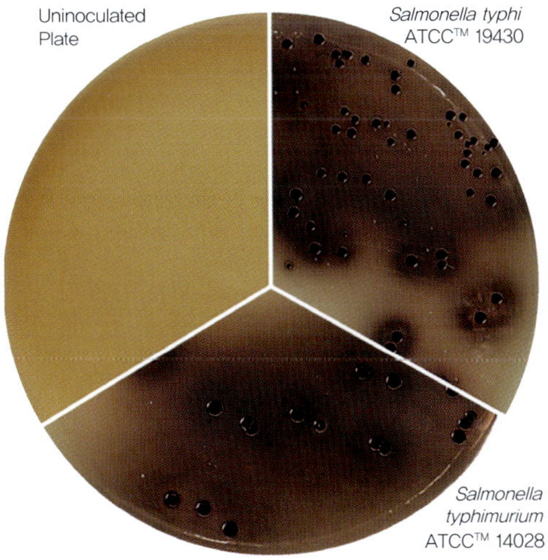

*Salmonella*의 선택배지로 bismuth sulfite와 brilliant green은 다른 대부분의 균을 억제하고 *Samonella* Typhi 집락은 검은색 집락을 보이고 주변에 금속성 광택이 보인다. 다른 *Salmonella*의 종들은 억제되거나 밝은 녹색을 나타낸다.

5) CIN (Cefsulodin-irgason-novobiocin agar)

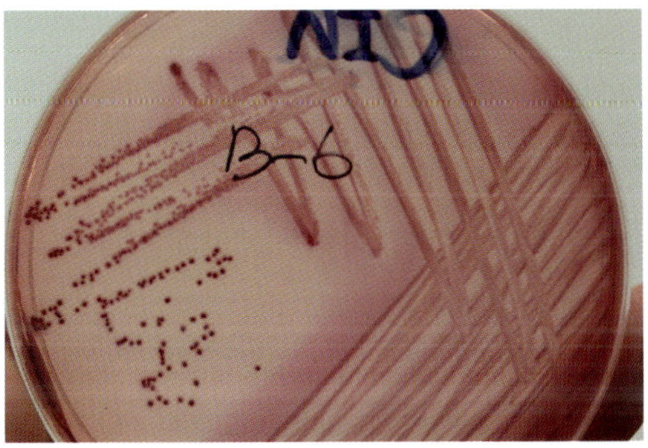

Yersinia enterocolitica, *Aeromonas*, *Plesiomonas shigelloides*의 선택배지. crystal violet은 대부분의 그람음성균을 억제하고 novobiocin은 그람양성알균을 억제한다. cefsulodin은 대부분의 그람양성균과 그람음성균을 억제한다. *Yersinia enterocolitica*는 mannitol을 발효하고 "황소의 눈(bull's eye)"의 가장자리가 무색이며 중앙부분이 적색을 나타내고 집락 주변이 무색으로 변한다.

6) Alkaline peptone water

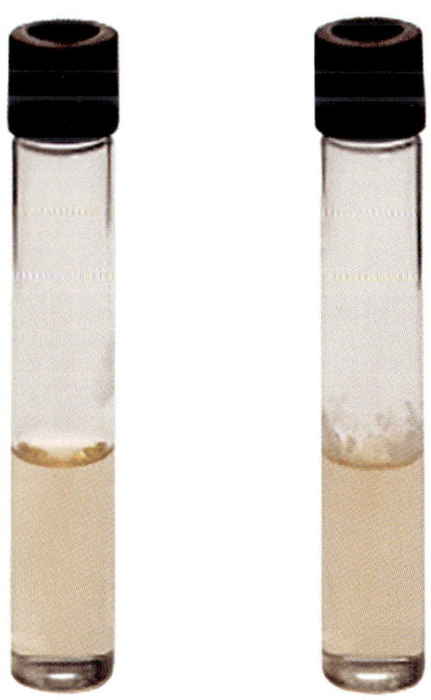

대변으로부터 *Vibrio*와 *Aeromonas*의 증균 목적으로 사용하고 대부분의 세균은 높은 pH에 억제되며 TCBS (thiosulfate citrate bile salt sucrose)에 계대배양한다.

7) TCBS (thiosulfate citrate bile salt sucrose)

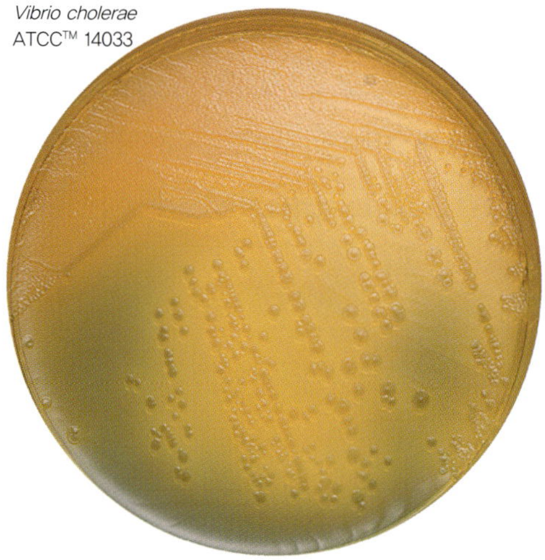

*Vibrio*의 선택배지.
대부분의 세균은 높은 pH에 억제되고 *V. chorelae*는 sucrose을 발효하고 노란색 집락을 형성한다. *V. parahaemolyticus*와 *V. vulnificus*는 sucrose를 비발효하여 녹색의 집락을 형성한다.

8) Bordet-Gengou

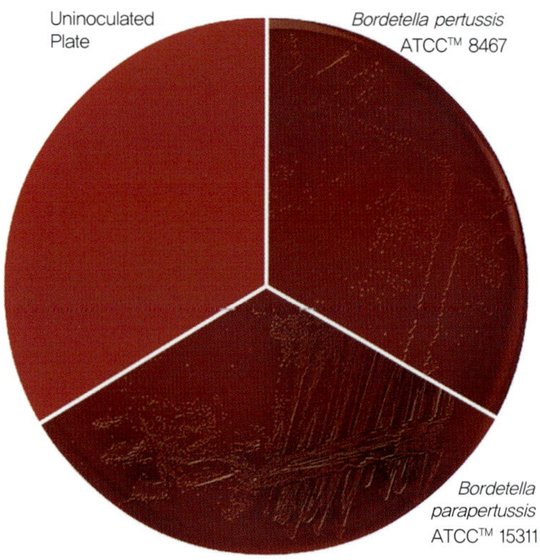

*Bordetella pertusis*균의 분리를 위한 선택배지.
potato-glycerol 기초배지에 혈액이 함유되어 증균이 된다. 오염균은 methicillin에 의해 억제되고 *Bordetella*는 수은 방울 모양의 집락을 보인다.

9) Regan Lowe

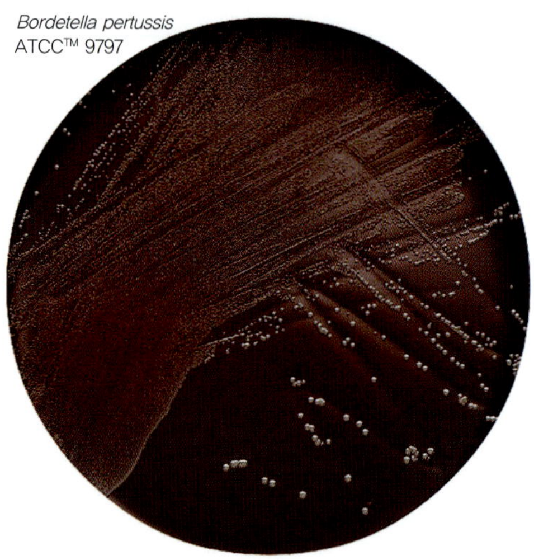

*Bordetella pertusis*균의 분리를 위한 선택배지.
charcoal 배지에 말혈액이 보충되어 있고 cephalexin, amphotericin B가 함유되어 있다.

10) BCYE (Buffered charcoal-yeast extract agar)

Legionella pneumophila
ATCC™ 33152

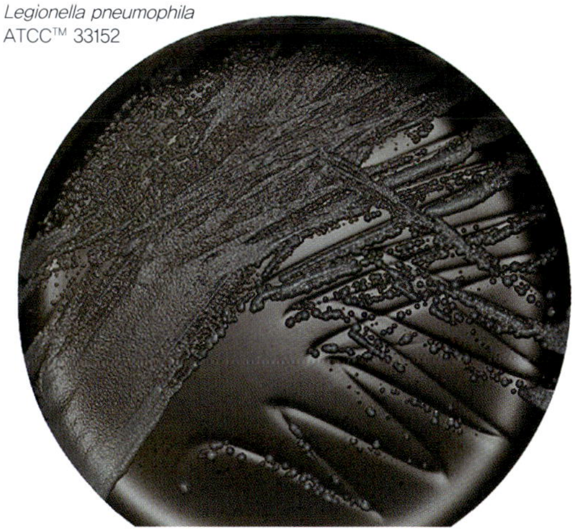

Legionella의 분리를 위한 선택배지.

yeast extract와 L-cysteine은 Legionella 성장을 높여주고 charcoal은 독소성분을 흡수시킨다.

11) V agar (Vaginalis agar)

Gardnerella vaginalis
ATCC™ 14018

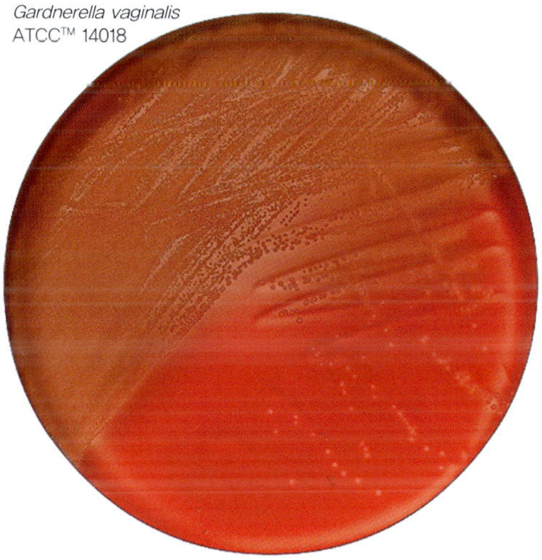

*Gardnerella vaginalis*의 분리를 위한 비선택 증균배지.

columbia agar에 사람 혈액이 함유되어 있다. CO_2 조건에서 24~72시간 배양하면 *G. vaginalis*은 넓은 완전용혈을 보인다.

12) Lowenstein-Jensen

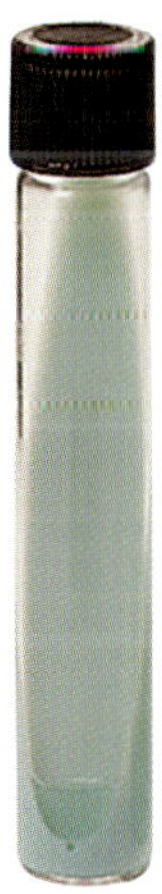

Uninoculated
Tube

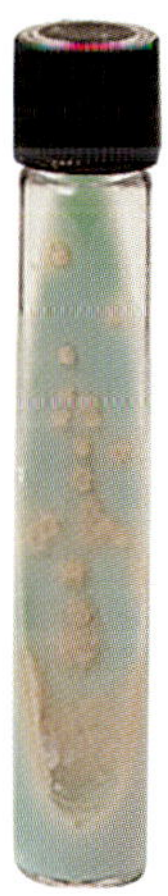

Mycobacterium fortuitum
ATCC™ 6841

Mycobacteria 배양에 사용되는 선택배지.

potato flour, egg, glycerol이 함유되어 있고 malachite green은 다른 균들을 억제하고 *M. tuberculosis*는 거칠고 담황색의 집락을 형성한다.

13) EMJH (Ellinghausen and McCullough Johnson and Harris)

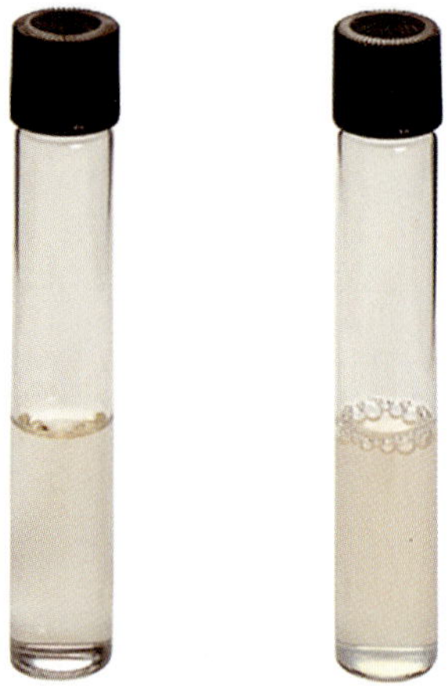

Uninoculated Tube

Leptospira interrogans serotype australis ATCC™ 23605

임상검체나 자연환경에서 *Leptospira* 분리

14) Enterococcosel™ Agar with Vancomycin, 8 μg/mL

Enterococcus faecalis ATCC™ 51299

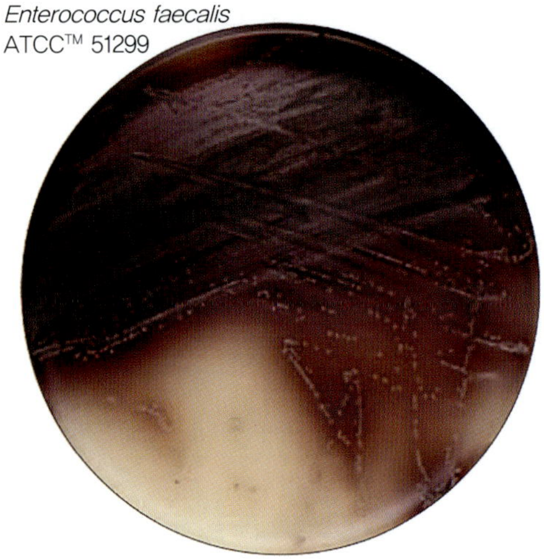

VRE의 예비동정용으로 사용되고 검정색 집락의 pinpoint 형태이다.

4. 발색배지(Chrom agar)

1) VRE (Vancomycin resistant enterococci) 발색배지

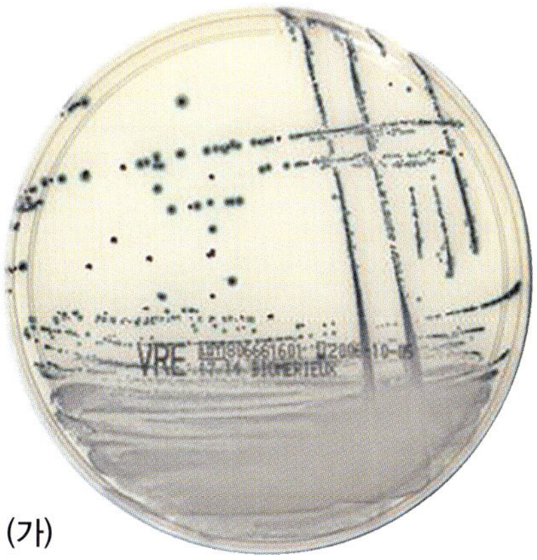

(가)

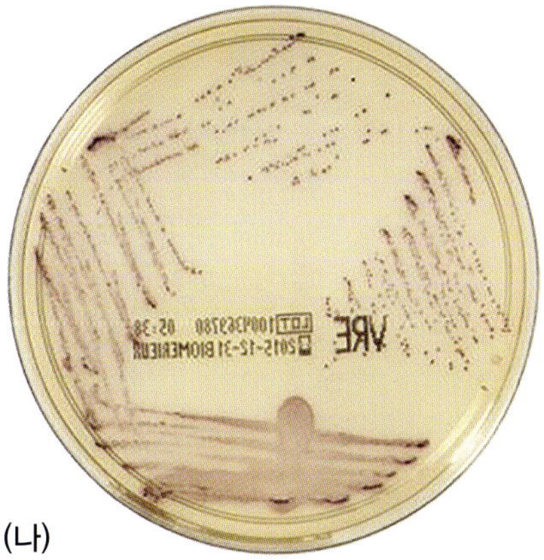

(나)

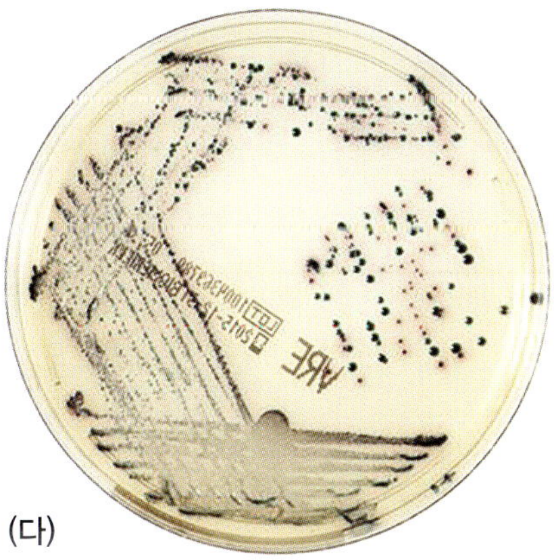

(다)

장 면봉검체나 대변에서 Vancomycin 내성인 *E. faecalis*

가: 청녹색으로 발색

나: *E. faecium*자색으로 발색

다: *E. faecalis* 와 *E. faecium*가 같이 혼합된 집락

2) MRSA 발색배지(CHROMID® MRSA Biomerieux사)

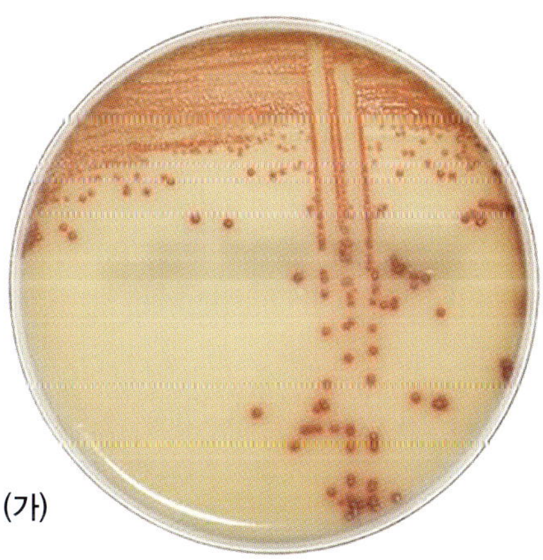

(가)

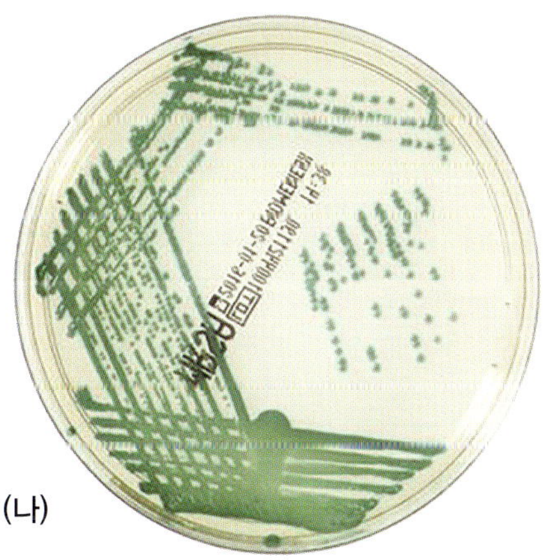

(나)

가: *Staphylococcus aureus*는 짙은 오렌지색으로 발색하며 *S. saprophyticus*는 청색, 다른 균들은 무색의 집락

나: MRSA (Methicillin resistant *Staphylococcus aureus*) 발색배지: MRSA균은 녹색으로 발색된다.

3) *Salmonella* 발색배지(CHROMagar™ *Salmonella*, Biomerieux사)

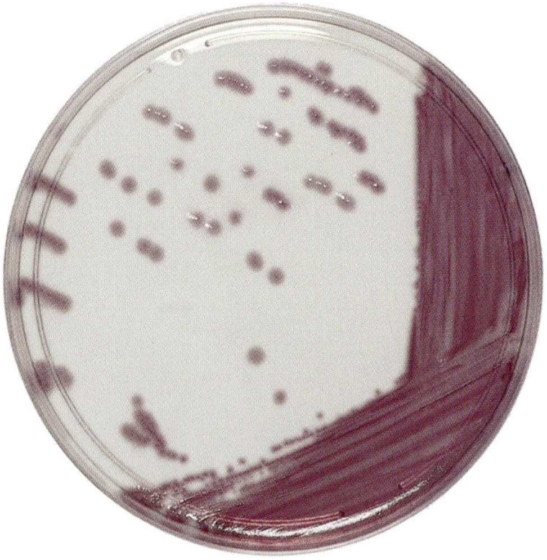

분변이나 직장면봉검체에서 18~24시간 배양 후 *Salmonella*는 자색을 띠고 다른 균은 밝은 청색 또는 무색의 색을 나타내거나 억제된다.

4) *Salmonella* 발색배지 (CHROMagar™ *Salmonella* Elite, Biomerieux사)

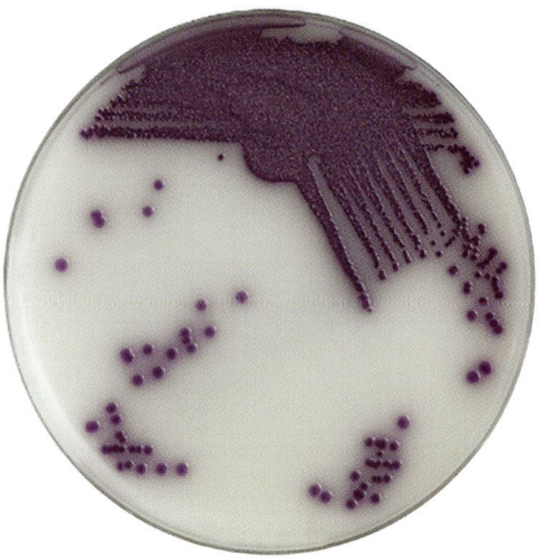

분변이나 직장면봉검체에서 18~24시간 배양 후 *Salmonella* 종들은 밝은 자색이나 엷은 자색을 띄고 *Citrobacter freundii*와 다른 대장균군은 밝은 청록색의 색을 띤다.

5) ESBL (Extended-Spectrum Beta Lactamase-producing Enterobacterales) 발색배지(CHROMID® ESBL, Biomerieux사)

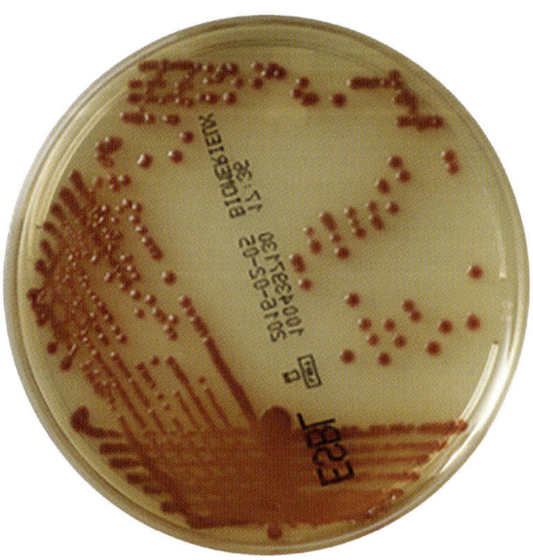

다양한 검체(분변, 직장면봉검체, 소변, 호흡기 분비물 등)에서 ESBL균을 예비시험 할 수 있는 발색배지로 18~24시간 배양 후 *Escherichia coli*는 분홍색에서 진홍색으로 발색되고 *Klebsiella, Enterobacter, Serratia, Citrobacter*는 녹청색에서 갈색을 띈 녹색으로 발색된다.

2

6) CPE (Carbapenemase-Producing Enterobacteriaceae) OXA-48 type 발색배지(CHROMID® OX-48, Biomerieux사)

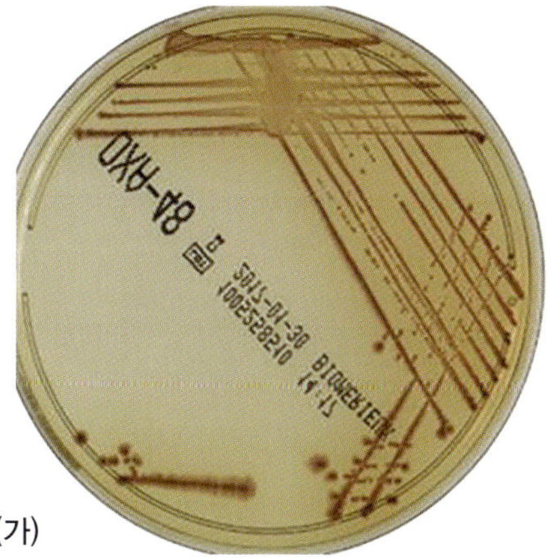

(가)

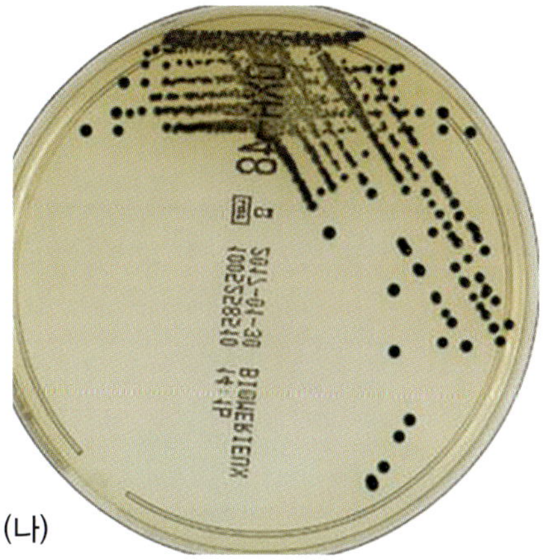

(나)

분변이나 직장면봉검체에서 Carbapenemase-Producing Enterobacteriaceae (CPE)균을 감별하는 예비발색배지로 18~24시간 배양 후

가: *E. coli*는 핑크브라운색, **나:** *K. pneumoniae*는 청록색

7) Carbapenemase producing Enterobacterales 발색배지(CHROMID® CARBA, Biomerieux사)

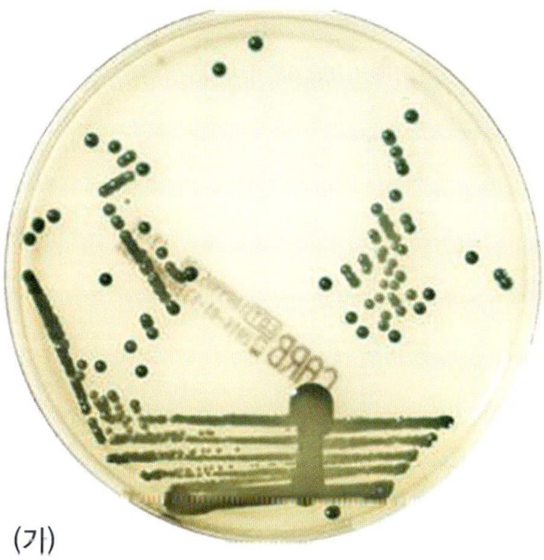

(가)

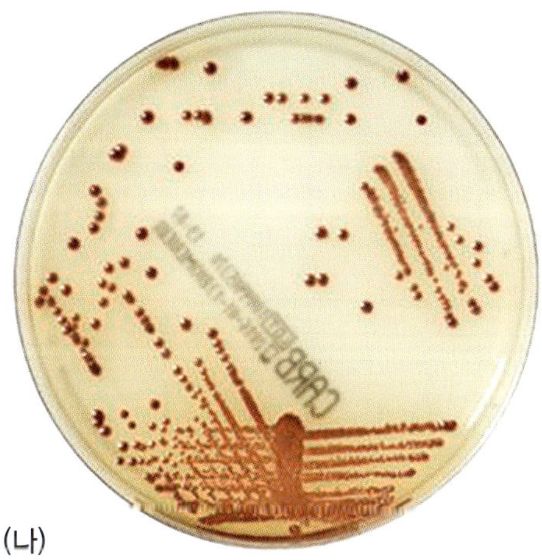

(나)

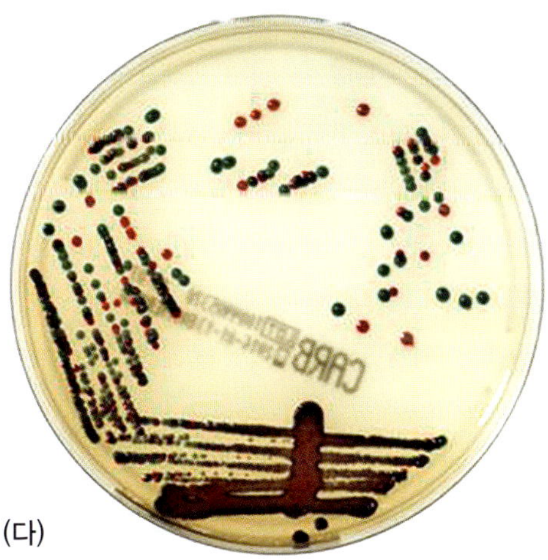

(다)

대변과 직장면봉검체에서 18~24시간 배양 후

가: *K. pneumoniae* 녹색

나: *E. coli* 는 핑크브라운색

다: 혼합된 평판

8) Candida 발색배지(CHROMID® CAN2, Biomerieux사)

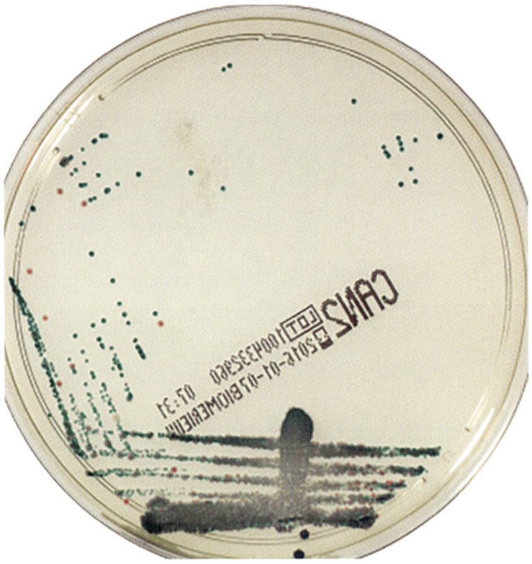

*C. albicans*은 밝은 녹색을 띠고, *C. tropicalis*는 금속성 청색이나 진청색이며 *C. krusei*는 테두리는 흰색, 중앙은 옅은 분홍색을 띈다. 다른 종이나 *C. glabrata*는 짙은 자색, 다른 효모종들은 배지 자체의 색을 띈다.

5. 검체별 용기

번호	검체종류	용기 및 검체량
1	상기도 비인두 도밀물 구인두 도말물	용기: UTM 배지 검체량: 하나의 UTM 배지에 비인두와 구인두 도말물 동시 채취 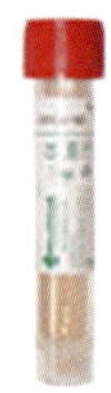
2	하기도 가래(Sputum)	용기 : 멸균용기(50 mL) 검체량 : 3 mL 이상 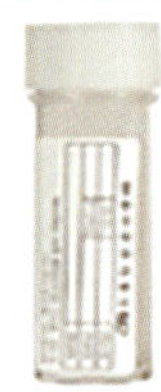

구인두 도말물 채취 방법

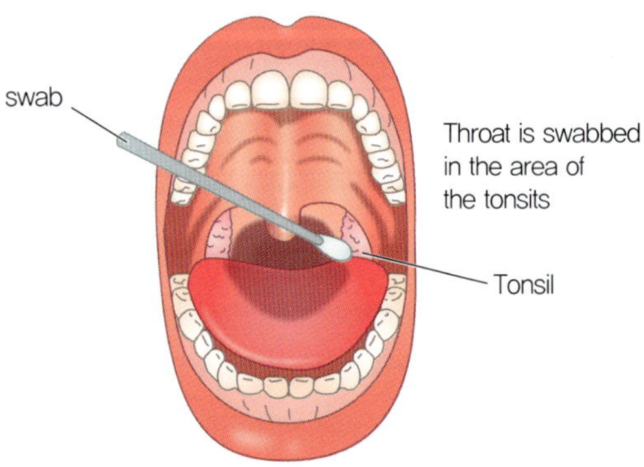

Throat swab

비인두 도말물 채취 방법

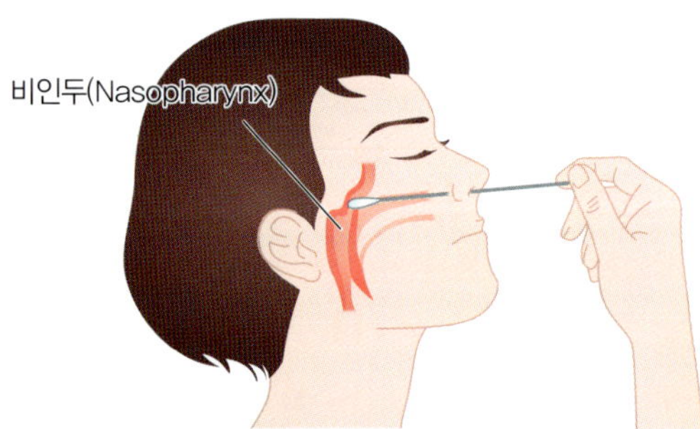

출처: 질병관리본부 신종코로나바이러스 확인을 위한 검체 채취방법 안내(2020.1.24)

6. 수송배지(transport media)

1) 바이러스 수송 배지(viral transport media, VTM)

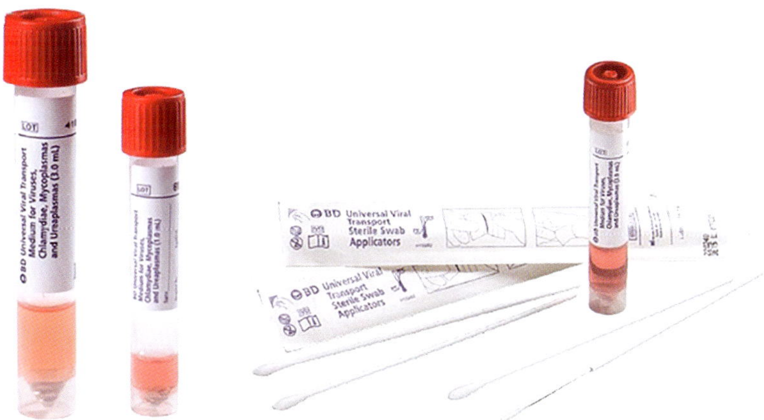

호흡기 바이러스 검체 채취기를 사용하여 비인두, 구인두 도찰 후 배지에 무균점으로 넣은 후 검사실로 수송할 때 사용된다.

2) 세균 수송 배지(bacterial transport media)

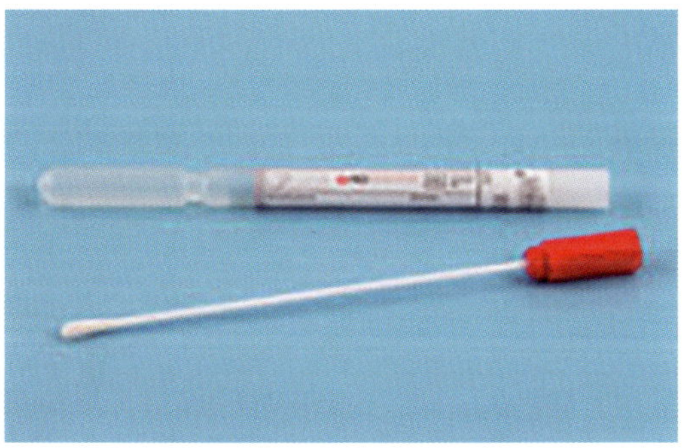

COPAN-Transport(Single)

접종, 배양하기까지 시간이 늦어지거나 원거리에 검체를 수송하거나 할 때 세균이 사멸하지 않도록 고안된 검체 수송용 배지로서 기본배지로는 Amies transport medium (w/o charcol)을 사용하고 있으며, 면봉이 한 개로 구성되어 있다.

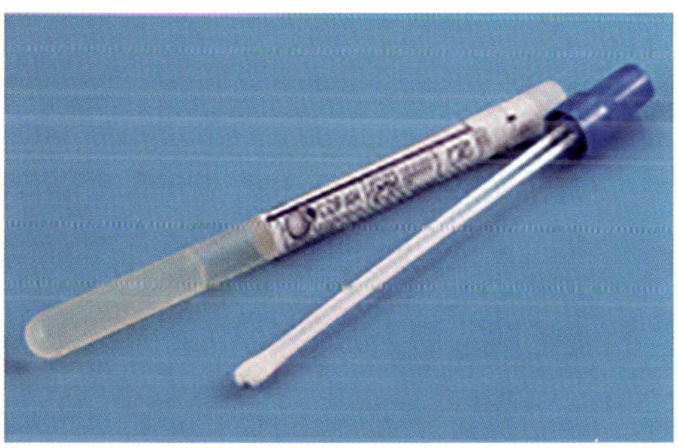

COPAN-Transport(Double)

접종, 배양하기까지 시간이 늦어지거나 원거리에 검체를 수송하거나 할 때 세균이 사멸하지 않도록 고안된 검체 수송용 배지로서 기본배지로는 Amies transport medium (w/o charcol)을 사용하고 있으며, 면봉이 두개로 구성되어 있어 하나는 그람염색용으로서 사용하고 다른 하나는 배양용으로 사용된다.

3) 수송배지 튜브면봉(ASAN-Transport Medium)

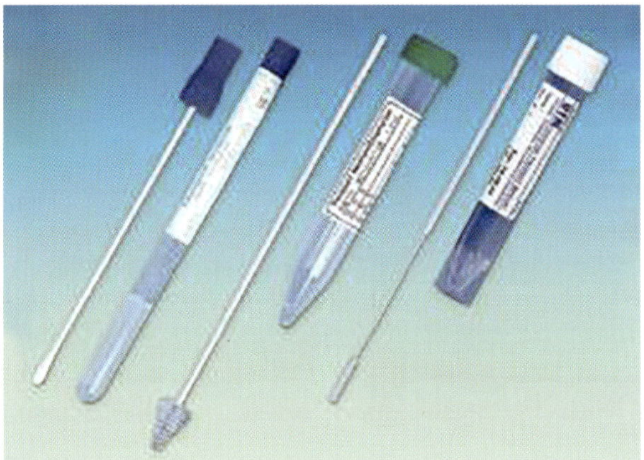

4) Buffered glycerol saline

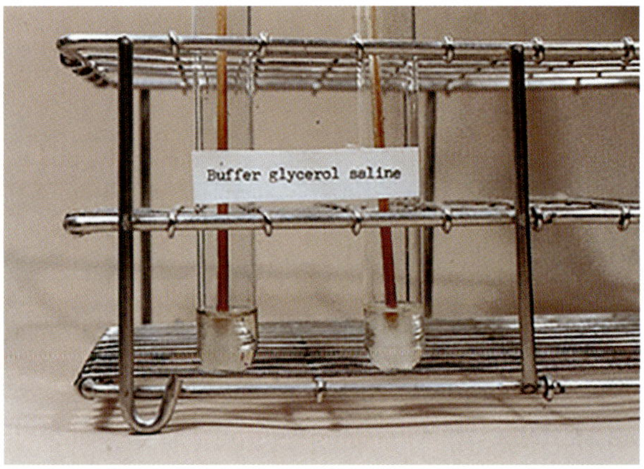

검체를 즉시 배양하지 못할 경우 보존액에 넣어 보존시킨다. glycerine이 들어 있어 균체 보존에 좋다. Vibrio 균속 수송에 이용된다.

5) Anaerobic collection & transport medium (무산소성 검체 채취 및 수송배지)

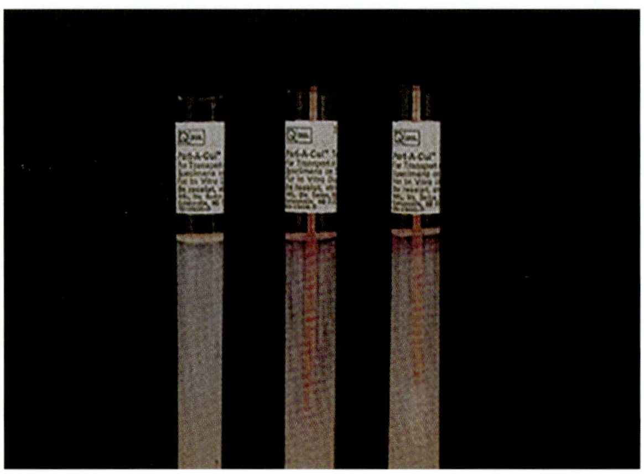

PORT-A-CUL tubes는 무산소성 검체 채취 시 보존하거나 수송 시 이용되는데 반고형배지로 건조방지, O_2의 침입을 막고, 균의 생명력을 보존시켜주고, O_2가 없으면 resazurin 지시 색소가 무색이다. O_2가 침입하면 산화되어 표면이 분홍색으로 변한다.

1) *Staphylococcus aureus*의 그람염색표본

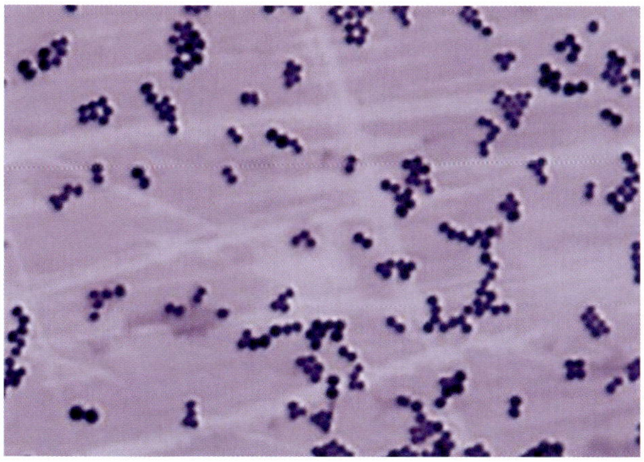

Gram positive cocci in group cluster grape like organism *Staphylococcus aureus*(×1,000).

2) *Micrococcus luteus*의 그람염색 표본

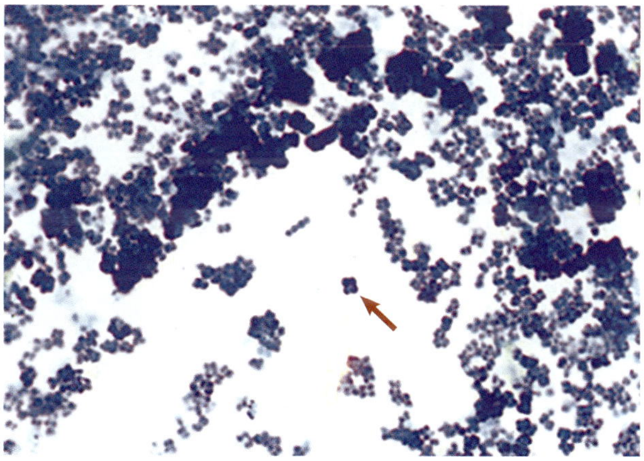

그람양성 쌍(pairs), 사련(tetrad) 및 불규칙한(irregular) 배열을 보이고 있다.

* *Micrococcus*는 산소성 세균이고, 그람염색에서 사련을 보이며, 포도당을 발효하지 않으므로 *Staphylococus*와 감별된다.

3) *Streptococcus pyogenes*의 그람염색 표본

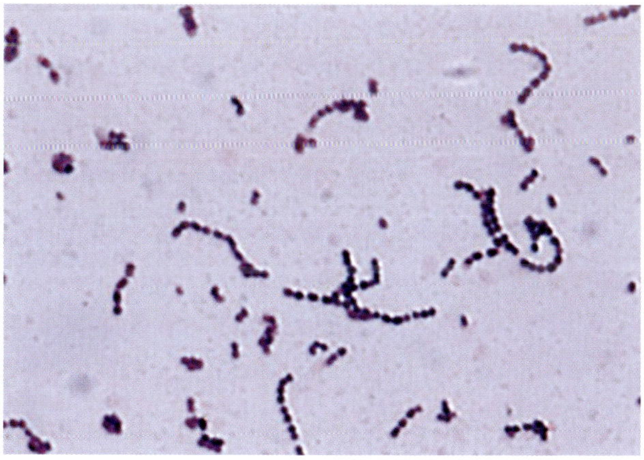

그람양성 사슬모양배열(Gram positive cocci in chain)(×1,000).

4) 방광염 환자의 요검체에서 *Enterococcus faecium*의 그람염색 표본

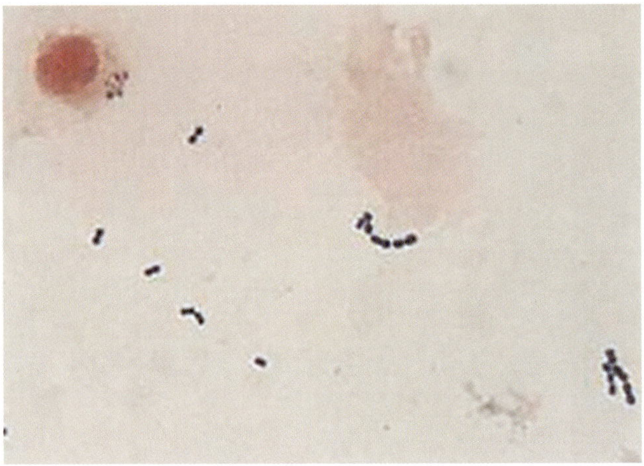

*E. faecium*은 그람양성 쌍알균과 짧은 사슬 배열이 보인다.

11시 방향에는 백혈구가 보이는데, 모든 세포는 그람염색에서 그람음성으로 나타나고, 액체배지에 배양하면 사슬배열이 더 길어진다(×1,000).

5) *Streptococcus pneumoniae*(폐렴알균)의 그람염색 표본

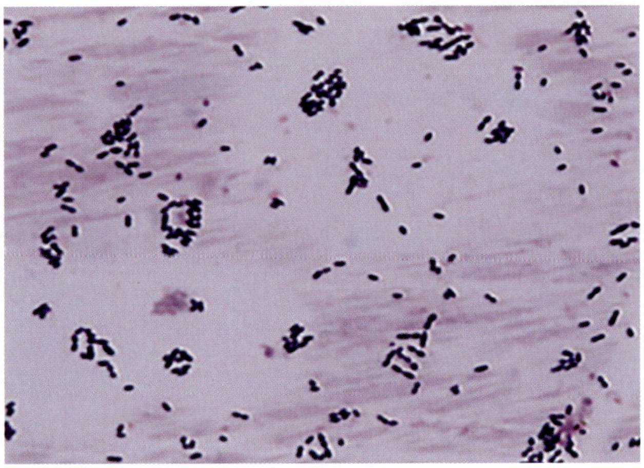

그람양성 란셋 모양의 쌍알균(Gram positive lancet-shaped diplococci)(×1,000).

6) 혈액우무 배지에 배양한 무산소성(혐기성)인 *Peptostreptococcus anaerobius*의 그람염색 표본

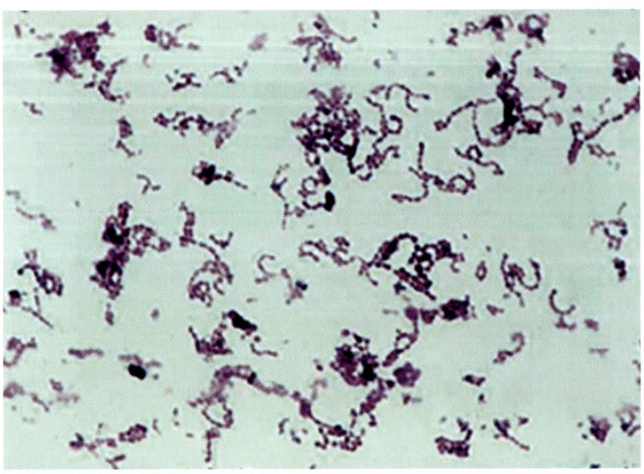

그람양성 알균이 짧거나 비교적 긴 사슬을 보인다.

*Peptostreptococcus*는 *P. anaerobius*와 *P. micros* 2균종만이 남아 있고, 다른 균종은 *Peptoniphilus, Finegoldia, Anaerococcus* 등에 속하게 되었다(×1,000).

7) *Bacillus subtilis*(고초균)의 아포염색

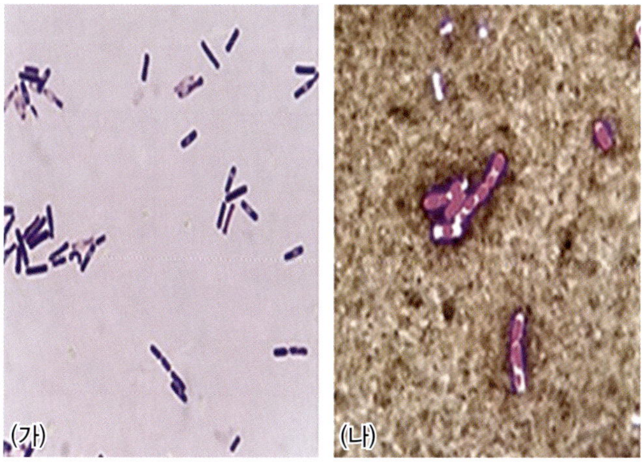

(가) (나)

가 : *Bacillus subtilis* 균을 Gram stain하여 광학현미경 관찰하면 청자색 막대균체 중앙에 하얀 아포(spore)가 형성되어 있다.(×1,000)

나 : *Bacillus subtilis* 균을 Carbol fuchsin 용액을 넣어 15~20분 끓인 후 원심한 침사에 묵집을 놓고 관찰하면 어두운 흑색 배경에 하얀 균체 속에 적색의 아포(spore)가 형성되어 있다(×1,000).

8) *Corynebacterium diphtheriae*의 Albert 염색 표본

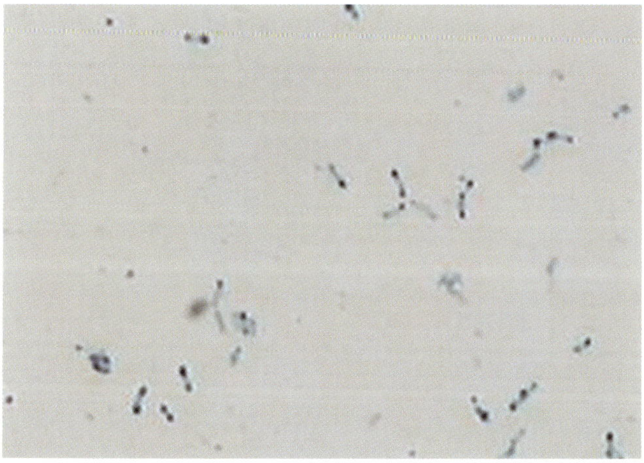

Loeffler serum 배지에 배양된 디프테리아균의 Albert 염색으로 관찰된 이염색소체(異染色小體, metachromatic granule)는 진한 청색으로 보인다(×1,000). 이러한 특징은 디프테리아균 뿐만 아니라 정상균무리(상재균)인 *Corynebacterium* spp.에서도 볼 수 있다.

9) 질김체에서 *Lactobacillus*의 그람염색 표본

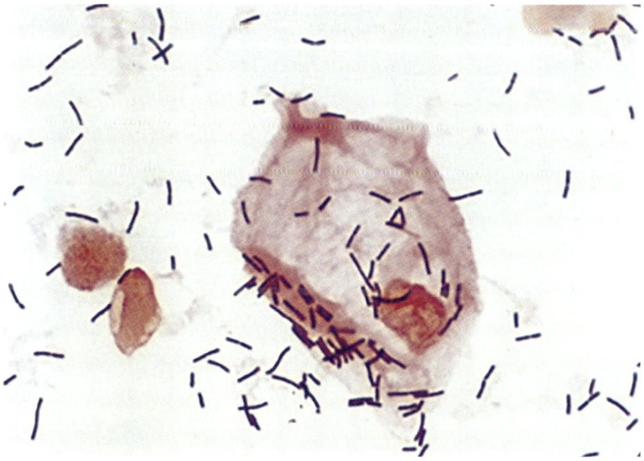

그람양성 길고 곧거나 약간 굽은 막대균(×1,000).

10) 객담에서 항산성 막대균 염색표본(Sputum for AFB stain)

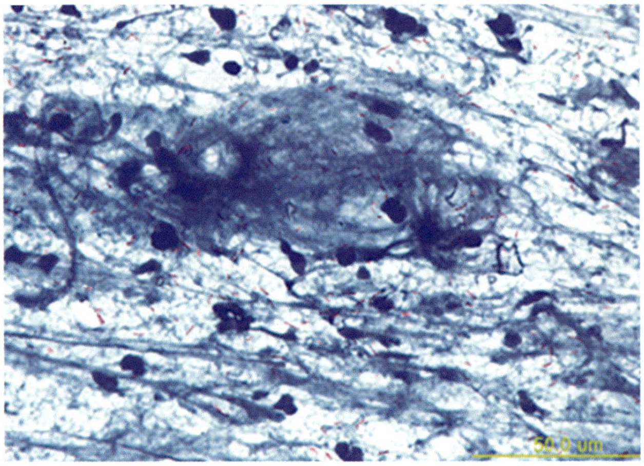

항산성 막대균(acid-fast bacillus, AFB)인 *Mycobacterium tuberculosis*(결핵균)는 적색으로 보이고, AFB 이외의 세균이나 다른 백혈구 등의 세포는 청색으로 보인다(Acid-fast bacilli in seen *Mycobacterium tuberculosis*(×1,000).

11) *Clostridium perfringens* 그람염색 표본

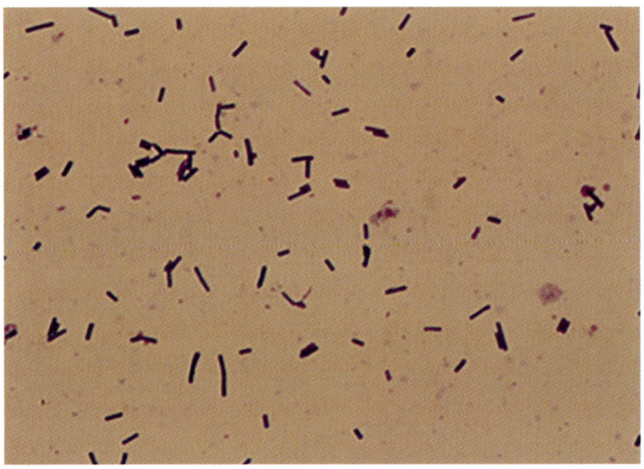

Thioglycollate broth에 배양한 후 그람염색은 그람양성 균단이 모가 난 화물열차(boxcar) 같은 모양의 막대균이며, 아포가 잘 안 보이는 것이 이 세균의 특징이다(×1,000).

12) *Neisseria gonorrhoeae*의 그람염색표본

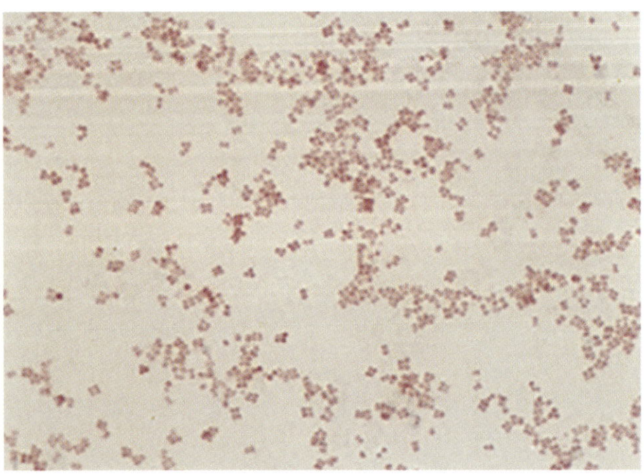

그람음성 강낭콩 모양의 쌍알균(Gram-negative kidney-bean shaped diplococci)(×1,000).

13) 요도분비물의 직접도말표본에서 관찰되는 *Neisseria gonorrhoeae*

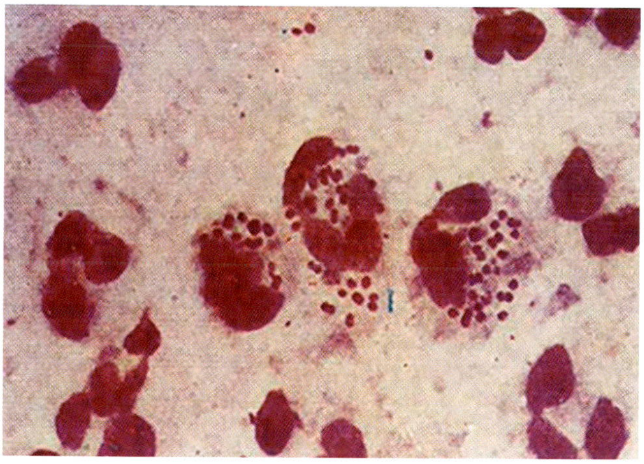

임균은 그람음성 세포 내와 세포 외 쌍알균(Gram negative intracellular & extracellular diplococci)이 특징이다(×1,000).

* 그람음성 세포 내 쌍알균(Gram-negative intracellulat diplococci, GNID)이 남자인 경우 요도분비물에서 보이면 98%가, 여자인 경우 자궁경부의 50~60%가 임균배양 결과와 일치한다.

14) *Escherichia coli*의 그람염색 표본

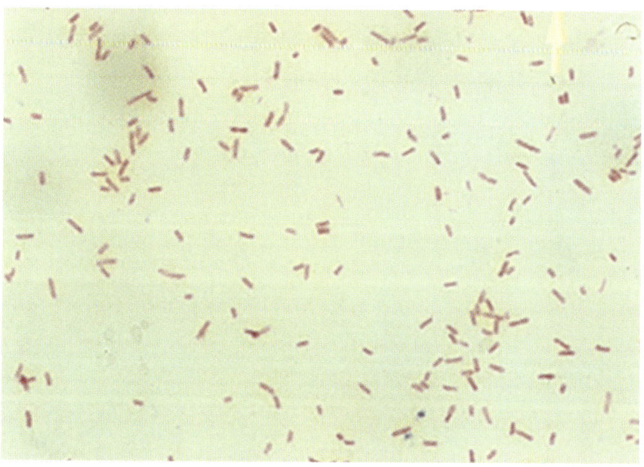

그람음성 곧은 막대균(Gram negative bacilli in seen, *Escherichia coli*)(×1,000).

15) 객담의 그람염색에서 관찰되는 협막있는 *Klebsiella pneumoniae*

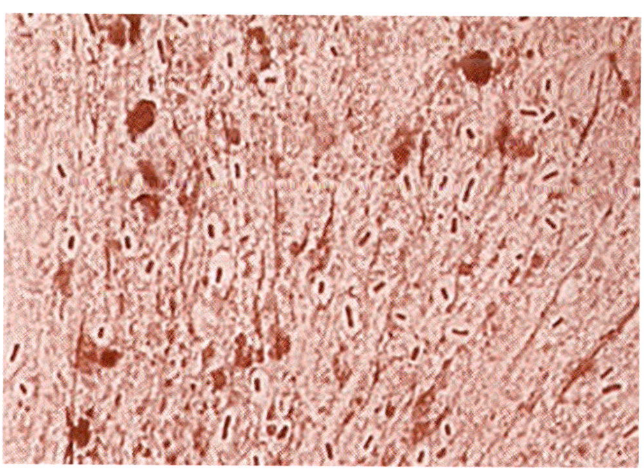

곧은 막대균 주위에 무색으로 협막(capsule)이 보인다. 균체 주위에 협막이 보인다(×1,000). 협막은 탐식작용을 저지하며, 협막이 있는 균은 병 독력이 더 강하다. 우리나라 3대 수막염균 즉, *Haemophilus influenzae, Streptococcus pneumoniae, Neisseria meningitidis*는 협막이 있는 대표균주이다.

16) 편모염색(*Leifson' Flagella stain*)-*Proteus mirabilis*

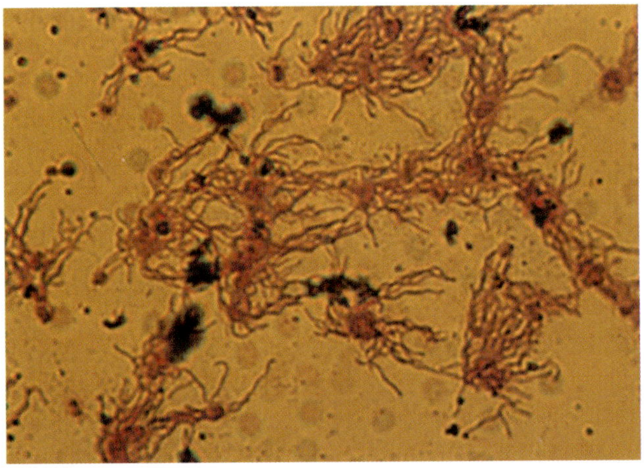

균 주위에 주모성 편모가 적색으로 보인다(×1,000).

17) *Vibrio cholerae*의 그람염색 표본

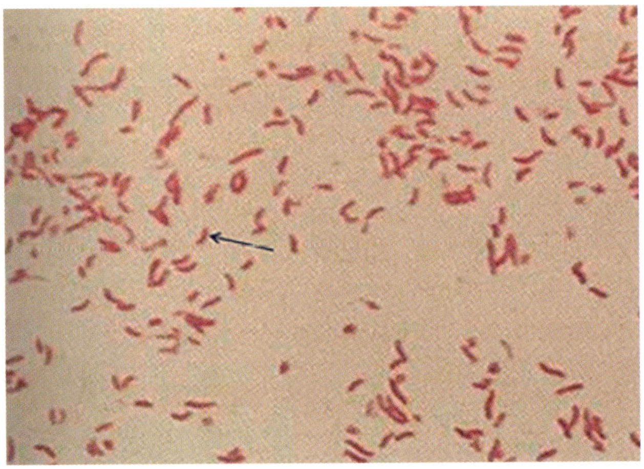

그람음성 콤마형 또는 S자형의 막대균이 보인다(←)(×1000).

18) 혈액우무배지에서 *Campylobacter jejuni*의 그람염색 표본

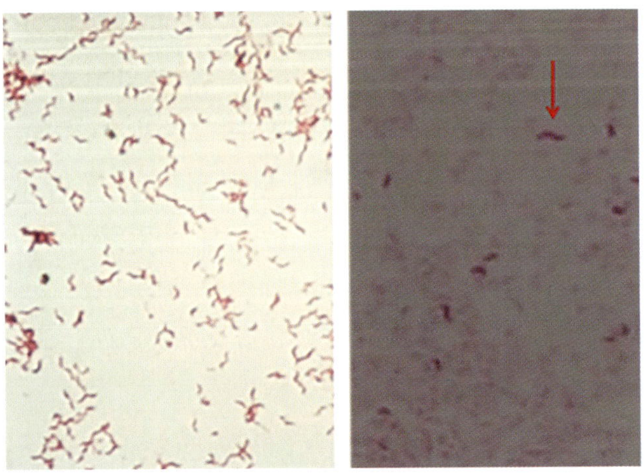

*Campylobacter jejuni*는 그람음성 굽은 또는 S자형의 막대균이다(↓)(×1,000).

19) 치근 음화염색 (Negative stain of dental root)

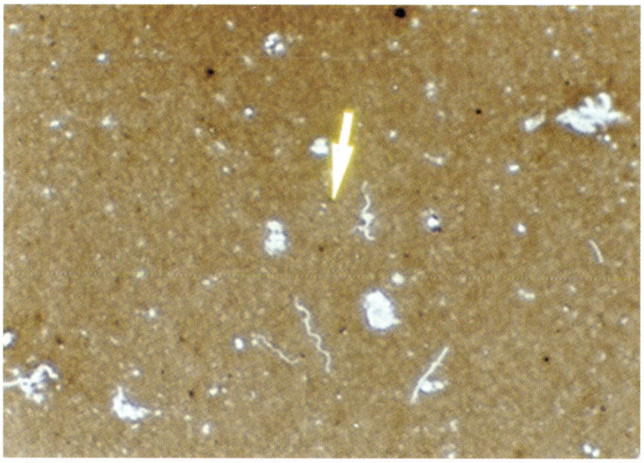

치근을 먹물(india ink)과 혼합하여 도말한 것. 나선균과 긴 막대균이 보인다(×1,000).

20) *Candida albicans*의 그람염색 표본

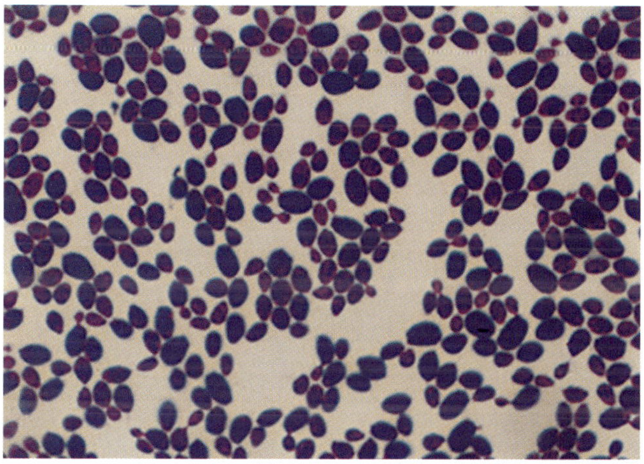

그람양성 분아(budding)된 혹은 분아 안 된 단세포가 구형 혹은 난형 또는 구형의 단세포로 대부분의 진균은 그람양성으로 염색된다. *Candida albicans*(×1,000).

21) *Cryptococcus neoformans*의 협막관찰을 위한 먹물 표본 (India ink mount)

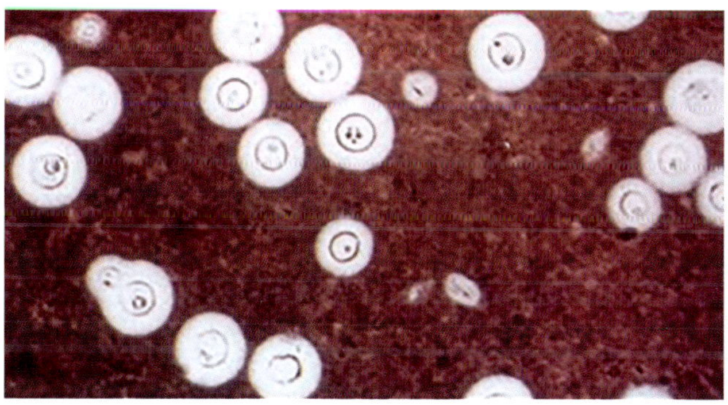

*C. neoformans*의 세포는 분아된 단세포(budding yeast cell)나 분아 안 된 단세포 주위에 무색의 넓은 협막으로 둘러싸여 있다. 배경은 검은색을 보인다. *C. neoformans* 감염에 의한 수막염인 경우, 척수액의 먹물표본의 사진과 같은 결과는 매우 진단 가치가 높다(×1,000).

22) L929 세포에 감염된 리케치아(*Rickettsia. prowazekii* : 발진티푸스 원인균)

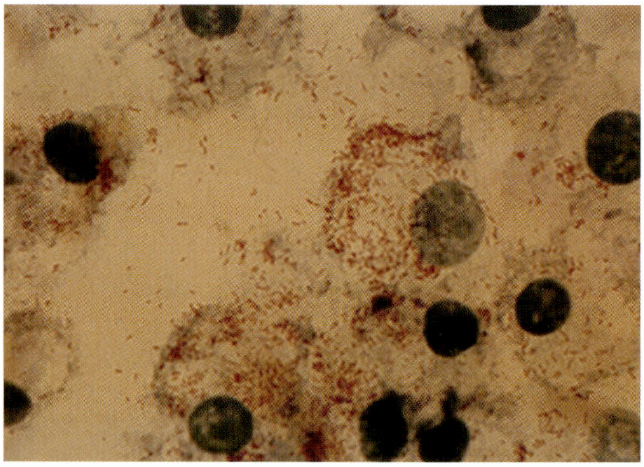

Giemsa 염색한 것(×1,000)

23) L929 세포에 감염된 리케치아(*R. prowazekii*)의 주사전자현미경(Scanning electron microscope) 사진

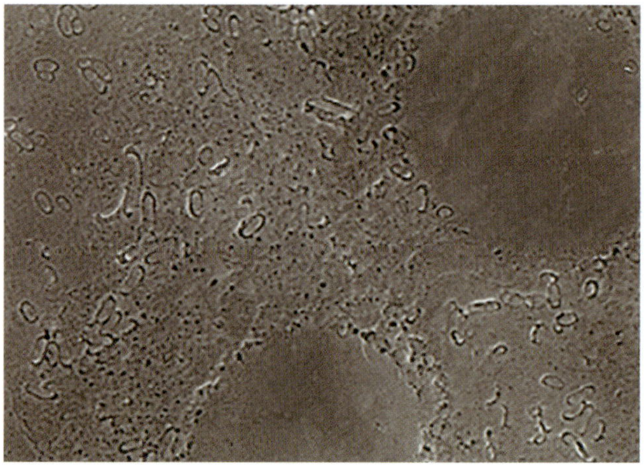

사진배율 : ×2,500
인화한 배율 : ×5,000
(실제배율)

24) Vero E6 세포에 감염된 한탄바이러스(신증후출혈열 바이러스)의 간접형광항체법(Indirect fluorescence assay)에 의한 반응

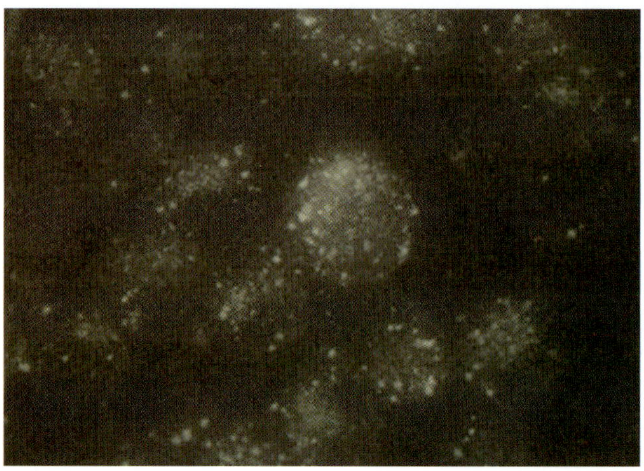

25) 주사전자현미경으로 관찰한 *Staphylococci*

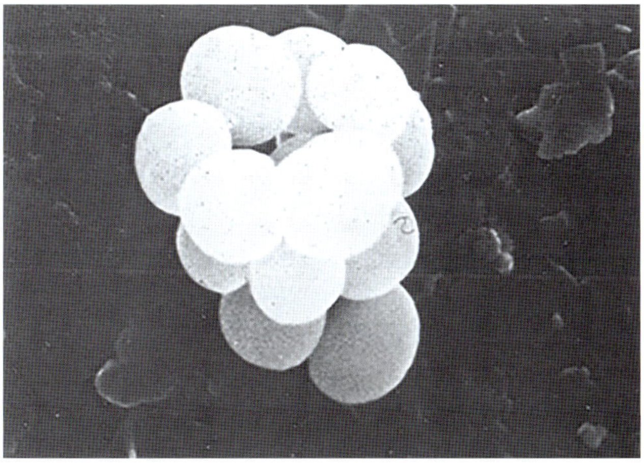

포도송이 모양의 배열을 하고 있으며 균의 크기는 0.5~1.0 μm이다.

26) 주사전자현미경으로 관찰한 *Escherichia coli*

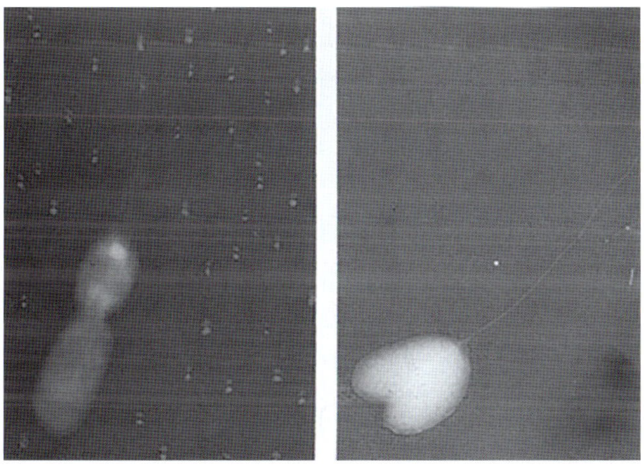

막대모양 막대균으로 1~2개의 편모가 있으며 2분열을 하는 과정이다(×12,500).

27) 주사전자현미경으로 관찰한 *Vibrio parahemolyticus*

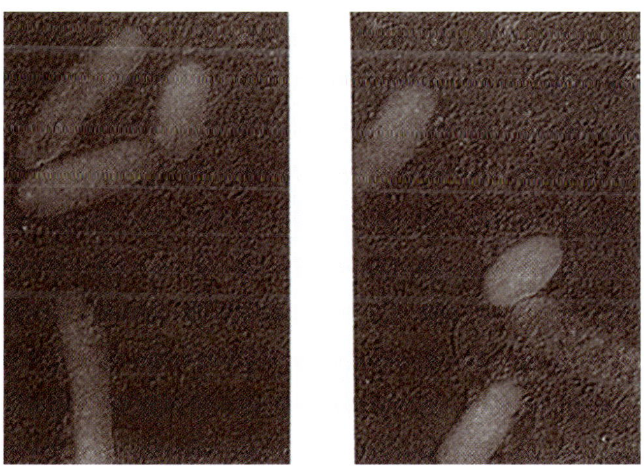

막대모양 막대균으로 극성단모성 편모를 가지고 있다(×10,000).

28) 주사전자현미경으로 관찰한 *Neisseria gonorrhoeae*

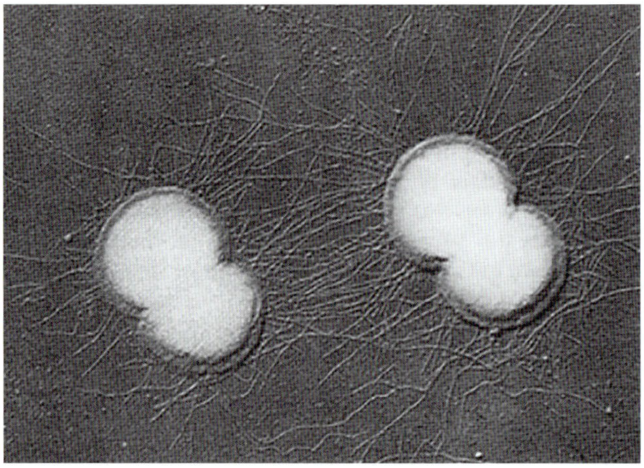

쌍알균으로 균체 주위에 pili(섬모)가 있다. 섬모는 부착과 유전자를 전달하는 역할을 한다.

29) 주사전자현미경으로 관찰한 *Pseudomonas aeruginosa* 균체 한쪽에 극성 편모가 있다.

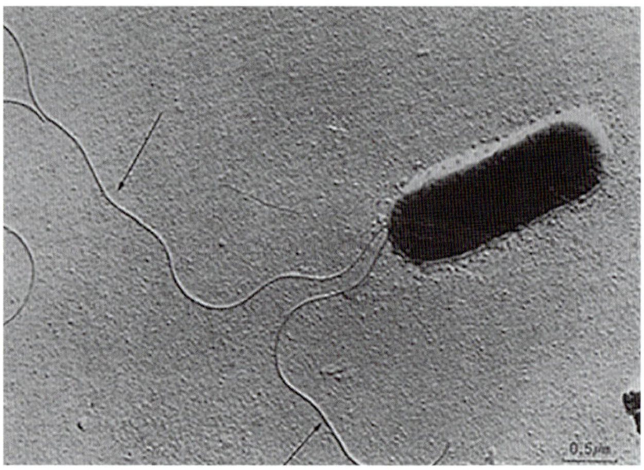

30) 주사전자현미경으로 관찰한 *Candida albicans*

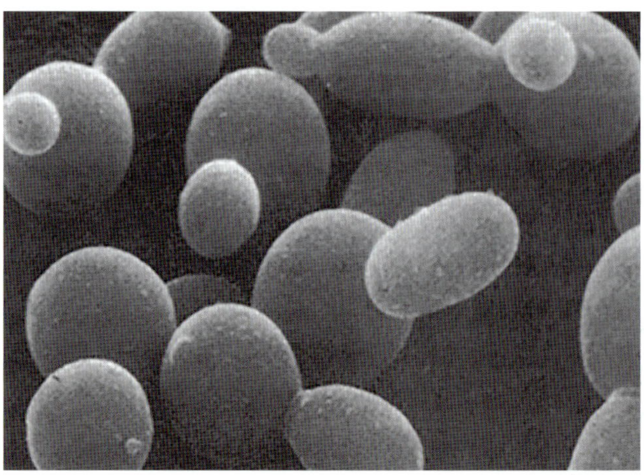

효모형의 진균인 *C. albicans*는 원형 또는 난형의 세포가 분아(출아, budding)에 의해 증식된다(×6,200).

2

31) 항원입자 전자현미경 사진 Hepatitis A virus (HAV)

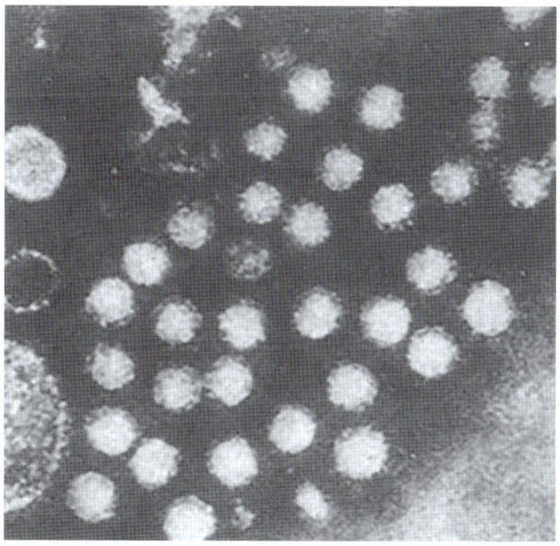

환자 분변을 전자현미경으로 관찰한 Hepatitis A 항원 입자로서 소형 22 nm 크기의 구상(spheres)으로 보인다(×250,000).

* HAV는 Picornaviridae과에 속하는 RNA 바이러스이다. 정이십면체 캡시드이며, 외피가 없고 단일가닥 RNA 게놈을 갖고 있다.

32) 항원입자 전자현미경 사진 Hepatitis B virus(HBV)

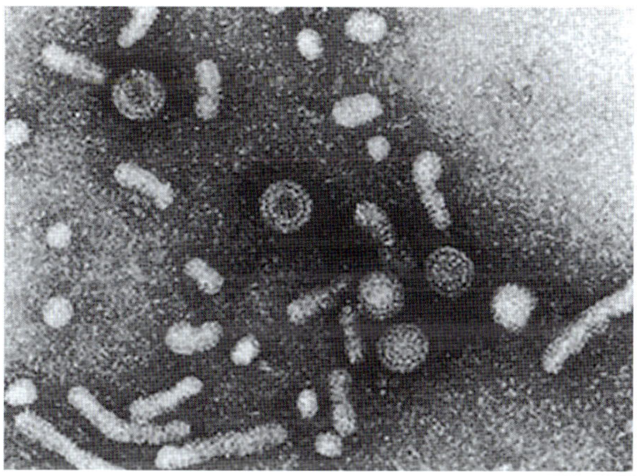

B형간염 환자혈액을 전자현미경으로 관찰한 Hepatitis B 항원 입자로서 소형 20 nm 크기의 구상입자(spheres), 직경이 20 nm이고 길이가 100 nm인 관상입자(tubules), 보다 복잡한 42 nm 크기의 Dane 입자가 보인다(×250,000).

* Dane 입자가 B형간염 바이러스(HBV)이다.
* HBV는 Hepadnaviridae과이며, 외피보유 DNA 바이러스이다.

33) HIV(사람면역결핍증바이러스) 전사현미경 사진

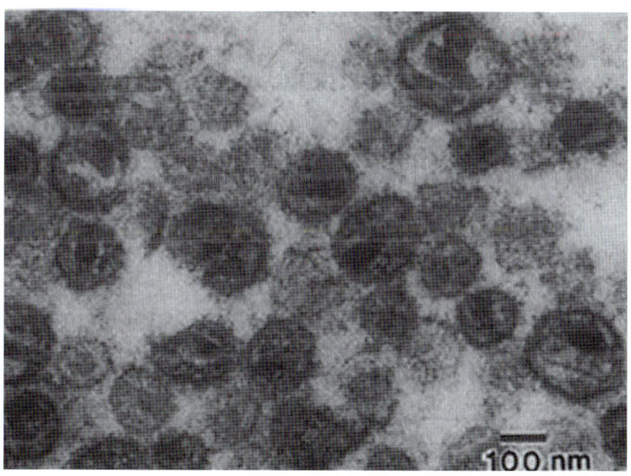

Virus의 중앙부는 전자밀도가 조밀한 원통형의 core가 존재하며 그 외부에는 lipid와 glycoprotein으로 구성된 envelope로 둘러싸여 있다.

* Retroviridae과로 유외피 RNA 바이러스로 혈액, 정액, 모유, 성기분비액을 통해서 가염되며, 또한 산모로부터 신생아가 감염된다.

제 3 부

항균제 감수성 검사

1. 항균제 감수성 검사

CHAPTER

01 항균제 감수성 검사

1. Disk 확산법(변법 Kirby-Bauer법) 항균제 감수성 시험

1) Mueller-Hinton medium(pH 7.2~7.4, 배지 두께 4 mm)

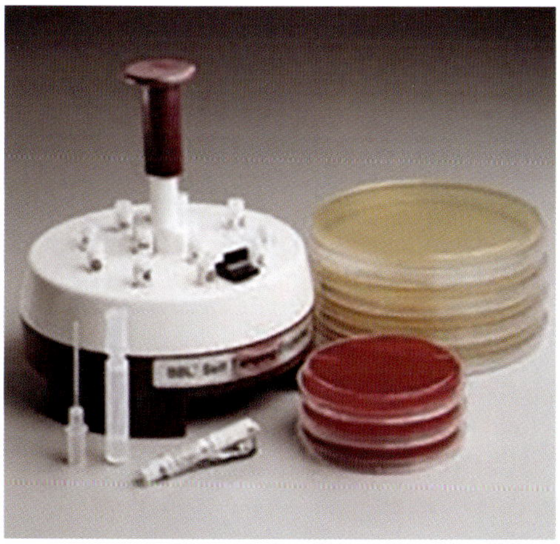

항균제 감수성은 Mueller-Hinton agar를 사용해야 한다. 만든 배지는 냉장고에 보관하되 1주일 이상 보관 시는 비닐주머니에 넣어서 마르지 않게 하며 배지를 사용하기 전에 항온기에 넣어서 표본의 수분을 말린다. MH agar 배지에는 peptone 대신에 casamino acid가 들어 있다.

peptone 성분이 배지 내에 있으면 sulfa 계통에 영향이 있어 억제대 형성이 저지된다.

참고: ① *Staphylococcus*의 methicillin 감수성을 시험할 배지에는 oxacillin salt agar 선별법에서는 NaCl을 2% 되게 넣고, ② *Streptococcus*를 시험할 때는 혈액을 넣는 것이 좋고, ③ 임균을 시험할 때는 GC agar base에 1%의 defined supplement를 넣으며, ④ *Haemophilus*는 Haemophilus test medium(HTM)을 써서 시험한다.

2) 항균제 디스크

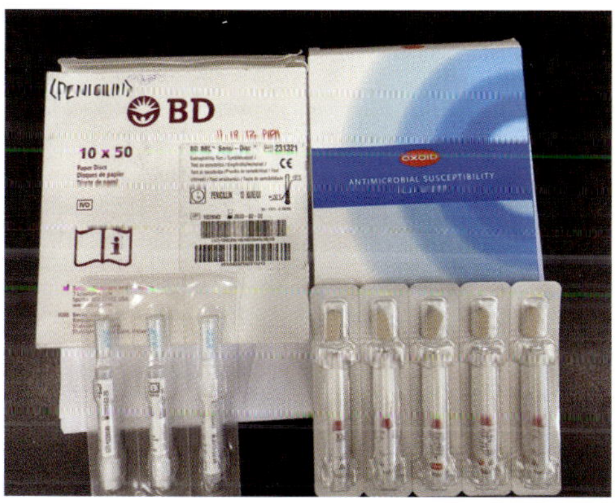

디스크는 2~8°C 냉장고나 -14°C 이하의 냉동고에 보관한다. penicillin류나 cephalosporin류의 디스크를 장기간 보관할 때는 반드시 냉동해야 한다. 사용 중인 디스크는 1주일간은 냉장고에 보관해도 된다. 냉장했던 디스크는 이슬이 맺히는 것을 막기 위해서 실온에 1~2시간 두었다가 용기를 열어야 한다. 디스크가 들어 있는 디스크를 놓는 기구는 탈습제와 함께 뚜껑이 꼭 맞는 용기에 보관해야 한다. 유효기간이 지난 디스크는 사용하지 말아야 한다.

3) 디스크 분주기(Disk Dispensers, Becton Dickinson)

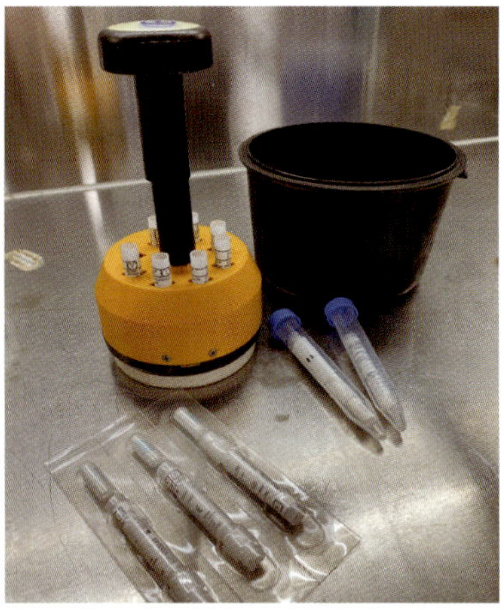

각종 항균제 디스크를 dispensers에 넣어 사용한다. dispenser에는 6, 8, 12개 종류의 항생제 disk를 넣어 사용하도록 되어 있다.

* Disk dispenser가 없는 경우에는 끝이 가는 핀셋으로 병에서 꺼내어 평판배지에 놓는다.

4) Mueller-Hinton 배지 접종

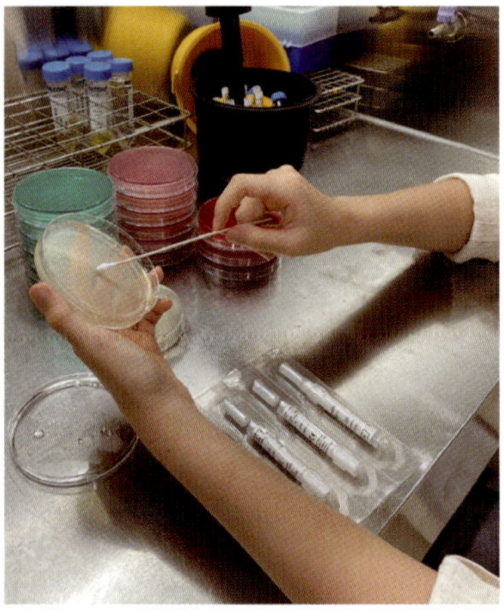

잘 분리배양된 집락 3~5개를 4~5 mL의 tryptic soy broth(TSB)에 접종하여 엷게 혼탁될 때까지 35°C에 2~5시간 배양한다. 식염수나 TSB로 희석하여 McFarland 제 0.5관 탁도에 맞춘 후 20분 이내에 평판배지에 접종해야 한다.

Mueller-Hinton agar에 면봉으로 세균액에 담갔다가 꺼내어 시험관벽에 대고 돌려서 액체를 짜낸다. 이면봉으로 배지 표면에 고르게 바른 다음 3~5분간 실온에서 말리고 15분 이내에 disk dispenser를 써서 디스크를 놓는다.

5) 세균 접종 후 디스크 분주기(disk dispensers를 이용하여 disk 접종)

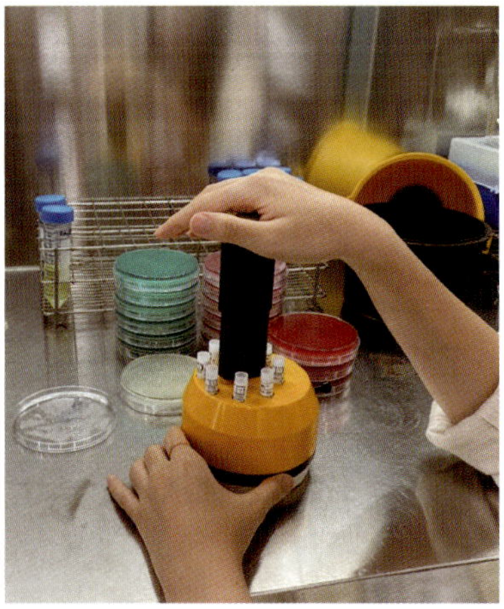

디스크 분주기에 각 항균제 디스크가 있어서 배지에 대고 dispenser를 손으로 누르면 각 항균제 disk가 배지 표면에 떨어진다. disk를 두 disk의 중심으로부터 중심까지의 거리는 24 mm 이상이 되어야 하고 Petri dish 가장자리에서 15 mm 이상 떨어지게 항균제 disk를 놓는다.

6) 항균제 디스크를 놓는 장면

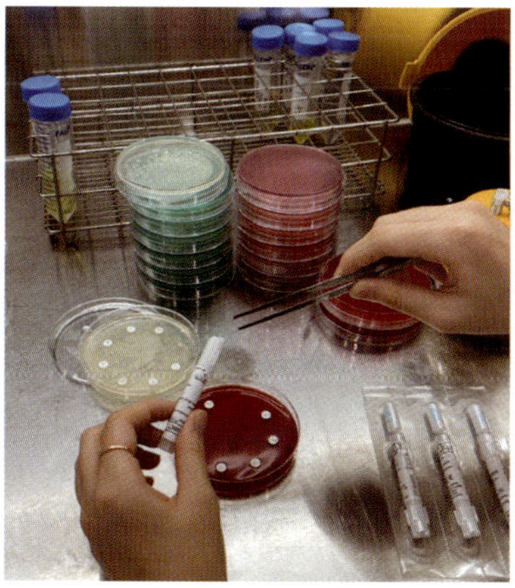

dispenser가 없을시에는 항균제 disk를 놓고 핀셋 끝으로 디스크를 눌러서 배지 표면에 밀착시킨다. 디스크를 놓고 15분 이내에 35℃ 산소성 항온기에 넣어 배양한다. 배양시간은 16~18시간 또는 규정된 시간 배양한다. *Haemophilus*나 임균은 5~10% CO_2 항온기에 배양한다.

7) 항균제 감수성 시험

(1) *Staphylococcus aureus*의 디스크 감수성 시험

① 항균제 약어(농도), 항균제 종류

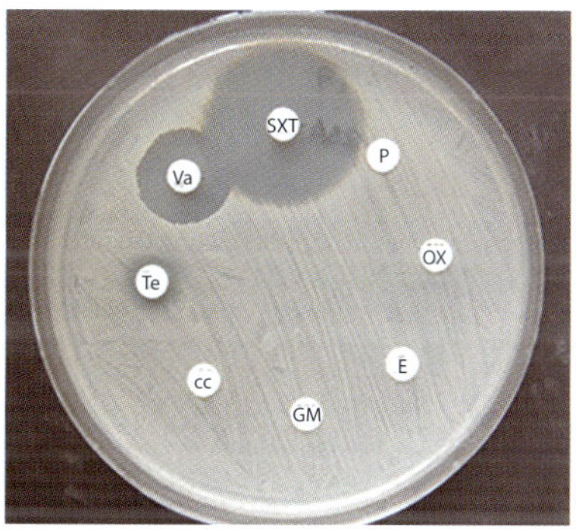

- SXT(1.25~23.75 μg) Trimethoprim-Sulfamethoxazole : S
- Va(30 μg): Vancomycin : S
- Te(30 μg): Tetracycline : R
- CC(2 μg): Clindamycin : R
- GM(10 μg): Gentamicin : R
- E(15 μg) Gentamicin : R
- OX(1 μg): Oxacillin : R
- P(10 U): Penicillin : R
- S, susceptible(감수성); R, resistant(내성)

* Oxacillin에 내성인 *S. aureus*이므로 MRSA균주이다.

(2) Methicillin-resistant *Staphylococcus aureus* (MRSA)

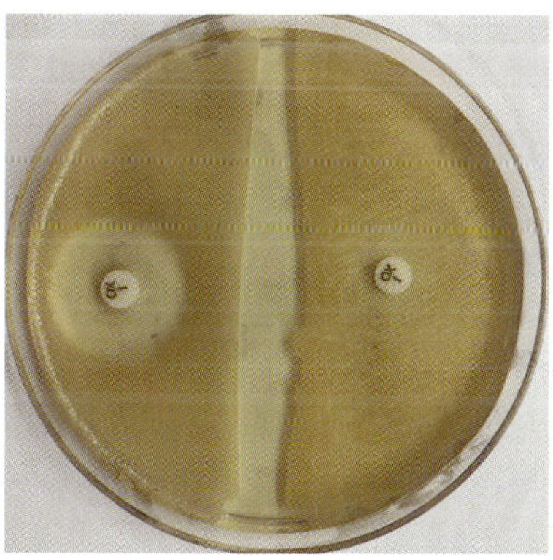

Methicillin 내성 *Staphylococcus* spp.는 oxacillin 또는 cefoxitin 내성이거나, *mecA* 유전자를 가지고 있다. oxacillin 또는 cefoxitin에 내성이지만 표현은 methicillin 내성으로 한다. CLSI에서는 methicillin 감수성 시험에서 oxacillin보다 cefoxitin을 추천한다.

oxacillin은 methicllin에 비해 시약의 안정성이 높으며, cefoxitin은 oxacillin보다 판독이 용이하다.

* Methicillin 감수성 시험은 35℃, 24시간, 투과광선으로 판독한다.

(3) Vancomycin resistant Enterococci(VRE)

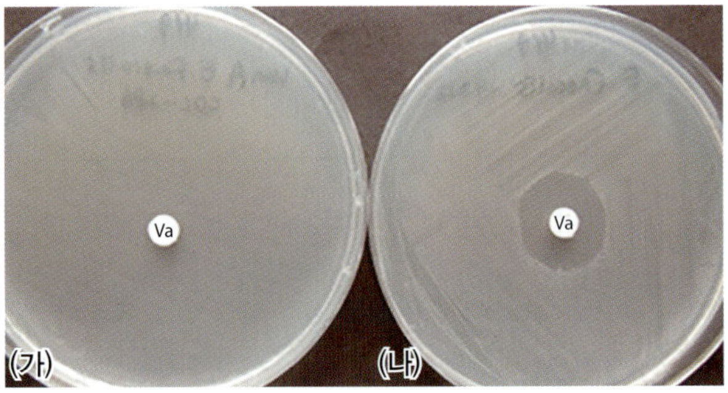

가: VRE 균주 35°C에서 24시간 MH agar에 배양 후 판독함

- CLSI 기준: vancomycin 억제대 지름 ≤14 mm 내성

나: vancomycin 감수성 *Enterococcus*

- CLSI 기준: vancomycin 억제대 지름 ≥14 mm 감수성

(4) D-zone test

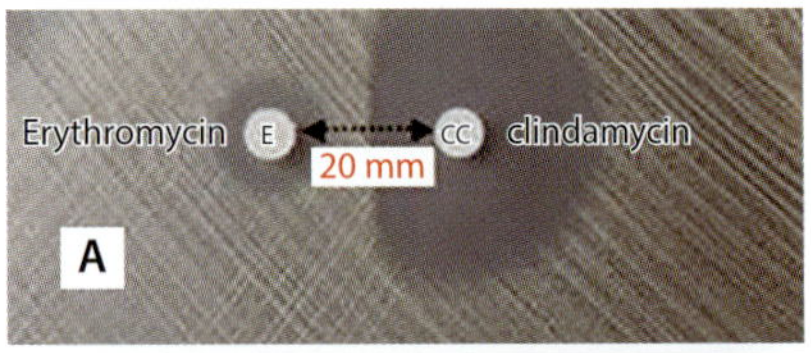

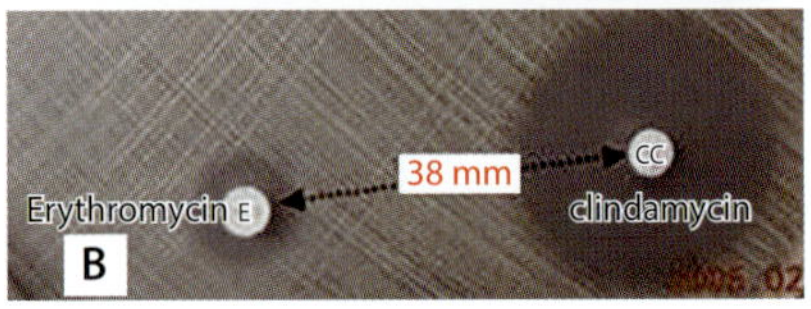

- 유도성 clindamycin 내성 *Staphylococcus*(A)
- erythromycin에 내성이면서 clindamycin에 감수성인 균주는 유도성으로 clindamycin에 내성인지 시험해야 한다. D-zone test로 유도성 clindamycin 내성을 검출하는 방법이다. clindamycin디스크 옆 15~20 mm 거리에 erythromycin 디스크를 놓고 시험하여 clindamycin의 억제대가 D자처럼 보이면 D-zone test 양성이며, clindamycin 내성으로 보고한다(A).
- clindamycin 디스크옆 38 mm 거리에서는 내성이여도 D자를 볼 수 없다(B).

(5) Vancomycin 내성 *Staphylococci*

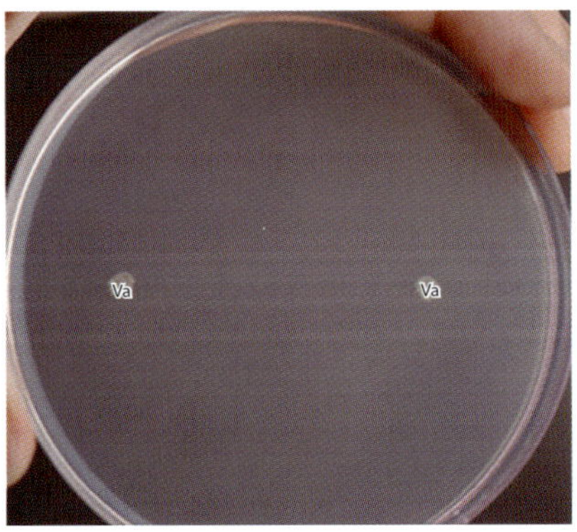

- 디스크법으로는 vancomycin 감수성(MIC 2 μg/mL)인 균주와 중간 감수성(MIC 4~8 μg/mL)인 균주가 구별되지 않는다. CLSI(2007)의 vancomycin에 대한 감수성 선별법은 6 μg/mL의 vancomycin을 넣은 BHI agar를 사용한다. 하룻밤 자란 집락으로 McFarland 0.5 탁도에 맞춘 균액을 만들고, 10 μL를 배지에 접종한다. 면봉으로 10~15 mm 지름으로 접종할 수도 있다.
- 35°C 공기 환경에 24시간 배양한다. 2개 이상의 집락이 생기거나 투과광선으로 관찰하여 엷은 증식이 있으면 vancomycin에 대한 감수성이 저하된 세균의 예비시험 양성이다.

* 결과: 사진과 같이 증식하면 MIC로 확인해야 한다.

(6) chromID VRE (Vancomycin Resistant Enterococcus) 배지에서 검출법

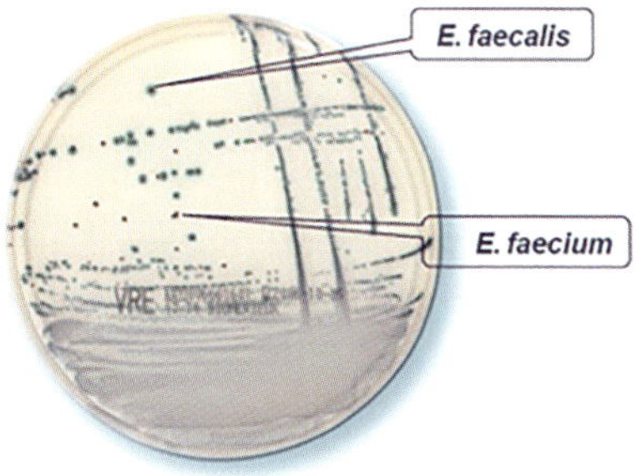

chromID VRE 배지에 변(stool)이나, 직장항문 면봉(rectal swab) 검체를 분리 접종하여 배양하면 *E. faecalis* 균은 blue-geen 집락이고, *E. faecalis* 균은 violet 집락이다.

* genotype Van A & Van B 구별에 이용된다.

* genotype Van C (*E. gallinarum*)균은 발육 억제된다.

(7) *Pseudomonas aeruginosa*(항균제 감수성 검사 정도관리)

① *Pseudomonas aeruginosa* (ATCC 27853)

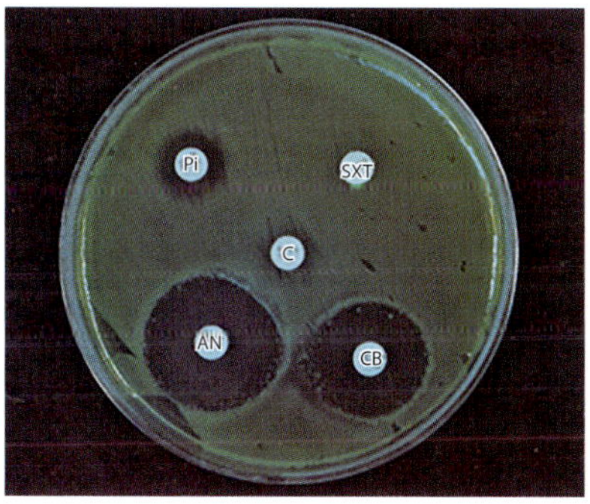

항생제 약자 disk 함량

- Pi (Piperacillin) : 100 μg
- SXT (Trimethoprim-Sulfamethoxazole) 1.25~23.75 μg
- CB (Carbenicillin) : 100 μg
- AN (Amikacin) : 30 μg
- C (Chloramphenicol) : 30 μg

* *P. aeruginosa*는 MH agar배지에서 녹색색소를 보이고 있다.

(8) Extended-spectrum β-lactamase(ESBL) 시험

① Double disk synergy test(DDS)

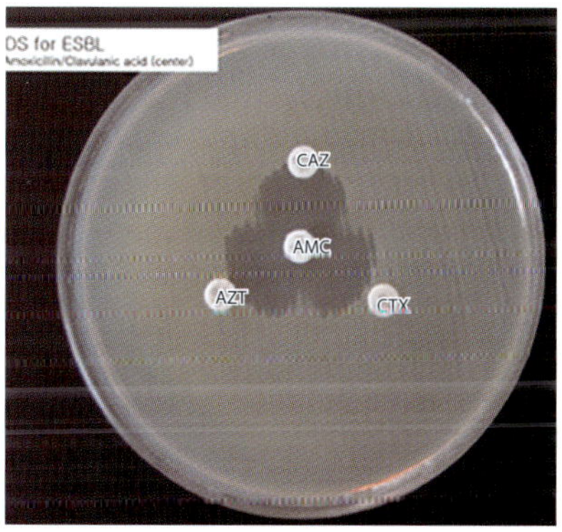

Muller-Hinton agar에 검사하고자 하는 균액(McFarland 0.5)을 도말한 다음, 중앙에 AMC (amoxicillin/clavulanic acid) 디스크를 놓고 주위에 CAZ (ceftazidime), CTX (cefotaxime), AZT (aztreonam), cefepime 등의 디스그를 amoxicillin/claculanic acid 디스크 가장자리로부터 15 mm 정도의 간격을 두고 놓는다. 35℃ 일반배양기에서 18시간 배양 후 디스크 사이에 억제대의 확대를 판독한다. 중앙의 amoxicillin/claculanic acid 디스크와 제3세대 cephalosporin 디스크 사이에 억제대가 생기면 ESBL 양성이다

* ESBL이란 penicillin류, 제1, 2 및 3세대 cephalosporin과 aztreonam을 분해하고(내성) clavulanic acid 등 저해제에 의해 그 활성이 저해되며(감수성), cephamycin(cefoxitin 등)이나 carbapenem(imipenem 등)은 분해하지 못하는 β-lactamase를 말한다.

② CLSI 디스크법

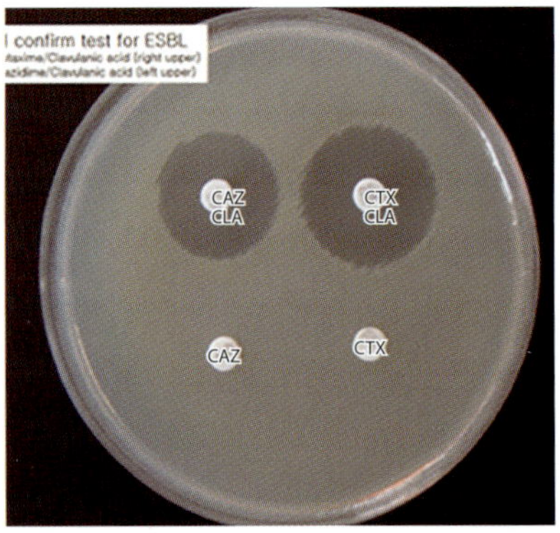

- Muller-Hinton agar에 검사하고자 하는 균액(McFarland 0.5)을 도말한 다음, CAZ (ceftazidime) 디스크와 CAZ-CLA (ceftazidime-clavulanic acid) 디스크, CTX (cefotaxime) 디스크와 CTX-CLA (cefotaxime-clavulanic acid) 디스크(총 4개 디스크)를 놓는다.
- 35℃ 일반 배양기에서 18시간 배양 후 clavulanic acid가 함유된 디스크의 억제대가 5 mm 이상 더 커져 있는 것을 확인한다.

(9) AmpC beta-lactamase 생성

그람음성 막대균 AmpC beta-lactamase 생성 균주는 1, 2, 3세대 cephalosporin 및 cephamycin인 cefoxitin, cefotetan 등에 내성을 보인다. ESBL과 AmpC를 동시에 생성하는 균주는 carbapenem계 항균제인 imipenem, meropenem 등으로 치료한다. AmpC 효소는 boronic acid에 의해 억제된다.

① AmpC 검출용 boronic acid 디스크법

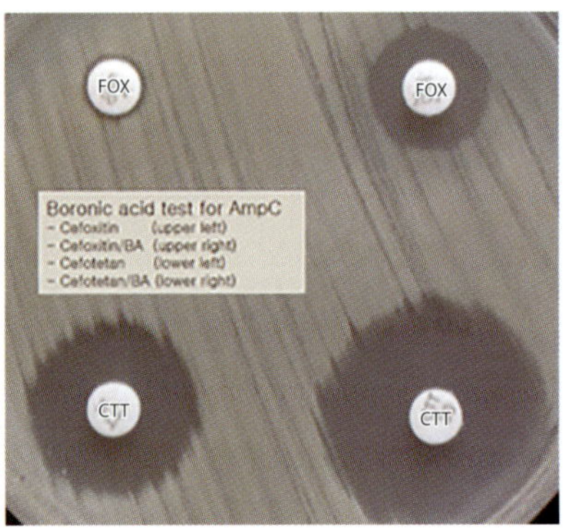

- cefoxitin 디스크에 97% phenylboronic acid (P20009, Sigma)를 20 mg/mL 용액으로 만들어(예 : 40 mg의 phenylboronic acid 파우더를 1 mL의 dimethyl sulfoxide로 녹인 다음, 1 mL의 멸균증류수를 첨가) cefoxitin과 cefotetan 디스크에 각각 20 uL를 첨가하여 30~60분 정도 건조한다.
- cefoxitin, cefotetan 디스크와 boronic acid 첨가 cefoxitin, cefotetan 디스크를 검사하고자 하는 균액(McFarland 0.5)을 바른 Muller-Hinton agar에 놓는다.
- 35℃ 일반배양기에서 배양후 boronic acid가 첨가된 디스크의 억제대가 5 mm 이상 더 커지면 양성으로 판정한다.

② ESBL 검출용 boronic acid 디스크법

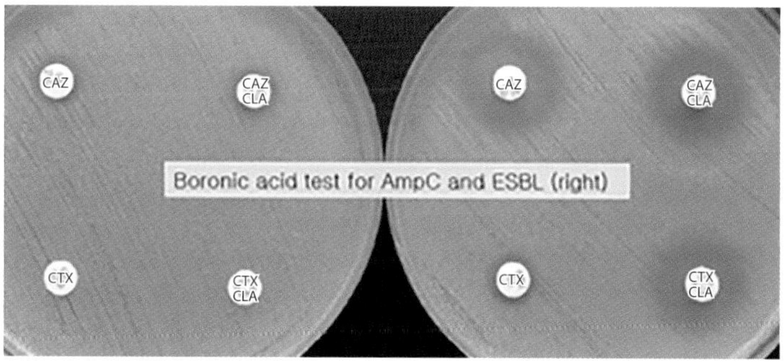

- ESBL 검출용 4개의 디스크 CTX (cefotaxime), CTX-CLA (cefotaxime-clavulanate), CAZ (ceftazidime), CAZ-CLA (ceftazidime-clavulanate)에 boronic acid(20 mg/mL) 20 uL를 첨가하여 건조시킨다. Boronic acid를 첨가한 cefotaxime, cefotaxime-clavulanate, ceftazidime, ceftazidime-clavulanate 디스크를 검사하고자 하는 균액(McFarland 0.5)을 바른 Muller-Hinton agar에 놓는다.
- 35℃ 일반 배양기에서 배양 후 clavulanic acid가 함유된 디스크의 억세내가 5 mm 이상 더 커져 있는 것을 확인한다.

③ Cefoxitin-Hodge test

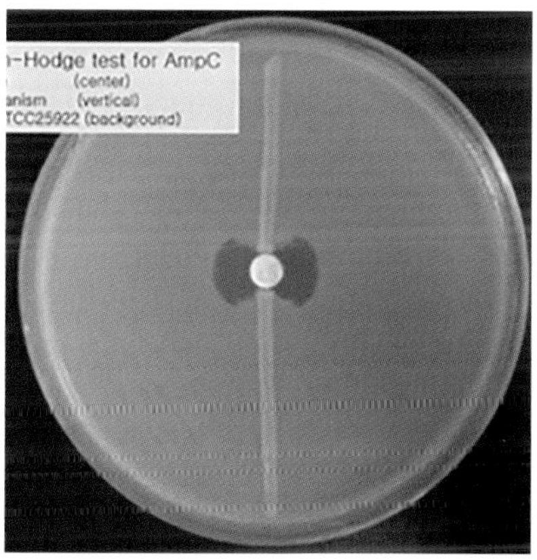

- Muller-Hinton 배지에 *E. coli* ATCC25922 균액을 McFarland 0.5로 맞춘 뒤 1/10으로 희석하여 면봉으로 골고루 도말한다.
- 중앙에 cefoxitin 디스크를 놓고, 검사하려는 AmpC 생성 의심균주 집락을 디스크 가까이로부터 바깥쪽으로 획선한다.
- 35℃ 일반 배양기에서 배양 후 cefoxitin 디스크 주위의 억제대가 획선한 균 가까이 자랄때 양성으로 판정한다.

(10) Carbapenemase 생성 균주

주로 *Pseudomonas aeruginosa, Acinetobacter baumannii* 균은 carbapenem 계열인 imipenem, meropenem, ertapenem 등에 내성을 보이며, 감염 시 치료가 어렵다.

① Imipenem-Hodge test

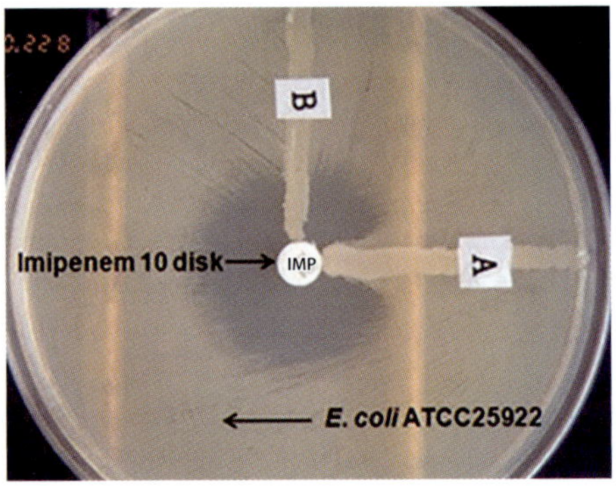

- Carbapenemase 생성 균주의 선별시험.
- *E. coli* ATCC25922 균액을 식염수를 써서 McFarland 0.5관으로 맞추고 이 균액을 면봉으로 MH agar 배지에 골고루 도말한다. 중앙에 imipenem디스크를 놓고, 검사하려는 carbapenemase 생성 의심 균주 집락을 디스크 가까이에서 바깥쪽으로 획선한다.
- 35℃ 일반배양기에서 배양 후 imipenem 디스크 주위의 억제대가 획선한 균 가까이 자랄 때(억제대가 들어가면) 양성으로 판정한다(A). 양성(A)이면 carbapenemase 생성균주로선별된다.

② Imipenem-EDTA disk synergy test

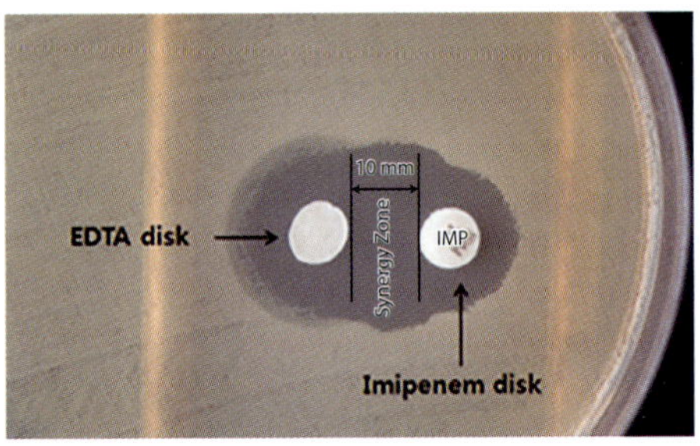

- Carbapenemase 생성 균주의 확인시험.
- Carbapenemase 생성이 의심되는 세균을 식염수를 써서 McFarland 0.5관으로 맞추고 이 균액을 MH agar에 면봉으로 골고루 도말한다. 표면이 마른 뒤에 imipenem 디스크를 놓고, 멸균된 빈 디스크를 그 가장자리까지가 10 mm 되게 놓는다. 빈 디스크에 0.5 M EDTA 10 uL를 넣는다.
- 35℃에 하룻밤 배양 후에 두 디스크 사이의 억제대가 커지면 양성으로 판독한다
- 결과: *Pseudomonas aeruginosa*의 imipenem-EDTA disk synergy test: 양성이다.
- 이 시험에 양성균주는 carbapenem을 분해하는 세균이다.

3

(11) Steers replicator(접종기)

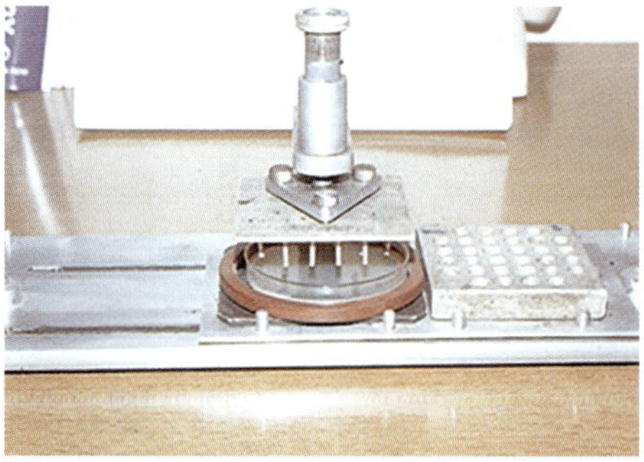

① 우무배지 희석법 시험용 배지 접종에 사용되는 Steers replicator 32개의 핀이 달려 있어 32종의 균을 한 번에 접종할 수 있다.

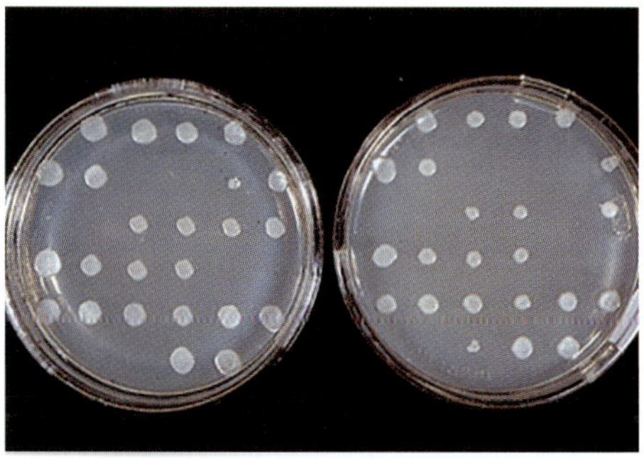

② Steer's Inoculator로 접종한 항생제 감수성검사를 시행한 plate

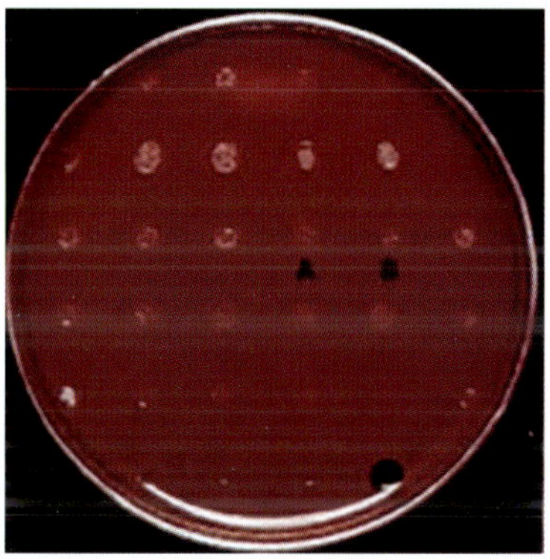

③ 시험결과 판독

- 혈액배지로 무산소성 세균 시험 후 일부 균주만 증식된 모양이다.
- 증식이 완전히 억제시킨 항균제의 최소량을 MIC로 한다.

예) *Bacteroides fragilis* 균주가 cefoxitin 항균제의 1, 2, 4, 8, 16, 32, 64, 128 μg/mL 농도에서 1~32 μg/mL에서 집락이 보이고, 64, 128 μg/mL 농도에서 집락이 안보였다면 cefoxitin MIC는 64 μg/mL이나.

2. E test (Epsilometer test) 항균제 감수성 시험

1) E test의 특징

E test는 기존의 disk 확산법을 응용한 것으로서 각종 균의 항균제 측정을 폭 5 mm, 길이 60 mm의 가늘고 긴 plastic strip으로 되어 있으며 한 면에는 MIC(최소억제농도) 눈금이 μg/mL 단위로 적혀 있고 다른 한면에는 위에서부터 아래 방향으로 최고 고농도부터 저농도까지 항균제 농도가 건조된 상태로 고정되어 있어 우무배지에서 자란 각각의 MIC를 정량적으로 측정하는 항균제 감수성 시험이다.

항균제 감수성 검사의 정도 관리를 위한 표준 균주로는 *P. aeruginosa* ATCC 27853, *E. coli* ATCC 25922, *S. aureus* ATCC 25923 등의 3균종의 표준 균주를 정도관리로 이용한다.

2) E test 항균제 감수성 시험

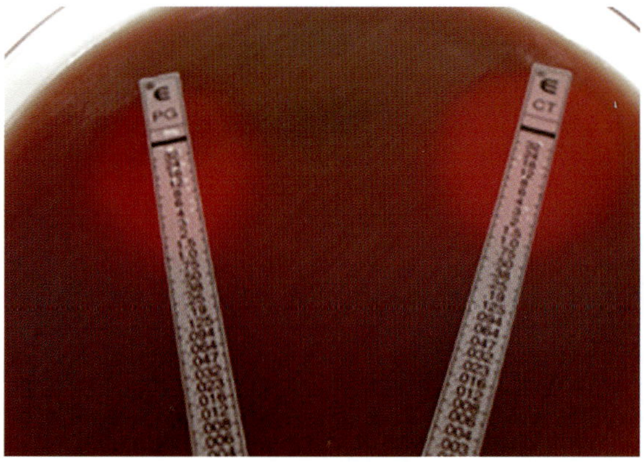

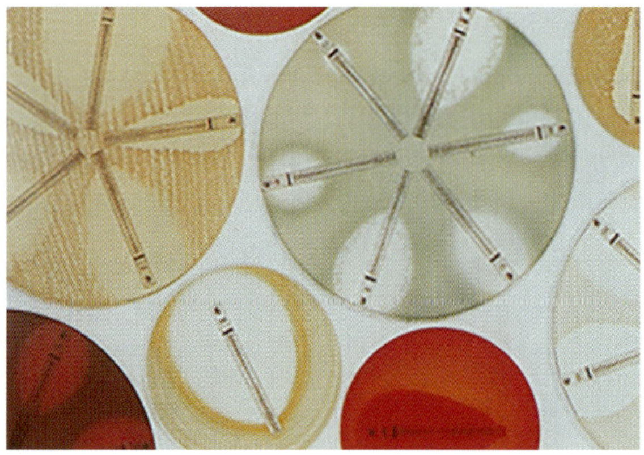

기존의 disk 확산법을 응용한 것으로서 분리 배양된 세균으로 항균제 감수성 검사를 E test로 하여 MIC를 측정하는 것인데, plastic strip에 항균제가 연속적, 단계적 농도로 도포되어 있다.

항균제 감수성용 Mueller-Hinton 우무평판배지에 배양된 균을 McFarland 0.5관에 탁도를 맞추어 골고루 도말하고 각종의 항균제 plastic strip을 놓아 18~24시간 배양 후 형성된 타원형 혹은 tear drop 모양의 균 발육 저지대가 plastic strip을 교차하는 지점의 농도를 MIC 값으로 측정할 수 있는 아주 간편하면서 신속 정확한 방법이다.

3) *Streptococcus pneumoniae* Oxacillin plastic strip 항균제 감수성 시험

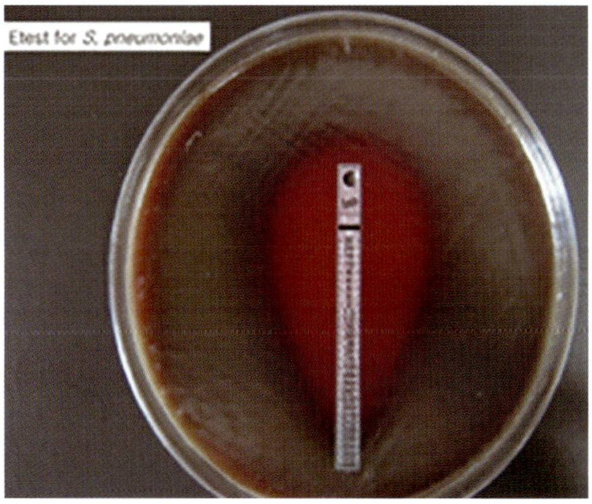

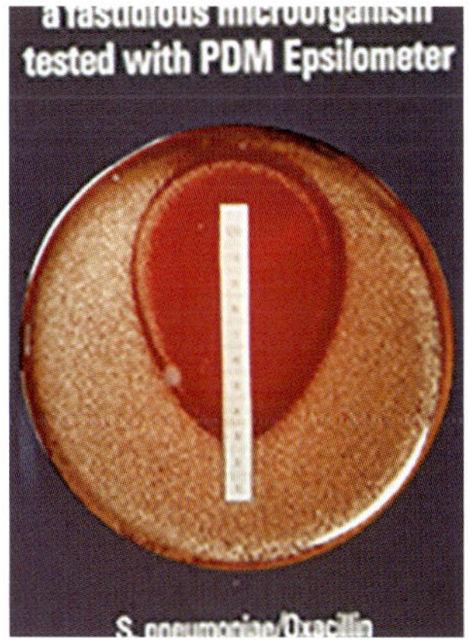

*Streptococcus pneumoniae*는 5% 혈액이 첨가된 Mueller-Hinton 배지(혈액우무배지)에 접종하여 oxacillin plastic strip 항균제를 놓아 감수성 시험한 것이다.

* *S. pneumoniae*의 penicillin 내성 선별시험을 위해서는 oxacillin 디스크법이 널리 쓰인다.

3. 자동화 항균제 감수성 시험(Automated Antimicrobial Susceptibility Test System)

1) V itek 자동화 동정 및 항균제 감수성시험

(1) Vitek 자동화 기기

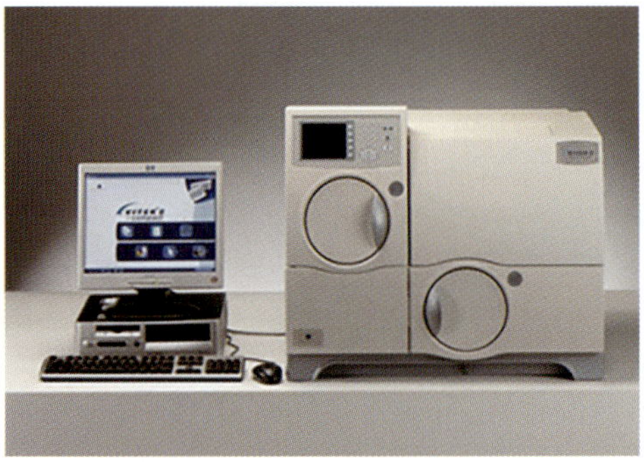

균액을 감수성 시험 카드에 주입하기 위해 filler에 넣어 진공상태에서 충전시킨 후 입구를 sealing 시킨 후 reader/incubator에 넣어 배양하면 자동으로 컴퓨터에 의해 data가 출력된다.

(2) Vitek 감수성 카드

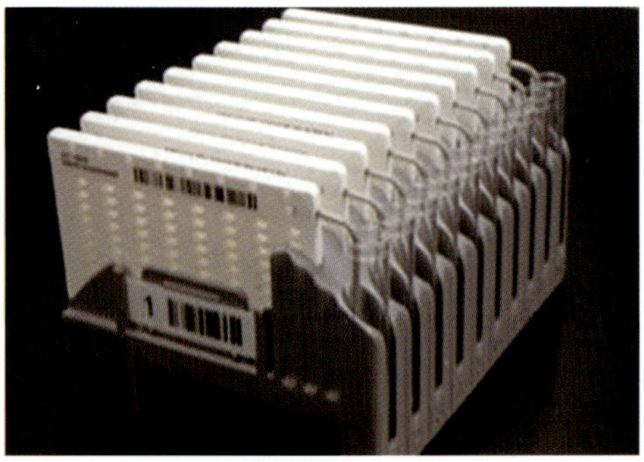

테스트 튜브에 그람양성, 그람음성균에 따라 균액 탁도를 만든다. L형의 트랜스퍼 튜브를 GNS, GPS 카드에 끼운다.

(3) Vitek 자동화 과정

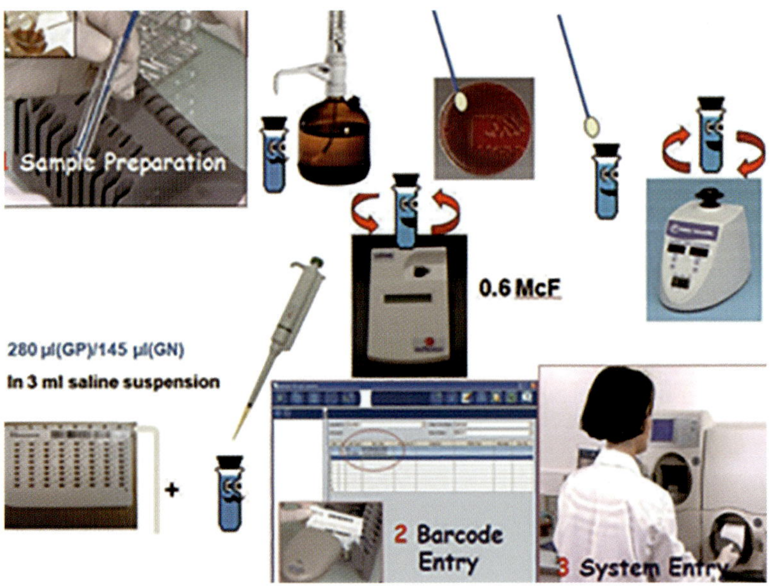

2) MicroScan WalkAway 자동화 동정 및 항균제 감수성 시험

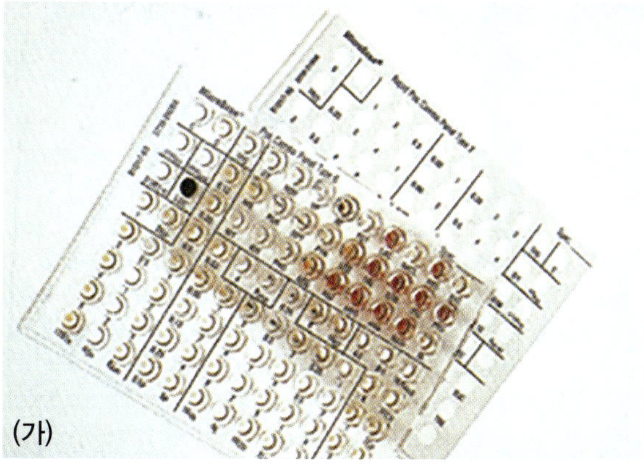

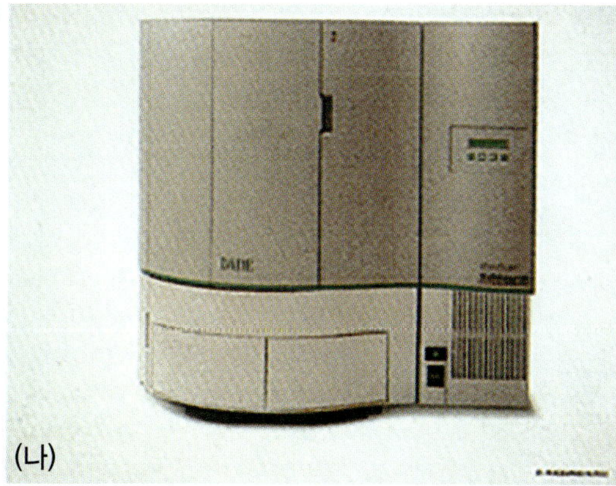

가: Microdilution tray에 균액 탁도를 만들어 접종한다.

나: Microsacn WalkAway 기기에 자동으로 배양되면서 항균제 MIC가 자동으로 프린터되어 출력된다.

제 4 부

그람양성알균, 그람음성알균

1. 그람양성 알균
2. 그람음성 알균

CHAPTER 01 그람양성 알균

1. *Staphylococcus* 속

Staphylococcus aureus(황색포도알균)

1) 그람염색성과 형태

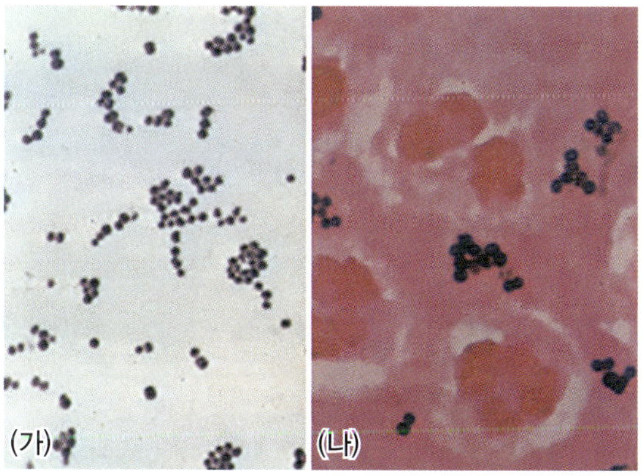

가: 순수배양

액체배지(24시간)에서 증균 배양 후 그람염색을 실시. 그람양성 알균, 포도송이 모양의 불규칙한 배열(1000×)

나: 고름(농, pus) 검체

화농성 가검물을 그람염색하면 그람양성 알균, 불규칙하고 포도송이 모양

다형핵백혈구(polymorphonuclear leukocyte, PMN)를 동반(1000×)

2) 주사전자현미경 사진(Scanning Electron Micrograph)

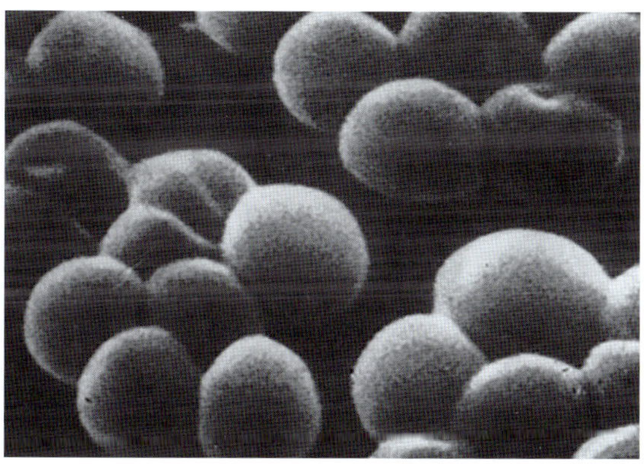

주사전자현미경(SEM)으로 포도알균을 관찰한 것으로서 포도송이 모양의 배열이고 하나의 알균이 2분열하는 단계의 과정도 관찰됨

3) *Staphylococcus aureus* 혈액우무배지 집락 성상

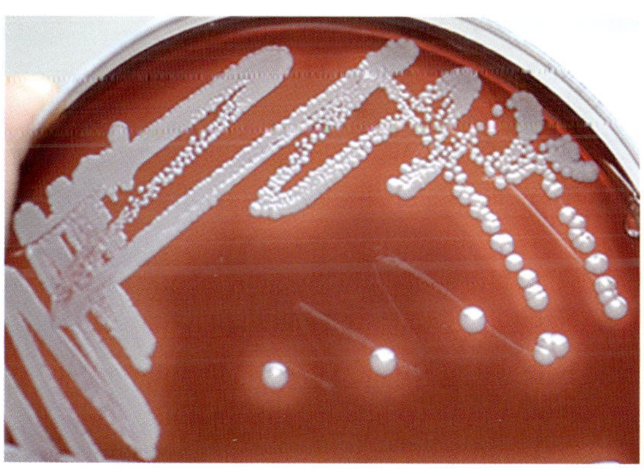

Staphylococcus aureus subsp. *aureus* (*S. aureus*)을 혈액우무(blood agar plate, BAP) 배지에 37℃ 24시간 배양하면 흰 빛을 띤 원형, 불투명, 매끄러운(평활, smooth), 1~3 mm, 그리고 β-용혈의 집락 형성

4) *Staphylococcus aureus* 혈액우무배지에서 발육된 황색집락

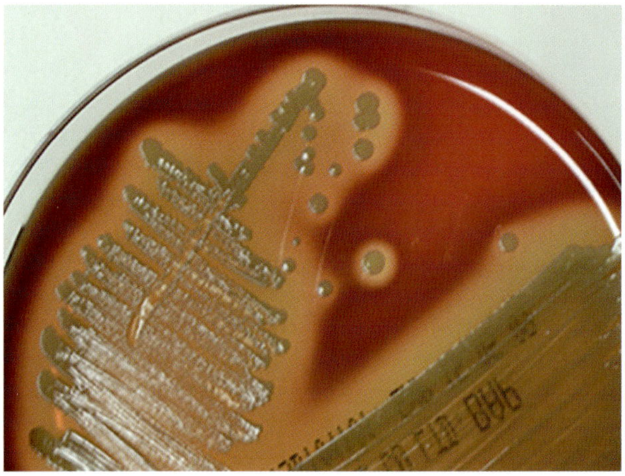

BAP 배지에 발육시 백색의 β-용혈성 집락이 실온에 2~3일 방치하면 노란색의 색소를 생성(*S. aureus* ATCC 27213)

5) *S. epidermidis*의 BAP 배지에서 집락형태

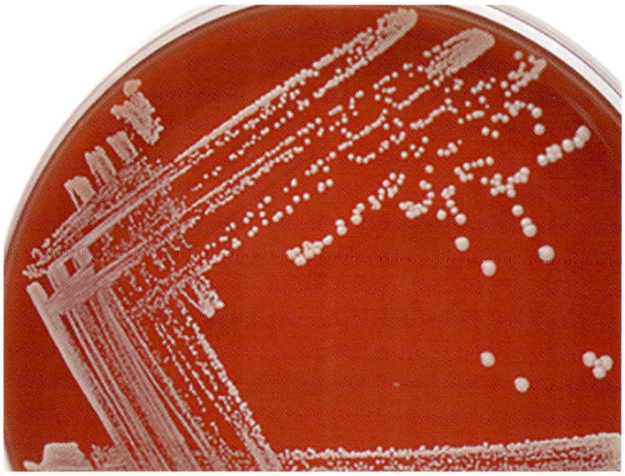

*Staphylococcus epidermidis*균을 BAP에 37℃ 24~48시간 배양하면 1~2 mm의 원형, 평활, 광택성의 백색 집락, 용혈이 없고 실온에 2~3일 방치해도 색소 생성이 없음

* *S. epidermidis*는 실온에서 2~3일 방치해도 백색의 집락임

6) 포도알균 선별을 위한 catalase 시험

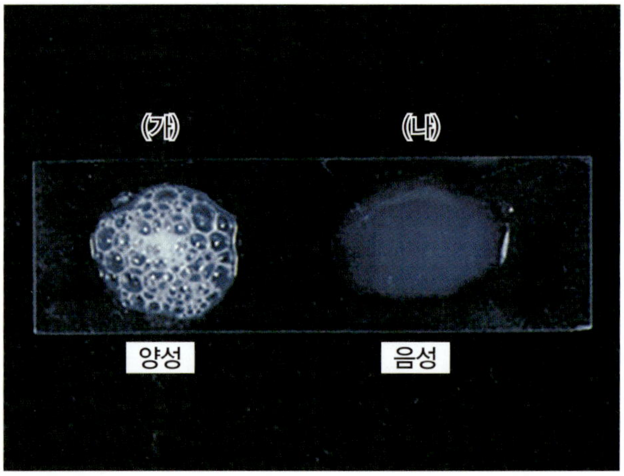

BAP 배지에서 집락 모양, β-용혈능, 색소 생성 등이 불명확할 때, 포도알균과 사슬알균을 감별하는 방법

Slide에 3% H_2O_2(과산화수소) 1방울 놓고 needle로 균집락을 따서 혼합하면 즉시 거품과 가스가 생성되면 catalase 양성

가: 포도알균(*Staphylococcus*): catalase 양성

나: 사슬알균(*Streptococcus*): catalase 음성

7) *S. aureus*의 coagulase 시험: 슬라이드법(bound coagulase가 관여함)

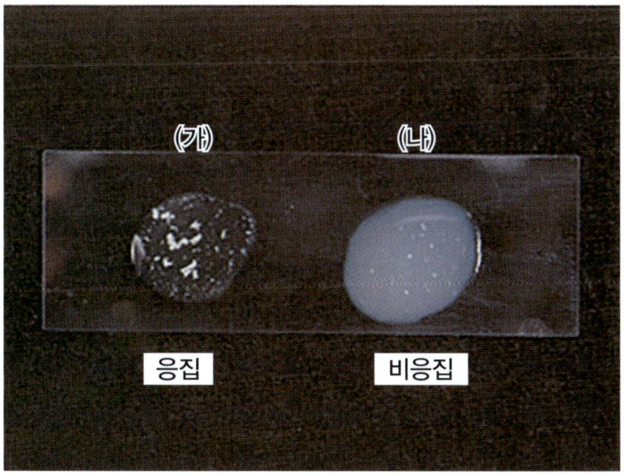

혈장응고시키는 효소로서 포도알균 동정에 이용됨. Slide glass에 신선 혈장 1방울과 균집락을 혼합하여 수초 이내에 덩어리가 형성되면 slide coagulase (bound coagulase 또는 clumping factor가 관여함) 시험 양성

가: 응집: coagulase 양성 – *S. aureus*

나: 비응집: coagulase 음성 – *S. epidermidis* 등의 coagulase-negative *Staphylococcus* (CNS)

8) *S. aureus*의 coagulase 시험: 시험관법(free coagulase가 관여함)

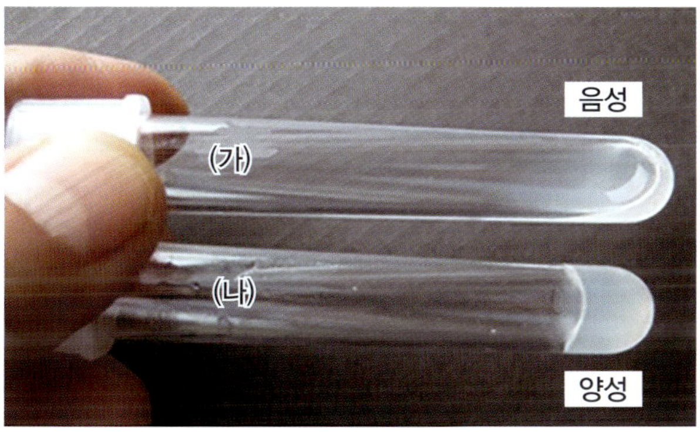

슬라이드 방법에서 응집이 분명하지 못할 경우 실시

① 토끼혈장 1: 생리식염수 4 비율로 희석함

② 희석용액 0.5 mL에 집락을 넣고 35℃에 1~4시간 시험관을 기울여서 작은 응고 덩어리가 있으면 양성으로 판독

가: coagulase 음성 : *S. epidermidis*

나: coagulase 양성 : *S. aureus*

9) DNase 시험(Toluidine blue 첨가)

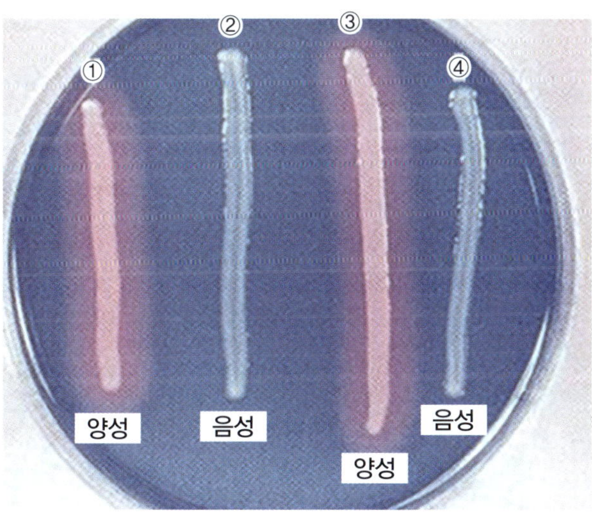

세균이 DNA(Deoxyribonucleic acid) 분해효소인 DNase를 생성하는 시험

toluidine blue가 들어 있는 DNase Test agar (DNA 포함) 배지에 균을 접종하여 24시간 37℃ 배양하면 집락 주위가 자주색이면 DNase 양성이고, 색의 변화가 없으면 음성

* DNase 양성(*S. aureus*): ①, ③번

DNase 음성(*S. epidermidis*): ②, ④번

10) DNase 시험(Methyl green 첨가)

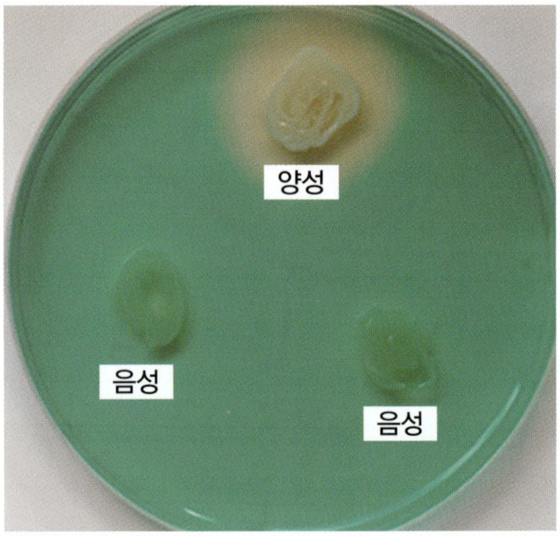

메칠그린이 함유된 DNase 배지에 균을 접종하여 37℃ 24시간 배양한 후 집락 주위가 투명하면 양성이나 변화 없으면 음성

* DNase 양성(*S. aureus*): 12시 방향

DNase 음성(*S. epidermidis*): 4시와 8시 방향

11) DNase 시험

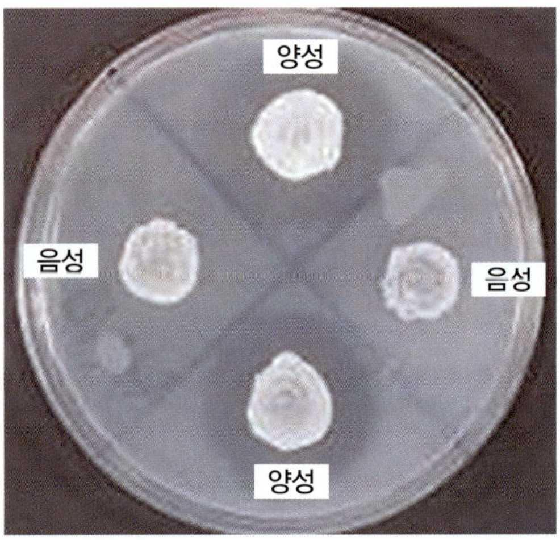

지시약이 들어 있지 않은 DNase 시험용 배지에 균을 도말하여 24시간 배양한 후 1N HCl을 배지에 떨어뜨리면 집락 주변이 투명하면 양성, 집락 주위에 투명대가 없으면 음성

* DNase 양성(*S. aureus*): 12시, 6시

DNase 음성(*S. epidermidis*): 3시, 9시

12) 젤라틴 액화(Gelatin liquefaction) 시험

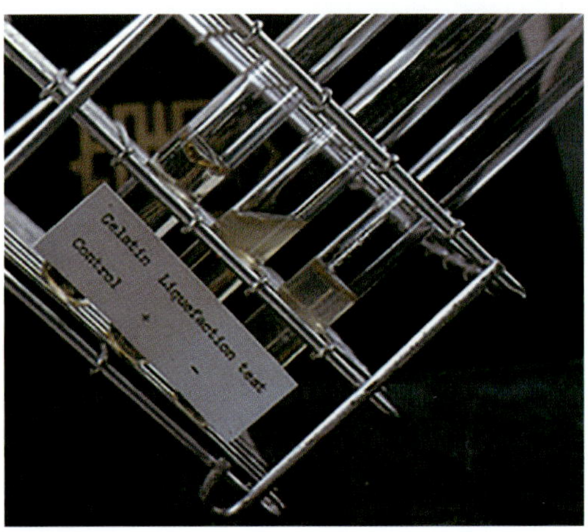

세균의 gelatinase 생성 여부를 알아보는 시험

세균이 발육시 gelatinase (proteolytic like enzyme)를 생성하면 gelatin이 액화됨

균을 접종하여 실온(22℃)에 2~3일 배양시킨 다음 판독을 위해 4℃ 냉장고에 20~30분정도 보관함

* 미접종: 대조시험

* 액화양성: *S. aureus*

액화음성: *S. epidermidis*

13) Mannitol salt agar 발육능 시험

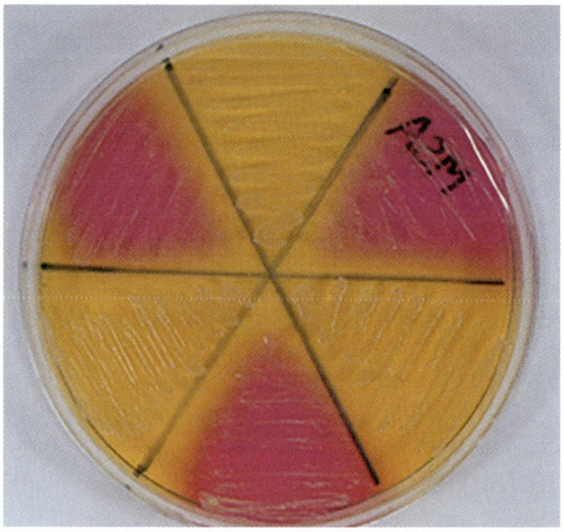

포도알균 선택배지

7.5% NaCl에 내성능과 1% mannitol 당분해능 관찰

37℃, 24~48시간 배양한 포도알균은 mannitol을 분해(노란색)

* 황색(*S. aureus*): 4시, 8시, 12시 방향
  분홍색(*S. epidermidis*): 2시, 6시, 11시 방향

* 지시약: Phenol red

14) Potassium tellurite blood agar 포도알균의 선택배지

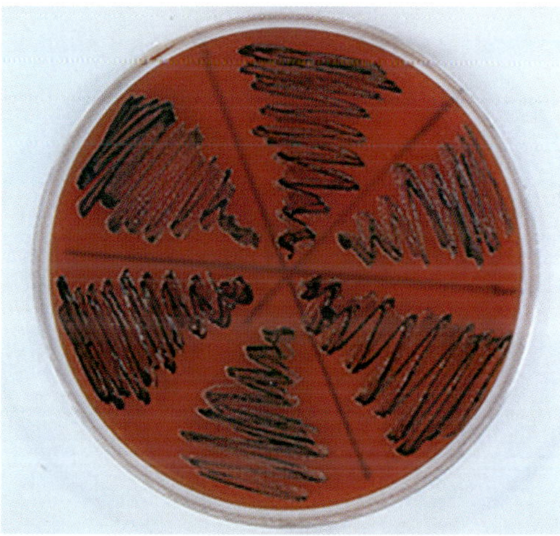

Blood agar 제조 시 potassium tellurite를 0.04% 되게 넣어 만든 배지에서 세균이 자라면 tellurite를 환원하여 흑색 집락으로 자라는 것을 보는 것

* *S. aureus* : 검은색 집락

15) Staphylococcus medium No. 110 agar 포도알균의 선택배지

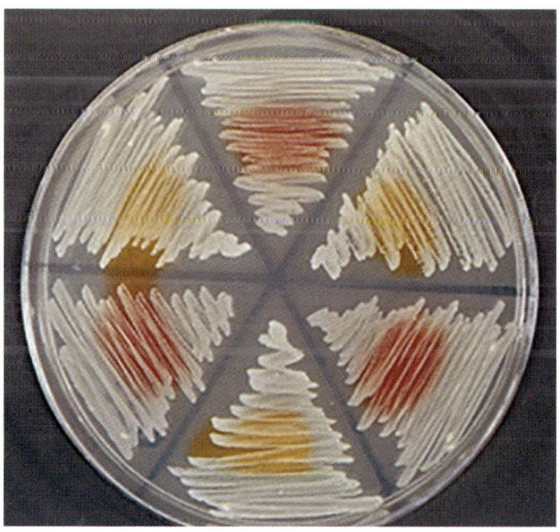

① 7.5% NaCl 발육능

② mannitol 분해능

③ gelatin 액화능 관찰

발육된 집락에 phenol red 지시약을 적하

ammonium sulfate 포화용액을 떨어뜨리면 gelatin 액화시 투명의 혼탁

* *S. aureus*: 노란색
  S. epidermidis: 적색

16) Novobiocin 내성시험

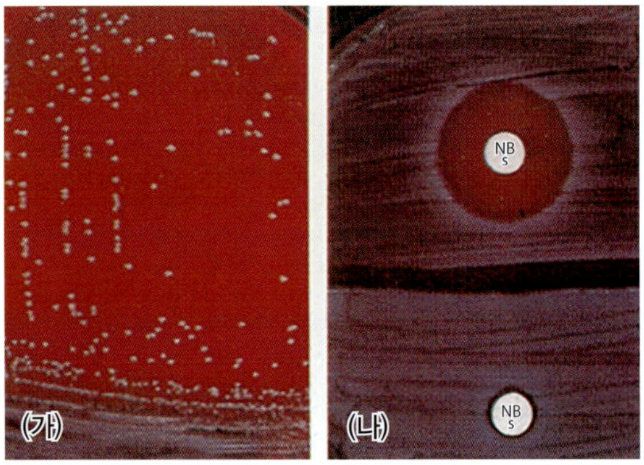

S. saprophyticus 동정을 위한 시험으로 *S. saprophyticus*는 novobiocin 내성

*S. saprophyticus*는 *S. epidermidis*와 형태와 성상이 비슷하나 novobiocin 내성인 것으로 구별됨

*S. aureus*와 *S. saprophyticus* 세포벽에 ribitol teichoic acid가 있는 데 반해 *S. epidermidis*에는 없다. novobiocin MIC 최소억제 농도≥1.6 μg/mL이면 *S. saprophyticus*이다.

가: BAP 자란 *S. saprophyticus* 집락

나(상): novobiocin 감수성: *S. epidermidis*

나(하): novobiocin 내성≤16 mm

: *S. saprophyticus*

* novobiocin disk 농도는 5 μg이다.

17) API STAPH

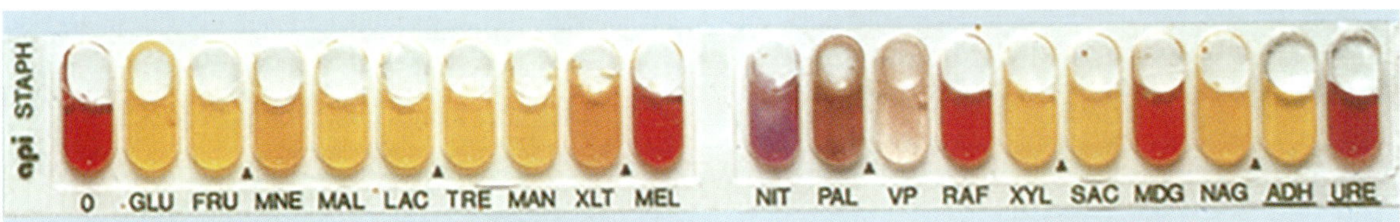

*Staphylococci*와 *Micrococci*를 동정하는 Kit system

18) MRSA Screen Slide Latex 응집 Kit

(1) Methicillin-resistant *Staphylococcus aureus* (MRSA, 메티실린 내성 황색포도알균) 원리

- 황색포도알균 감염 환자에 항균제 치료를 하면 포도알균의 세포벽 합성에 관여되는 효소(페니실린 결합단백 penicillin-binding proteins, PBP)가 변화해서 새로운 PBP 2′가 출현하여 methicillin 항균제 등에 대해 내성을 갖게 된다.
- 염색체상에 PBP2′ 생산 유전자에 의해 다제 내성을 가지게 되고, 특히 임상 검체에서 분리빈도가 높고 원내감염과 지역사회 감염으로도 중요시되고 있다.

(2) MRSA 동정을 위한 Slide latex kit 시험

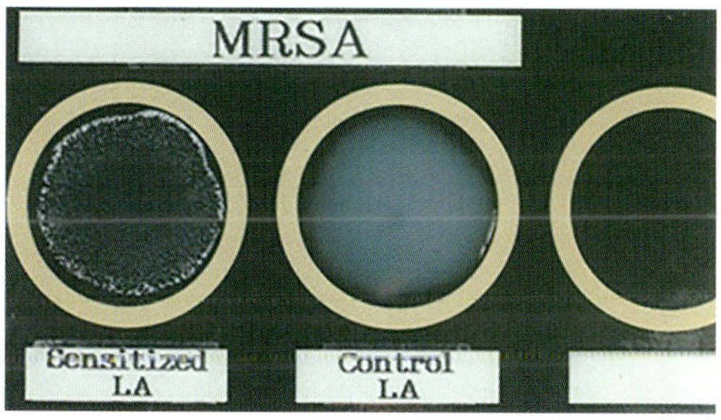

메티실린 내성 황색포도알균의 PBP2′ 신속 검사를 위한 Slide Latex 응집 Kit 환자 검체로부터 분리 배양된 집락이 황색포도알균으로 동정되어 MRSA Screen card에 Latex 응집 혈청과 혼합하여 응집이 일어나면 MRSA라고 한다(DENKA SEIKEN CO. LTD).

(3) MRSA

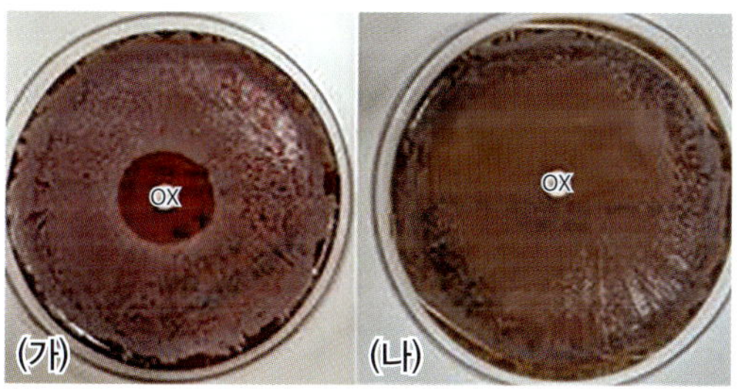

혈액우무배지에 *Staphylococcus aureus*(황색포도알균)를 접종하고 oxacillin disk를 올린 후 배양 disk 주변에 균이 자라면 MRSA(내성), 저해를 받으면 (감수성)이라고 함

가: 감수성 – disk 주변 균발육 억제

나: 내성 – disk 주변 균발육

(4) chromID MRSA 배지로 MRSA균 선별배양

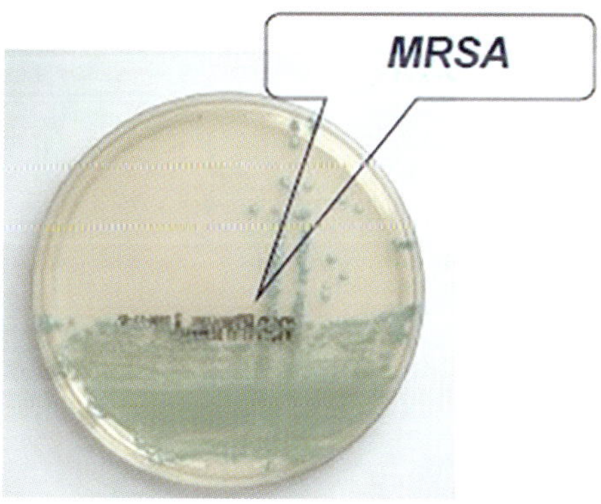

MRSA 균은 병원내 감염 주요 원인균이며, 환자와 의료진과 교차 감염으로 유발

- **원리:** chromgenic 물질과 항생제가 배지에 들어있어 MRSA균은 녹색으로 자라고, 기타 오염균과 효모균, 진균은 발육 억제
- **검체:** 비강, 인후, 피부화농 등의 검체를 직접 chromID MRSA 배지에 접종하여 35℃ 산소성으로 18~24시간 배양하면, blue-green 집락으로 발육되면 MRSA이다(bioMerieux chromID 인용).

2. *Streptococcus* 속

β 용혈성 사슬알균(*β-hemolytic Streptococci*)

1) 그람염색성과 형태

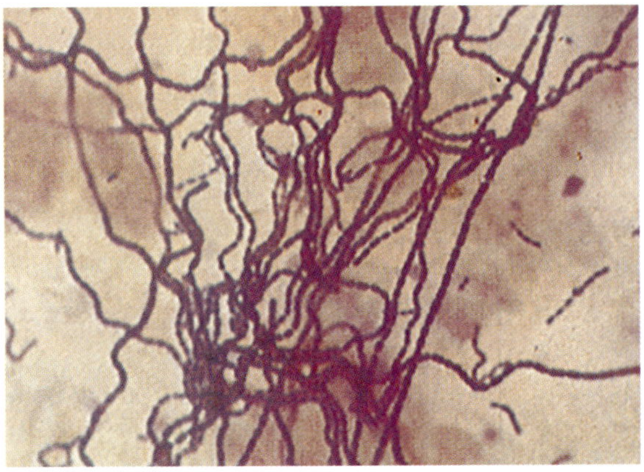

Thioglycollate broth, Brain Heart Infusion broth에 24~48시간 배양시켜 그람염색하면 그람양성 알균으로 긴 사슬(chain) 모양의 형태로 배열 알균으로 지름이 0.6~1.0 μm이며 고형배지에 발육한 것은 사슬이 짧다.

2) 고름(농, pus)에서 그람염색

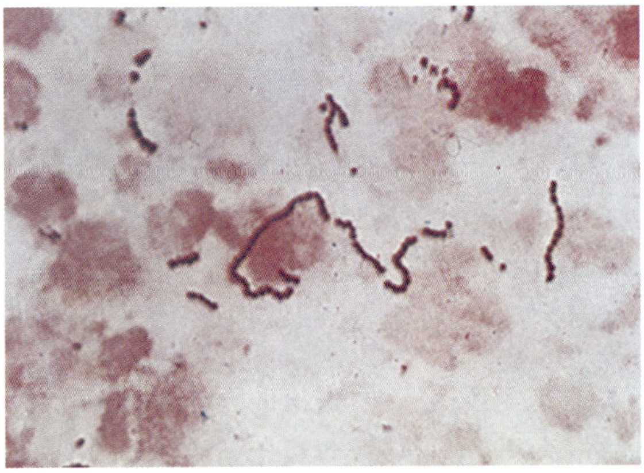

사슬알균(*Streptococcus*) 감염환자의 화농성 가검물을 그람염색하면 그람양성 알균이며 사슬(chain) 모양으로 배열되어 있다.

3) 주사전자현미경 사진(Scanning electron micrograph)

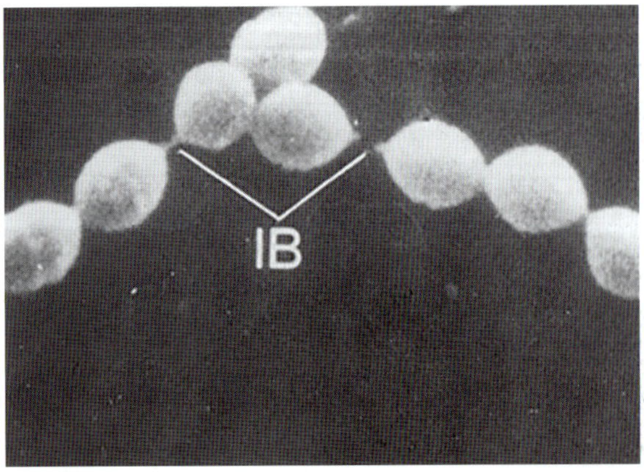

주사전자현미경(SEM)에서 사슬알균은 사슬모양의 배열을 하고 있으며 하나의 균이 2분열하는 과정 관찰 가능

4) *Streptococcus pyogenes*(A군 β-용혈성 사슬알균) 혈액우무배지 집락 성상

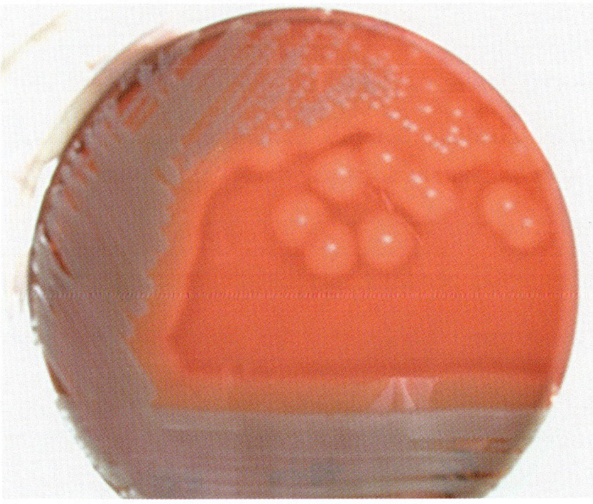

*Streptococcus pyogenes*는 혈액우무배지에서 1일 배양 후에 0.5~1.0 mm의 작은 회백색 집락 주위에 맑은 투명한 용혈대가 집락보다 2배 정도 크며 볼록한 집락 형성

5) Streptococcus latex 공동응집 혈청반응

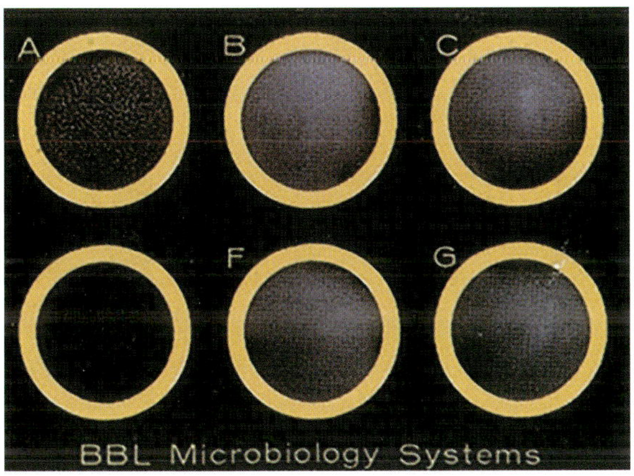

BBL (Bacton Dickinson) 회사 제품인 *Streptococcus* latex 공동응집 반응 혈청으로 면양 혈액우무배지에서 발육된 β-용혈성 집락을 slide glass상에서 응집 반응을 실시하여 A 혈청에서 응집이 일어나면 *S. pyogenes* (group A β-hemolytic *Streptococcus*)라고 동정

6) *Streptococcus pyogenes*(A군 사슬알균)

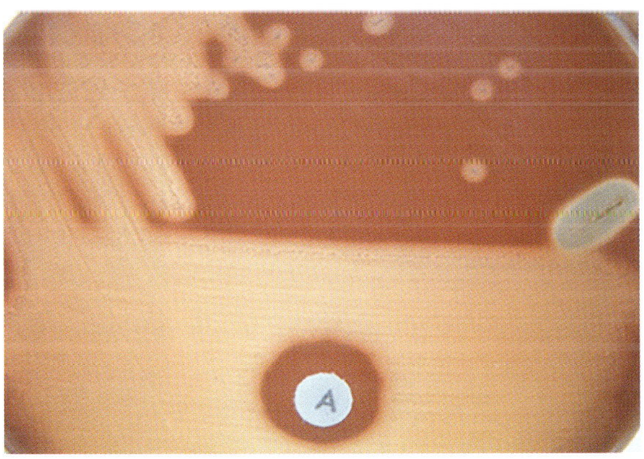

Streptococcus pyogenes(A군 사슬알균)는 낮은 농도의 bacitracin 디스크(0.02~0.04 U) (Taxo A 디스크, Beckton Dickkinson)에 의해 증식이 억제됨. β-용혈성 집락을 BAP 배지에 접종하여 배지 표면에 고르게 바른 다음 Bacitracin 디스크(0.04 U)를 놓고 1일 배양한 후에 억제대가 생기면 양성으로 판독

* Bacitracin 감수성 시험

: *Streptococcus pyogenes*는 감수성

7) *Streptococcus agalactiae*(B군 사슬알균) 동정 시험

(1) CAMP 시험

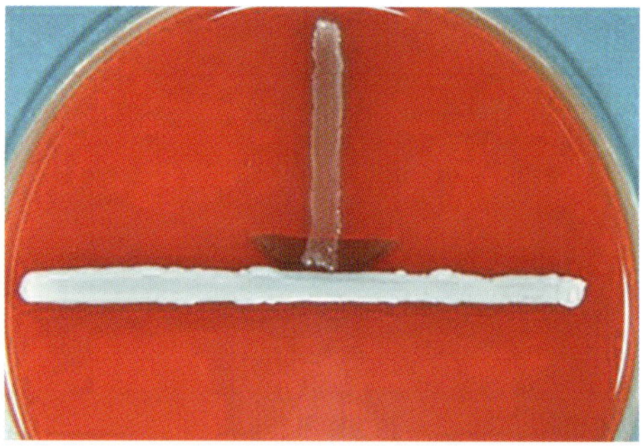

- *Streptococcus agalactiae*(B군 사슬알균)은 CAMP (Christie, Atkins, Munch Peterson) 인자를 생성하는데 포도알균의 β-용혈소(hemolysin)에 의해 혈액우무에 들어 있는 적혈구 용혈이 촉진됨
- 면양이나 소의 혈액우무배지에 *S. aureus*를 한 줄로 긋고, 3~4 mm 간격을 두고 90° 되게 수직으로 B군 *Streptococcus*가 의심되는 집락을 loop로 그어 37℃에 18~24시간 배양하면 두 균의 접종선 교차 부위에 화살촉 모양의 용혈된 투명대를 보이면 CAMP 시험 양성임

* CAMP 시험 양성: *Streptococcus agalactiae*(B군 사슬알균)

(2) Streptex latex 응집

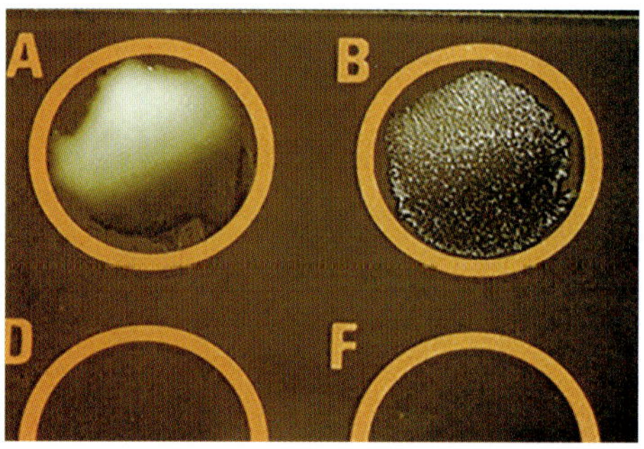

BAP 배지에서 *Streptococcus agalactiae*(B군 사슬알균)가 의심되는 집락이 Streptex latex 응집혈청 B에 응집되면 *Streptococcus agalactiae*(B군 사슬알균)임

(3) 마뇨산(Hippurate) 가수분해 시험

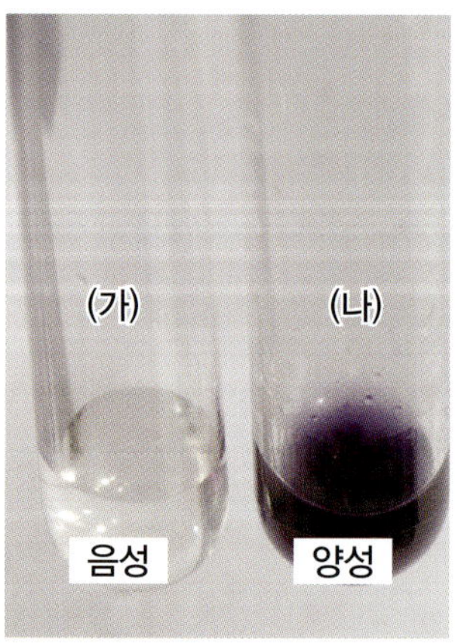

- B군 사슬알균은 sodium hippurate를 가수분해하여 benzoic acid와 glycine생성됨
- Ferric chloride($FeCl_3$) 시약법보다 ninhydrin 시약법의 반응이 빠르다. Sodium hippurate broth 0.4 mL에 진하게 순배양한 시험 세균을 넣고 마개를 막고 37℃ 수조에서 2시간 둔 후 ninhydrin 시약(0.2 mL)을 넣고 5분 이내에 진한 자색이면 양성임
- *Gardnerella vaginalis, Campylobacter jejuni* 및 *Legionella pneumophila*도 마뇨산(hippurate) 가수분해 시험 양성

가: 음성–*S. pyogenes* (A군 사슬알균)

나: 양성–*S. agalactiae* (B군 사슬알균)

8) 사슬알균의 혈청군 시험 시약

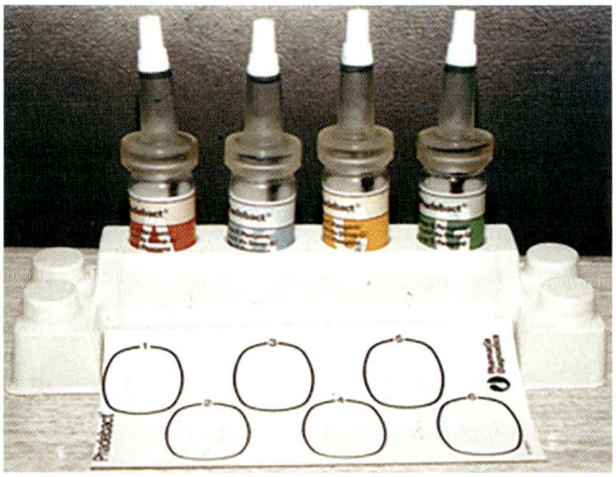

사슬알균의 공동응집(coagglutination) 시험

응집시험은 포도알균의 protein A에 사슬알균 항혈청을 결합시킨 것이고, 상품화된 Phadebact 시약이 이 원리를 이용한 것. Latex 응집 시험용 시약은 군 항혈청을 latex 입자에 결합시킨 것임

상품화된 시약(Becton Dickinson 등)이 있음

9) *S. pyogenes*(A군 사슬알균)의 혈청군 시험

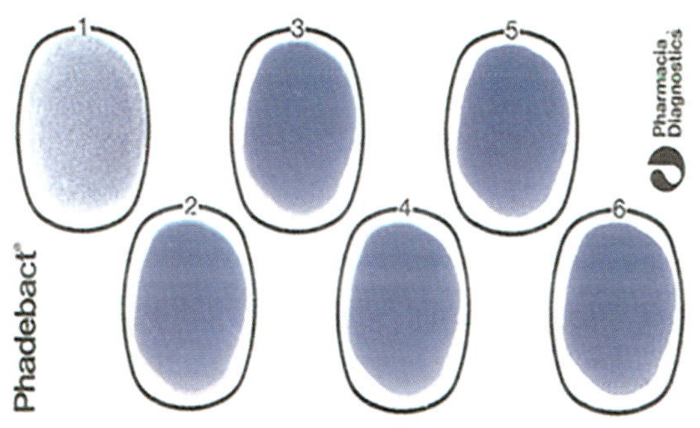

공동응집 시험(Phadebact streptococcus test set)

피검균을 Todd-Hewitt broth에 1일 배양한 것을 항원으로 본 법에서는 A, B, C, D, G군의 군 감별이 가능하므로 임상검사에 많이 사용되고 있음

*①에서 응집

*BHI broth 또는 Tryptic soy broth에 하루 배양한 상층액으로 응집반응을 관찰

10) Vitek GPI 동정 카드(가), Vitek GPS 감수성 카드(나)

(가)

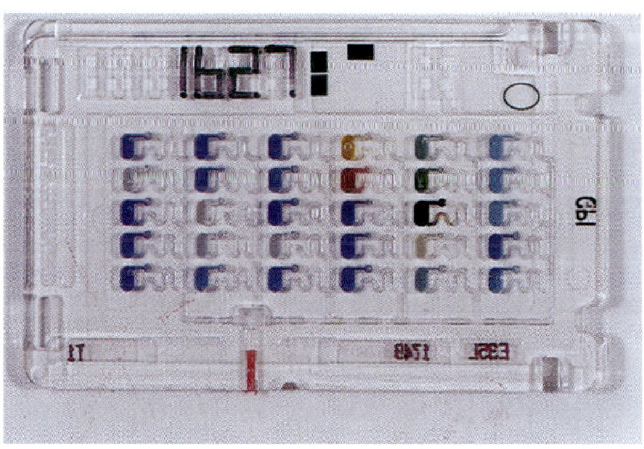

(나)

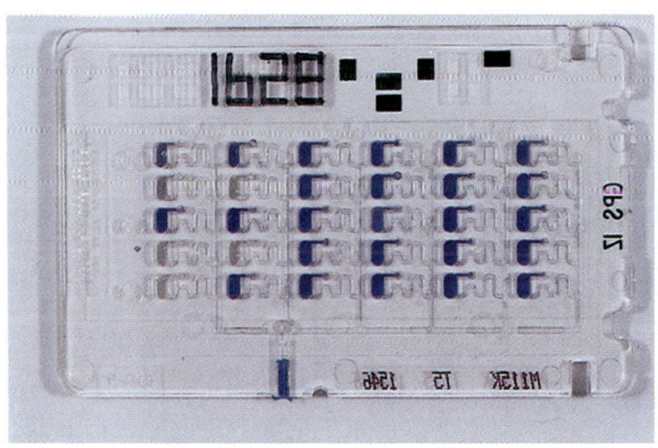

Streptococcus pneumoniae(폐렴사슬알균, 폐렴알균)

1) *Streptococcus pneumoniae* 그람염색성과 형태

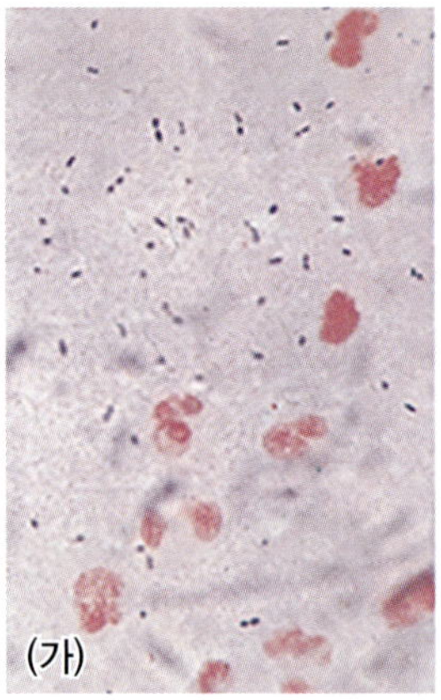
(가)

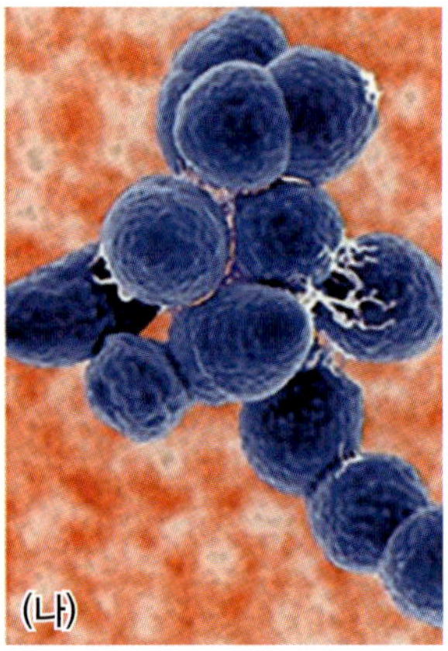
(나)

가: Gram 염색-척수액을 그람염색하여 관찰한 그람양성 lancet 모양의 쌍알균

나: 위상차 전자 현미경-란셋형 사슬 모양의 쌍알균

2) *Streptococcus pneumoniae* 혈액우무배지에서 집락

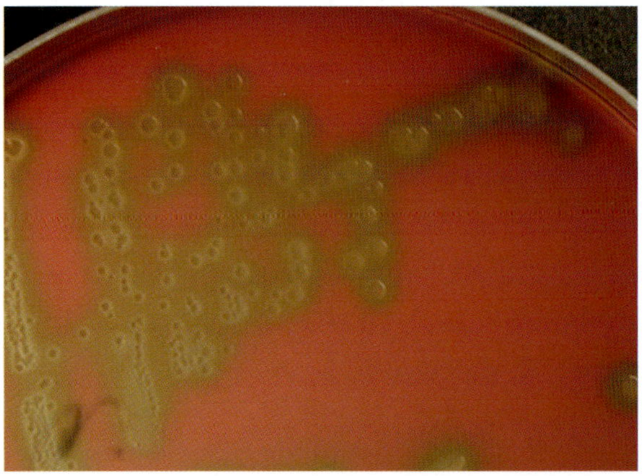

- 면양혈액우무 배지에서 24~48시간 배양하면 α-용혈을 나타내고 집락의 직경은 약 1 mm 정도의 투명하고 원반형의 집락임
- 큰 점액성 집락도 있음. 배양 초기는 볼록하지만 시간이 지나면 사진처럼 평평해지고 이어서 자가용해(autolysis)로 오목해짐

3) Pneumoslide test로 *S. pneumoniae* latex 공동응집 혈청 시험

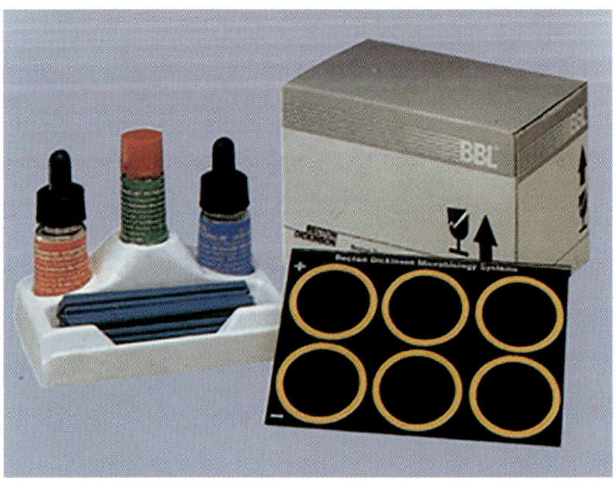

- Pneumoslide test latex (Bacton Dickinson) 공동응집반응 혈청으로 균과 응집반응을 실시
- 면양혈액우무배지에서 발육된 α-용혈집락 중 폐렴사슬알균이 의심되는 집락을 Pneumoslide test latex 공동응집반응 혈청으로 slide에서 응집반응을 실시

* 예민도: 98%, 특이도: 93%

* (BECTON DICKINSON 사 제품)

4) *Streptococcus pneumoniae* 동정시험

(1) BAP 배지 발육된 *S. pneumoniae* 집락의 담즙용해 시험(Bile solubility)

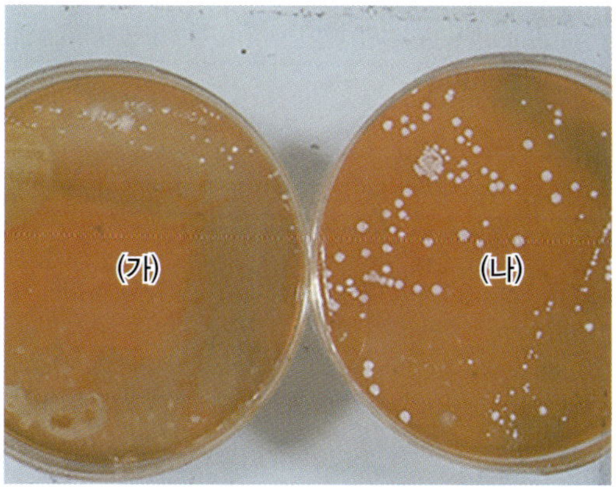

가: 혈액우무배지에서 자란 집락 중 pneumococci (폐렴사슬알균)라고 의심되는 α-용혈성 집락에 10% sodium desoxycholate 1방울 떨어뜨리면 수 분 내에 집락이 bile에 의해 용해

나: 포도알균과 폐렴사슬알균이 혼합되어 자람

* 담즙에 용해되면 *S. pneumoniae*이다.

(2) *S. pneumoniae* 담즙용해 시험(Bile solubility test)

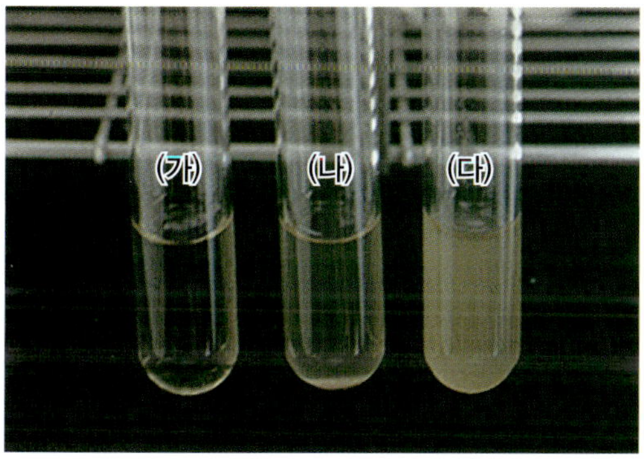

Pneumococci라고 의심되는 집락을 BHI broth에 24시간 증균 배양시킨 후 10% sodium desoxycholate 2~3방울을 떨어뜨려 37℃ 30분간 방치하면 액체배지 내에서 균체가 용해되므로 균은 시험관 바닥에 가라앉고 투명하게 됨

Pneumococci는 자가용해효소를 생성하는데 담즙 성분에는 이러한 작용을 촉진시키는 작용이 있음

가: positive control → 대조시험(미접종)

나: 담즙용해 → 담즙~용해

다: 담즙비용해 → 담즙~비용해

* 담즙에 용해되면 *S. pneumoniae*임

(3) Optochin disk 감수성 시험

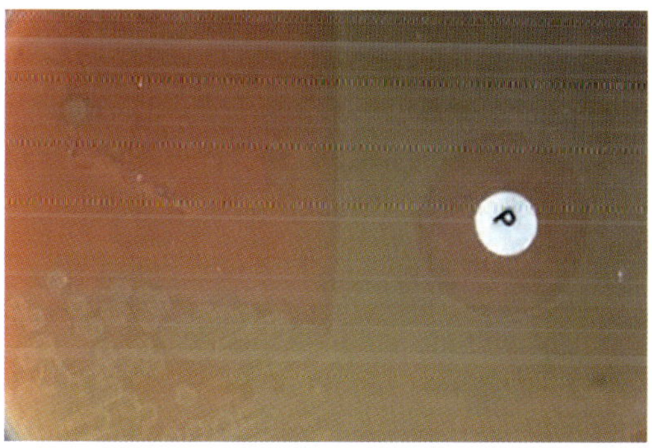

S. pneumoniae(폐렴사슬알균) 예비동정 시험

Optochin(ethlyhydrocupreine hydrochloride, EHC 5 μg) 디스크(Taxo P, Becton Dickinson)를 놓고 35℃, CO_2 배양기에 1일 배양

6 mm 디스크는 >14 mm는 양성, 6~14 mm는 불확실하여 다른 시험으로 확인해야 함

10 mm 디스크를 썼을 때는 >16 mm는 양성이고, 10~16 mm는 불확실로 판정

* Optochin 감수성 시험 양성: *S. pneumoniae*

Viridans 군 *Streptococcus*(또는 α-용혈성 사슬알균)

1) *Streptococcus mutans*의 그람염색성과 형태

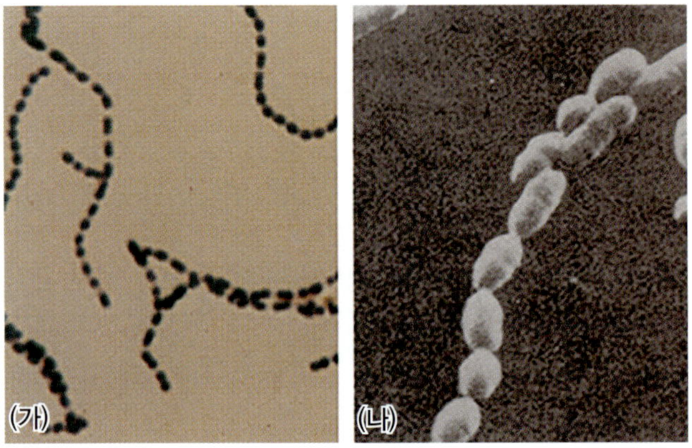

가: Trypticase soy broth에 24시간 배양된 것을 그람염색하면 그람양성 사슬알균으로 배열

나: *Streptococcus mutans*의 주사전자현미경 사진(×3,000)

2) 혈액우무배지에서 *S. mutans* 집락 주위에 형성된 녹색 용혈대(α-용혈)

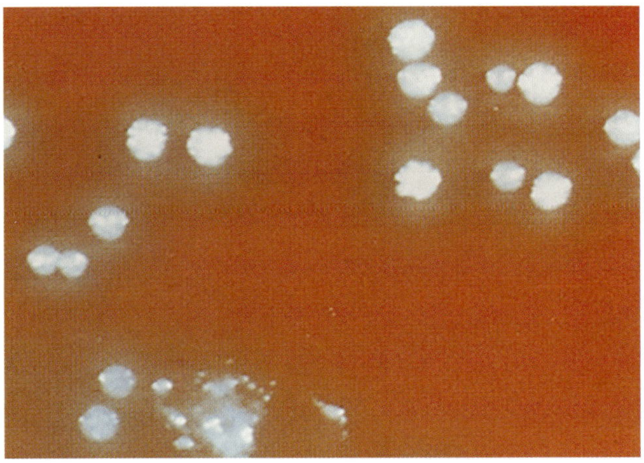

*S. mutans*는 구강에 정상 균무리(상재균, normal flora)이며 치아 우식증(충치)의 원인균

3) *Streptococcus mitis*

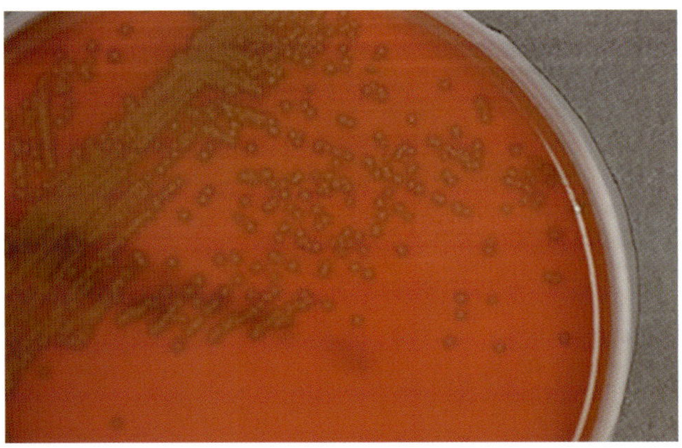

BAP에서 24시간 배양하면 집락 주위에 α-용혈을 나타냄

α-용혈을 나타내는 균종은 *S. mutans, S. mitis, S. sanguis, S. salivarius* 등이 구강 내 상재

4) 혈액우무배지에서 α-용혈성 *Streptococus* 집락

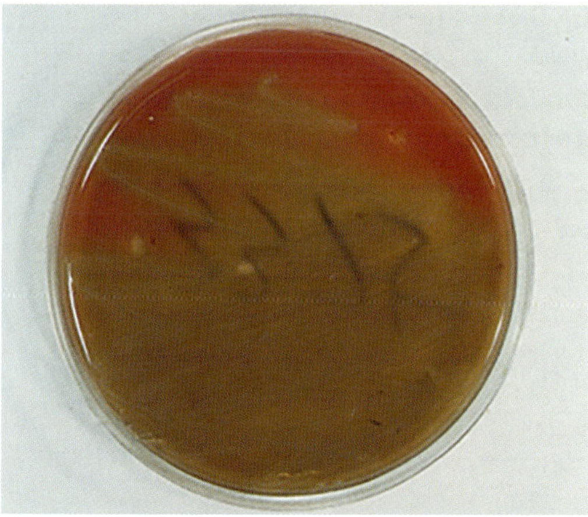

혈액우무배지에서 α-용혈을 일으킨 집락으로서 부분 용혈 Viridans 사슬알균(α용혈성 *Streptococcus*)을 Lancefield 혈청군으로 분류할 수 없는 균을 일괄적으로 viridans군 *Streptococcus* 라고 함

Viridans군 *Streptococcus*에는 *S. mitis* 군, *S. anginosus* 군, *S. mutans* 군, *S. salivarius* 군, *S. bovis* 군 등 이 있음. 이 중에는 α, β 및 γ(용혈이 없음) 용혈을 일으키는 *Streptococcus*도 있음

5) Viridans 군 *Streptococcus* Optochin 감수성 시험

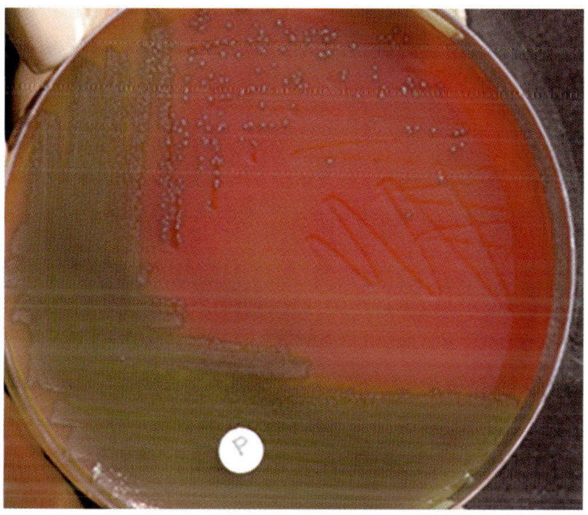

BAP 배지에서 α 용혈을 일으키는 Viridans군 *Streptococcus*는 optochin 감수성 시험에서 내성

* Optochin 감수성 시험 :
 내성(Viridans 군 *Streptococcus*)

6) API Strepto 10 Kit와 20 Kit

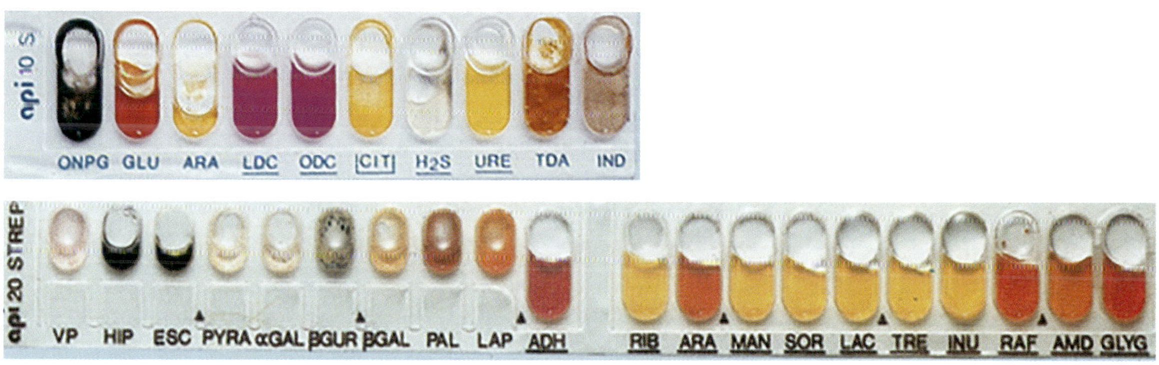

API Strepto 20은 α-용혈사슬알균의 A, B, C, D, F, G군 등의 감별을 한다. 모두 21가지 검사로 액체배지 균액을 test 홈에 넣고 18~24시간 37℃ 배양하여 양성 음성의 결과 수치를 7자리로 열거해서 동정표에 맞추어 동정

3. *Enterococcus* 속

Enterococcus faecalis

1) 그람염색성과 형태 주사전자현미경 사진

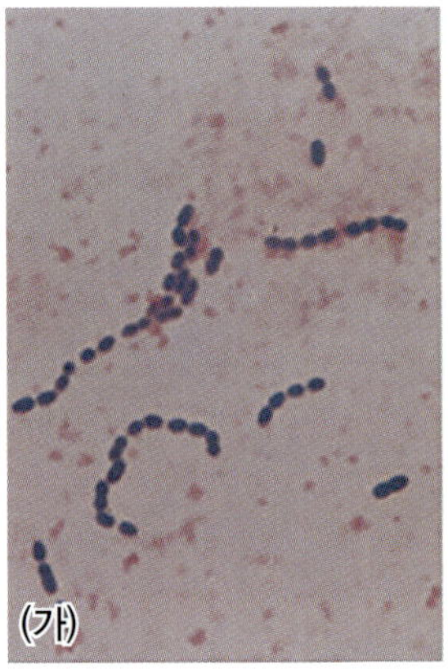

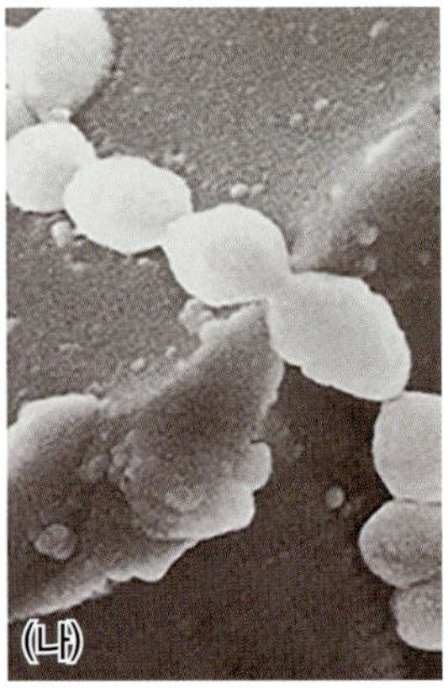

가: 장알균(*Enterococcus*)은 그람음성 사슬알균으로 사슬배열을 보이고 있으며, 크기는 0.6~1.0 μm

나: 주사전자현미경으로 관찰한 것으로서 알형으로 사슬배열임

2) *Enterococcus faecalis* BAP 배지 발육된 집락 성상

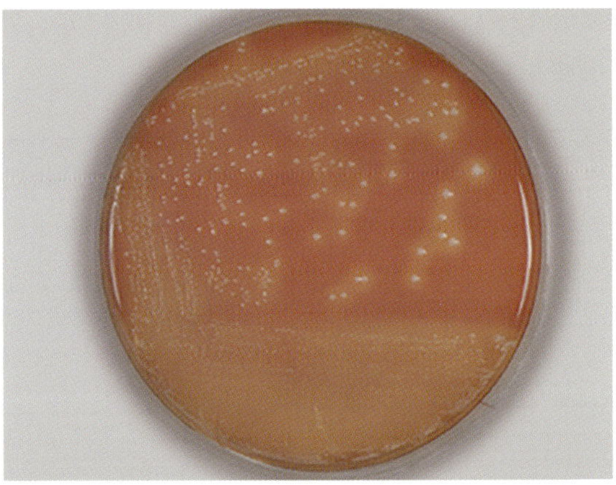

Enterococcus faecalis 집락은 BAP 배지에서 37℃ 24시간 배양 후 *Streptococcus*보다 커서 0.5~1.0 mm 정도의 집락이며 α, β, γ의 용혈을 일으킴

말, 토끼 및 사람의 혈액으로 만든 배지에서는 용혈성을 보이는 *E. faecalis*가 면양혈액 배지에서는 용혈을 안보일 수 있음

3) Potassium tellurite Nutrient agar에서 *Enterococcus faecalis* 흑색 집락

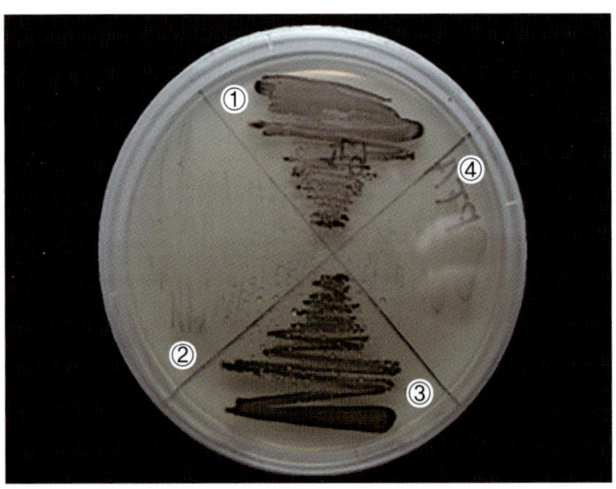

Nutrient agar 제조시 0.04% Potassium tellurite 용액을 첨가하여 만든 배지에 배양하면 *E. faecalis* 균과 *E. faecium* 균은 흑색집락으로 발육

- 12시 방향 ①번 *E. faecalis* 흑색집락
- 6시 방향 ③번 *E. faecium* 흑색집락
- 9시 방향 ②번 *S. pyogenes* 비발육
- 3시 방향 ④번 *S. agalactiae* 비발육

4) *Enterococcus faecalis*(D군) 동정 시험

(1) Bile esculin 배지 반응

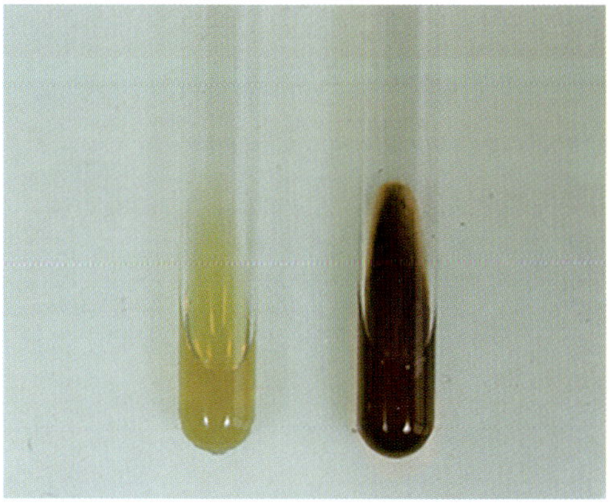

*Enterococcus*는 bile 존재하에 성장하며, esculin 가수분해하여 esculetin을 형성하고 esculetin은 배지 중의 철과 반응하여 흑갈색으로 착색

Bile esculin 사면배지에 균을 바르고 35℃ 24시간 배양하면 D군 사슬알균 및 장알균 동정에 이용됨

가: 음성−*Streptococus agalactiae*

나: 양성−*Enterococcus faecalis*(D군),
S. bovis(D군)

(2) SF broth 발육

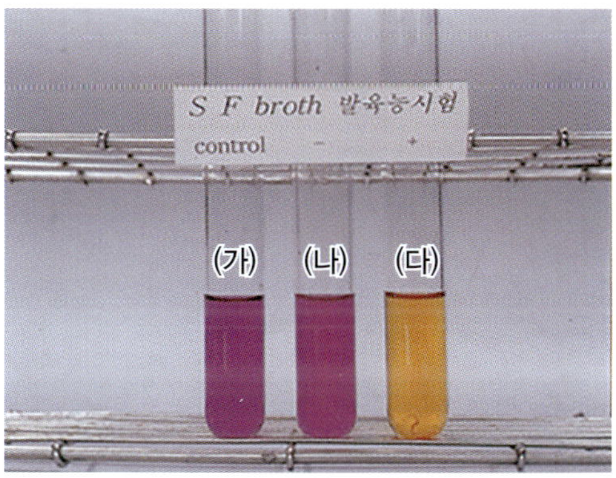

SF broth에는 sodium azide가 들어있어 *Enterococci*는 발육되고 다른 균은 발육 억제됨

균을 접종한 후 35℃ 부란기에 18~24시간 배양하면 세균이 증식하여 당을 분해하면 산성을 생성하여 BCP 지시약에 의해 황색이 됨

가: 대조−균 접종 안함

나: 음성−*Streptococcus bovis*

다: 양성−*Enterococcus faecalis*

(3) 6.5% NaCl broth 발육(내성)시험

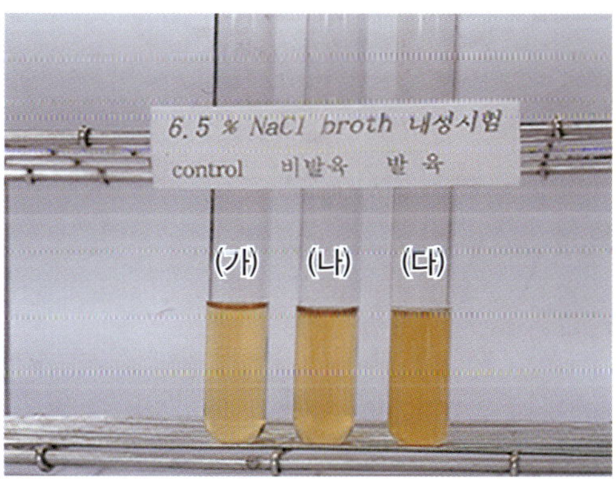

*Enterococcus faecalis*는 6.5% NaCl broth (BHI + 6% NaCl)에서 발육(내성)하나 *Streptococcus bovis*는 발육 억제

가: 대조−균 접종 안함

나: 비발육−*Streptococcus bovis*

다: 발육−*Enterococcus faecalis*

5) VRE 검출을 위한 chromID VRE agar

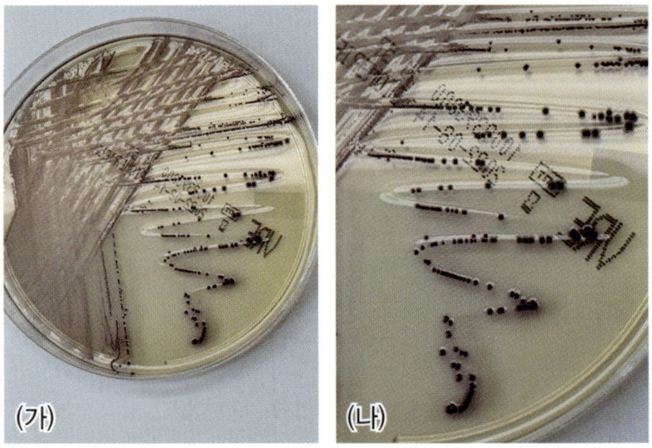

분변검체를 액체배지에 증균 후 chromID VRE agar에 접종하고 35℃, 24시간 이내 보라색으로 관찰되면 *E. faecium* (*van* A), 청록색으로 관찰되면 *E. faecalis* (*van* B)으로 나타나면 VRE로 판독함(bioMerieux chromID 인용)

가, 나(VRE): *E. faecium* (*van* A)

1. *Neisseria* 속

Neisseria gonorrhoeae(임균)

1) 그람염색성과 형태

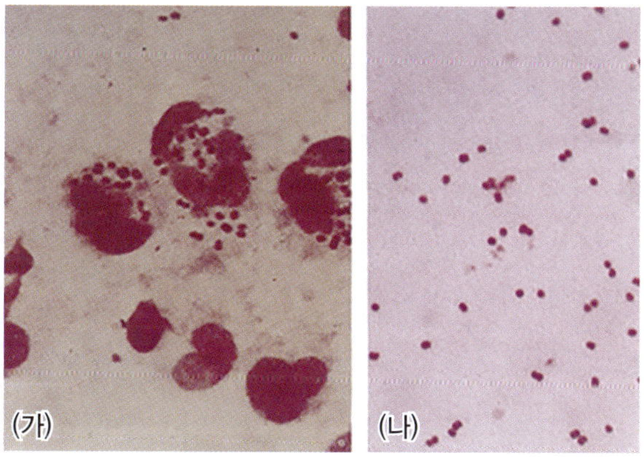

가: 요도분비물의 그람염색.

*Neisseria gonorrhoeae*는 다형핵백혈구 내 · 외 쌍알균이 특징

나: *Neisseria gonorrhoeae*의 그람염색표본으로 그람음성 강낭콩(kidney bean) 모양의 쌍알균

2) 주사전자현미경 사진(Scanning Electron Micrograph, SEM)

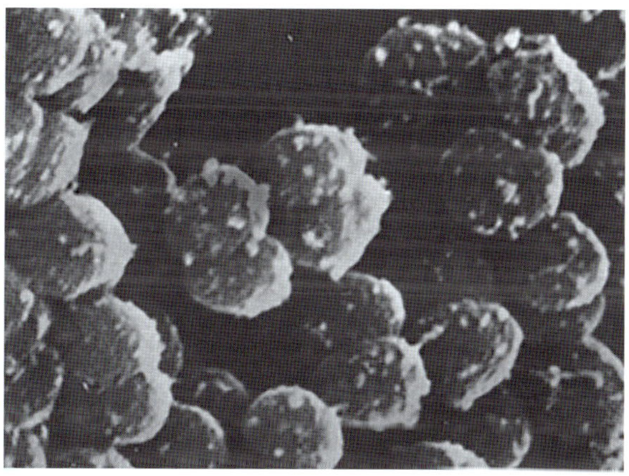

주사전자현미경으로 관찰한 임균으로 강낭콩 모양의 쌍알균(×10,000)

3) Negative stain 전자현미경 사진

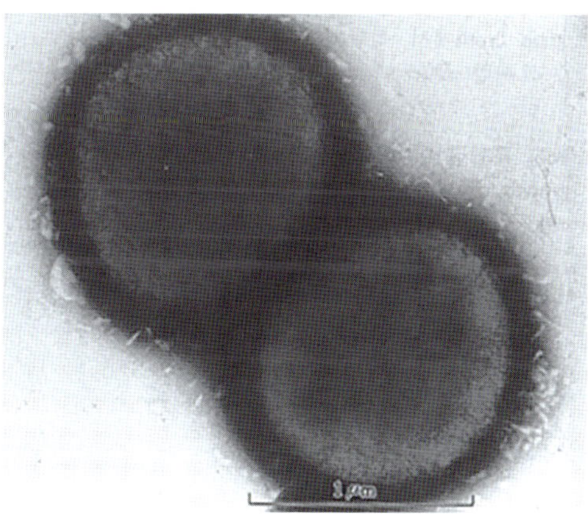

쌍알균으로 나란히 배열, 균체 주위에 선모(pilus)

* 선모는 감염 시 점막 부착과 유전자 이동에 관여

4) 여자 자궁 경관 분비물에서 *N. gonorrhoeae*균의 직접형광항체 시험

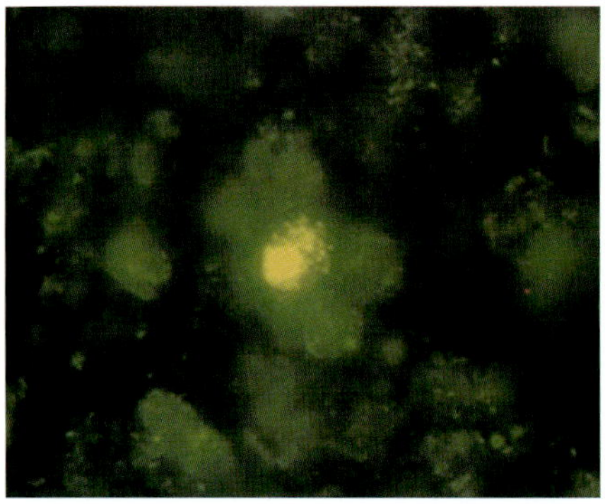

여자 자궁 가검물에 다른 세균이 혼합되어 있으면 그람염색으로 임균을 구별하기 어려우며, 이러한 경우 형광항체법을 실시하면 진단에 용이

5) Modified Thayer-Martin(MTM) 배지에서 집락과 oxidase 시험

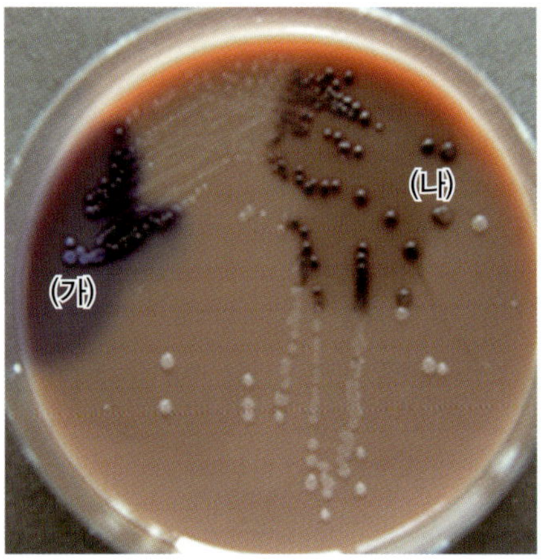

- 임균의 선택배지인 MTM 배지에 접종, 3~7% CO_2, 48시간 배양한 집락은 회백색, 불투명, 볼록하고 광택이 있음
- oxidase 시험은 tetramethyl-*p*-phenylenediamine dihydrochloride 1% 수용액을 한 방울 떨어뜨려 10초 이내에 진한 청색이면 양성**(가)**
  dimethyl-*p*-phenylenediamine dihydrochloride 1% 수용액을 떨어뜨려 분홍색에 이어 검은색으로 변하면 양성**(나)**

* 임균 예비 동정 ① MTM 등 선택배지에서 증식
② Oxidase 양성 ③ 그람음성 강낭콩 모양 쌍알균

6) Penicillinase Producing Neisseria gonorrhoeae (PPNG) 검출을 위한 β-lactamase 시험

(가)

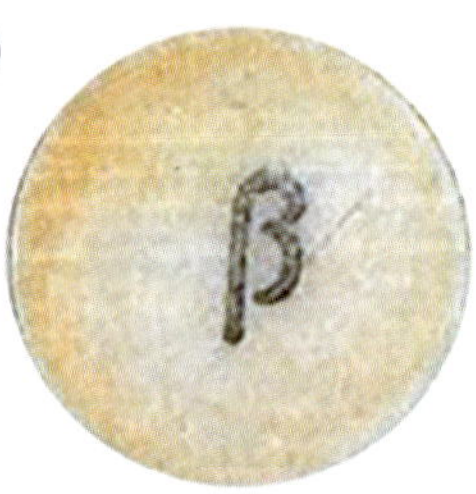

(나)

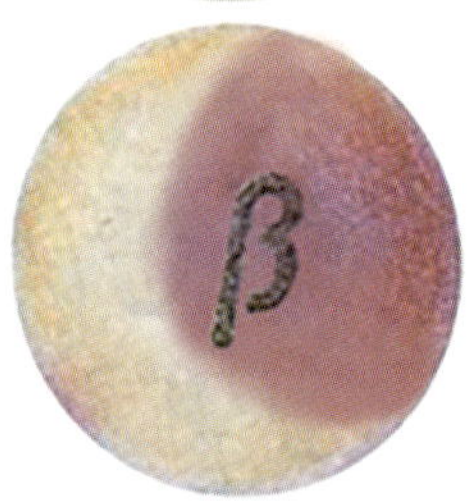

- β-lactamase (penicillinase)를 생성하는 *N. gonorrhoeae*를 PPNG라 하며, penicillin에 내성이 있는 임균임
- β-lactamase 검출방법에는 acidometric법과 iodometric법이 있으나, chromogenic cephalosporin 디스크법(Cefinase, Becton Dickinson)이 감도가 높고 편리함. cefinase 디스크에 증류수 한 방울과 집락을 문지르면 황색에서 분홍색으로 변함(β-lactamase 양성)

가: β-lactamase 음성: Penicillin에 감수성 임균
나: β-lactamase 양성: PPNG

7) CTA 배지에서 당분해 시험

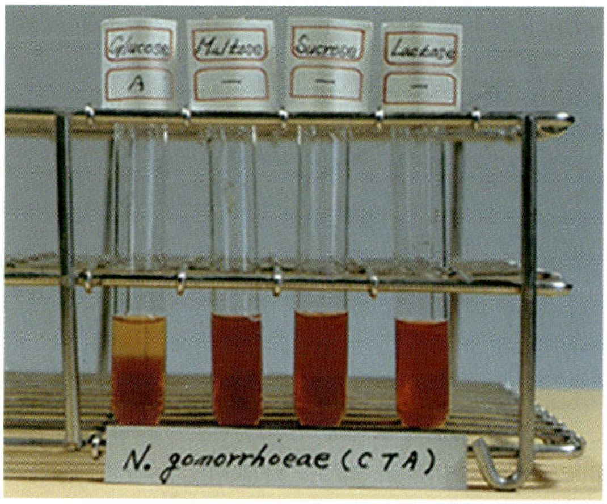

Cystine Trypticase Agar(CTA) 배지에 glucose, maltose, lactose, sucrose 당을 각각 1% 넣어 만든 배지에 임균 집락을 접종한 후 35℃, 산소성, 24~72시간 동안 배양하면 임균이 당을 분해하고 산을 생성하면 배지 표면 밑 부분이 노란색으로 변함

임균은 glucose를 분해하여 황색으로 변함

* *N. gonorrhoeae*: glucose 분해

* 임균: glucose+, maltose-, sucrose-, lactose-

8) QuadFERM + System *Neisseria* ID

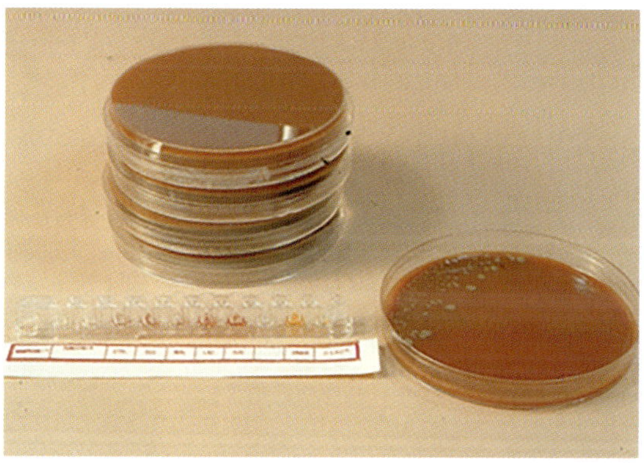

QuadFERM + System은 *Neisseria* 속과 *Moraxella catarrhalis*를 2시간 내에 신속 동정 시 이용

glucose, maltose, lactose, sucrose 등의 당분해능과 penicillinase, DNase, ONPG 시험 등 7가지 반응을 신속히 알 수 있음. MTM 배지에서 발육된 집락을 생리식염수에 풀어서 접종하고 37℃ 2시간 배양 후 판독

* *N. gonorrhoeae, N. meningitidis, N. lactamica, Moraxella catarrhalis* 신속 동정에 이용

9) Phadebact gonococcus test(공동응집반응)

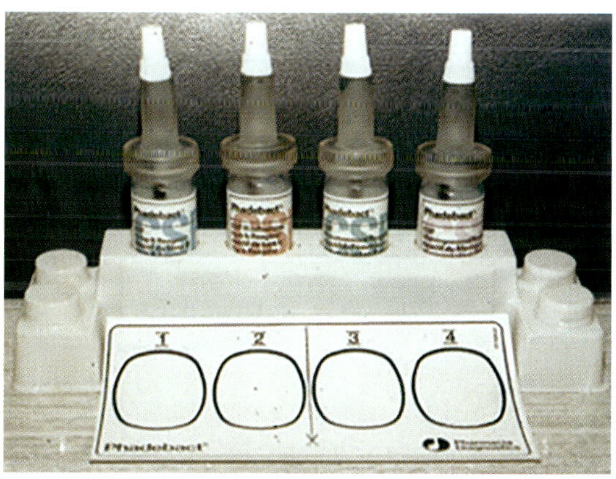

임균 중에 간혹 glucose을 분해하지 않는 균주가 발견되며, 이러한 경우 혈청학적 동정(phadebact gonococcus slide test)을 실시

황색포도알균의 protein A에 임균의 특이항체를 결합시킨 항체 시약과 검체균을 반응시킨 후 응집반응으로 판독

* 양성: 임균

음성: 기타 *Neisseria* spp.

10) Chocolate agar에 계대 배양한 *N. gonorrhoeae* 집락

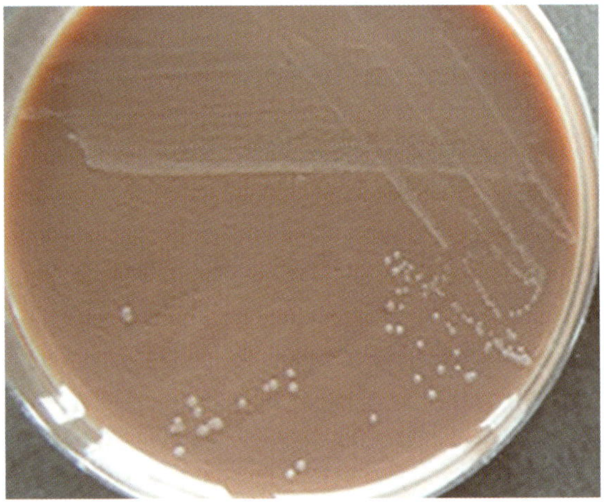

35℃, 5% CO_2, 24시간, Chocolate agar에 배양하면 1~2 mm 크기, 투명, 광택성 집락을 형성
* 48시간 배양하면 3~4 mm 정도의 집락 형성

11) Oxidase 시험

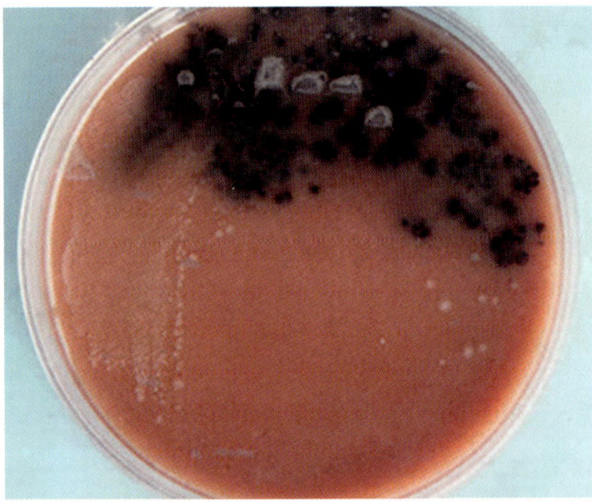

MTM 배지에서 배양된 임균 집락에 dimethyl-p-phenylenediamine dihydroch1oride 1% 수용액을 떨어뜨려서 분홍색에 이어 검은색으로 변하면 oxidase 양성

12) Vitek NHI card로 동정된 *N. gonorrhoeae*

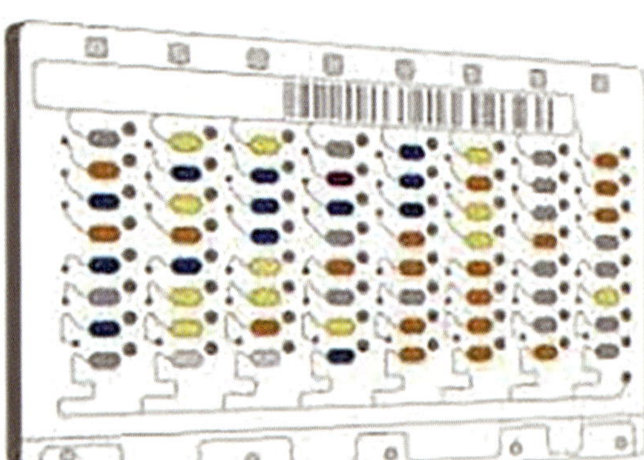

자동화 동정기기인 Vitek system에 Vitek NHI card에 균액을 접종, Vitek 기기에서 배양하면서 자동으로 균을 동정

Neisseria meningitidis(수막알균)

1) 수막알균의 형태

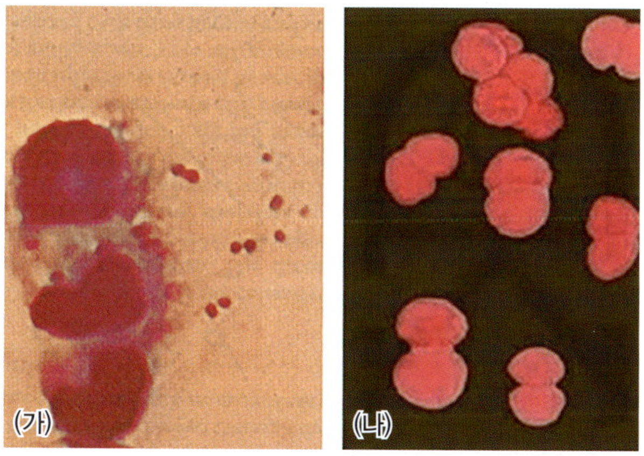

가: 척수액 그람염색 형태

수막염 의심 환자의 척수액을 원심한 침사를 그람염색 후 현미경으로 관찰하면 다형핵백혈구 세포 내 · 외 그람음성 쌍알균이 특징

나: 위상차 현미경으로 관찰한 수막쌍알균

2) 혈액우무배지에서 발육된 수막알균

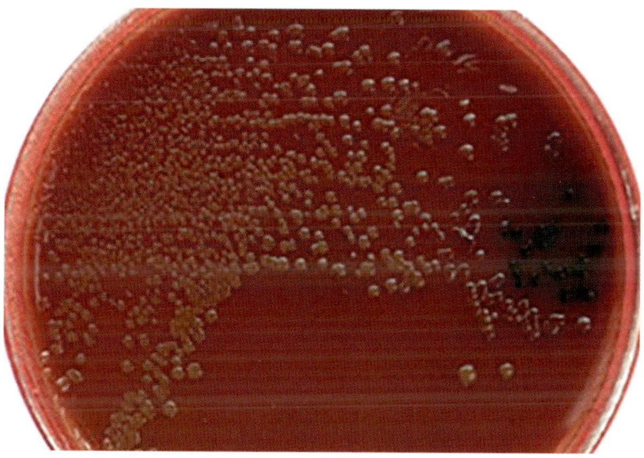

수막알균은 임질균과 달리 BAP에서 사라며, 37℃, 5~10% CO_2 환경, 24~48시간 배양 시 투명, 볼록한 광택성 집락을 형성

집락에 oxidase 시약을 떨어뜨리면 검은색으로 변함(oxidase 시험 양성)

3) CTA 배시에서 당분해 시험

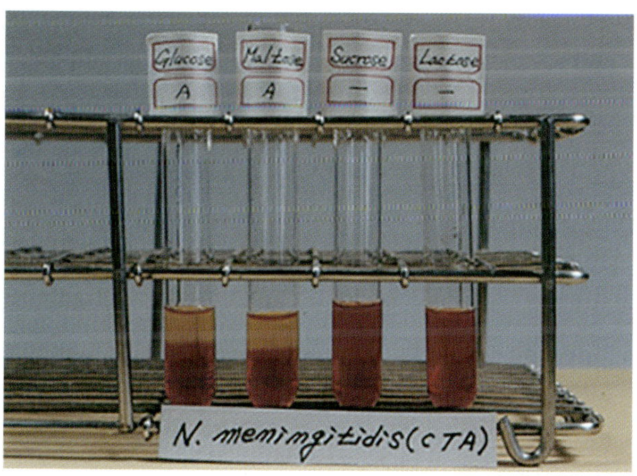

CTA 당 배지에 수막알균을 접종하고 35℃, 산소적 조건, 24~72시간 배양한 후 배지 표면 밑부분이 노란색으로 변하며 당 분해를 한 것이다

수막알균은 glucose와 maltose를 분해하여 황색

※ 수막알균: glucose +, maltose +, sucrose -, lactose -

2. *Moraxella* (Branhamella) 속

Moraxella catarrhalis

1) 그람염색성과 형태

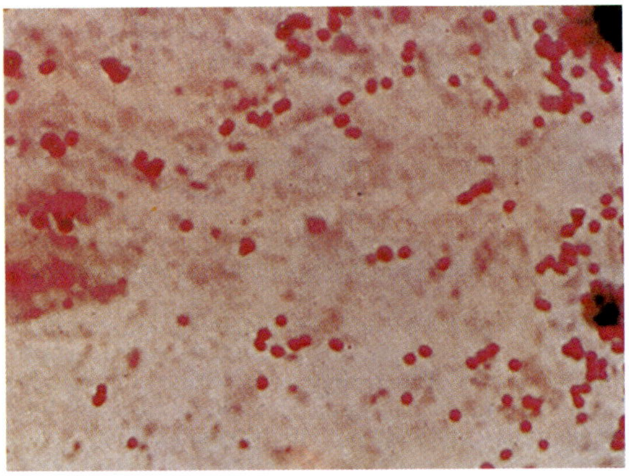

*M. catarrhalis*는 사람 호흡기의 정상균무리(normal flora)으로 부비동염, 중이염을 일으킴 객담 검체의 직접 도말표본에서 그람음성 쌍알균이 많이 관찰, 백혈구 내에도 있으며, 배양에서 거의 순배양되면 *M. catarrhalis*로 보고

* *M. catarrhalis*로 간이 동정 ① 그람음성 쌍알균 ② oxidase 양성 ③ catalase 양성 ④ 비용혈 ⑤ butyrate 또는 indoxyl acetate 양성 ⑥ DNase 시험 양성

2) 객담 중의 *Moraxella catarrhalis* 그람염색 표본

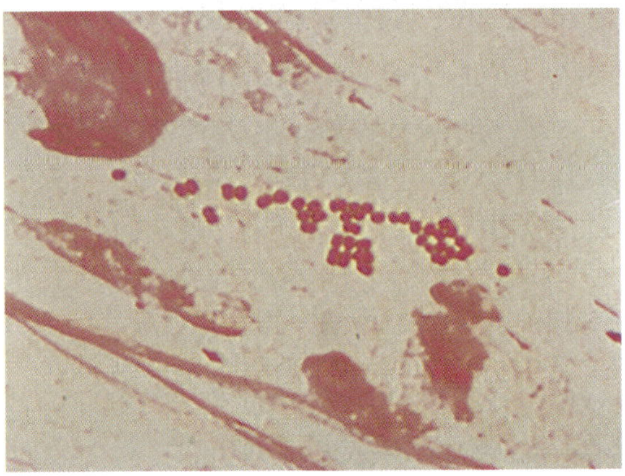

다형핵백혈구와 그람음성 쌍알균이 세포 외에서 관찰되면 *M. catarhalis*를 의심

3) *Moraxella catarrhalis* 음화염색

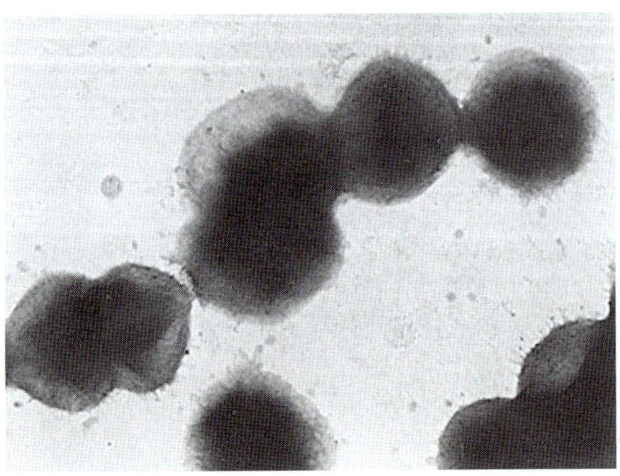

음화염색(negative stain)하여 균 주위에 선모(pilus)를 전자현미경으로 관찰

4) 객담 중의 *M. catarrhalis* 그람염색성과 형태

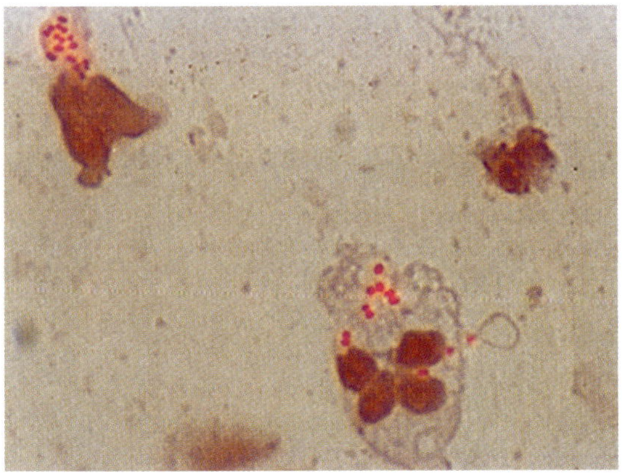

만성 기관지염 환자의 농객담을 그람염색한 표본 다형핵백혈구 내에 탐식된 그람음성 쌍알균

5) 혈액우무배지에서 집락 형태와 Oxidase 시험

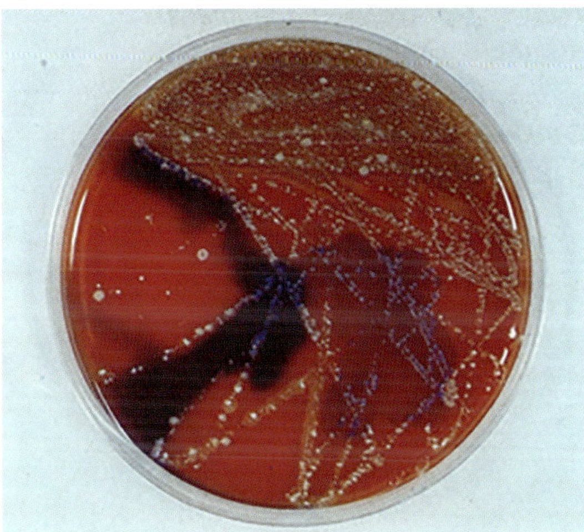

혈액우무배지에 인후 면봉을 접종하여 37℃ 24시간 배양한 집락은 3~5 mm 크기이며, 배금이로 밀면 부스러지지 않고 밀리는 "아이스하키 고무원판(hockey puck)" 현상이 특징 Oxidase, catalase, DNase 모두 양성

* oxidase 시험은 tetramethyl-*p*-phenylenediamine dihydrochloride 1% 수용액을 한 방울 떨어뜨려 10초 이내에 진한 청색이면 oxidase 양성

6) 객담의 그람염색에서 *M. catarrhalis*

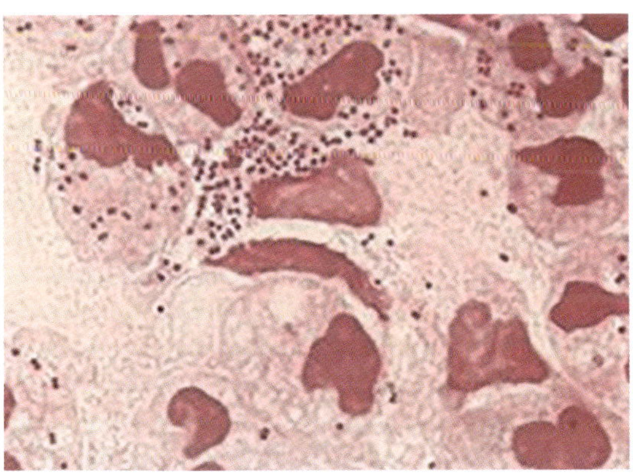

M. catarrhalis 감염 환자의 객담을 그람염색한 표본에서 그람음성 강낭콩 모양의 쌍알균이 다형핵백혈구의 세포 내 · 외에서 관찰됨

4

Moraxella lacunata

1) 검체에서의 *M. lacunata*의 그람염색과 형태

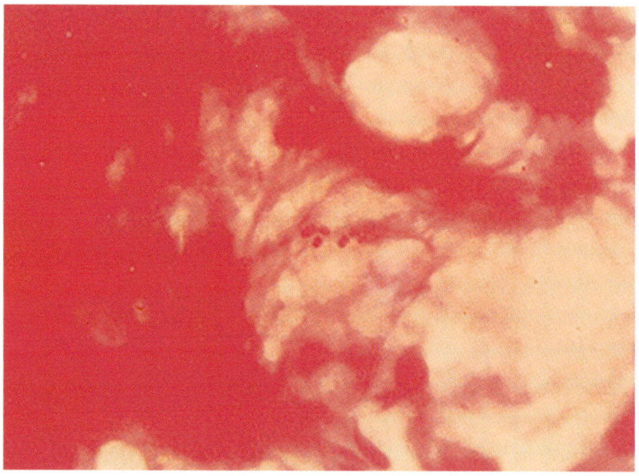

- *M. lacunata* 감염에 의한 결막염 환자의 안 분비물을 그람염색하면 그람음성 짧은 막대균으로 관찰
- 운동성 음성, oxidase 양성, 탄수화물에서 산 생성 음성, 대개 penicillin에 감수성

2) *M. lacunata*의 그람염색과 형태

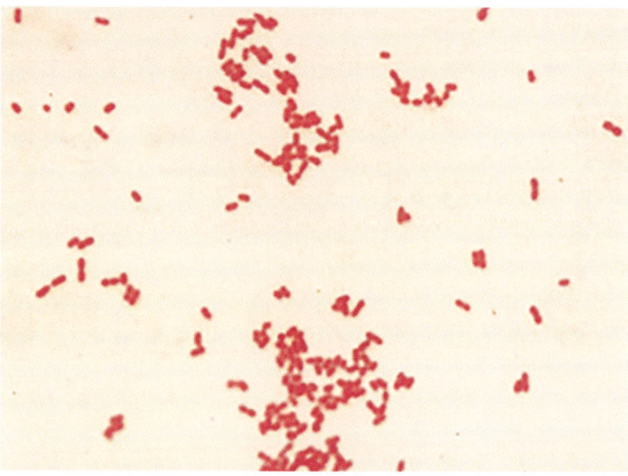

혈액우무배지에서 자란 집락을 그람염색하면 그람음성 짧은 막대균 MacConkey agar에서 거의 증식하지 못함

3) 혈액우무배지에서 *M. lacunata*의 집락

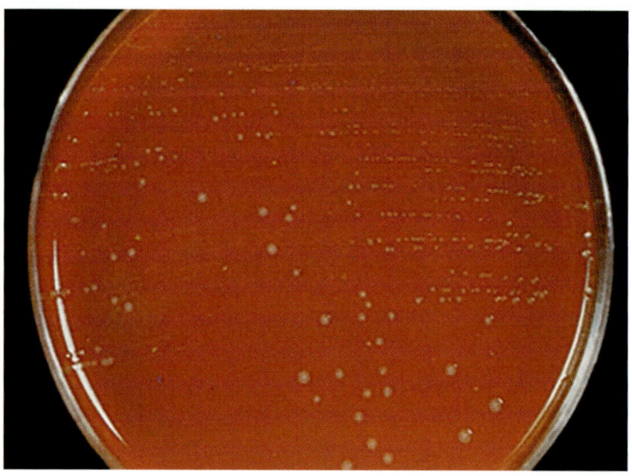

혈액우무배지에 접종하여 37℃ 48시간 배양하면 0.5~1.5 mm 크기, 비용혈성, 때로는 불투명한 집락을 형성

제 5 부

그람양성막대균

1. 그람양성 유아포막대균(산소성)
2. 그람양성 무아포막대균
3. 항산성균 (Mycobacterium)

01 그람양성 아포형성막대균(산소성)

1. *Bacillus* 속

Bacillus anthracis(탄저균)

1) 그람염색성과 형태

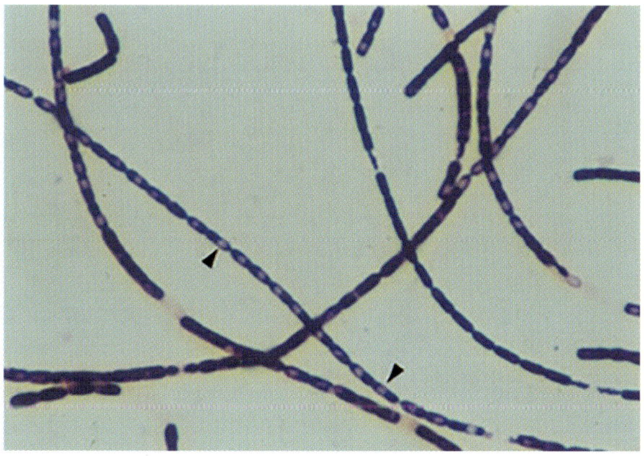

- 그람양성 아포있는 막대균이 긴 사슬모양을 하면서 발육하여 말단이 직각으로 대나무 마디모양으로 연결되어 있음
- 발육조건과 환경이 나쁘면 균체 중앙에 아포를 형성 크기는 1~1.2 × 3~10.0 μm로서 병원균 중에서 가장 큰 막대균. 아포(▶)

2) 혈액우무배지에 생긴 용혈성이 없는 *B. anthracis* 집락

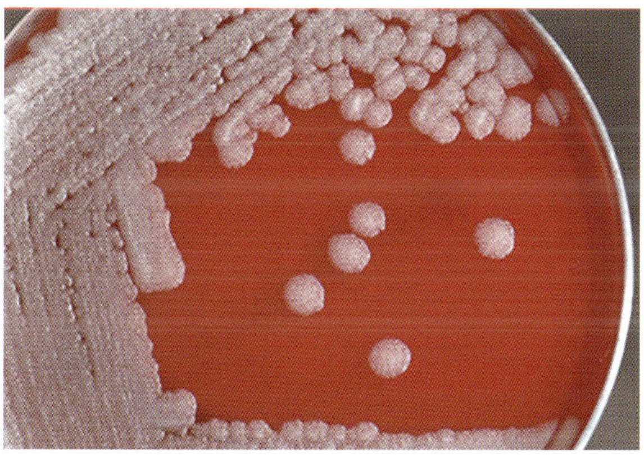

조건 무산소성균이며, 37℃ 공기 중에서 혈액우무배지에 24시간 배양 후 집락은 크고 용혈성이 없는 4~5 mm의 편평하고, 불규칙한, 물결 모양의 집락. 집락을 확대하면 세균이 사상형으로 배열되었기 때문에 집락 가장자리가 불규칙하여 소위 메두사(Medusa) 머리모양

3) String of pearl test

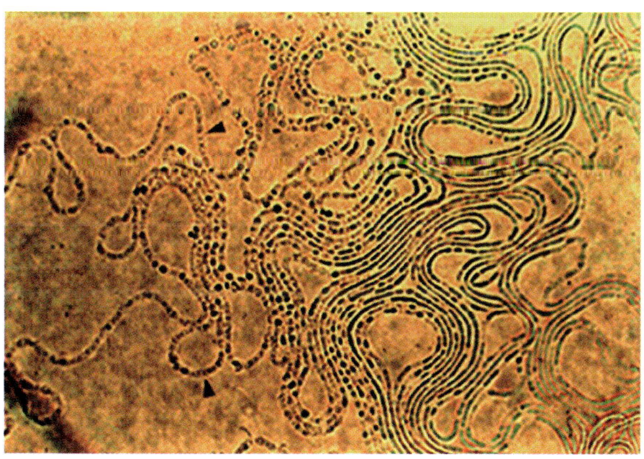

탄저균을 우무평판배지에 접종하고 10 U의 penicillin 디스크를 놓고 하룻밤 배양 후에 관찰하면 실(string)에 끼운 진주(pearl) 모양의 집락 배열을 볼 수 있는데 이것을 "string of pearl test" 양성이라고 함

탄저균은 string of pearl test: 양성

Bacillus cereus

1) 그람염색성과 형태

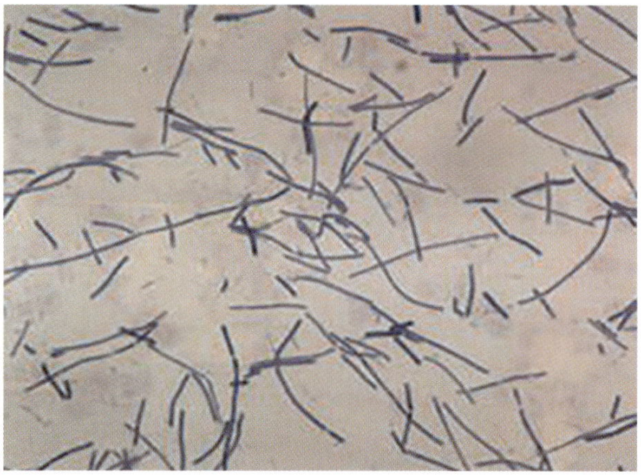

그람양성 막대균으로 사슬 배열을 하고 있으며 양단은 직각이며 중앙성의 아포를 형성하나 사진은 아포가 안보임(×1,000)

2) 용혈성인 *B. cereus* 집락

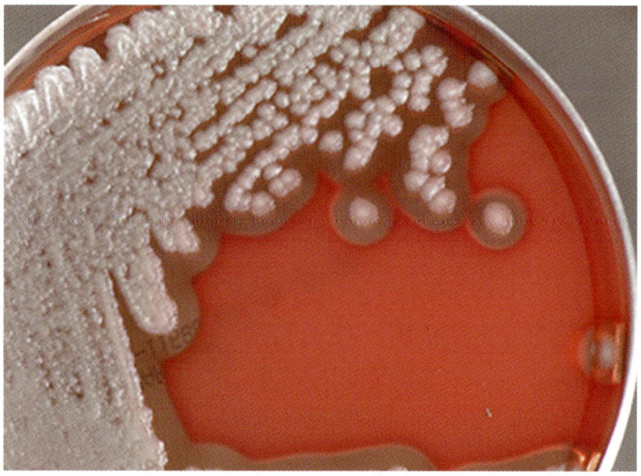

조건무산소성이며, 보통우무배지에서 잘 자라며 혈액우무배지에서는 β-용혈, 집락의 모양은 원형 또는 불규칙하며, 곱슬머리모양

3) Egg-Yolk 시험 또는 Lecithovitellin 시험

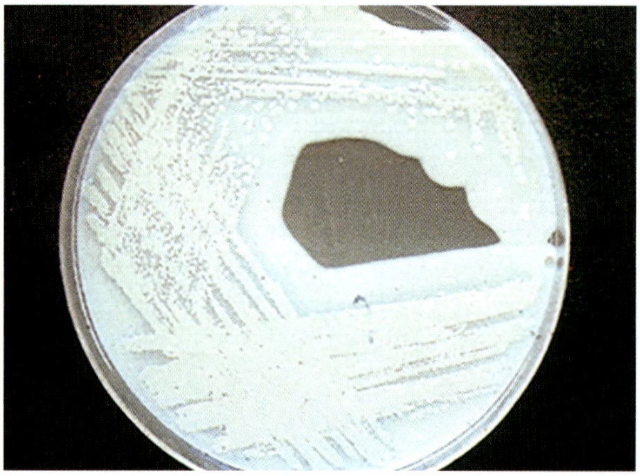

*B. cereus*를 Egg-Yolk polymixin agar에서 30℃ 48시간 배양하면 lecithinase가 생성되어 집락 주변에 유백색의 띠 형성하면 Egg-Yolk 시험 양성

* Lecithinase 시험 양성: *B. cereus*

Bacillus subtilis (고초균)

1) 그람염색성과 형태

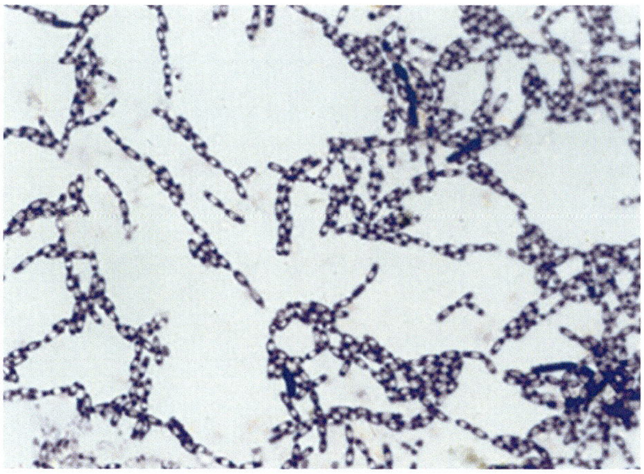

그람양성 막대균으로 타원형, 원통형의 짧은 사슬을 이루며 양 끝이 둥그스름한 막대균 중앙에 아포를 형성, 균의 크기는 0.7~0.8×2.0~8.0 μm이고 주모성 편모가 있어 운동성이 있고 협막은 없음(×1,000)

2) 혈액우무배지에서 *B. subtilis* 집락

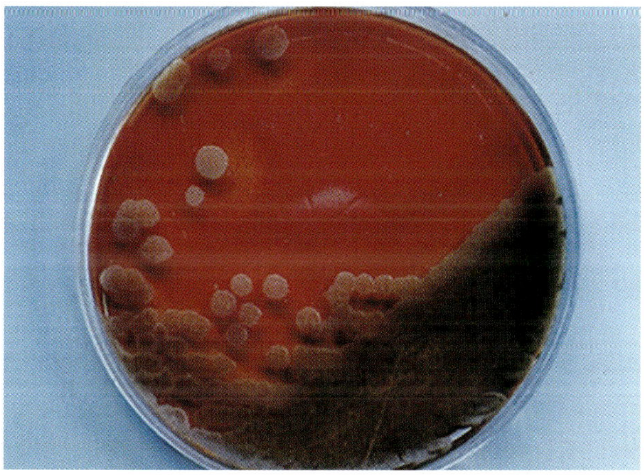

혈액우무배시에서 β-용혈을 일으키며 집락은 거칠고, 불투명한 퍼진형이며 우유빛 유리색으로 집락이 *B. anthracis* 균 집락과도 흡사하나 *B. anthracis*는 용혈이 없고 *B. subtilis*는 용혈이 있음

3) Phenylethylalcohol agar 발육성상

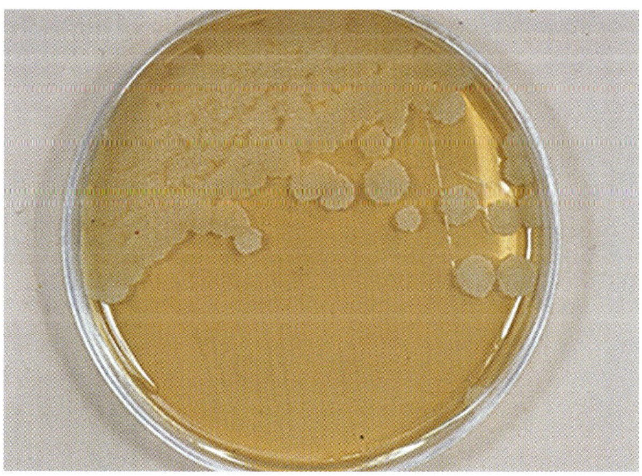

*B. cereus*는 Heart Infusion agar에 0.3% phenylethylalcohol이 첨가된 배지에서도 증식함

CHAPTER 02

그람양성 무아포 막대균

1. *Corynebacterium* 속

디프테리아균(*Corynebacterium diphtheriae*)

1) Gram 염색성과 형태

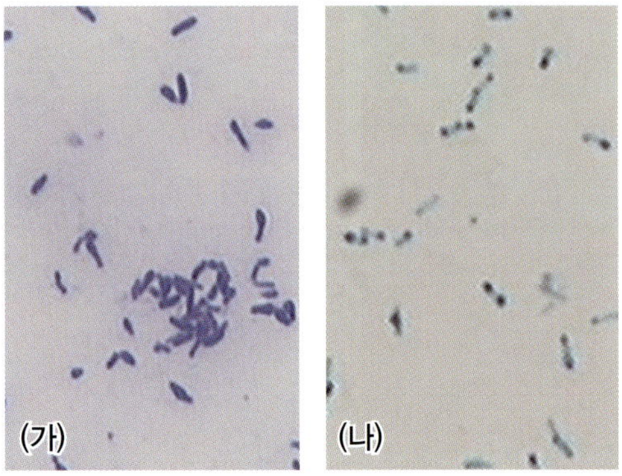

가: 그람염색–그람양성 곤봉형 막대균, 균의 배열은 L자, V자 모양

나: 배양–배양된 집락이나 인후 위점막 검체를 도말하여 Albert's 염색하여 이염소체를 관찰, 균의 배열은 곤봉형 알파벳, 중국 글자로 진한 청색의 이염소체가 특징(×1,000)

2) *Corynebacterium diphtheriae* 배양하는 Loeffler's serum slant media

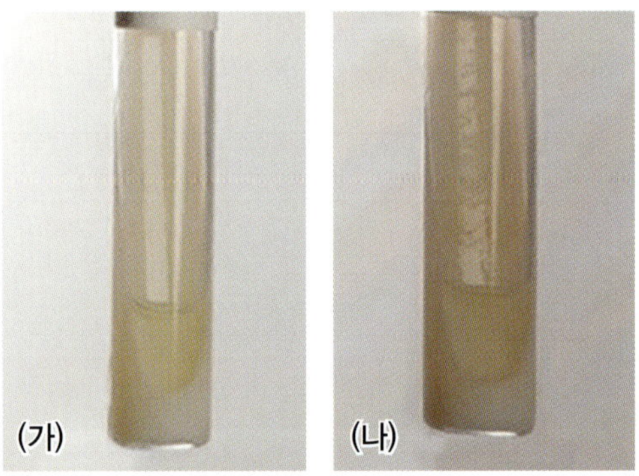

가: Loeffler's serum slant media

나: 인후 검체를 Loeffler's serum slant media 접종하여 배양하면 디프테리아균은 회백색의 집락으로 발육

3) Elek 독소생성 시험

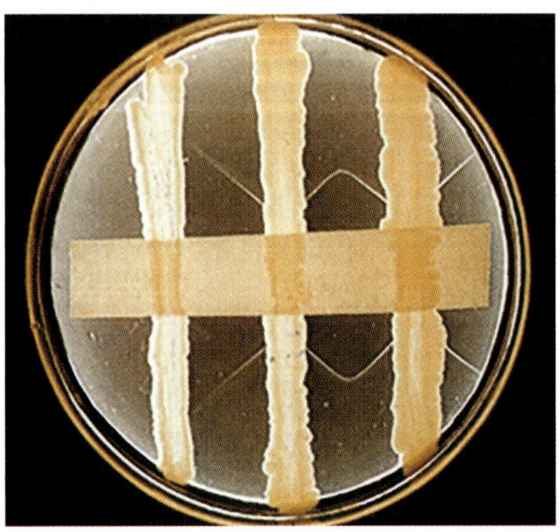

- *C. diphtheriae*는 β-phage가 감염되면 외독소를 생성하며 외독소를 생성하는 디프테리아균만이 디프테리아를 발병하기 때문에 외독소 생성시험이 중요함
- 시험관 내 시험으로 Elek 젤 확산(gel diffusion)에 의한 침강반응
- 시험세균을 한 줄로 그어 접종하고 디프테리아 항독소를 축인 여과지를 직각이 되게 놓고 18~48시간 배양한 후에 침강선이 생기면 양성으로 판단하며 근년엔 16~24시간이 걸리는 변법 Elek 법을 권하고 있음

4) 혈액우무배지에서 *Corynebacterium diphtheriae* gravis type 집락 성상

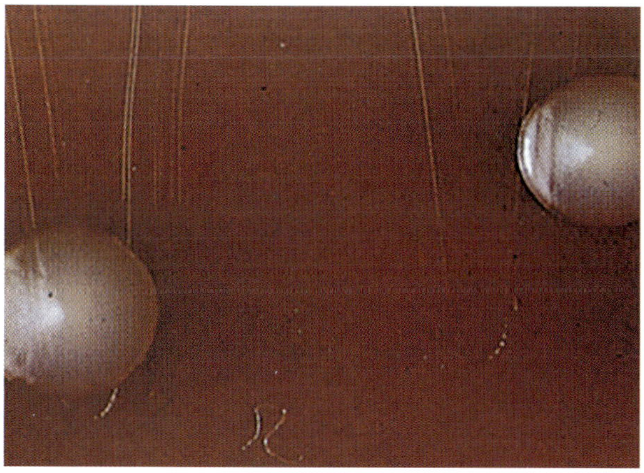

Gravis type 집락은 비교적 크며 표면이 거칠고 가장자리는 희미한 줄무늬가 있으며 어떤 균주는 용혈도 있지만 여기서는 용혈이 없음

5) 혈액우무배지에서 *C. diphtheriae* mitis type 집락 성상

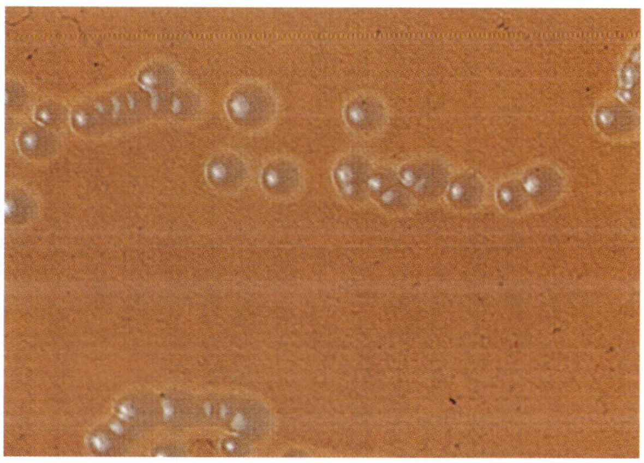

Mitis type 집락은 gravis type 집락보다 작으며 표면이 매끄럽고(smooth) β-용혈대가 집락 주위에 약간 있음

6) *Cotynebacterium diphtheriae* 집락의 성상

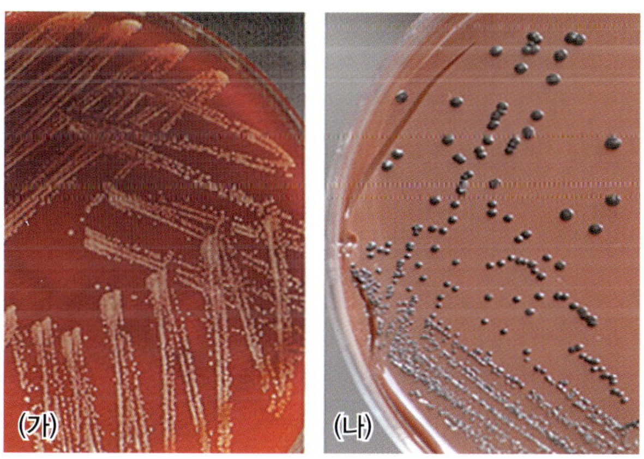

가: BAP 배지에서 백색의 둥글고 볼록한 집락이며 β-용혈이 없음

나: Tellurite agar에서 sodium tellurite를 환원하여 흑색 집락

7) Potassium tellurite blood agar *C. diphtheriae* gravis type 집락 성상

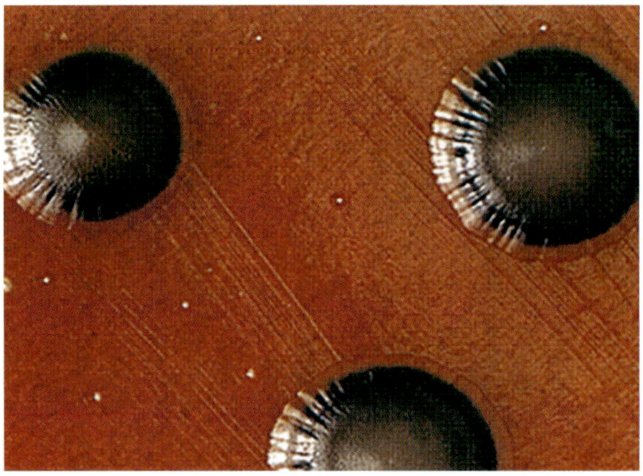

집락 중앙부위가 서리가 낀듯이 평평한 원추형이며 검은색을 보이며, 회백색의 금속빛이고, 가장자리는 방사선모양임

8) Potassium tellurite blood agar *C. diphtheriae* mitis type 집락 성상

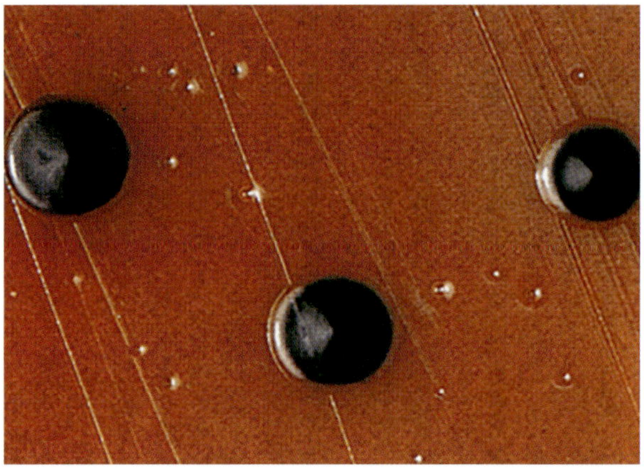

집락은 중앙이 흑색이고 융기상이며, 가장자리는 약간 회색

9) Potassium tellurite blood agar *C. diphtheriae* intermedius type 집락 성상

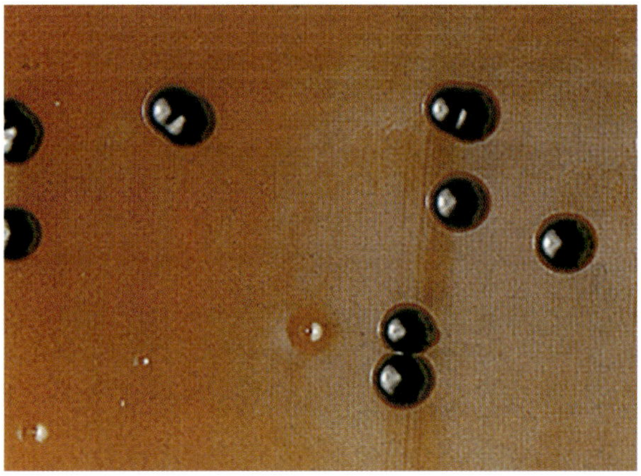

집락은 gravis와 mitis type 집락보다 훨씬 더 작고 집락 중앙은 흑색이고 가장자리는 밝은 색으로 개구리알 모양

2. *Listeria* 속

Listeria monocytogenes

1) 균의 형태

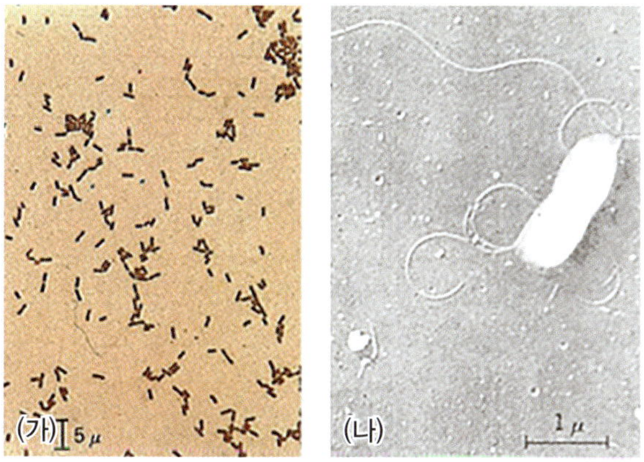

가: 그람염색 – 그람양성 막대형균으로 크기가 비교적 작은 2~3 × 0.5 μm

나: 전자현미경 – 균체에 4개의 편모 관찰

* 편모의 활동은 37℃보다 실온(25℃) 배양에서 활발함

2) *L. monocytogenes* 균 Motility 배지에서 운동성 관찰

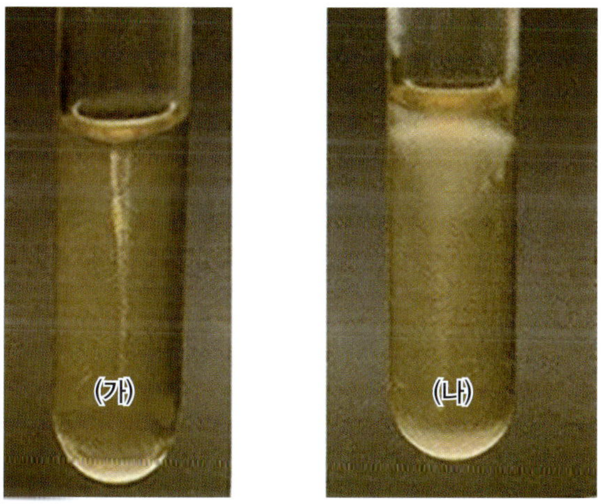

가: Motility 배지에 균 접종하여 37℃ 배양하면 천자한 부위만 발육되면 운동성 음성

나: Motility 배지에 균 접종하여 22℃ 배양하면 천자한 부위 주위가 우산 모양으로 퍼져 발육되는 것이 특징으로 운동성 양성

3) *L. monocytogenes* 혈액우무배지에서 집락

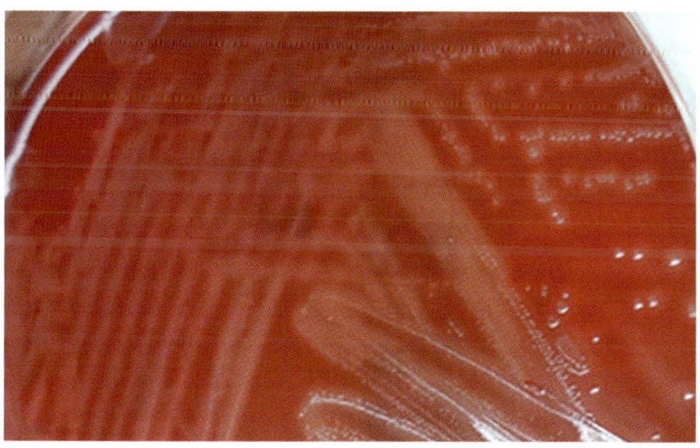

37℃, 24~48시간 배양하면 1 mm 이하의 아주 작은 원형의 평활한 회백색 집락 주위에 좁은 β-용혈, Catalase 양성

* *S. agalactiae*는 그람양성 사슬알균이며, BAP에서 투명한 좁은 β-용혈이 있으며 Catalase 음성

4) *Listeria monocytogenes* - CAMP 시험

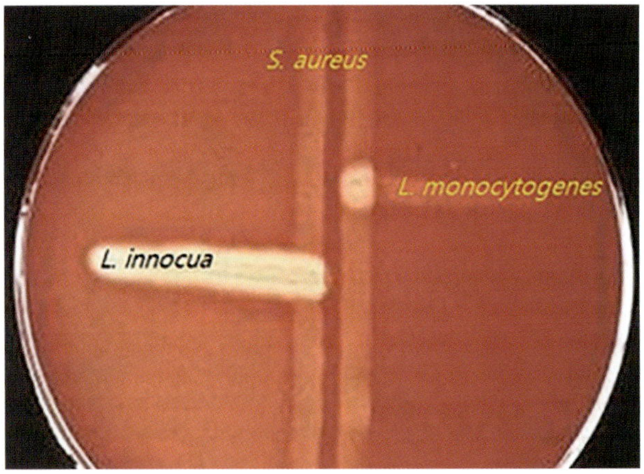

면양혈액한천배지에

① *S. aureus*를 위에서 아래로 직선 도말하고 3~4 mm 간격을 두고 90° 되게 수직으로

② *L. monocytogenes*(우)와 *L. innocua*를 그어 접종한 후 37℃ 24시간 배양하면 접종선 교차부위에 투명한 β용혈이 나타나면 양성반응이며 CAMP 양성임

5) *Erysipelothrix rhusiopathiae* - 혈액우무배지 집락과 KIA 반응과 SIM 반응

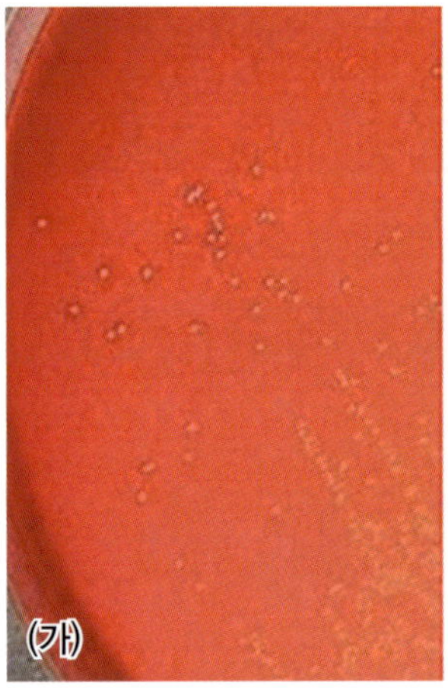
(가)

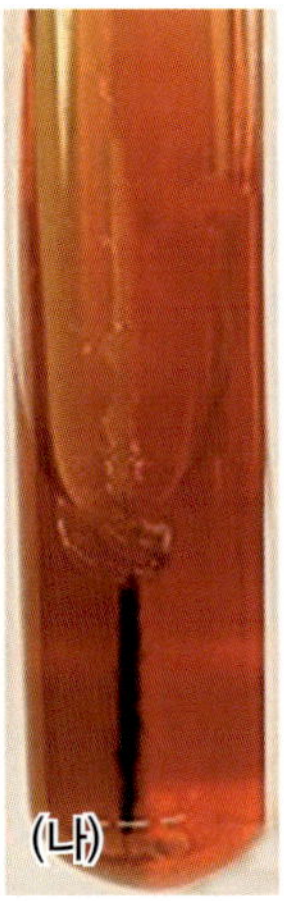
(나)

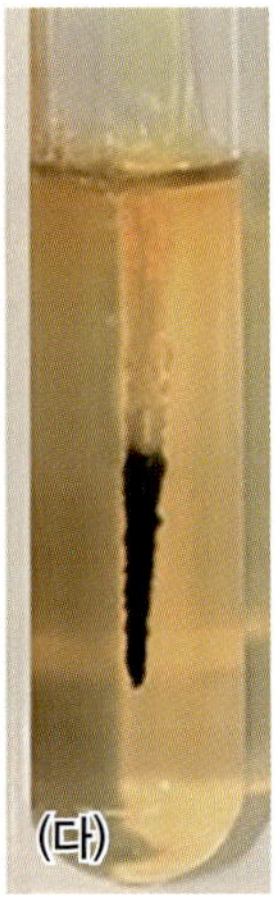
(다)

가: 혈액우무배지에 37℃에 CO_2 환경에 1~2일 배양하면 미세한 집락에 약간의 β-용혈

* Catalase 시험: 음성

나: KIA－K/K H_2S 양성(천지한 부위에만 H_2S 양성)

다: SIM－H_2S 양성(천지한 부위에만 H_2S 양성)

6) *E. rhusiopathiae* 균의 그람염색성과 motility 시험

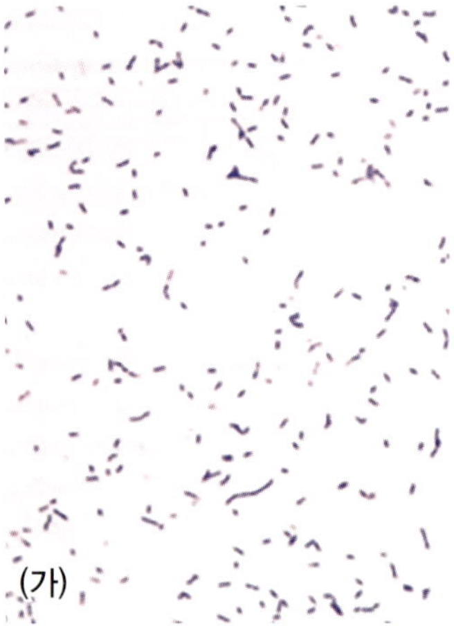
(가)

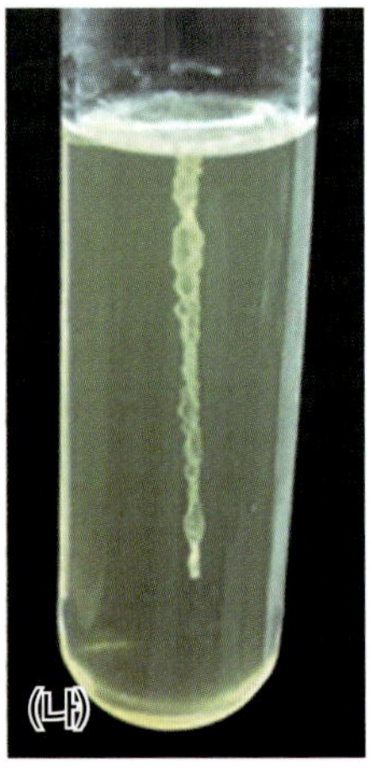
(나)

가: 그람염색성－그람양성 막대균이며 편모가 없음

나: Motility 배지에 37℃ 배양 시 천자 부위에 발육된 것은 운동성 음성

3. *Lactobacillus* 속

1) Lactobacillus acidophilus 그람염색

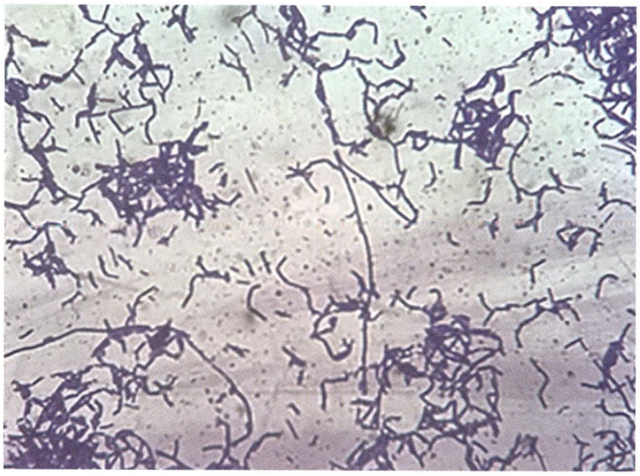

그람양성 막대균으로 길이가 짧은 것과 긴 것이 있으며 비병원성균으로 구강, 위장관, 자궁질내에 상재균임

2) 질검체 도말(vaginal smear) 그람염색

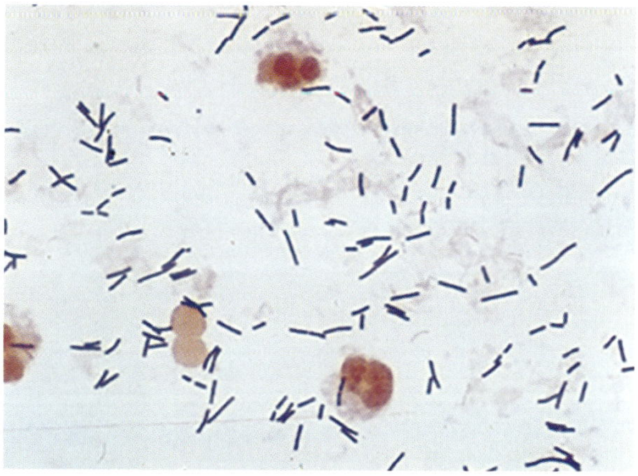

- 질분비물을 그람염색한 것으로서 그람양성 막대균 형태는 길고 곧거나 약간 굽었거나 Diphtheroid 모양이다. 아포와 편모는 없음 *Doederlein bacillus*라고도 불렸으며 질내 다수의 *Lactobacillus*가 있는 것은 정상
- 정상 성인여성의 menstration cycle 중에서 분비기(secretory phase) 때 가장 많이 나타남(×1,000)

3) 혈액우무 배지에서 발육된 *Lactobacillus acidophilus* 집락 성상

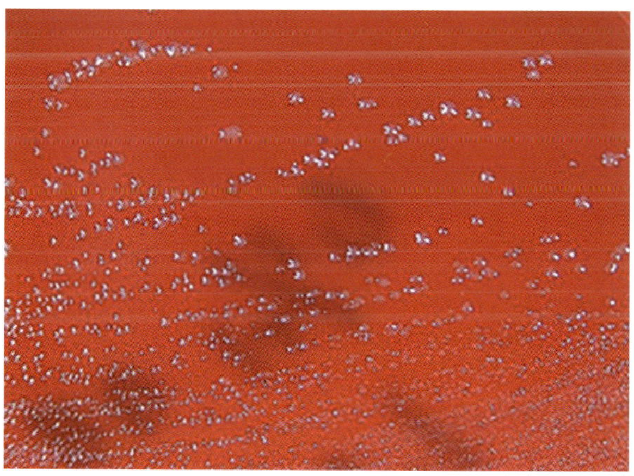

- 혈액우무배지에서 무산소성(혐기성)으로 37℃, 48시간 배양된 집락. 조건무산소성, 무산소성이나, 미세산소성으로도 발육됨
- 집락은 미세하나 α용혈성, Catalase 음성, glucose를 분해하여 젖산(lactic acid)을 생성하기 때문에 *Lactobacillus*라고 함

4. *Nacardia* 속

Nocardia asteroides

1) 염색성과 형태

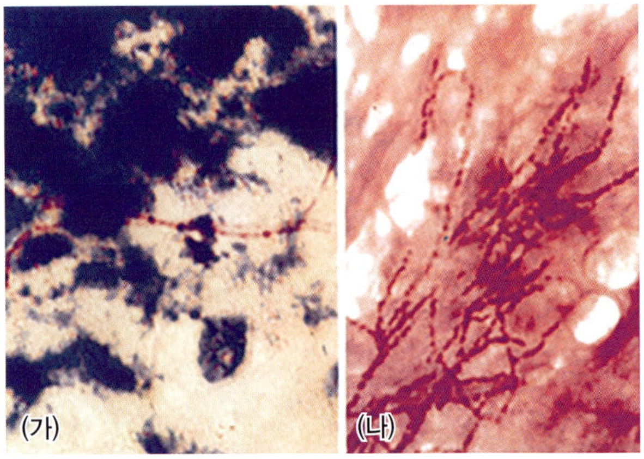

그람양성이며, 분지되어 있는 사상형의 막대균. 약한 항산성으로 Ziehl-Neelsen 염색 시 부분적 항산성 염색됨

가: 객담, Z-N 염색하면 분지된 사상형의 막대균으로 약한 항산성균이 보임

나: 폐농양, Z-N 염색하면 분지상, 가느다란 사상형 모양의 균사 관찰

2) Kinyoun stain(AFB stain)

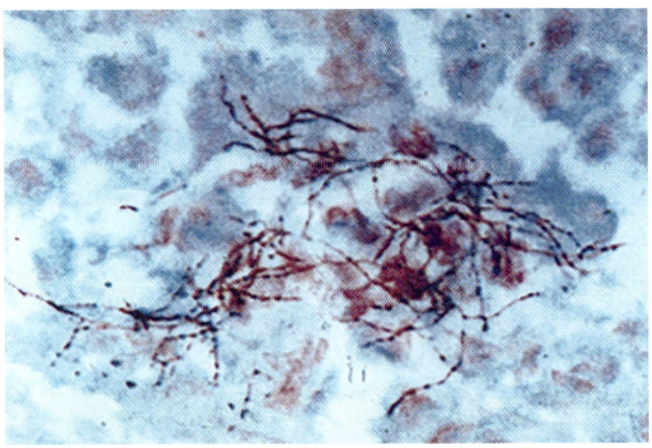

고름, 조직, 농양 등의 검체를 도말하여 Kinyoun AFB 염색한 후 관찰하면 분지 모양의 섬세한 가늘고 긴 사상형 세포가 많이 있으며 부분적인 항산성임

3) BAP 배지에서 *Nocardia asteroides* 집락의 성상

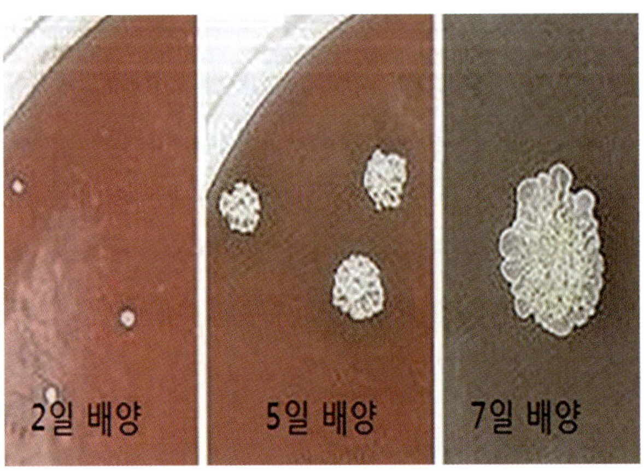

혈액우무배지에서 2일간, 5일간, 7일간 집락이다. 주름졌고, 주위로 균사가 뻗어나감

5. *Actinomyces* 속

Actinomyces israelli

1) 그람염색성과 형태

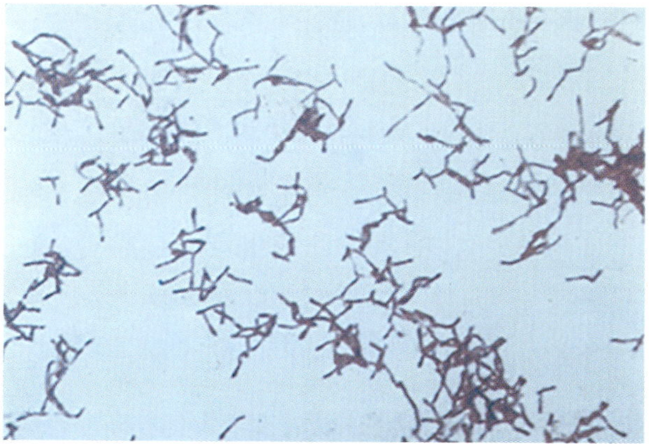

혈액우무배지에서 자란 집락을 그람염색하면 그람양성, 분지된 작은 막대균이며, 비항산성, 크기는 1 μm

2) *Actinomyces israelli*의 유황과립(sulfur granule)

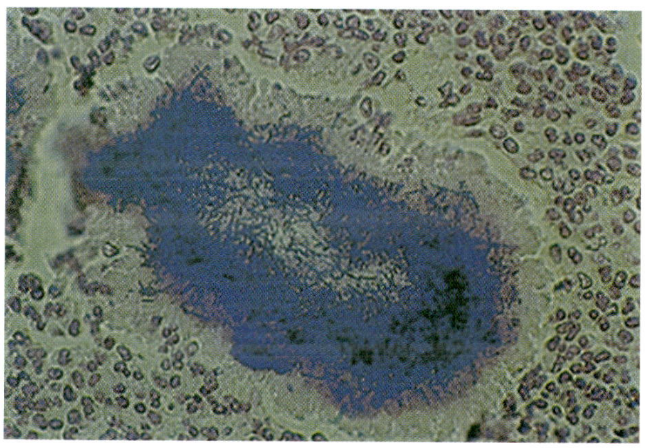

- 복부의 고름(농), 농양 등의 검체 등을 그람염색하면 *Actinomyces* spp. 감염에 의한 유황과립(sulfur granule)을 관찰가능
- 고름 속의 균사는 극히 적고, 유황과립상의 균괴(druse)와 다수의 백혈구 있음

3) *Actinomyces israelii*의 어금니 모양의 집락과 Thioglycollate broth에 배양된 성상

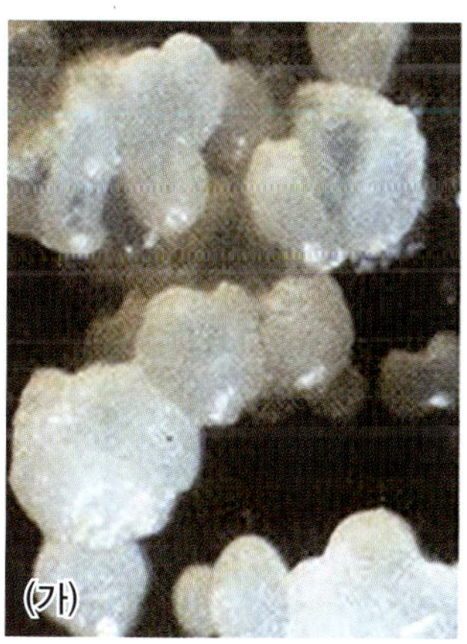

(가)

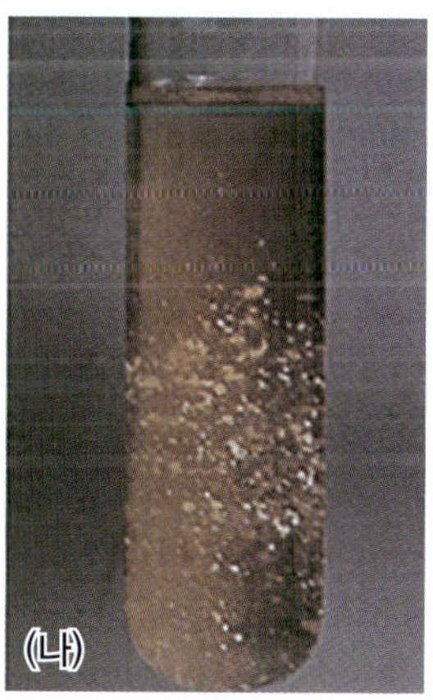

(나)

가: 무산소성(혐기성)으로 BHI agar 배지에서 37℃에 7일간 발육된 집락의 특징은 배양 1~2일 후에는 거미 모양의 미소집락("spider" microcolony)이나 7일 후에는 어금니 모양 집락(molar tooth colonies)

나: Thioglycollate broth 발육능
Thioglycollate broth에서 절대무산소성 상태로 밑부분에서 발육되며 과립상 증식이 특징

CHAPTER

03 항산성균(*Mycobacterium*)

1. *Mycobacterium* 속

Mycobacterium tuberculosis(결핵균)

1) *Mycobacterium tuberculosis*(결핵균)의 Ziehl-Neelsen's 염색과 형태

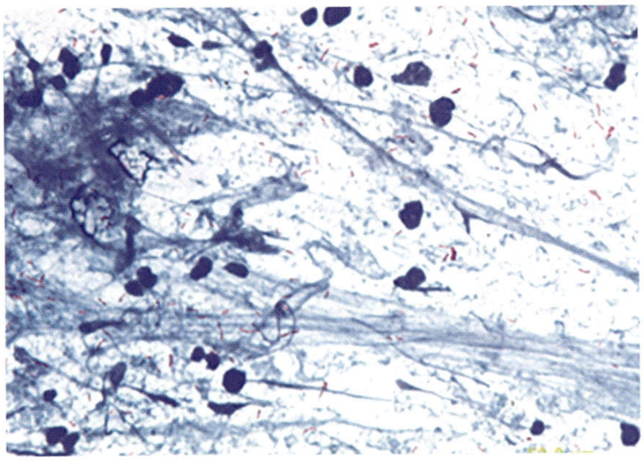

결핵균은 그람양성이지만 항산성 막대균(acid fast bacillus, AFB)이며 항산성 염색법인 Ziehl-Neelsen's 법에 의한 현미경 소견은 항산성 막대균(AFB)은 약간 굽었거나 곧은 막대균으로 적색으로, AFB 이외의 세포는 청색으로 염색(×1000)

2) *Mycobacterium tuberculosis*의 Auramin-rhodamine 형광염색

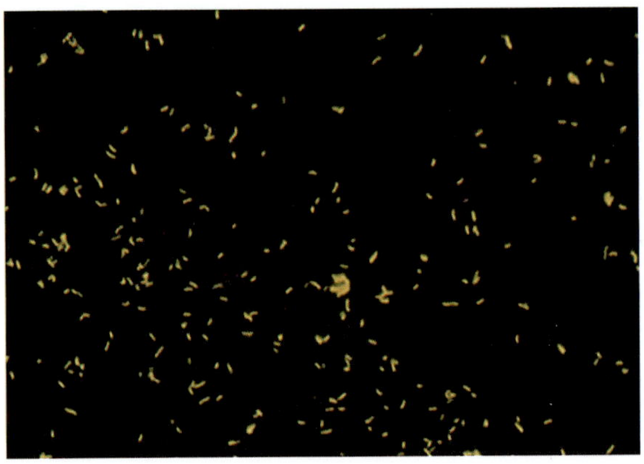

Auramin-rhodamine 형광염색법으로 염색한 *Mycobacterium tuberculosis*(결핵균)는 형광현미경으로 관찰하면 노랗게 보이고, 배경은 검게 보임(×400)

3) *Mycobacterium leprae*(한센균)의 Ziehl-Neelsen's 염색과 형태

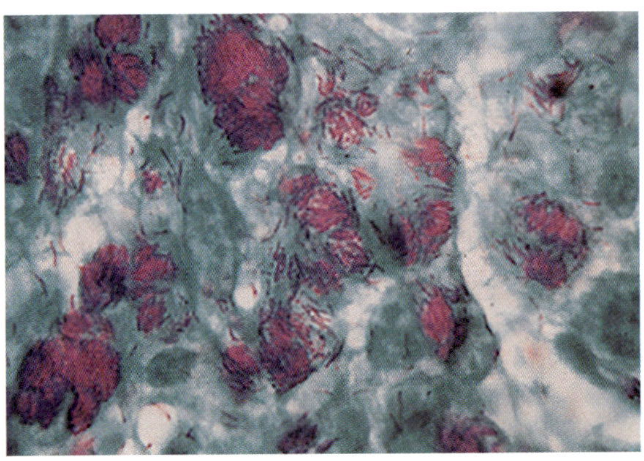

- 결핵균과 같이 항산성균이지만 항산성은 결핵균보다 약함. 코의 분비액, 피부결절 혹은 비중격의 궤양에서 검체를 채취하여 염색
- 피부찰과(Skin scraping) 표본을 Z-N 염색(AFB 염색)한 표본에서 둥근 균체 덩어리 관찰. 이것을 나구(globi)라고 부르는데, 이러한 소견은 보기는 어려움

4) *Mycobacterium tuberculosis* 균삭형성(菌索形成, cord formation)

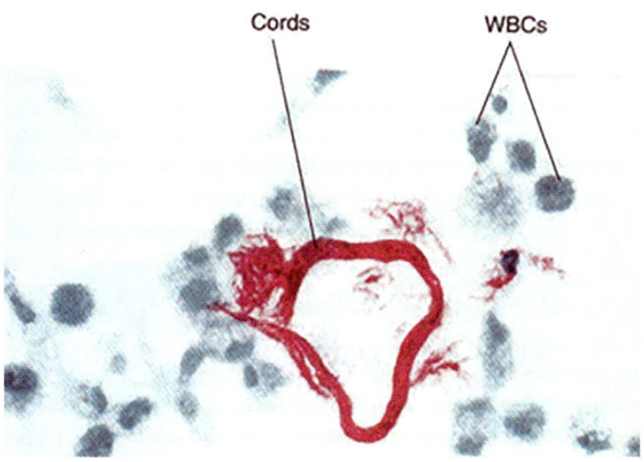

항산성 막대균 중 *Mycobacterium tuberculosis*(인형결핵균)는 증식하면서 분열할 때 서로 접착하여 끈을 꼬는 형태(rope-like)를 보여주나 다른 항산성균은 이러한 형성이 약하거나 거의 없음. 즉 뱀과 같이 꾸불꾸불한 모양(supertine cord formation)을 나타내는 것을 균삭형성이라 하고 액체 배양에서 인형결핵균은 균삭형성을 함. 계란 배지나 혈청을 가한 배지에서 발육될 때 응고수를 slide에 도말하여 Z-N 염색하면 잘 나타남(×1,000)

5) *Mycobacterium tuberculosis* Rough형 주사전자현미경 사진

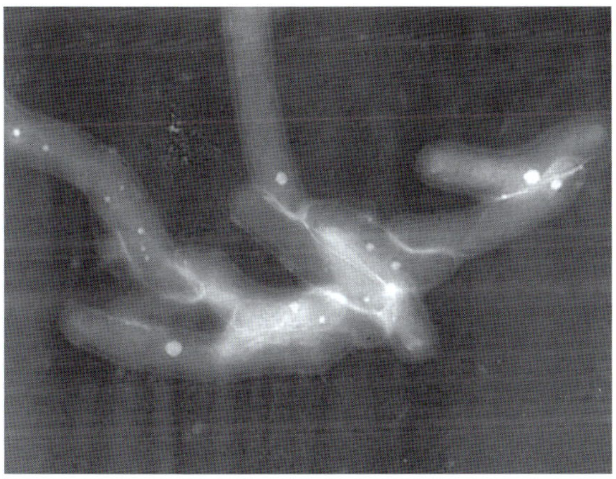

균의 배열은 한 개의 균체에서 2분열하면서 연결되어 뻗어나가고 있고 균막에 lipid가 있음(×10,000)

6) *Mycobacterium smegmatis*의 주사전자현미경 사진

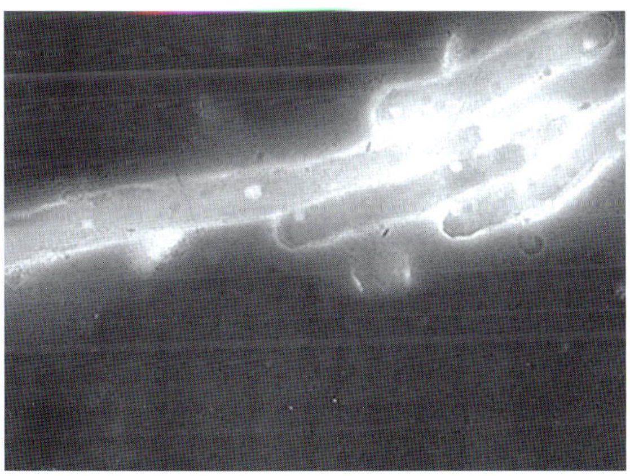

뗏목 모양으로 연결되어 있음(×10,000)

5

7) *M. tuberculosis* 3% Ogawa 배지발육 집락

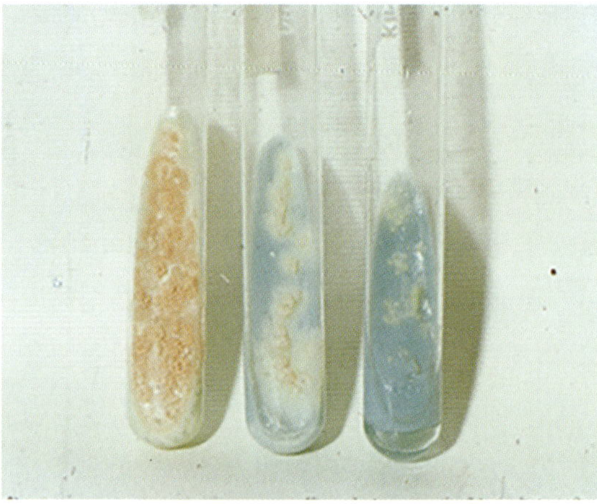

3% Ogawa 배지는 분리배양, 1% Ogawa 배지는 약제 감수성 검사용 4% NaOH로 객담을 전처리하여 배지 사면에 spoid로 한 방울 떨어뜨려 마개를 느슨히 막고 부란기에 수평으로 2일간 둔 후 다시 마개를 꼭 막고 4~8주간 배양. 전형적인 집락은 R형, 담황색, 표면이 거칠며, 건조, 주변은 거칠며 부풀어 오름

* 1~2주 배양에 신속 발육하거나, smooth (S)형이나 오렌지색을 띤 집락은 결핵균이 아님

8) Photochromogen(빛발색균)

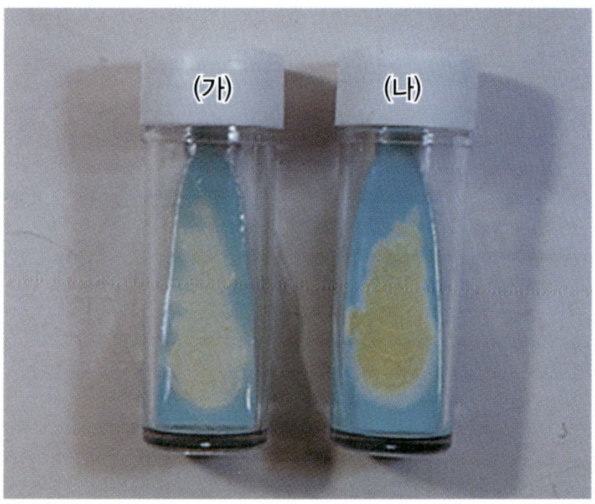

Lowenstein-Jensen 배지에 균을 접종하여 37℃ 10일간 배양한 후 어두운 곳에서 무색의 집락에 빛을 쪼여 황색 집락으로 변하면 빛발색균(광발색균, photochromogen)이라고 하는데 대표적인 균은 *M. marinum*

가: 암소 → 무색, 광선 → 무색

나: 암소 → 무색, 광선 → 황색

9) Scotochromogen(암발색균)

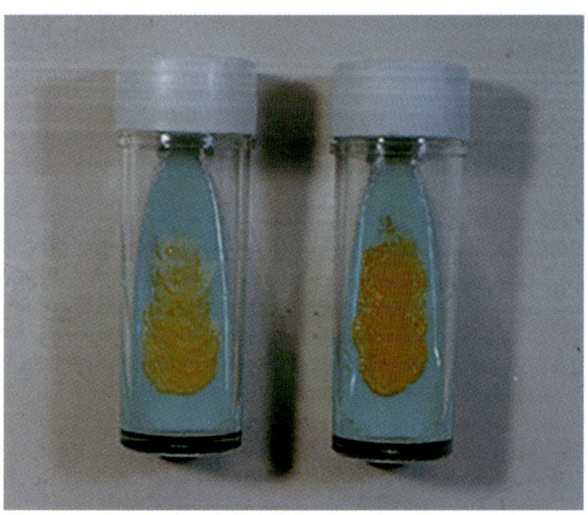

Lowenstein-Jensen 배지에 균을 접종하여 37℃, 10일간 배양한 후 어두운 곳에서나 광선을 비치거나 모두 관계없이 황색 색소를 형성하는 집락의 균을 암발색균(scotochromogen)이라고 하는데, 대표적인 균은 *M. scrofulaceum*

10) Nonphotochromogen(비발색균)

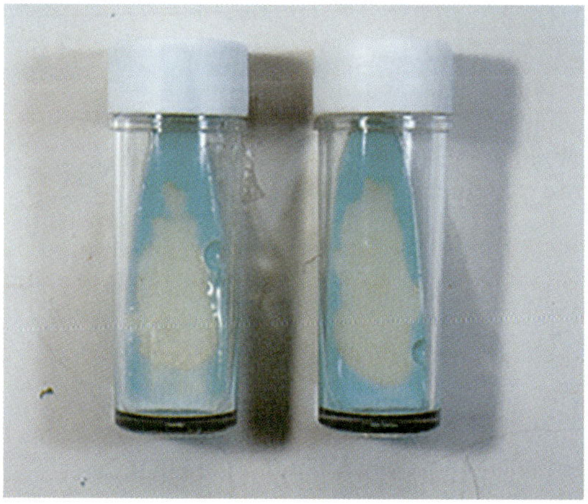

비광발색균으로 서서히 발육하며 37℃ 부란기 어두운 곳에서 발육 시에 무색 집락이며 광선에 노출시켜도 집락이 무색의 뚜렷하지 않은 색으로 발육

* *M. avium* 균종이 대표적

11) Rapid growers(빠른 발육균, 신속발육균)

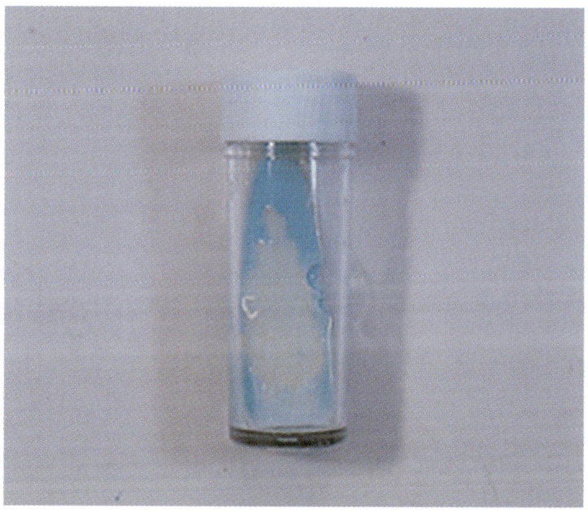

발육신속균으로 37℃ 부란기에서 보통 7일 이내에 빨리 발육하는 균으로서 대표적으로 *M. fortuitum* 균종이 있음

* 결핵균 이외의 *Mycobacterium*

(비결핵성 *Mycobacterium*, nontuberculosis) *mycobacterium*, NTM은 Runyon group에 속하는 *Mycobacterium*

12) Potato souton 배지

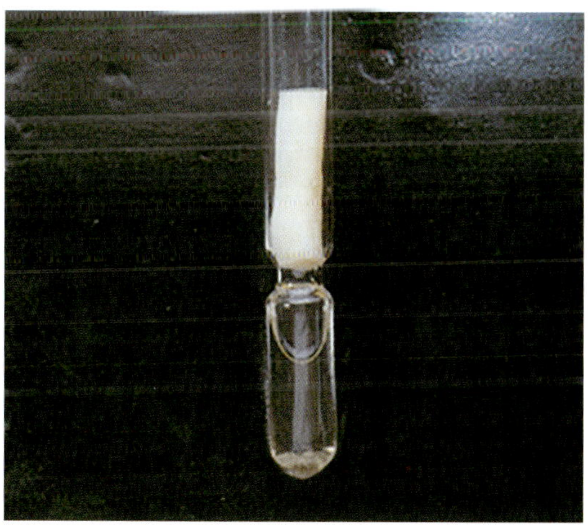

액체 배지에서 균을 증식시키기 위한 전단계로서 균막을 얻기 위한 배지, 항원 생산하기 위한 배지. 이 배지는 단백질이 없음

13) Niacin 시험

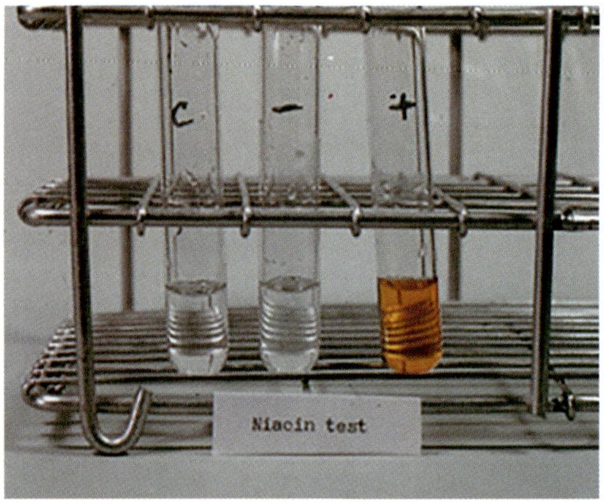

항산성균 중 *M. tuberculosis*(결핵균)는 다른 항산성 막대균보다 niacin을 더 많이 축적함. 즉, niacin 축적량의 차이를 이용한 방법

① 증류수 1~2 mL를 배지표면에 첨가하여 20분 후 0.5 mL를 취하고,

② 0.5 mL의 10% cyanogen bromide 첨가

③ 0.5 mL의 4% aniline alcohol 첨가

④ 5분 후 황색이 나타나면 Niacin 양성

* 시약이 들은 paper srip은 불안정하므로 정도 관리를 잘하면서 사용해야 함

* *M. tuberculosis*는 음성 균주가 거의 없음. 그러나 *M. simiae* 일부 균주와 일부 NTM은 niacin 양성이므로 niacin 시험만으로 *M. tuberculosis*로 동정할 수 없음

14) 반정량적 catalase 시험

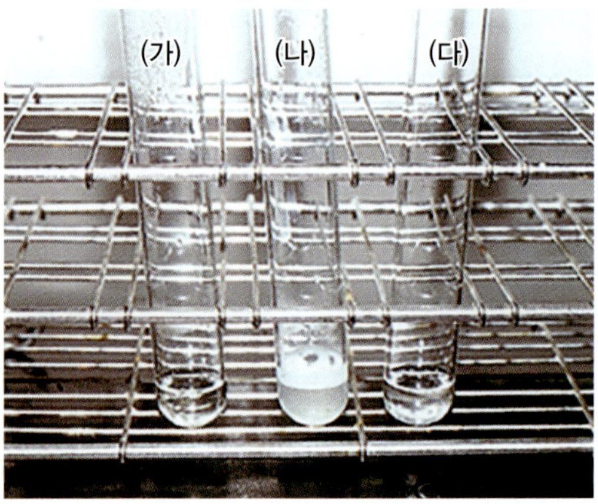

거품의 높이가 45 mm 이상(양성), 이하(음성) 시험

M. tuberculosis 등 몇 가지 균종은 거품의 높이가 45 mm 이하

① 달걀배지 5 mL를 20×150 mm 시험관에 넣고 고층이 되게 85℃로 60분간 가열하여 멸균

② 시험 세균액 0.2 mL를 접종하고 35℃에 2주일간 마개를 늦추고 배양

③ 새로 만든 Tween peroxide 시약 1 mL를 넣은 후 실온에 5분간 세워 두었다가 거품의 높이를 측정

가: 대조

나: 양성–*M. kansasii* (>45 mm)

다: 음성–*M. tuberculosis* (<45 mm)

15) Arylsulfatase 시험

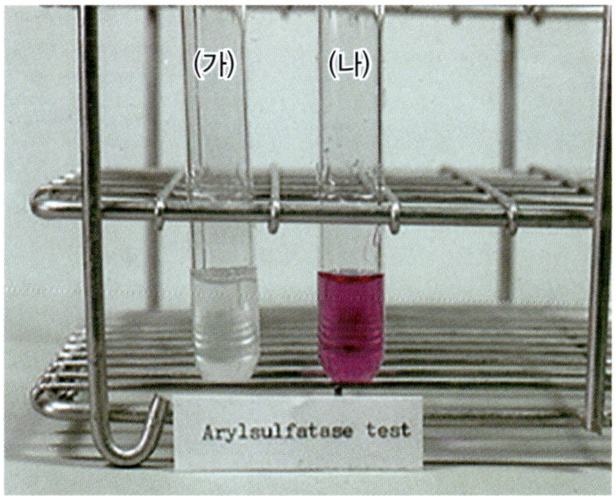

phenolphthalein disulfate가 함유된 배지에서 *Mycobacterium* 속을 동정하는데, phenolphthalein이 유리되고 sodium hydroxide 용액이 첨가하면 배지를 붉은색

가: 음성 – *M. avium*

나: 양성 – *M. xenopi*

5

16) BACTEC MGIT 960 자동화 항산성균 배양기

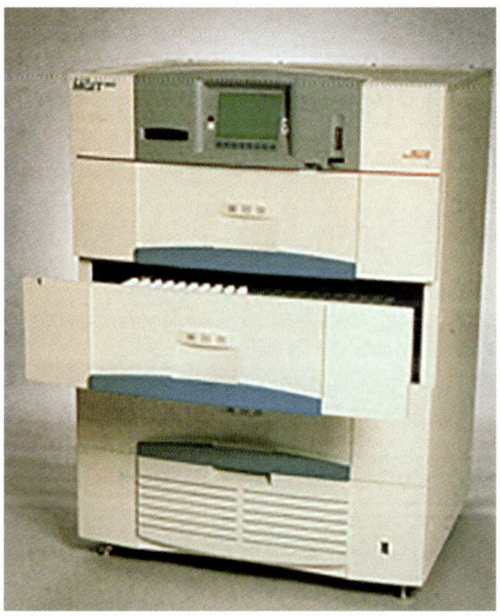

혈액에 있을 항산균인 결핵균 배양하는 검사 기기로서 혈액을 채혈하여 MGIT modified Middlebrook 7H9 broth에 넣어 BACTEC MGIT 960 자동화 항산성균 배양

17) MGIT modified Middlebrook 7H9 broth

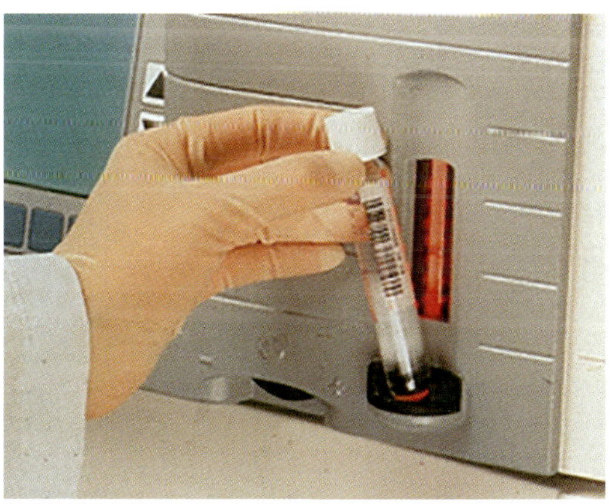

MGIT modified Middlebrook 7H9 broth에서는 기존의 결핵균 배양하는 배지보다 검출시간이 단축되고 검출률이 높음

항결핵제 감수성 MGIT modified Middlebrook 7H9 broth에 streptomycin, isoniazid, rifampin, ethambutol 등의 약제 감수성 배지도 있음

18) *Mycobacterium tuberculosis* PCR 검사

(1) 개요: 결핵균 검사는 결핵균 발견(1882년) 당시 검출법인 도말검사 및 배양검사들을 지금까지 이용하고 있으며 근래에 와서 물리화학, 면역학, 분자생물학의 급속한 발전으로 DNA probe 등을 이용한 새로운 결핵균 검출법들이 개발되고 있으며, 분자생물학적 기법 중에서 예민도와 특이도가 가장 높은 중합효소연쇄반응(Polymerase Chain Reaction, PCR)은 보편적으로 결핵균의 검출에 이용되고 있음

이 반응은 검체에 존재하는 극소량의 결핵균 DNA를 인위적으로 수백만 배 증폭시켜 진단에 이용하는 방법으로, 결핵균 염색체 DNA에 여러 copy로 존재하는 IS6110 등의 염기서열 부분과 rRNA를 표적으로 하는 PCR 방법이 예민도가 높아 많이 이용하고 있음

(2) 원리: 검체에서 분리한 DNA를 주형(template)으로 사용하고 주형 DNA와 특이하게 결합하는 한쌍의 primer와 내열성 중합효소(Taq DNA polymerase)를 이용하여 주형에 대한 상보적인 염기서열을 합성해 나가는 반응

(3) PCR 과정: PCR 반응은 3단계의 온도조절로 이루어지며, 1단계(Denaturation stage)는 온도를 94~98℃ 내외로 높여 DNA의 이중나선 구조를 단선구조의 DNA로 만들고, 2단계(Annealing stage, Primer binding stage)로 온도를 37~65℃ 내외로 낮추어 주형 DNA와 특이하게 결합하는 20 bp 내외의 1쌍의 primer가 주형 DNA의 말단부에 결합하게 한 후, 3단계(Extension stage, Polymerization stage)에서는 다시 온도를 72℃ 내외로 높여, 주형 DNA에 결합된 primer들이 DNA polymerase의 작용으로 주형 DNA와 상보적인 염기서열을 합성

이상의 과정을 2회 반복하면 4개의 DNA가 합성되며, 계속 반복하게 되면 2n으로 DNA가 합성

(4) 시약 및 기구: PCR 반응에는

① 표적 DNA(주형, template)

② 한쌍의 시발체(primer)

③ 내열성 중합효소(Taq DNA polymerase)

④ dNTP〔4가지 deoxyribonucleotide triphosphate (dATP, dCTP, dGTP 및 dTTP)〕

⑤ Tris완충액(Tris buffer)

⑥ $MgCl_2$와 KCl를 함께 넣어 온도를 자동으로 조절해주는 PCR machine(thermal cycler)을 이용하여 20~30회 반복 실시. 최근에는 주형 DNA만 넣어 주면 PCR이 가능한 PCR reaction mix 등의 상업적인 kit가 시판되어 손쉽게 PCR 반응을 검사에 이용

(5) **PCR 산물의 검출:** PCR 산물을 손쉽게 검출하는 방법으로 전기영동법(Agarose Gel Electrophoresis)이 많이 이용되고 있으며, PCR 산물과 gel loading dye를 혼합하여 전기영동 후 Ethidium bromide로 염색하여 UV transilluminator로 절편을 관찰(그림 참조)

PCR 산물을 정확하게 검출하는 방법으로는 전기영동된 DNA를 Nitrocellulose paper로 이전(Southern Blotting) 후, DNA probe를 이용한 부합법(hybridization)과 PCR 산물의 염기서열 분석법(nucleic acid sequencing) 등이 이용되고 있으며, 증폭하고자 하는 DNA의 염기서열에 특이하게 결합하는 primer(out primer)로 1차 PCR 후, 1차 PCR 산물내의 염기서열에 결합하는 Primer(inner primer)로 2차 PCR을 실시하는 Nested PCR 반응으로 예민도와 특이도를 더욱 높일 수 있음

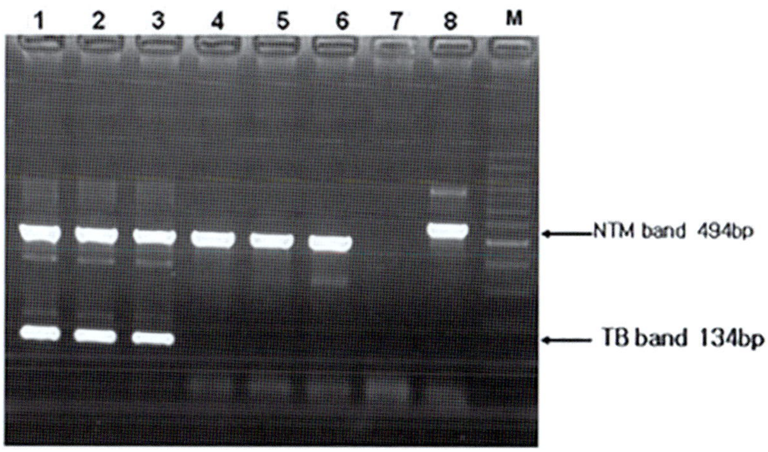

Agarose gel electrophoresis of PCR *products for Mycobacterium tuberculosis* (TB) and nontuberculosis mycobacterium (NTM) strains.

제 6 부

장내세균

1. 생화학적 시험
2. 장내세균 동정

1) SIM (Sulfite Indole Motility) 배지에서 H_2S 생성과 IPA 형성

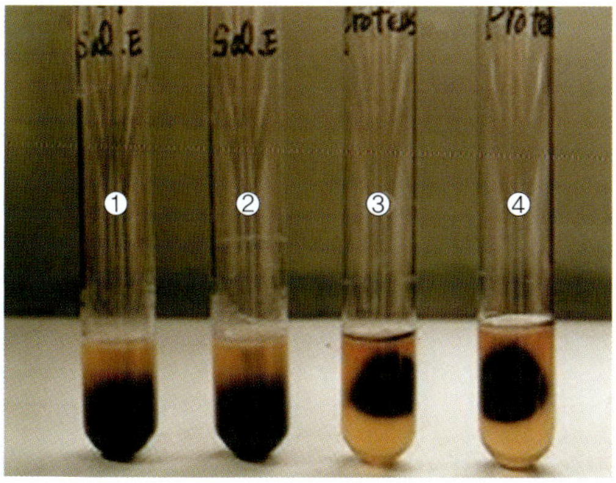

H_2S: 황화수소(Hydrogen sulfite)는 기체이나 배지 중의 철이온(Fe ion)과 결합하여 황화철을 생성하기 때문에 SIM 배지 천자선에서 흑색을 나타낸다.

indole (Indole pyruvic acid, IPA)은 배지 중에 있는 tryptophan에서 생성한다. 배지표층이 갈색으로 변하면 IPA가 형성되었다고 한다. *Proteus* 속과 *Providencia* 속이 *Morganella* 속 IPA 양성이다.

- ① ②: IPA 음성
- ③ ④: IPA 양성

2) SIM (Sulfite Indole Motility) 배지 Indole 생성

(가)

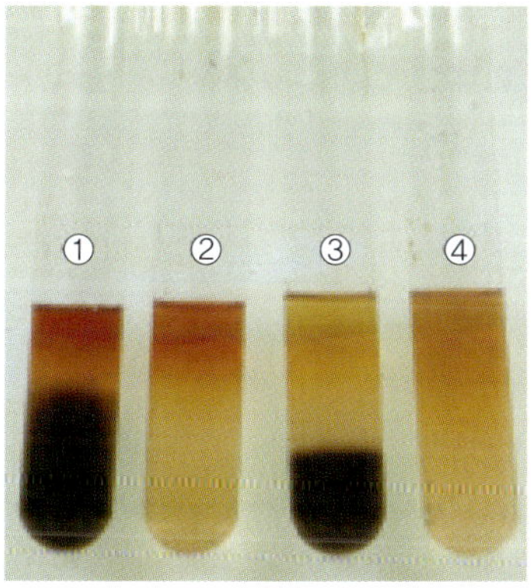

(나)

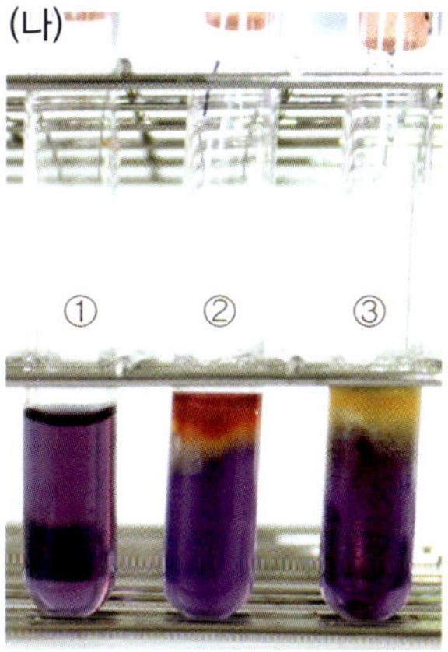

SIM 배지는 H_2S 생성 흑색변화와 motility 관찰능, IPA 생성능 등을 육안으로 관찰한 후에 indole 생성능을 보기 위하여 Kovac's 시약이나 Ehrlich's 시약을 첨가하여 적색으로 변하면 indole 생성 양성이다.

가: ① SIM: Indole 양성, H_2S 양성
② SIM: Indole 양성
③ SIM: Indole 음성, H_2S 양성
④ SIM : Indole 음성

나: MIO 배지에서 Indole 생성
① MIO 기본배지
② MIO Indole 양성
③ MIO Indole 음성

3) Motility 배지에서 운동성 시험

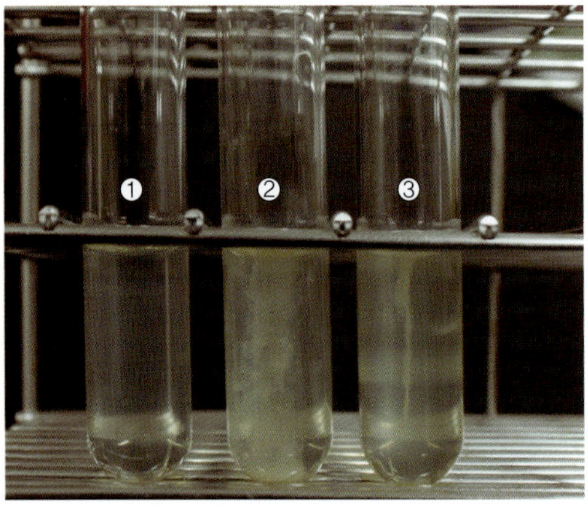

motility 배지에는 약간의 peptone과 0.3~0.5%의 우무가 들어 있어 반고형(semi solid)배지이다.

motility 배지에 천자 접종하여 37℃ 24~48시간 배양하면 다음과 같다.

① 대조, ② 양성, ③ 음성

4) Urea(요소) 분해 시험

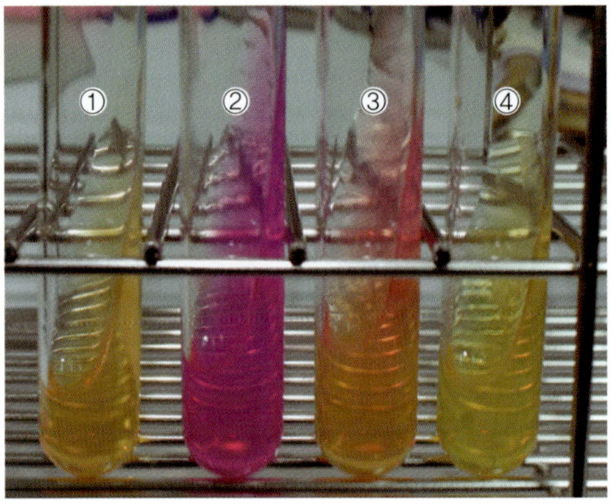

Urea agar slant 배지에 균을 접종하여 37℃에서 2~4시간 배양하면 urea를 가수분해하여 ammonia로 변해 배지 내 pH는 알카리로 된다. 이때 phenol red에 의해 분홍색으로 변한다.

① urease 대조

② urease 양성: *Proteus* 균속은 전 시험관이 적색을 보인다.

③ urease 양성: *Klebsiella* 속은 사면부위만 적색을 보인다.

④ urea 음성

5) Indole 생성능 시험

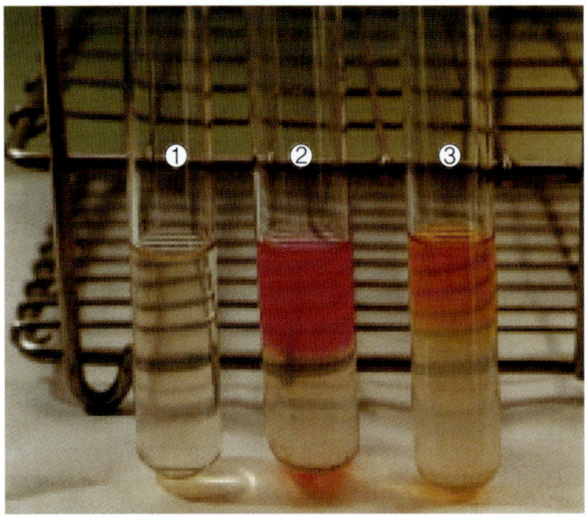

Tryptophan broth에 함유되어 있는 tryptophan이 tryptophanase에 의해 indole을 형성한다. 세균을 배양한 이 배지에 Kovac's 시약이나 또는 Ehrlich's 시약을 첨가하여 적색으로 변하면 indole 양성이다.

① 대조: 무색

② 양성: 적색

③ 음성: 황색

* *E. coli*: indole 양성

6) MR (Methyl Red) 시험

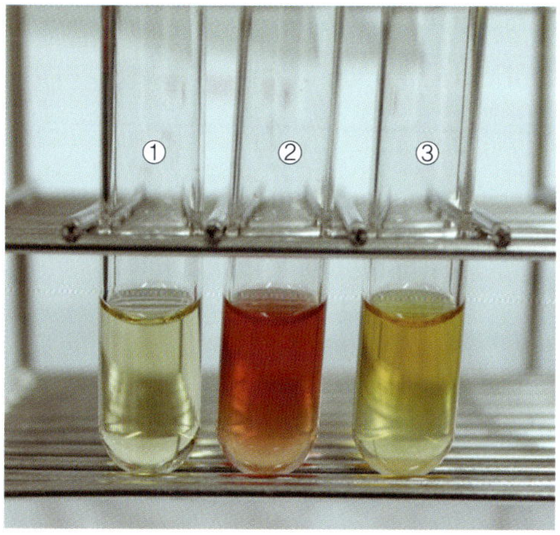

배양액 산도를 시험하는 것으로서 MR-VP 배지 내에 함유된 포도당을 장내세균이 분해하여 혼합산이 많이 생성될 때 methyl red 지시약을 떨어뜨려 배지의 pH가 4.0 이하로 떨어지면 적색으로 변하여 MR 양성으로 판정한다.

* 주로 *E. coli*를 다른 장내 세균으로부터 구분하는 데 사용한다.

① MR: 대조시험관

② MR: 양성(적색): *E. coli*, *S. typhi*, shigella

③ MR: 음성(황색)

7) VP (Voges-Proskauer) 시험

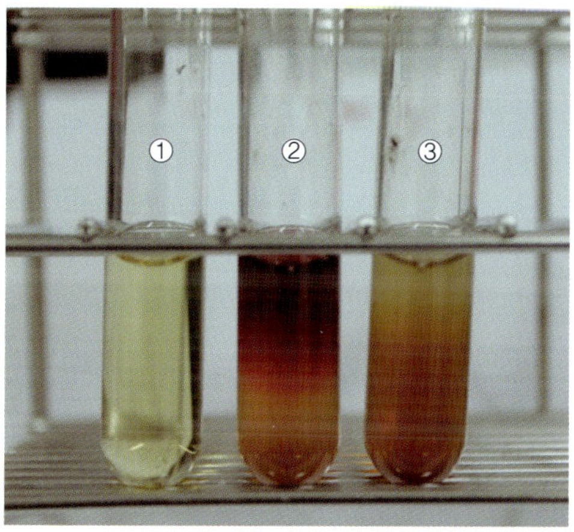

- MR-VP broth에서 세균이 증식할 때 이 배지에 들어 있는 포도당을 분해하면 acethylmethyl carbinol (acetoin)이 생성한다.
- acetoin은 40% KOH와 공기 중의 산소에 의해 diacetyl로 변한다. diacetyl은 α-naphthol이나 creatine의 촉매작용으로 적색을 나타낸다(VP시험 양성).

① VP 대조, ② VP 양성, ③ VP 음성

8) 구연산염 이용능(citrate utilization) 시험

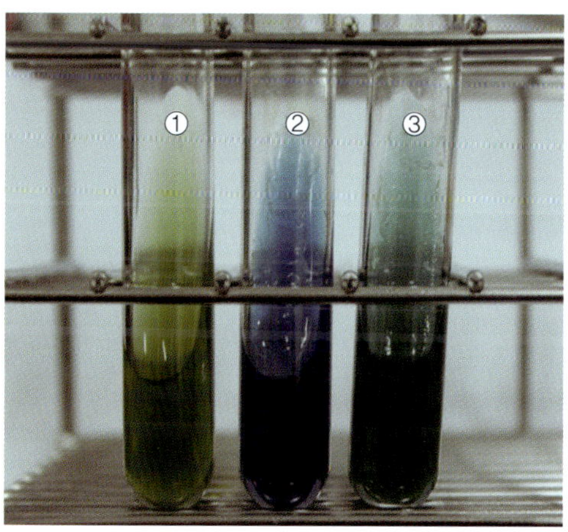

sodium citrate를 유일한 탄소원으로 이용하는가 안 하는가를 알아보기 위한 시험으로서 탄소원으로 sodium citrate를, 질소원으로 ammonium dihydrogen phosphate를 이용하면 알칼리로 변화시키므로 녹색인 bromthymol blue (BTB)에 의해 청색으로 변한다.

① citrate 대조

② citrate 양성: prussian blue

③ citrate 음성: green

9) Malonate 이용능 시험

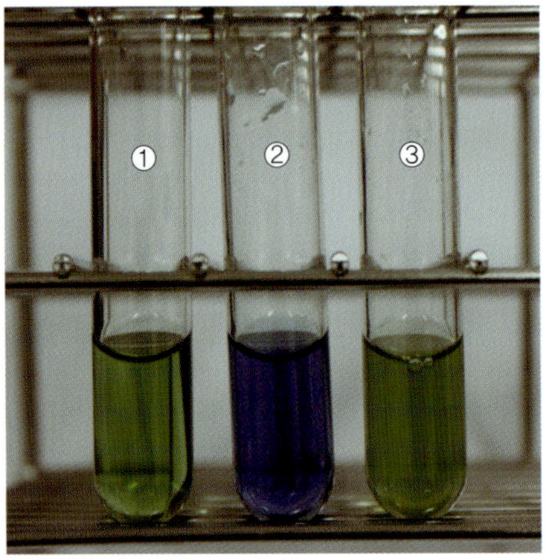

세균 중에는 sodium malonate를 이용하여 증식할 수 있는 것이 있다. 세균이 sodium malonate를 이용하면 알칼리로 변화시키는데 BTB에 의해서 녹색이 청색이 되면 malonate 이용능 시험 양성이다.

① 대조시험

② Malonate 양성: 청색(*Salmonella* Arizonae)

③ Malonate 음성: 녹색(*Salmonella* Typhi)

* *Salmonella* 혈청형 가운데 유일하게 *S.* arizonae는 malonate 이용능시험 양성이나 다른 *Salmonella* 혈청형은 음성이다.

10) PAD (Phenylalanine deaminase; PPA) 시험

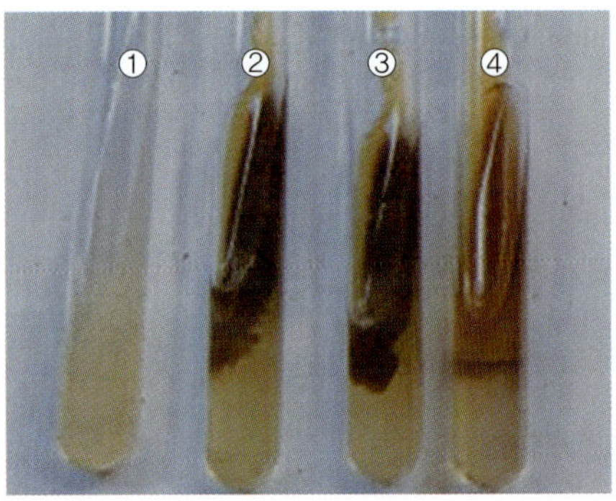

L-phenylalanine은 O_2의 존재하에서 deaminase에 의해 amine기(-NH_2)가 분해되어 phenylpyruvic acid (PPA) 생성 유무를 보는 실험이다.

Proteus, Providencia, Morganella 속의 균은 phenylalanine deaminase 양성인데, L-phenylalanine이 들어 있는 배지에 세균을 배양함으로써 phenylpyruvic acid로 될 때 10% $FeCl_3$를 5방울을 넣어 녹색이 되면 양성이다.

수분이 지나면 퇴색되므로 시약을 넣은 후 바로 판독해야 한다.

① PAD 대조: 투명

②, ③ PAD 양성: 녹색

④ PAD 음성: 황색

11) 질산염 환원능(Nitrate reduction test) 시험

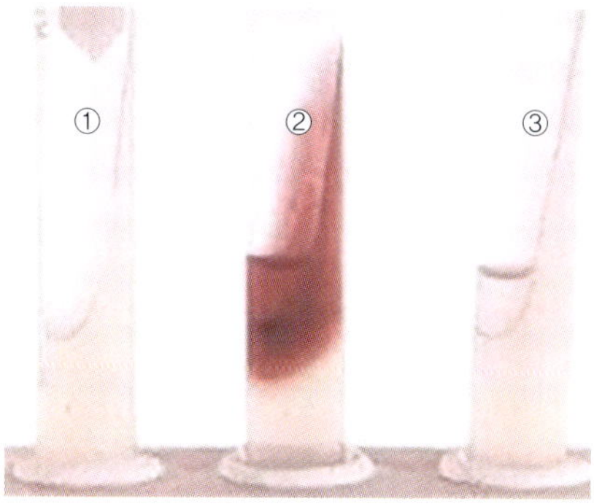

질산염(nitrate)을 아질산염(nitrite)으로 환원하는지 여부를 알아보는 시험이다. nitrate agar 배지에 세균을 접종하여 배양 후 제1시약 0.8% sulfanilic acid와 0.5% α-naphthylamine을 각각 5방울씩 넣는다. 1~2분 이내에 적색이면 질산염환원 양성이다. 음성인 경우 아연분말(zinc power)을 넣고 적색을 띠지 않으면 진정한 질산염환원 양성이고, 적색이면 음성이다.

녹농균은 질산염에서 질소가스가 되기까지 환원하므로 가스생성이 되면 역시 질산염 환원 양성이다. 질소가스 생성을 보기 위해서 nitrate broth 배지에 Durham관을 사용하기도 한다.

① 대조: 투명 ② 양성: 적색 ③ 양성: 가스 생성

12) KCN broth 발육시험

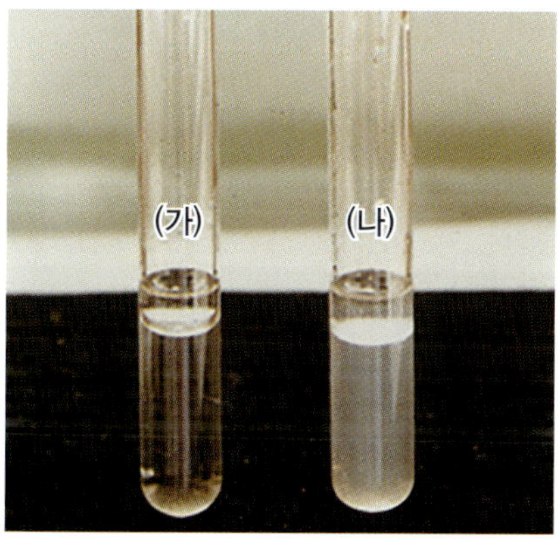

potassium cyanide가 함유된 배지 내에서 세균이 발육할 수 있는 능력을 보는 시험이다.

가: KCN 음성–증식무(투명) *Salmonella*

나: KCN 양성–증식(혼탁) *Citrobacter*

* KCN broth는 대개 사용하지 않으나 배지 제조 시는 기초배지를 가압 멸균 후 완전히 식힌 후 KCN을 넣어야 한다. KCN broth는 고무마개로 단단히 막고 냉장고에 보관한다.

13) 당분해 시험(carbohydrate fermentation test)

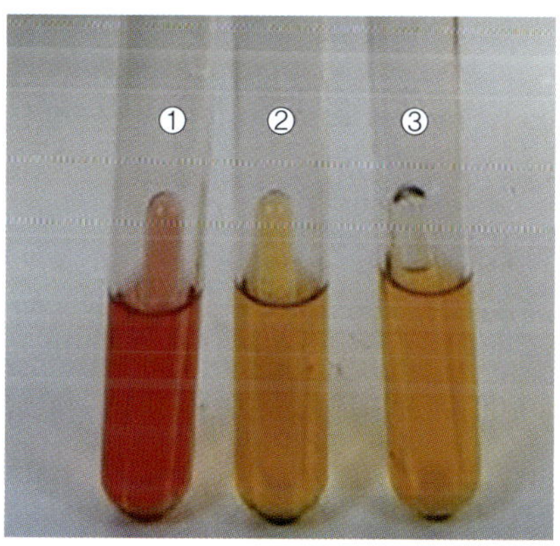

phenol red 기초배지에 각종 당을 1.0% 되게 넣는다(단 galactose와 salicin은 0.5%).

glucose, mannitol, galactose, salicin, adonitol, inositol은 가압 증기멸균해도 된다.

glucose에서 가스 생성 시험은 분주한 시험관에 Durham관을 거꾸로 넣고 가압증기 멸균한다. 이 배지에 균을 접종하여 37℃ 24시간 배양하여 분홍색에서 황색이면 산생성 양성이고, 분홍색 그대로 음성이다.

① 당 비분해 ② 산성 ③ 산성, 가스생성

14) DCA (decarboxylase, 탈탄산) 시험

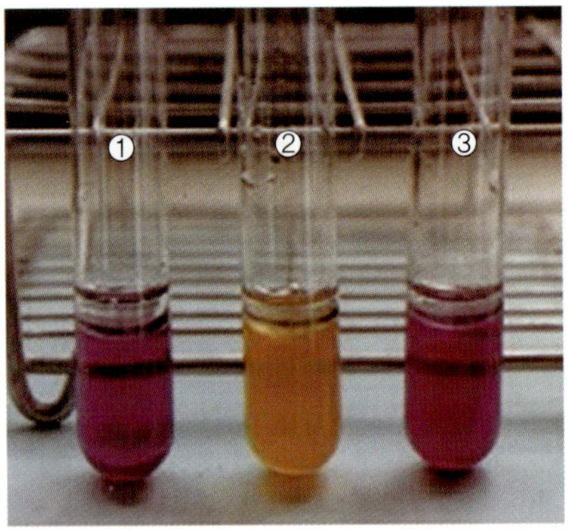

특정의 아미노산에서 carboxyl(-COOH)기를 제거하여 amine과 CO_2를 만드는 세균이 있다. Moller decarboxylase base법이 널리 쓰인다. *Enterobacteriaceae*의 모든 균종은 glucose를 발효하므로 이 배지를 산성으로 만든다. decarboxylase 양성인 세균은 amine을 만들어서 산성으로 된 배지를 다시 알칼리성으로 변화시키지만, 음성인 세균은 glucose만 발효해서 산성으로 남아 있게 된다. 자색은 양성, 황색은 음성이다.

* glucose와 pH 지시약인 bromcresol purple (BCP), 과 cresol red
  ① 대조: 접종 전 투명한 자색
  ② 음성: 황색
  ③ 양성: 혼탁된 자색

15) ONPG 시험과 Gelatin 액화능 시험

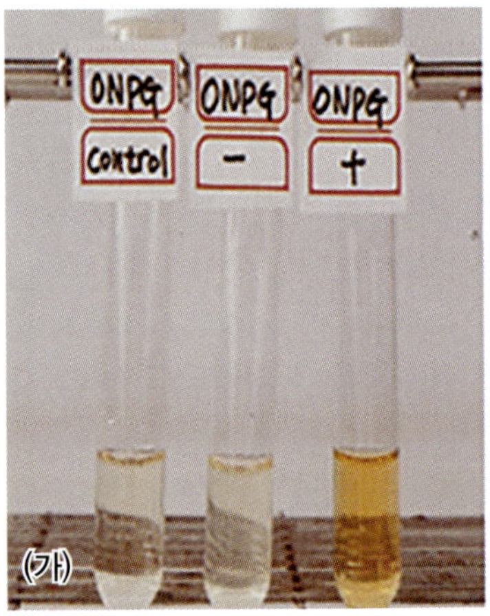

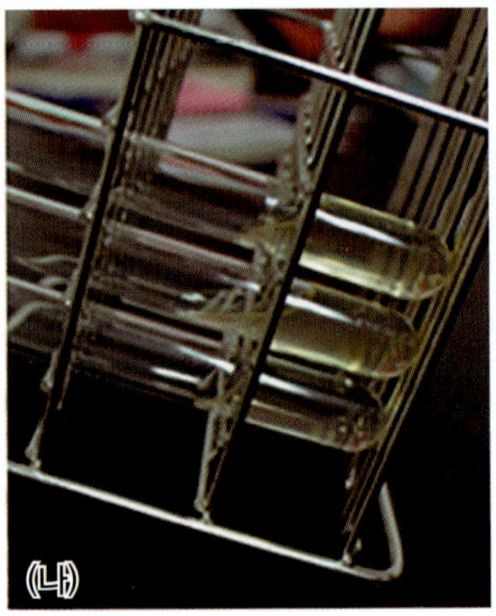

가: ONPG 시험은 유당(lactose)을 서서히 분해하는 세균이 β-galactosidase 효소를 생성하는가의 여부를 알아보는 시험이다.

ONPG broth에 진하게 균 접종하여 배양 후 황색이면 양성, 무색이면 음성이다.

* 유당 분해하는 균: ONPG 양성

나: gelatin 액화능 시험 gelatin 반고체 배지에 균을 접종하고 실온에 2~3일간 방치하여 4℃ 냉장고에 30분 방치 후 꺼내서 옆으로 흐르면 gelatin 액화라고 한다.

① 대조, ② 액화 양성, ③ 액화 음성

1. *Escherichia* 속

1) *Escherichia coli* 집락

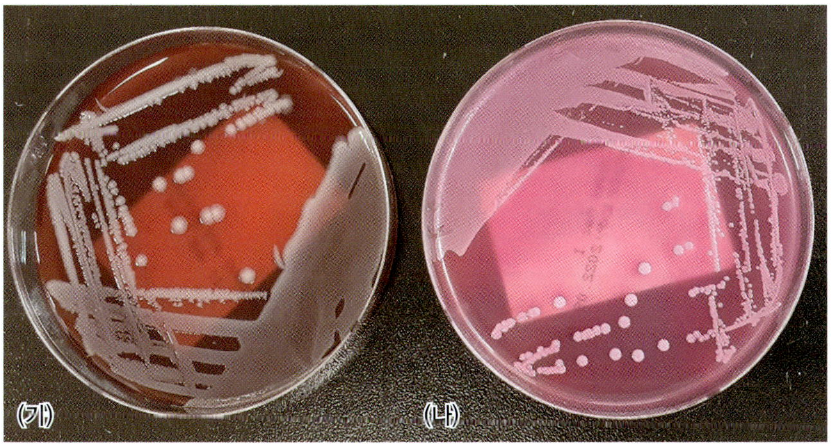

*E. coli*가 MacConkey agar에서 발육할 때 배지 내의 lactose를 분해하면 acid가 되어 neutral red 지시약과 반응하여 진한 분홍색이 보인다.

가: BAP(혈액의무배지)

나: MacConkey agar

2) EMB agar (Eosin Methylene Blue)에서 *E. coli* 집락

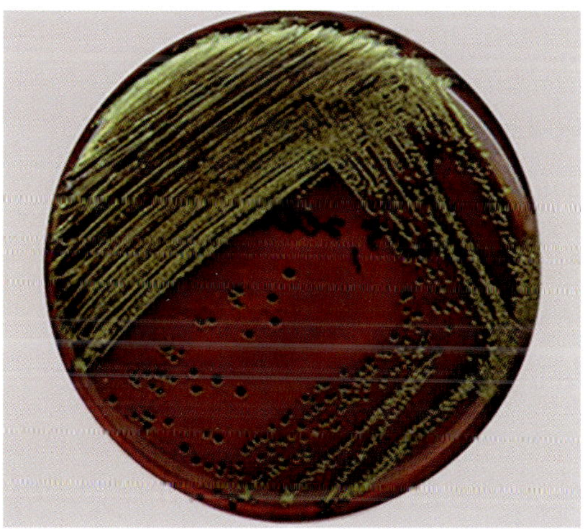

*E. coli*가 EMB agar에서 발육되면 배지 내의 lactose를 분해할 때 지시약 eosin Y와 methylene blue에 의해 집락은 금속성 광택의 흑청색이나 녹색을 보인다.

* EMB agar에서 *E. coli* 균의 집락은 metallic sheen(금속성 광택의 흑녹색 집락)으로 자란다.

3) *E. coli* O-157:H7 집락

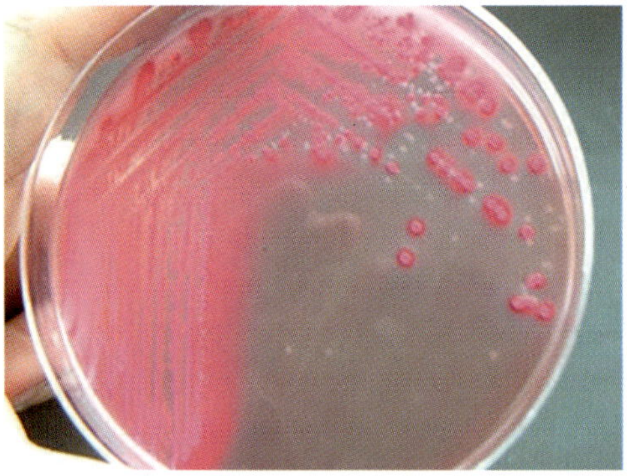

MacConkey sorbitol agar에서 *E. coli* O157:H7의 집락은 작은 무색 집락이고 진한 분홍색은 일반적인 *E. coli* 집락이다.

제1군 법정전염병인 "장출혈성대장균감염증"을 일으키는 장출혈성 대장균(EHEC, 또는 STEC)의 대부분은 *E. coli* O157:H7이며, O157 이외에도 장출혈성 대장균은 적어도 150 이상의 혈청형이 독소를 생성한다. *E. coli* O157:H7은 sorbitol을 비발효하여 무색 집락을 보이나 일반적인 *E. coli*는 sorbitol을 발효하여 진한 분홍색 집락이다. 그러나 MacConkey agar에서는 *E. coli* O157:H7이든 일반적인 *E. coli*이든 모두 lactose를 발효하여 진한 분홍색 집락이다.

4) *E. coli* O157 : H7 진단 혈청, O26 진단혈청

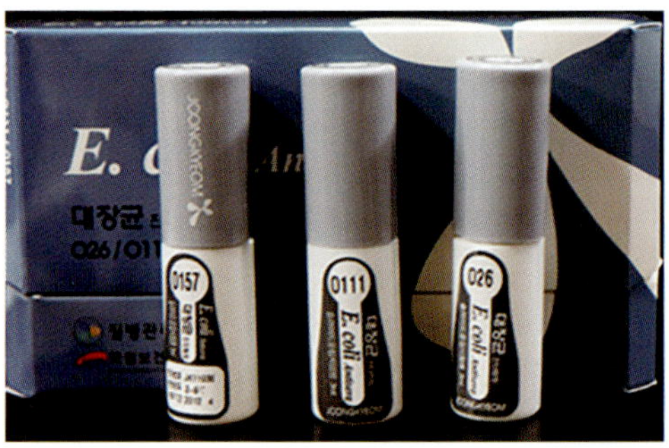

MacConkey sorbitol agar에서 발육된 무색 집락을 *E. coli* O157:H7 진단 혈청으로 slide에 응집반응을 실시한다.

* 장출혈성 대장균(EHEC)의 혈청형은 *E. coli*
O157:H7 진단혈청
O111 진단혈청
O26 진단혈청

5) Fluorocult MUG agar에서 *E. coli*와 *E. coli* O157:H7 집락

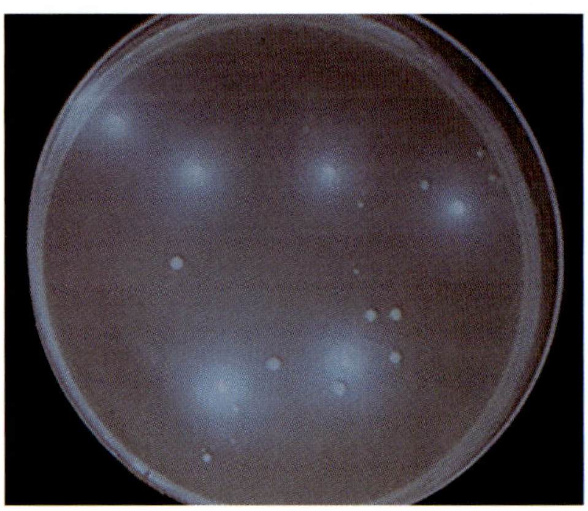

Fluorocult agar에는 4-methyl-umbelliferyl β-D-glucuronide (MUG)가 들어 있다.

MUG 배지에서 *E. coli*가 발육되면 녹색 집락인데 β-D-glucuronidase 효소를 생성하여 형광물질이 자외선 등에서 *E. coli*는 형광빛을 나타내며, *E. coli* O157:H7(EHEC type)은 형광빛을 나타내지 않는다. *E. coli* O157:H7의 최종 동정은 혈청형으로 확인해야 한다.

* fluorescence posotive: *E. coli*
fluorescence negative: *E. coli* O157:H7

6) Lactose 분해하는 Coliform group bacilli TSI agar 반응

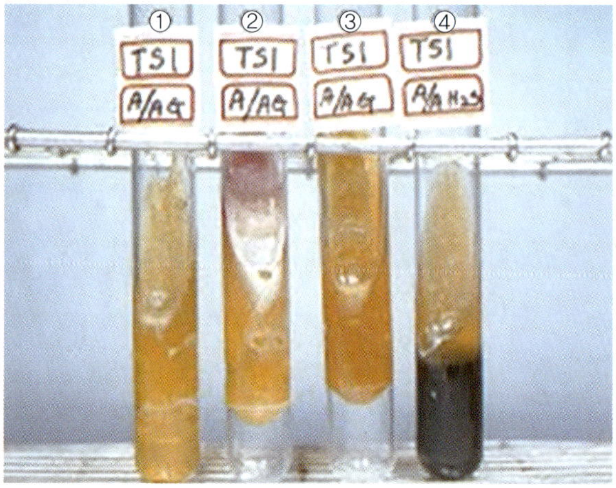

coliform group bacilli에 속하는 균의 TSI agar 반응은 왼쪽부터 ① *E. coli,* ② *Klebsiella pneumoniae,* ③ *Enterobacter aerogenes,* ④ *Citrobacter freundii*이다. Coliform group bacilli는 TSI agar에 있는 glucose, lactose, sucrose를 분해해서 acid slant, acid butt에 gas를 생성한다. 그러면 coliform group bacilli라고 추정한다.

* *C. freundii*는 TSI agar 반응: A/AG H_2S

7) *Escherichia coli* 생화학적 시험

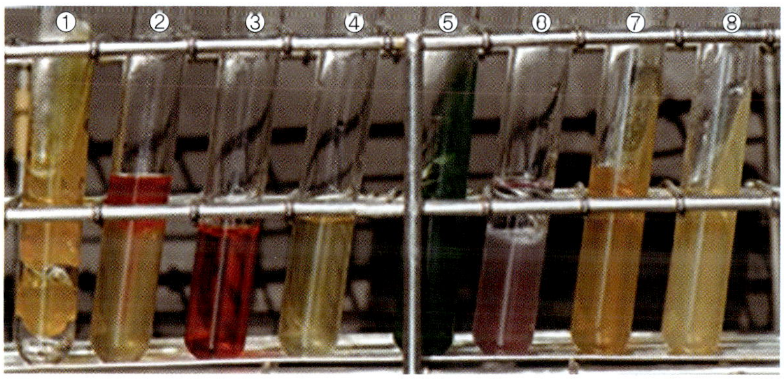

생화학적 성상 기본적인 시험결과는 다음과 같다.

① TSI: A/AG, ② Indole: 양성, ③ MR: 양성, ④ VP: 음성, ⑤ citrate: 음성, ⑥ LDC: 양성, ⑦ phenylalaninre deaminase: 음성, ⑧ urease: 음성이다.

2. *Klebsiella* 속

1) 그람염색성과 형태

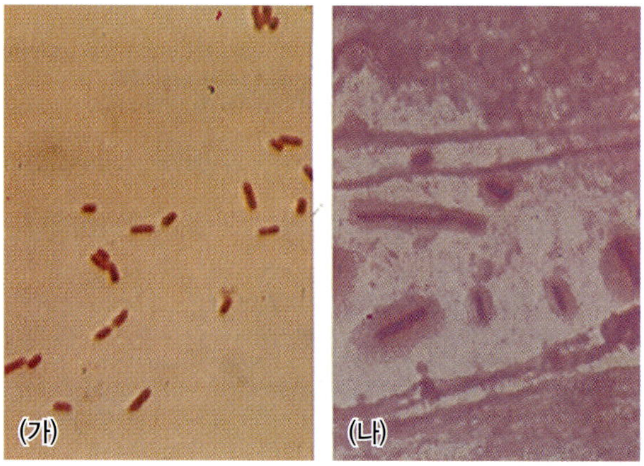

가: 그람염색성과 형태

그람음성 막대균으로 0.3~1.5×0.5~6.0 μm의 크기이며 편모가 없어 운동성이 없으며 균체 주위에 두꺼운 협막을 가진 것이 특징이다.

나: 협막팽화 시험(capsule swelling test)

협막이 있는 *K. pneumoniae*가 들어 있는 객담과 혈청과 혼합한 후 현미경으로 관찰한 협막팽화시험 결과이다. 사진과 같이 동종 항체에 접촉된 세균의 협막은 부풀어 있으면 협막팽화시험 양성이다. 즉 *K. pneumoniae*로 동정된다.

* 검체로는 객담이나 척수액 및 순배양된 액체 배지 등을 사용할 수 있다.

2) *Klebsiella pneumoniae* 집락

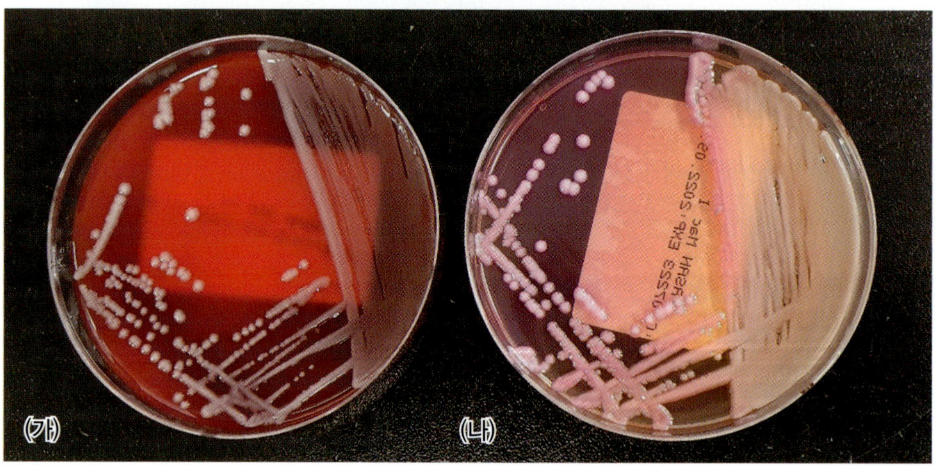

*K. pneumoniae*는 MacConkey agar에서 발육할 때 배지 내의 lactose를 분해하여 산이 되고 neutral red 지시약은 pH가 산성이면, 분홍색의 크고, 점액성(mucoid) 집락으로 나타난다.

가: BAP(혈액우무배지)

나: MacConkey agar

3) chromID ESBL 배지에서 ESBL 생성균 선별

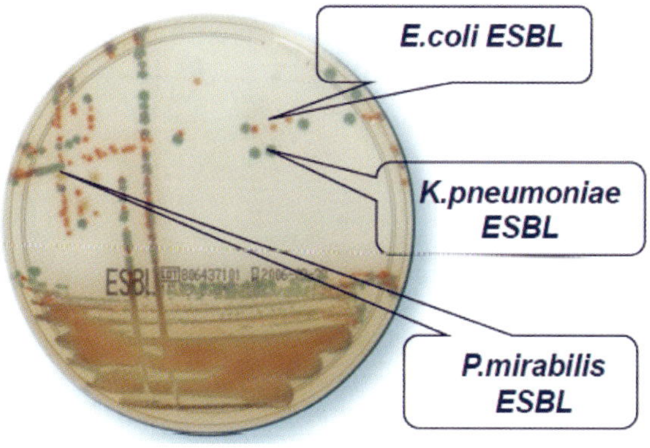

목적: *E. coli*, KESC 검출

chromID ESBL 배지에 분변, 요, 호흡기분비물 검체를 chromID ESBL 배지에 접종 35~37℃ 호기성으로 18~24시간 배양하면, blue-green 집락으로 발육되면 KESC이다(bioMerieux chromID 인용).

* 주요 분리균

- *E. coli*: pink 집락
- KESC: green-blue 집락

(*Klebsiella, Enterobacter, Serratia, Citrobacter*)

Proteeae ~ light brown-dark brown (*Proteus, Providencia, Morganella*)

* 기타 오염균, 효모균, 진균은 억제된다.

4) EMB (Eosin Methylene Blue) agar에서 *Klebsiella pneumoniae* 집락

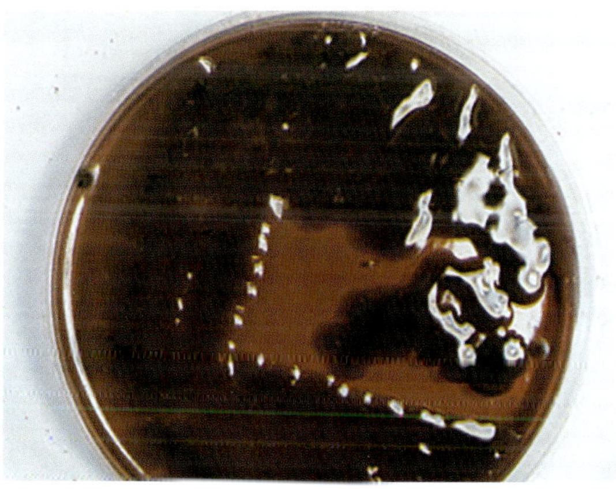

K. pneumoniae 균이 EMB agar에서 발육할 때 배지 내의 lactose를 분해하면 eosin Y와 methylene blue에 의해 집락은 분홍자색의 점액성 집락이 보인다.

6

5) *Klebsiella pneumoniae* 생화학적 시험결과

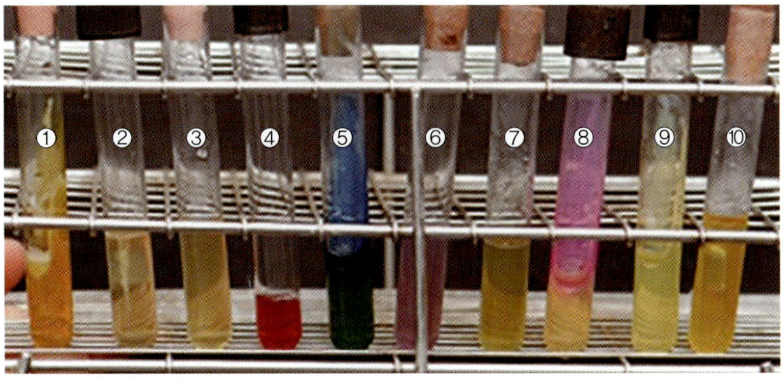

생화학적 성상 기본적인 시험결과는 다음과 같다.

① TSI: A/AG, ② SIM 배지: H_2S 음성, Indole 음성, 운동성: 음성, ③ MR: 음성, ④ VP: 양성, ⑤ citrate: 양성, ⑥ LDC: 양성, ⑦ ODC: 음성, ⑧ urease: 양성, ⑨ PAD: 음성, ⑩ glucose broth(Durham관): 가스와 산생성 결과이다.

* *K. pneumoniae*: 운동성 음성과 ODC음성, urease 양성이고, *K. aerogenes*: 운동성 양성과 ODC: 양성이고, urease는 음성이므로 감별할 수 있다.

6) *Klebsiella* aerogenes균의 형태

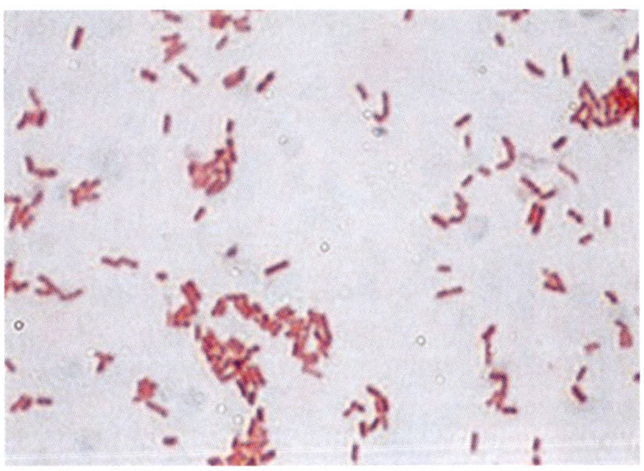

그람음성 막대균이며, 균체에 주모성 편모를 가지고 있어서 운동성이 있다.

7) *Klebsiella aerogenes*의 집락

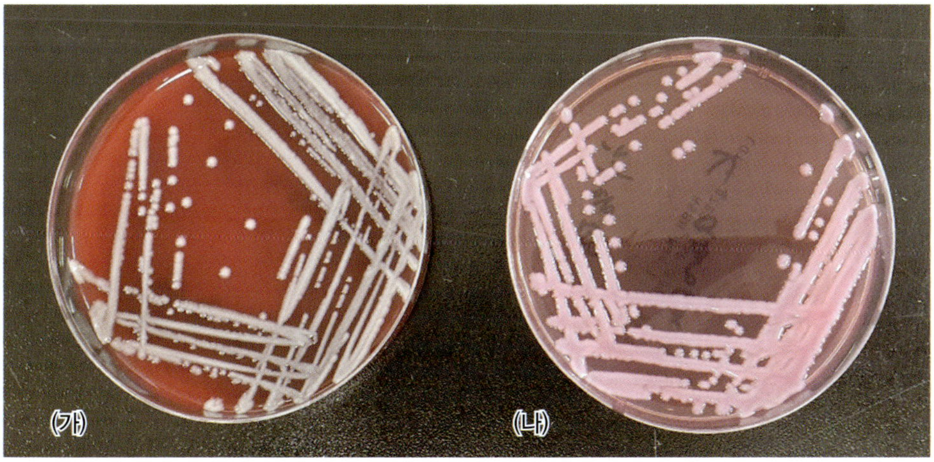

*K. aerogenes*는 크고 흰색이며, 물기가 있는 집락으로 다른 장내세균과의 균종과 집락으로 감별할 수 없으나 장내세균과로 의심되면 oxidase 시험으로 쉽게 감별된다. 즉 장내세균과는 oxidase가 음성이다. 그러나 근년에 *Plesiomonas*가 장내세균과에 포함되어 이 균속만 oxidase가 양성이다.

가: BAP(혈액우무배지)

나: MacConkey agar

8) *Klebsiella aerogenes* 생화학적 시험결과

① ② ③ ④ ⑤ ⑥ ⑦ ⑧ ⑨ ⑩

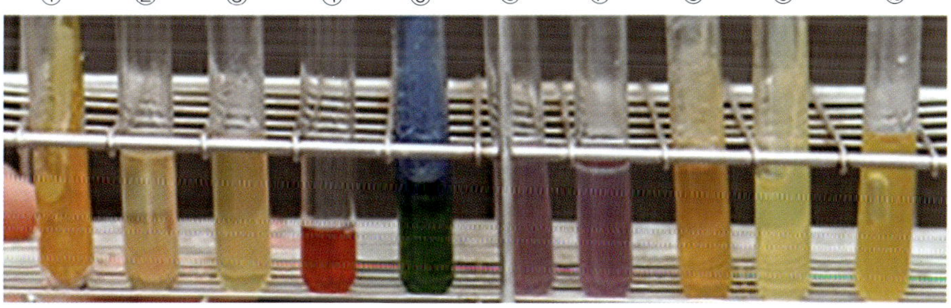

생화학적 성상 기본적인 시험결과는 다음과 같다.

① TSI: A/AG, ② SIM 배지: H_2S 음성, Indole: 음성, 운동성: 양성, ③ MR: 음성, ④ VP: 양성, ⑤ citrate: 양성, ⑥ LDC: 양성, ⑦ ODC: 양성 ⑧ urease 음성, ⑨ PAD: 음성, ⑩ glucose broth (Durham관): 가스와 산생성의 결과이다.

3. *Enterobacter* 속

1) MacConkey agar에서 *Enterobacter cloacae* 집락

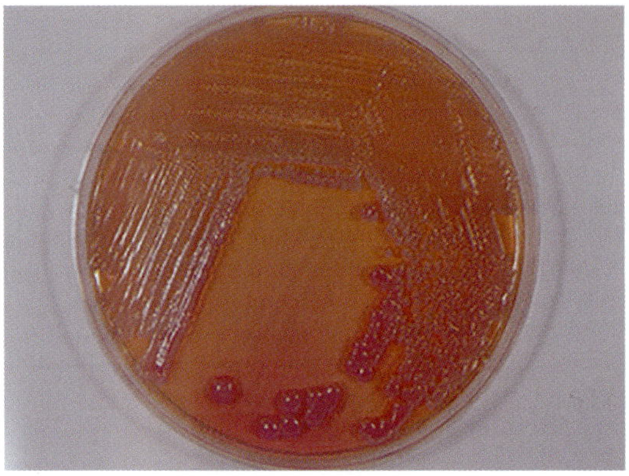

*E. cloacae*는 MacConkey agar에서 lactose를 분해하여 발육되는 집락은 연한 분홍색으로 *K. pneumoniae*보다 점액성은 약하다.

2) *Enterobacter cloacae*의 생화학적 시험결과

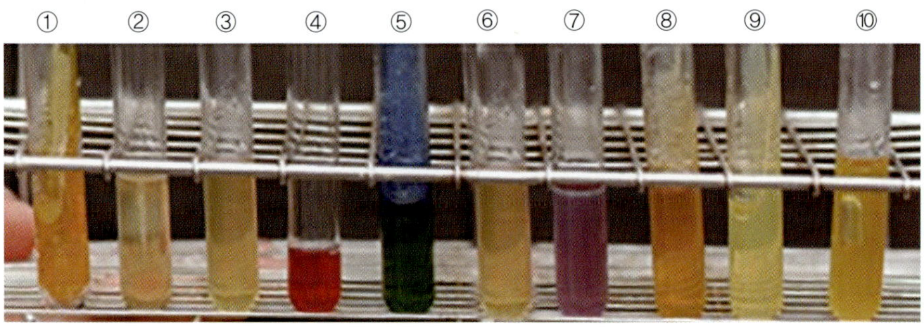

생화학적 성상 기본적인 시험결과는 다음과 같다.

① TSI: A/AG, ② SIM 배지: H_2S 음성, Indole: 음성, 운동성: 양성, ③ MR: 음성, ④ VP: 양성, ⑤ citrate: 양성, ⑥ LDC: 음성, ⑦ ODC: 양성 ⑧ urease 음성, ⑨ PAD: 음성, ⑩ glucose broth (Durham관): 가스와 산생성의 결과이다.

4. *Edwardsiella* 속

1) MacConkey agar에서 *Edwardsiella tarda* 집락

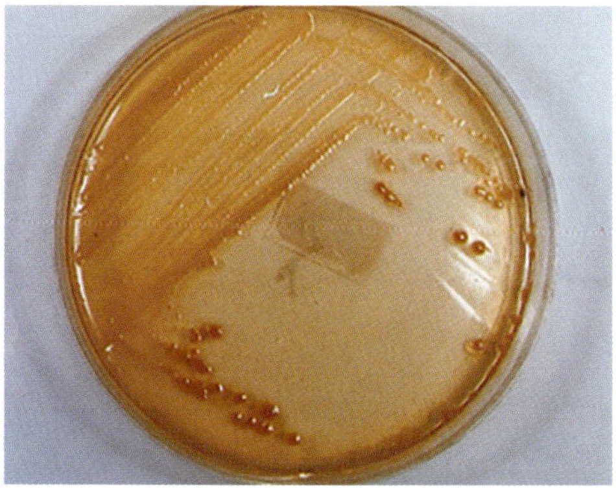

*Edwardsiella tarda*는 MacConkey agar 배지에서 lactose를 분해하지 않아 무색(colorless)의 작은 집락으로 자란다.

* *Edwardsiella* 균속은 TSI agar: K/AG $H_2S(+)$, indole 양성, citrate 음성이 특성이므로 *Salmonella*와 *Citrobacter*와 감별된다. 즉, *Salmonella*와 *Citrobacter*는 대부분 indole 음성, citrate 양성이다.

2) *Edwardsiella tarda* TSI agar 반응

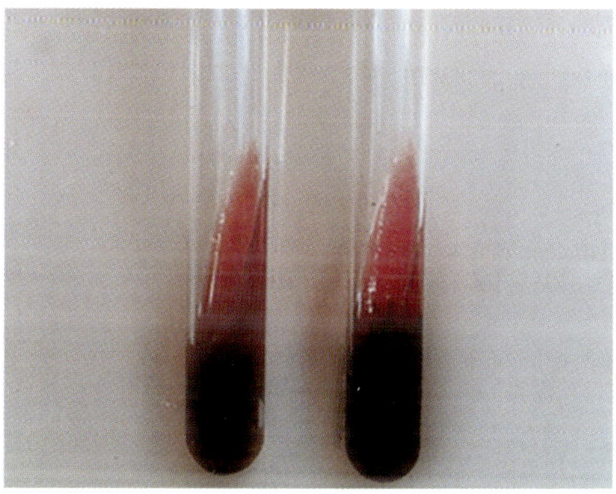

TSI agar에서 성상은 *Salmonella* group 'B'와 흡사한 K/AG H_2S+++인데 특히 H_2S가 많이 형성된다.

3) *Edwardsiella tarda* 생화학적 시험결과

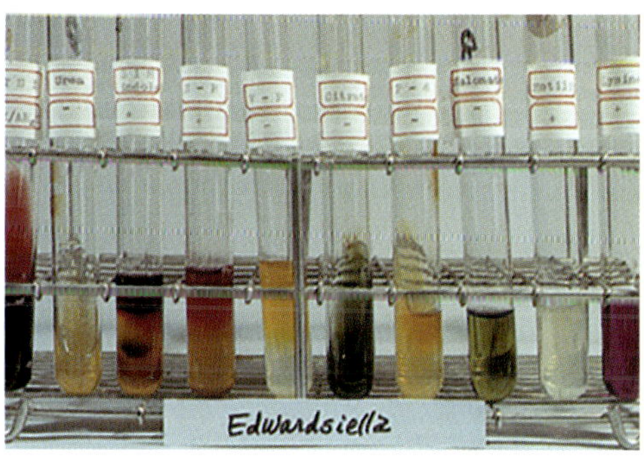

생화학적 성상 기본적인 시험결과는 다음과 같다.

TSI: K/AG, H_2S, urea 가수분해: 음성, indole: 양성, MR: 양성, VP: 음성, citrate: 음성, PAD: 음성, malonate: 음성, motility: 양성, lysine 탈탄산효소: 양성이 결과로 나타났다. 그밖에 KCN: 음성, ornithine: 양성, ONPG: 음성이다.

* SS agar, MacConkey agar: *Salmonella*와 비슷한 집락이다.

* TSI agar: *Salmonella* group B와 반응이 비슷함.

5. *Citrobacter* 속

1) MacConkey agar에서 *Citrobacter freundii* 집락

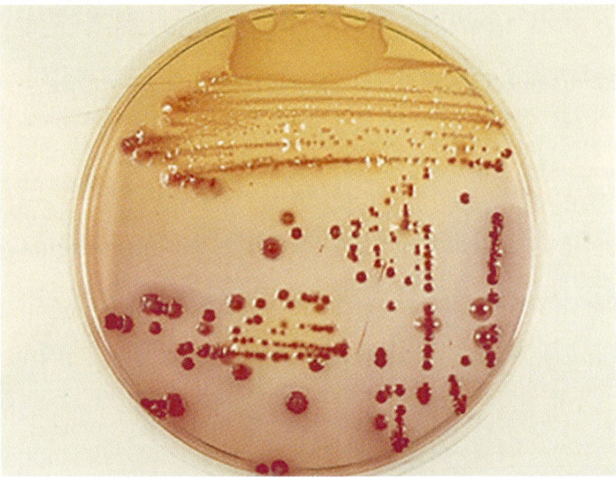

C. freundii 균은 MacConkey 우무배지에서 lactose를 분해하여 분홍색 집락을 보인다.

* TSI agar: A/AG H_2S로 나타난다.

2) *Citrobacter freundii* 생화학적 시험결과

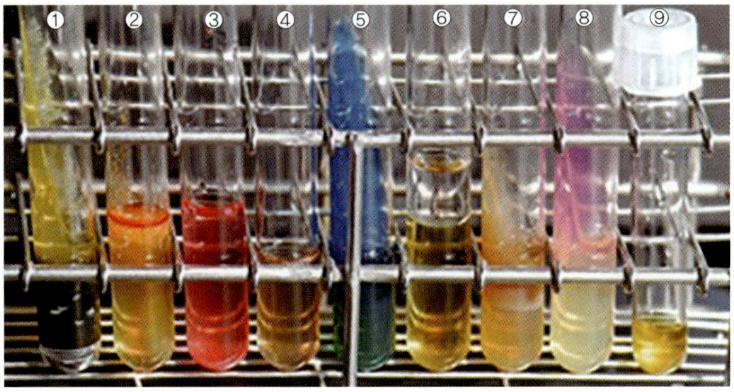

생화학적 성상 기본적인 시험결과는 다음과 같다.

① TSI: A/AG H_2S++, ② Indole: 음성, ③ MR: 양성, ④ VP: 음성, ⑤ citrate: 양성, ⑥ LDC: 음성, ⑦ PAD: 음성, ⑧ urease: 양성, ⑨ ONPG: 양성의 결과이다.

* *C. freundii*의 특성:

① TSI: A/AG H_2S, ② Indole: 음성, ③ Citrate: 양성, ⑤ LDC: 음성, ⑥ ONPG: 양성, ⑦ KCN broth 증식이다.

6. *Proteus* 속

1) 그람염색성과 형태

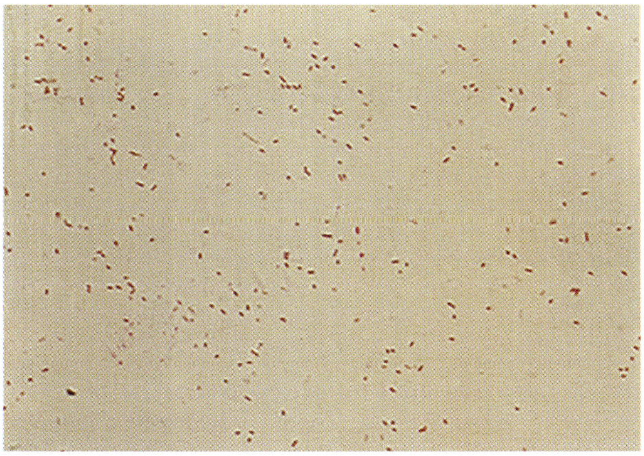

Thioglycollate 액체배지에 24시간 배양한 균액을 그람염색한 것(×1,000)으로 그람음성 막대균이다.

2) *Proteus vulgaris*의 Leitson 염색

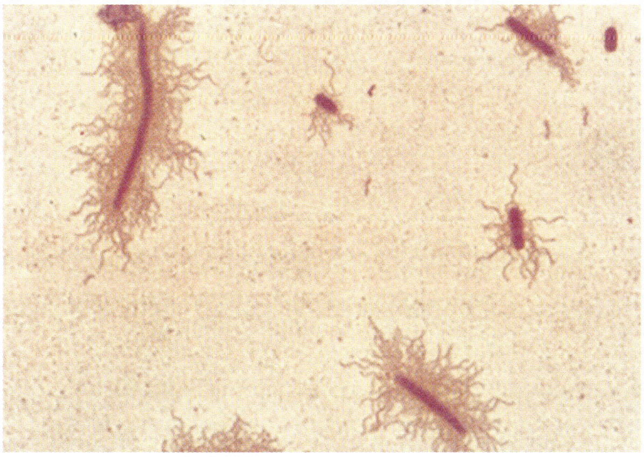

균체 주위에 주모성 편모가 있다.

3) BAP (blood agar plate, 혈액우무배지)에서 *Staphylococcus aureus*와 *Proteus vulgaris*의 유주(swarming) 현상 집락

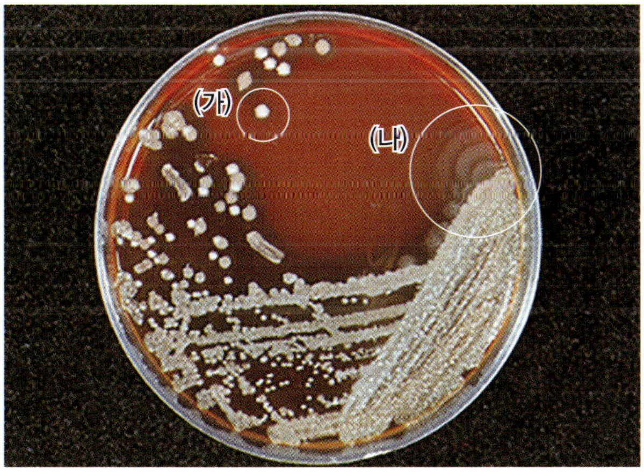

고름을 혈액우무배지에 배양한 후 증식된 황색포도알균 집락 주위에 *Proteus vulgaris*의 유주(농, pus) 현상이 보인다.

가: *S. aureus* 집락(유주현상 ×)

나: *P. vulgaris* 집락(유주현상 ○)

6

4) 혈액우무 배지에서 *Proteus* 균종 유주(swarming) 현상

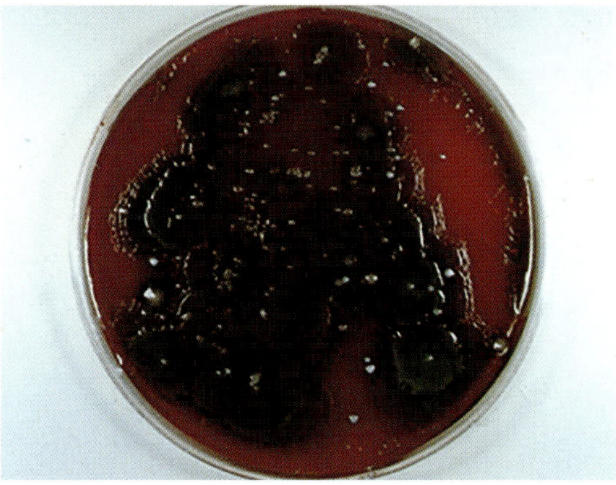

인후 면봉(throat swab)을 BAP에 분리 배양한 것으로서 *Proteus* 균종이 다른 균종을 덮어 버린 것이다.

5) 혈액우무 배지에서 *Proteus vulgaris*의 유주현상 집락

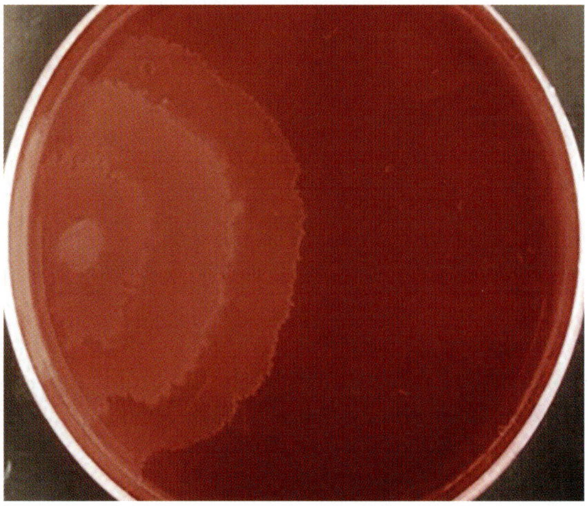

Proteus 균종 중 유주하는 균은 *P. mirabilis, P. vulgalis* 2균종이 있다. 혈액우무배지에서 자랄 때 다른 집락까지 덮어 퍼지면서 자라는 특징이 있다. 이러한 현상을 유주현상이라고 한다.

* 유주현상을 보이고, indole 양성이면 *P. vulgaris*로, indole 음성이면 *P. mirabilis*로 동정한다.

6) MacConkey agar에서 *Proteus mirabilis* 균 집락

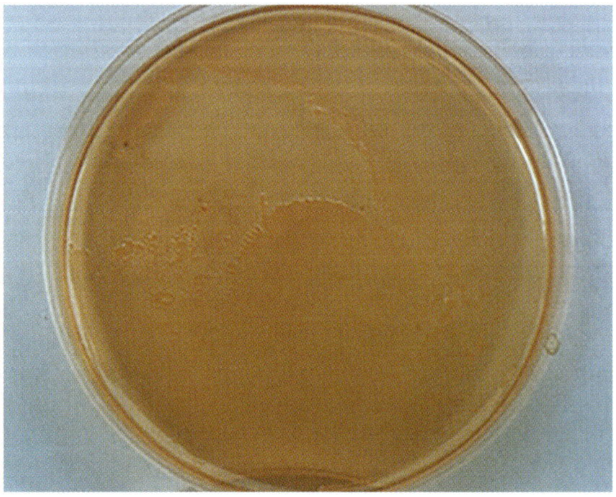

MacConkey agar에서 *P. mirabilis*는 배지 내의 lactose를 비분해하여 무색 집락이며 배지표면에 퍼지면서 유주하는 특징이 있다.

7) Endo agar에서 *Proteus mirabilis*의 유주 현상

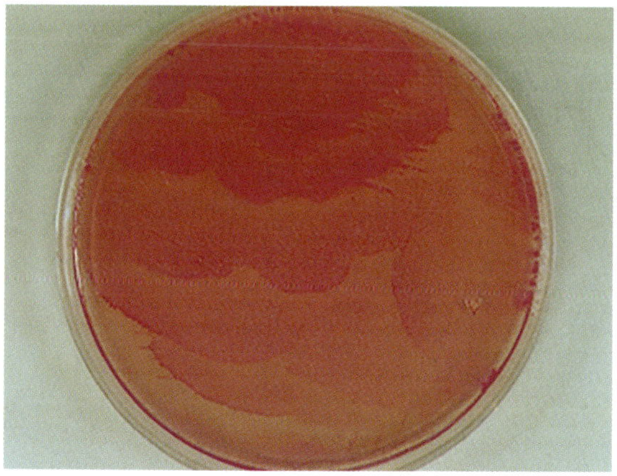

Endo agar에서 *Proteus mirabilis*의 유주현상이 아주 뚜렷이 잘 보이고 있다. 배지 내의 fuchsin 색소에 다소 영향을 받아 연한 분홍색의 물결 모양으로 퍼져 자랐다. lactose는 비분해한다.

8) *Proteus vulgaris*의 KIA와 TSI agar 반응

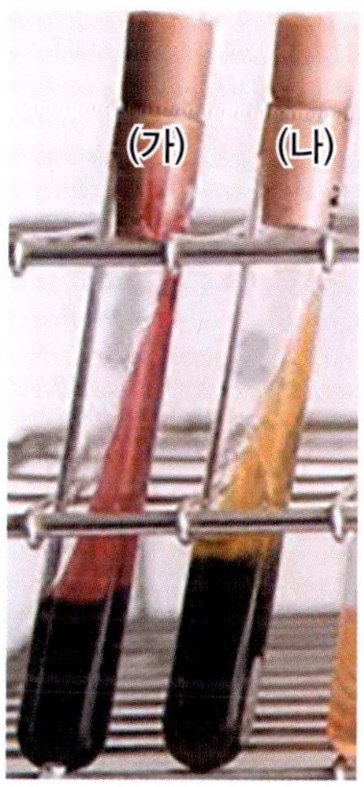

가: *P. vulgaris*는 lactose 음성, sucrose 양성이므로 KIA(가) 배지에서는 K/AG H_2S 성상

나: TSI agar에서 A/AG H_2S 반응으로 나타난다.

9) *Proteus vulgaris* 생화학적 시험결과

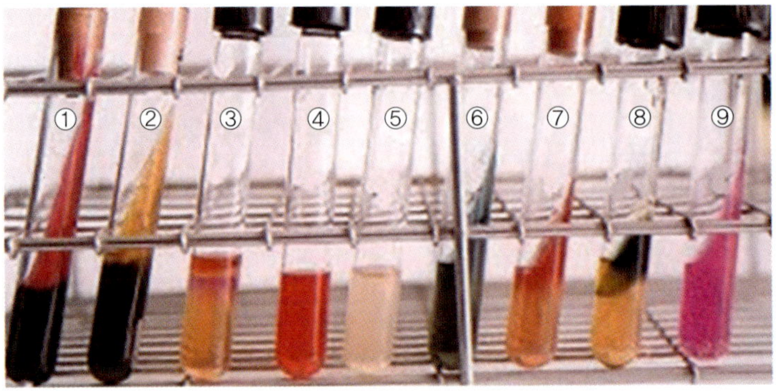

생화학적 시험결과는 다음과 같다.

① KIA: K/AG H_2S, ② TSI agar: A/AG H_2S, ③ Indole: 양성, ④ MR: 양성, ⑤ VP: 음성, ⑥ citrate: 음성, ⑦ LIA 사면: 적색(lysine deaminase 양성), ⑧ phenylalanine deaminase: 양성, ⑨ urease: 양성이다.

* *P. vulgaris*가 *P. mirabilis*가와 다른 성상

*Proteus vulgaris*는 indole: 양성, ornithine decarboxylase 음성이나, *Proteus mirabilis*는 indole 음성, ornithine decarboxylase 양성이다.

* *P. vulgaris*는 indole가 양성, *P. mirabilis*는 indole가 음성

10) *Proteus mirabilis* 생화학적 시험

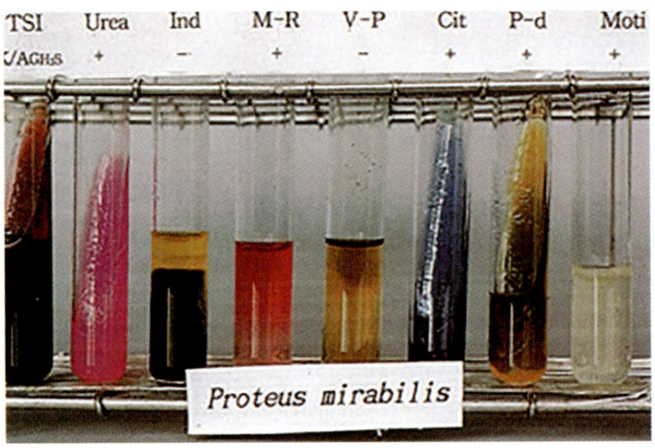

생화학적 시험결과는 다음과 같다.

TSI: K/AGH_2S, urea: 양성, indole: 음성, MR: 양성, VP: 음성, Citrate: 양성, PAD: 양성, Motility: 양성으로 결과가 나타난다.

* *Proteus mirabilis*는 indole: 음성

* *Proteus vulgaris*는 indole: 양성

7. *Morganella* 속

1) *Morganella morganii* 집락

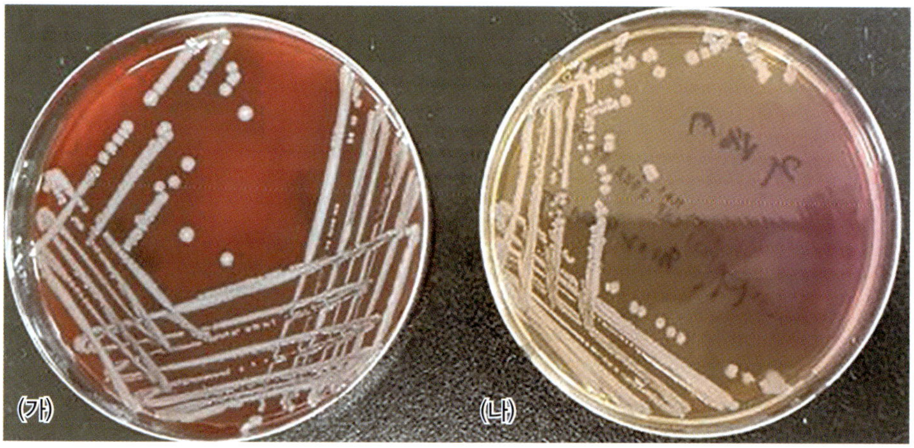

이 균종은 *Proteus morganii*에 속했는데 DNA 상관관계에 따라 별노로 *Morganella morganii*로 이름을 붙였다. 그람음성 막대균이며 MacConkey agar에서 lactose를 비분해히여 무색 집락이다.

가: BAP(혈액우무배지)

나: MacConkey agar

2) *Morganella morganii* 생화학적 시험결과

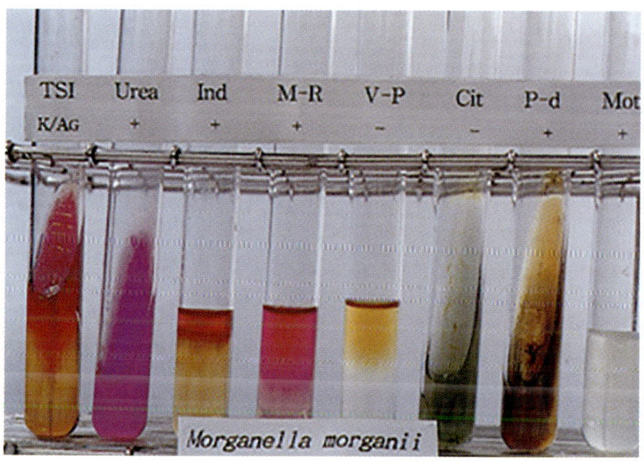

생화학적 성상 기본적인 시험결과는 다음과 같다.

TSI: K/AG, urease: 양성, indole: 양성, MR: 양성, VP: 음성, citrate: 음성, PAD: 양성, motility: 양성의 결과로 나타났다.

그밖에 ornithine 탈탄산효소(ODC): 양성, arginine 가수분해(ADH): 음성, KCN 발육: 양성이다.

* TSI agar: H_2S 없음

* urease: 양성, PAD: 양성

8. *Providencia* 속

1) MacConkey agar에서 *Providencia alcalifaciens* 집락

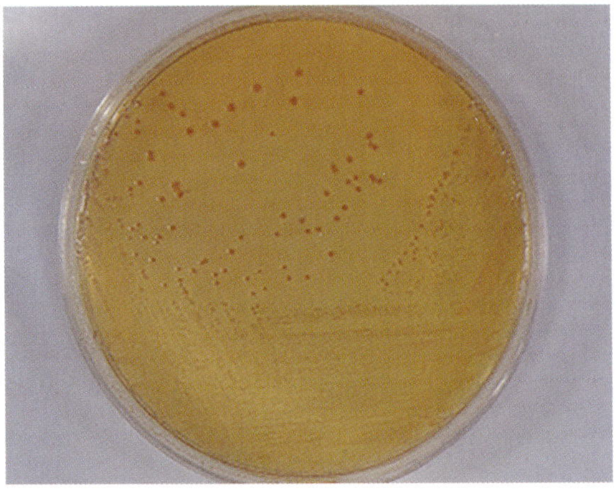

MacConkey agar에 *Providencia alcalifaciens* 균은 lactose를 비분해하여 무색 집락이다.

2) *Providencia stuartii*의 TSI agar 성상

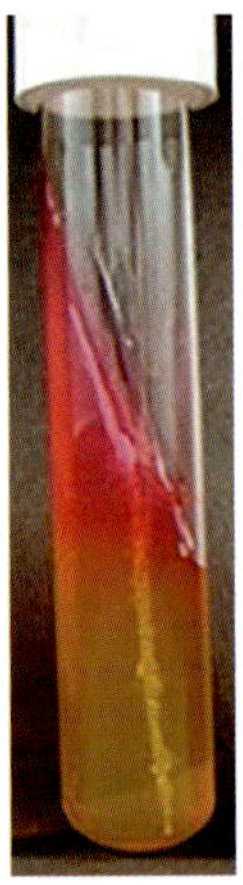

*Providencia stuartii*는 TSI agar에 배양하면 glucose를 분해하지만 gas는 생성하지 않는다. Lactose, sucrose를 비분해하여 사면 알칼리/고층 산성 성상이다.

* TSI 반응은 K/A이고, *Shigella* 반응과 흡사하다. 그러나 *P. stuartii*는 PAD 반응이 양성이고 운동성이 양성이므로 *Shigella*와 감별이 된다.

3) *Providencia alcalifaciens* 생화학적 성상

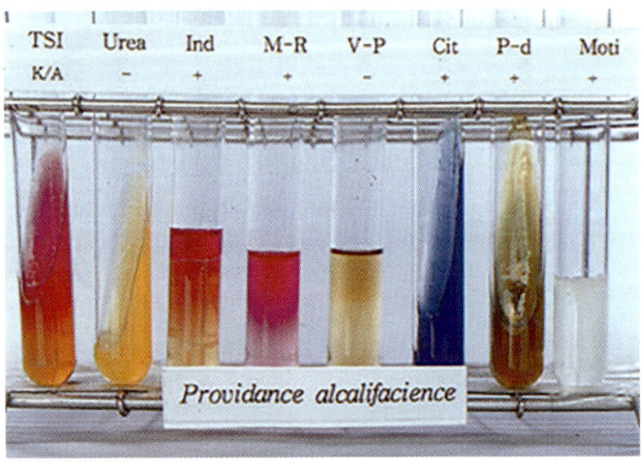

생화학적 성상 기본적인 시험결과는 다음과 같다. TSI: K/A, urease: 음성, indole: 양성, MR: 양성, VP: 음성, citrate: 양성, PAD: 양성, 운동성: 양성의 결과로 나타났다.

그밖에 성상결과는 KCN 발육: 양성, lysine 탈탄산효소(LDC): 음성, arginine 가수분해(ADH): 음성, ornithine 탈탄산효소(ODC): 음성의 결과로 나타난다.

9. *Serratia* 속

1) 그람염색성과 형태

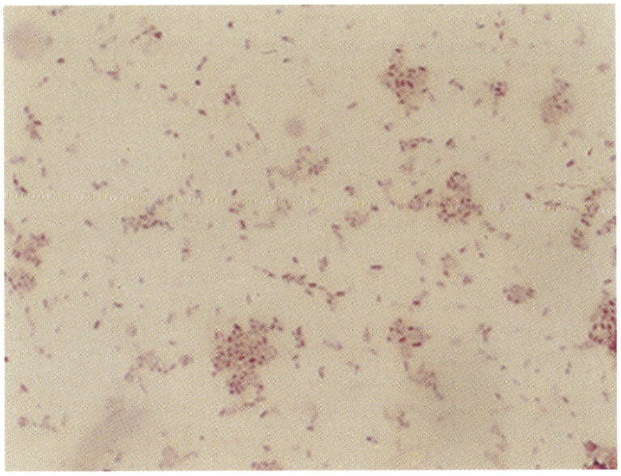

요침사를 그람염색한 것으로서 그람음성 작은 막대균으로 보인다(Gram 염색×1,000). 다른 장내세균보다 작게 보인다.

2) *Serratia marcescens* 편모염색

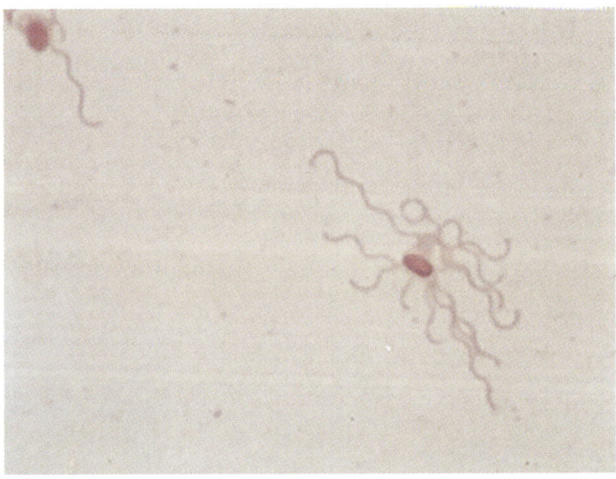

Leifson의 편모염색을 한 것으로서 균체 주위에 주모성 편모이다.

3) Peptone glycerol agar에서 *Serratia marcescens* 집락

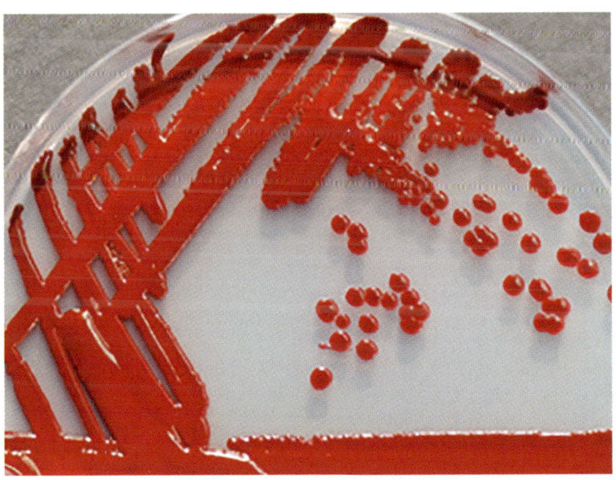

Serratia marcescens 균은 Nutrient agar에서도 잘 발육되나 사진 집락은 peptone glycerol agar에 접종하여 25℃에 48시간 배양한 적색 집락이 특징이다.

prodigiosin이라는 색소를 생성하므로 진한 적색 집락으로 자라는데 37℃에 배양했을 때보다 실온에 방치하면 더욱 색소가 잘 생성된다. *S. marcescens*는 적색 색소를 생성하지 않는 균주가 더 많다.

4) MacConkey agar에서 *Serratia marcescens* 집락

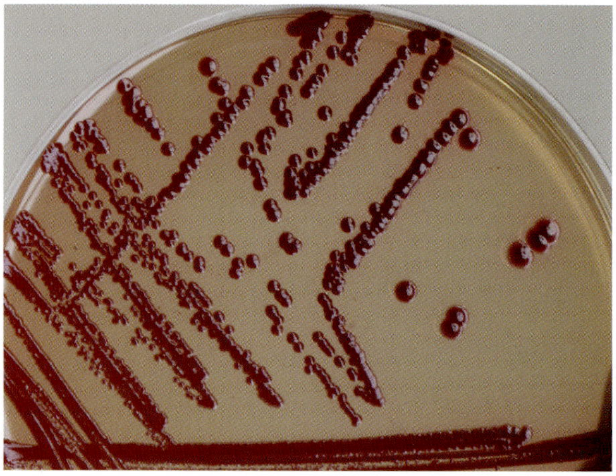

*Serratia marcescens*는 MacConkey agar에서 발육 시 배지 내에 있는 lactose를 비분해한다. 그러나 이 균은 prodigiosin 색소를 생성하여 집락은 분홍 또는 붉은색의 집락으로 발육된다. 색소 생성은 37℃보다 실온에 2~3일 방치하면 더욱 잘 발육된다.

5) Endo agar에서 *Serratia marcescens* 집락

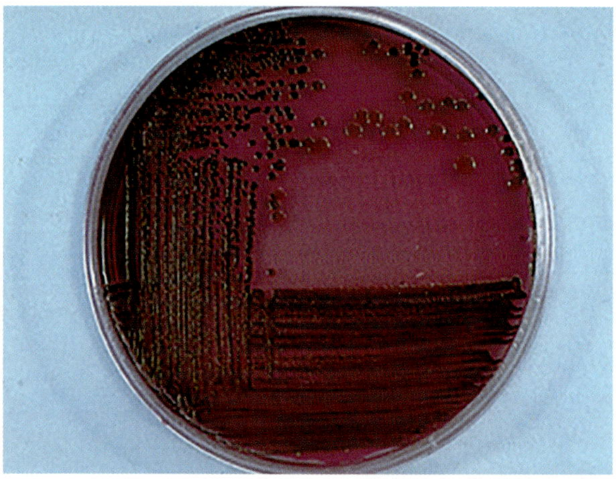

Serratia marcescens 균은 Endo agar에서 발육 시 배지 내의 lactose를 비분해한다.
그러나 prodigiosin이라는 색소를 생성하여 적색의 집락으로 자란다.

6) *Serratia marcescens*의 TSI agar와 KIA 반응

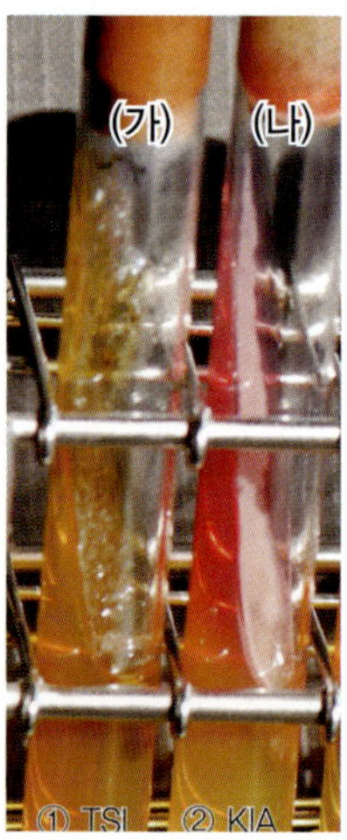

① *Serratia marcescens*는 TSI agar 배지에서 lactose 비분해, sucrose 분해하여 TSI 배지에서 사면 황색/고층황색

② KIA는 사면 적색/고층황색(나)으로 보인다. 이 이유는 lactose는 음성이나 sucrose를 발효하기 때문이다.

7) Gelatin 액화 시험

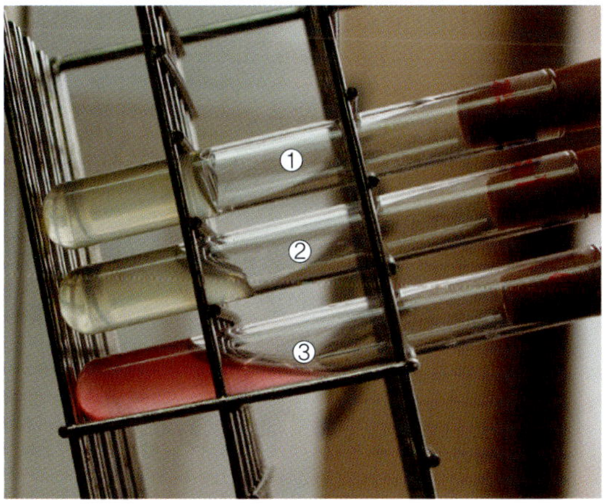

gelatin 액화 배지에 균을 접종하여 실온에 2~3일간 배양하여 4℃ 냉장고에 두었다 꺼내어 옆으로 누우면 액화시킨 것은 옆으로 흐른다.

S. marcescens 균은 gelatin을 액화하며 prodigiosin 색소를 생성하여 적색 색소를 생성한다.

① 대조시험 균 접종 안한 것
② 액화음성
③ 액화양성 ~ S. marcescens 균

8) DNase (Deoxyribonuclase) 시험

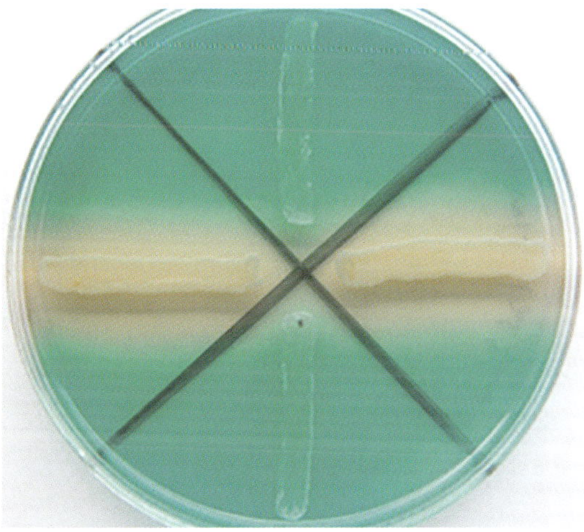

이 시험은 세균 중 deoxyribonucleic acid (DNA) 분해효소인 DNase를 생성하는지의 여부를 보는 시험으로 methyl green이 들어 있는 DNase agar에 균을 접종하여 24시간 배양 후 집락 주위에 투명하게 변하면 DNase 양성이다.

- DNase 양성(3시와 9시 방향)
  : *Serratia marcescens.*
- DNase 음성(12시와 6시 방향)
  : *Staphylococcus epidermidis.*

9) Lipase (Tween 80 가수분해) 시험

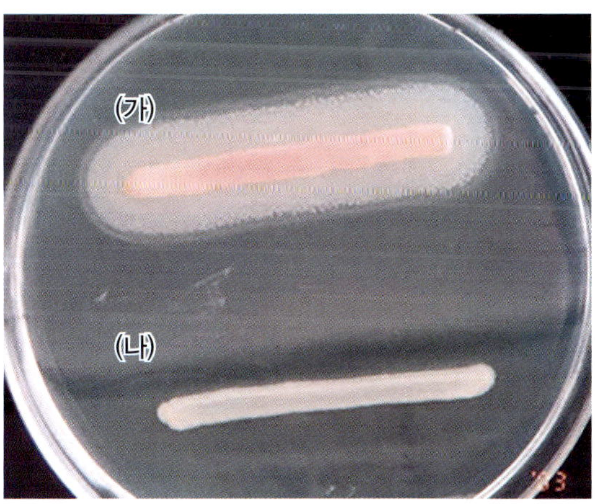

Tween 80 agar 배지에 사진과 같이 획선하여 37℃ 하룻밤 배양 후 집락 주위가 불투명하면**(가)** lipase 양성이다. lipase 음성은 집락 주위에 불투명대가 없다**(나)**.

가: lipase (Tween 80가수분해) 시험:
양성(*Serratia marcescens*)

나: lipase 시험: 음성(*Enterobacter aerogenes*)

10) Motility semisolid media에서 *Serratia marcescens* 운동성시험

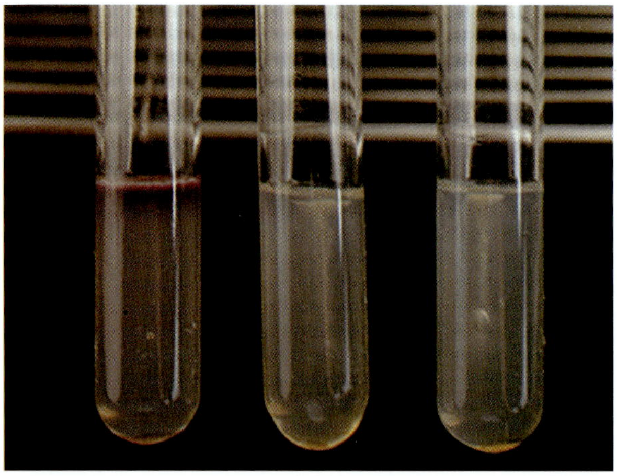

0.3% agar가 함유된 motility 배지에서 *S. marcescens*는 운동성이 있어서 천자한 부위를 중심으로 옆으로 적색의 균이 퍼져 있다.

* 37℃보다 실온에서 운동성이 활발하고 배지 상층에 적색의 색소(prodigiosin)를 생성한 것을 볼 수 있다.

11) *Serratia marcescens* 생화학적 시험결과

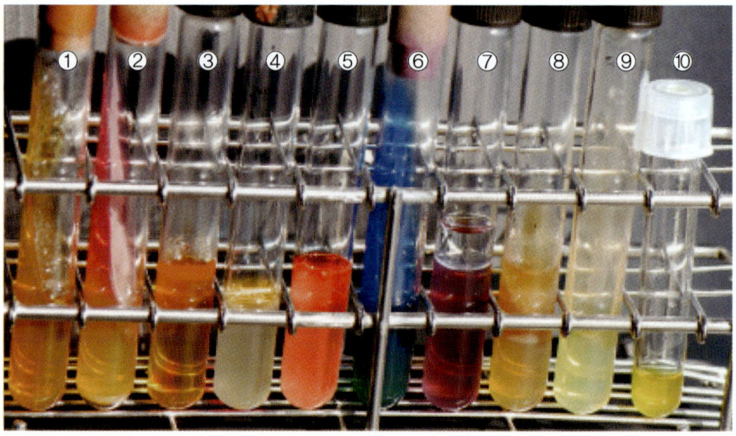

생화학적 성상 기본적인 시험결과는 다음과 같다.

① TSI agar: A/AG ② KIA: K/A, ③ indole: 음성, ④ MR: 음성, ⑤ VP: 양성, ⑥ citrate: 양성, ⑦ LDC: 양성, ⑧ PAD: 음성, ⑨ urease: 음성, ⑩ ONPG: 양성이다.

10. *Yersinia* 속

Yersinia pestis

1) 쥐벼룩을 매개체로 하는 페스트 원인균인 감염

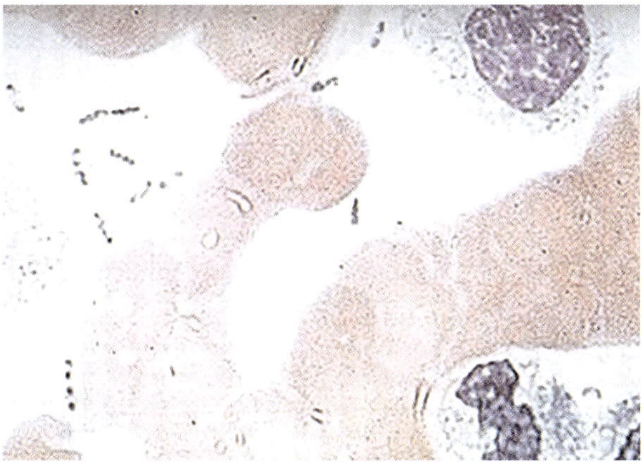

환자의 혈액을 Giemsa 염색한 표본. 양쪽 끝이 진하게 염색되는 양극성 염색성(bipolar staining)이 특성이다.

2) *Yersinia pestis*의 양극성 염색성(bipolar staining)

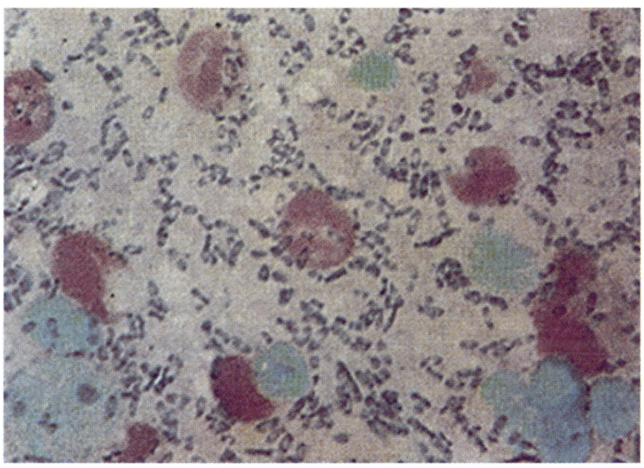

간경변 조직을 양극성 염색법인 Leishman 염색을 하면 양 끝에 진하게 안전핀(safety pin) 같이 염색되는데, 이것을 양극성 염색성이라고 한다.

* 양극성 염색은 Wayson 법, Leishman 법이 있다.

3) MacConkey agar에서 *Yersinia enterocolltica* 집락

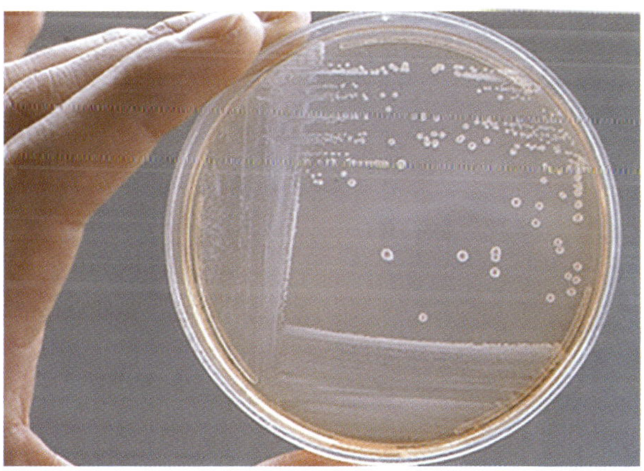

MacConkey agar에서 48시간 배양하여 지란 집락으로서 집락은 작고 반투명하고 볼록(convex)한 무색의 십락을 형성한다. lactose를 비발효하나 sucrose는 발효한다.

4) CIN agar에서 *Yersinia enterocolitica* 집락성상

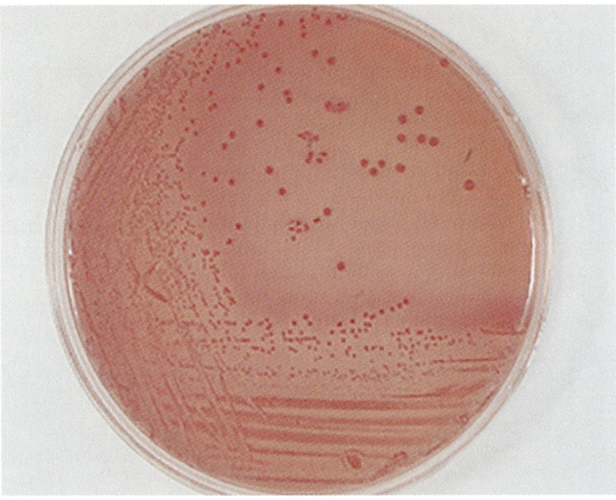

CIN (cefsulodin-irgasan-novobiocin) agar는 *Y. enterocolitica*의 선택배지로 분변검체를 접종하고 하룻밤 배양을 하면 mannitol을 분해하여 집락은 neutral red에 의해 적색으로 발육된다.

* 억제물질인 crystal violet, sodium desoxy cholate와 항균제인 cefsulodin, irgasan, novobiocin 등은 Gram 양성균과 Gram 음성균을 억제시키므로 *Y. enterocolitica*만 발육된다.

5) *Yersinia enterocolitica* 생화학적 시험결과

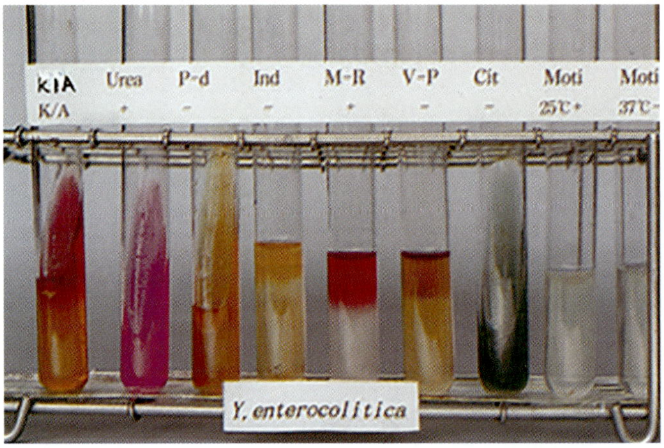

생화학적 성상 기본적인 시험결과는 다음과 같다.

KIA: K/A, Urease: 양성, Indole: 음성, MR: 양성, VP: 음성, Citrate: 음성, 운동성 25℃: 양성, 운동성 37℃: 음성이다.

* *Y. enterocolitica*는 운동성이 25℃에서 양성이 나 37℃에서는 음성인 성상이 특징이다.

11. *Salmonella* 속

Salmonella Typhi

1) 그람염색성과 형태

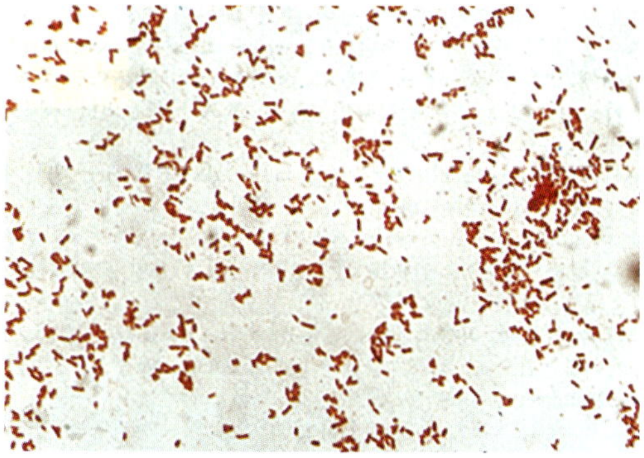

조건무산소성인 그람음성 곧은 막대균이며 0.5~1.5×2.0~5.0 μm의 크기이며, 주모성 편모를 가지고 있어 운동성이 활발하다(×1,000).

2) 주사전자현미경 사진(Scanning electron micrograph)

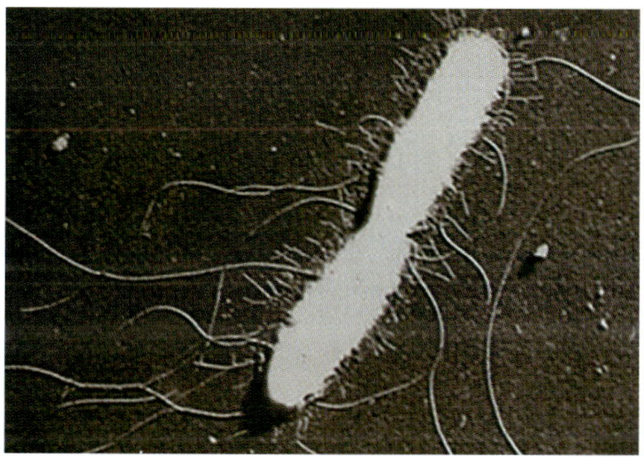

Salmonella Typhi 균체 주위에 주모성 편모와 섬모가 있다.

3) Selenite broth와 Tetrathionate broth (*Salmonella* 증균배지)

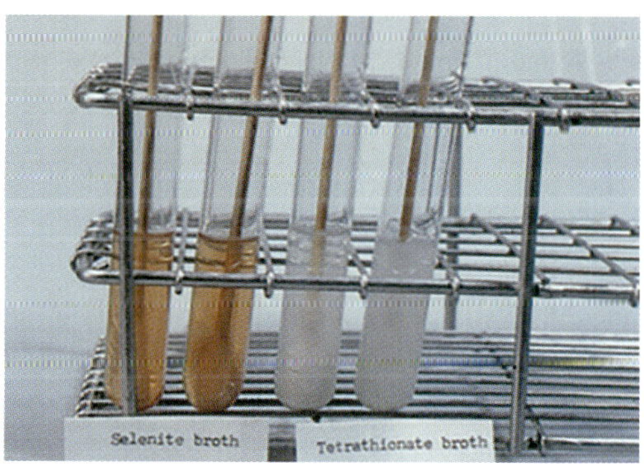

Salmonella 분리를 위해서는 변검체나 직장면봉(rectal swab)을 ① 선택감별배지인 MacConkey agar나 EMB agar 배지 중에서 한 가지, ② 선택성이 중등도인 Hektoen enteric(HE) agar, Deoxycholate agar, Xylose-Lysine Deoxycholate (XLD) agar, Salmonella Shigella (SS) agar 배지 중의 한 가지에 접종하고, ③ 액체증균배지인 Selenite F broth 혹은 Tetrathionate broth에 접종하고 각각 37℃에서 각각 8~12시간, 12~24시간 배양한 뒤 계대배양을 한다. 증균배지를 너무 오래 배양하면 억제된 대장균 등이 과다 증식하므로 장염세균의 분리가 어려워진다.

선택배지, 감별배지에서 집락의 특징

4) BS (Bismuth Sulfite) agar에서 *Salmonella* Typhi 집락

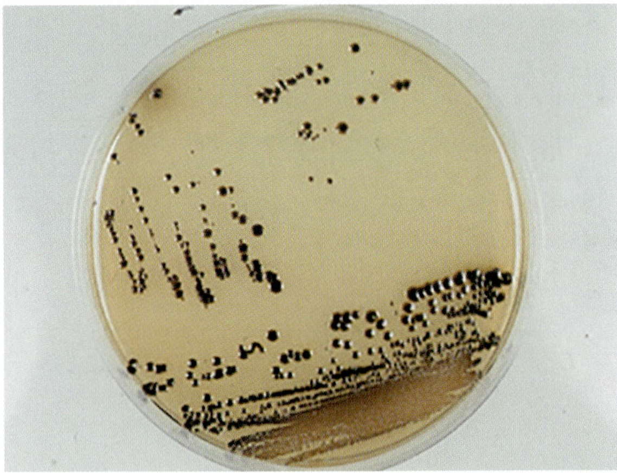

Salmonella Typhi균의 높은 선택배지로 보균자 색출을 위해 사용하며, glucose 분해하고 sulfite를 환원하여 집락은 검은색을 보인다.

5) SS (Salmonella Shigella) agar에서 *Salmonella* Typhi 집락

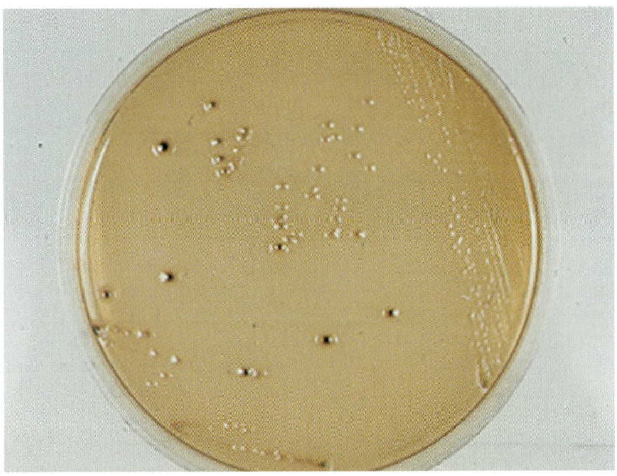

중등도 선택 배지로서 H_2S를 생성하는 *Salmonella* Typhi는 검은색을 보인다. 즉 sodium thiosulfate를 이용하여 H_2S가 생성되면 지시약인 철(ferric citrate)과 작용하여 검은색 집락이 보인다. H_2S가 양성인 *Salmonella* Typhi는 검은색 집락이 보인다.

6) XLD (Xylose lysine desoxycholate) agar에서 *Salmonella* Typhi 집락

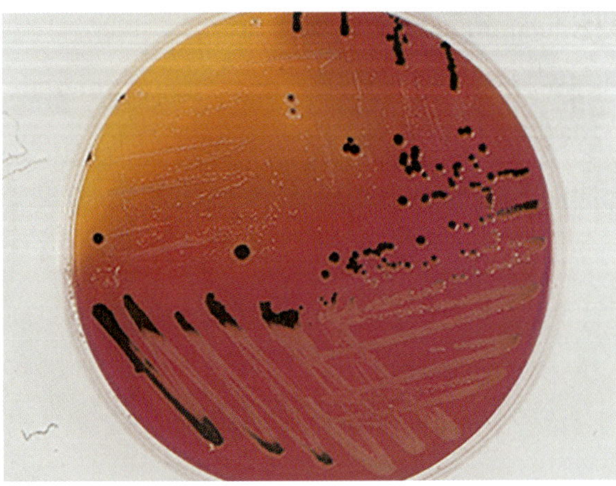

XLD agar에서 *Salmonella* Typhi는 검은색 집락 주위에 분홍색이 보인다. 검은색은 H_2S 생성을 의미하고, 분홍색은 lysine decarboxylase 양성을 의미한다. 즉 xylose를 분해하고 lysine 탈탄산효소 양성이며, lactose, sucrose를 비분해하여 pH가 알칼리로 되어 집락은 분홍색인데 sodium thiosulfate와 ferric ammonium citrate를 환원하여 집락 중앙이 검은색으로 된다.

7) HE (Hektoen-Enteric) agar에서 *Salmonella* group D 집락

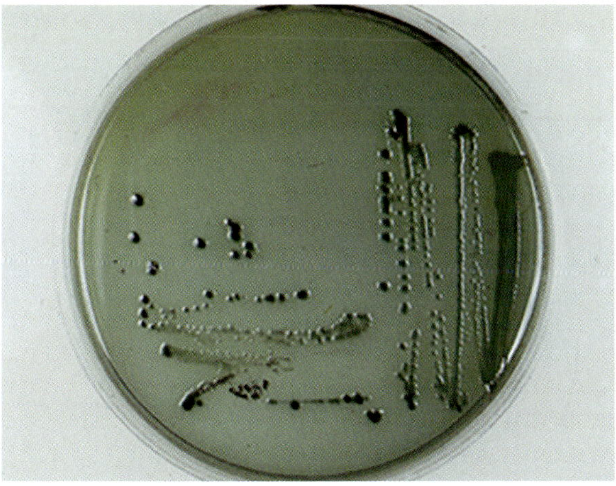

*Salmonella, Shigella*균 분리 배양하는데 좋은 배지이다. lactose, sucrose, salicin의 당을 분해하지 않아 fuchsin과 thymol blue가 알칼리일 때 녹색의 집락으로 자란다. sodium thiosulfate와 ferric ammonium citrate를 환원하여 *Salmonella* 집락은 중앙이 검은색이고 가장자리는 녹색의 집락으로 자란다.

8) MacConkey agar에서 *Salmonella* Typhi 집락

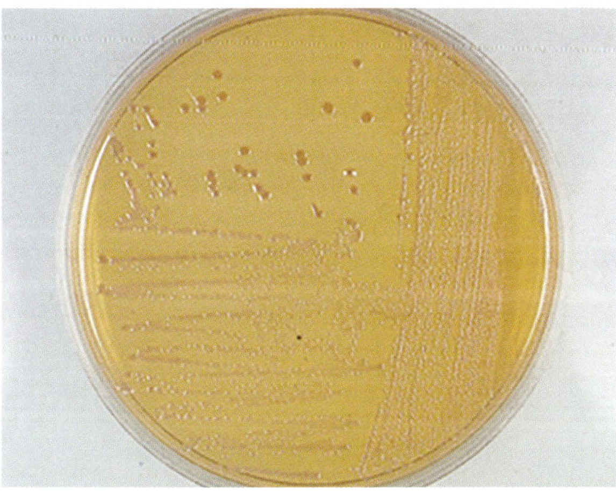

감별배지로서 배지 내의 lactose 분해 유무를 알아보기 위한 감별배지로서 가상 많이 사용하고 있다.

Salmonella Typhi는 lactose를 분해하지 않아 무색 집락을 보인다.

9) EMB(Eosin Methylene Blue) agar에서 *Salmonella* Typhi 집락

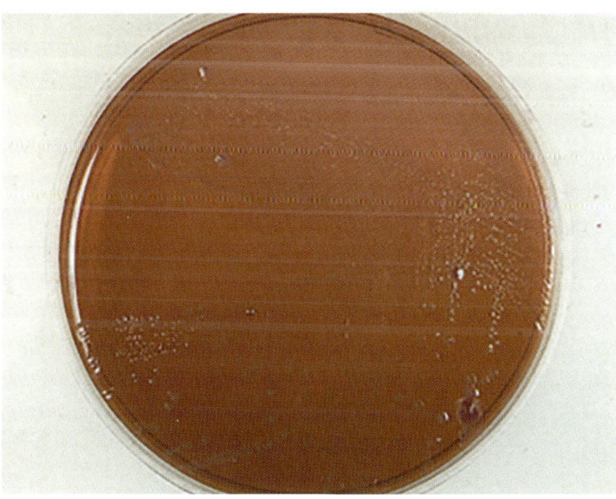

Salmonella Typhi는 EMB agar에서 발육하면서 배지 내의 lactose, sucrose를 분해하지 않아 무색 집락을 보인다.

10) XLD (Xylose lysine deoxycholate) agar에서 *Salmonella* Paratyphi A 집락

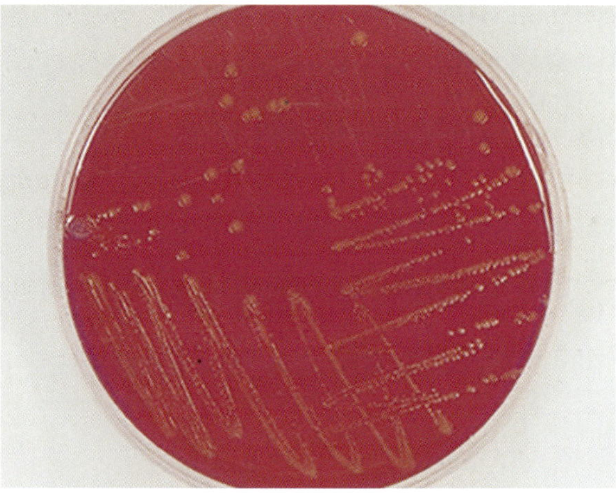

XLD agar는 선택배지로서 *S.* Paratyphi *A* 균종은 xylose 비분해, lysine decarboxylase 음성, lactose, sucrose 비분해, H_2S 생성도 없으므로 집락은 연한 황색이다.

11) XLD (Xylose lysine deoxycholate) agar에서 *Salmonella* Paratyphi B 집락

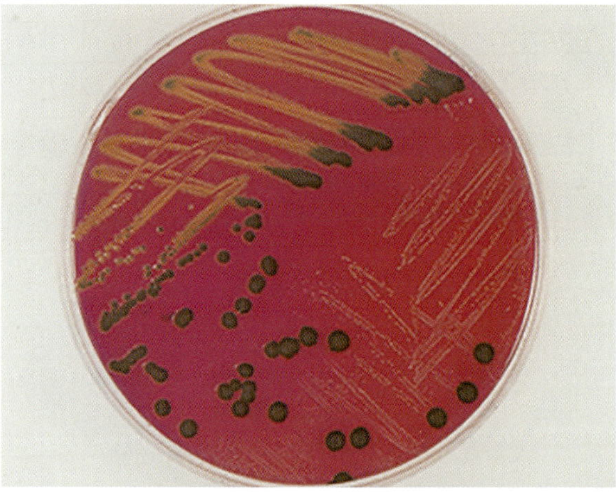

XLD agar에서 *Salmonella* Paratyphi B 균종은 xylose 분해, lysine 양성, lactose, sucrose 비분해하여 적색 집락인데 H_2S를 생성하여 집락은 검은색으로 자란다.

12) XLD (Xylose lysine deoxycholate) agar에서 *Salmonella* Typhimurium 집락

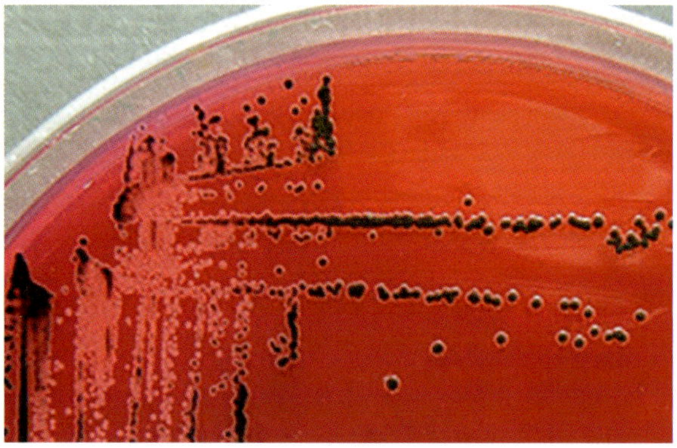

XLD agar에서 *S.* Typhimurium 균종은 xylose 분해, lysine 양성, lactose, sucrose 비분해하여 pH는 알칼리로 되어 phenol red 지시약에 의해 집락은 적색인데 H_2S를 강하게 생성하여 집락은 검은색으로 자란다. 즉 *S.* Typhimurium은 검은색 집락(H_2S양성) 주위에 분홍색(LDC 양성)이 특징이다.

13) Endo agar에서 *Salmonella* Typhi 집락

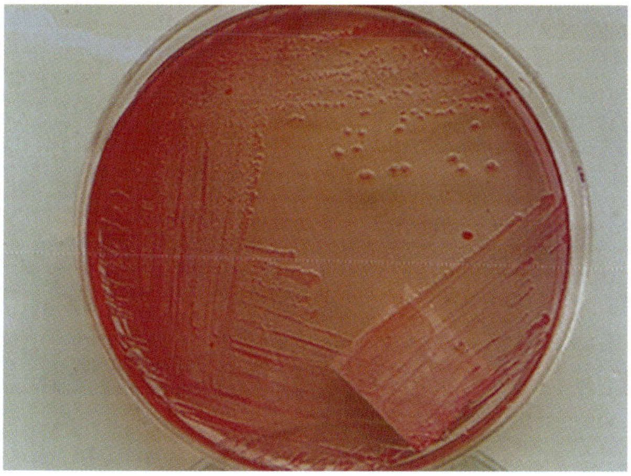

Endo agar에서 발육된 *Salmonella* Typhi 균이다.

배지 내의 lactose를 분해하지 않아 무색의 작은 집락으로 자란다. 지시약은 basic fuchsin이다.

※ lactose 비분해균 집락은 무색 또는 연한 분홍색 집락을 보이나 lactose 발효균인 *Escherichia coli*는 진한 적색 집락이다.

14) DCA (Desoxycholate lactose) agar에서 *Salmonella* Typhimurium 집락

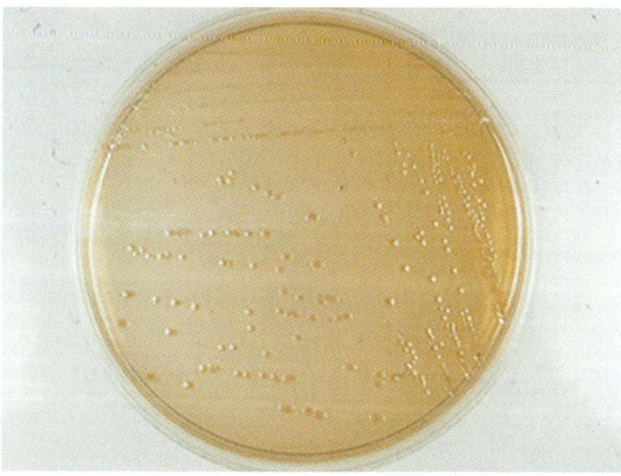

Desoxycholate agar에서 *Salmonella* Typhimurium은 배지 내의 lactose를 분해하지 않아 지시약인 neutral red에 의해 집락은 무색의 작은 집락으로 자란다.

15) ChromID Salmonella 배지에서 *Salmonella* Typhi 집락

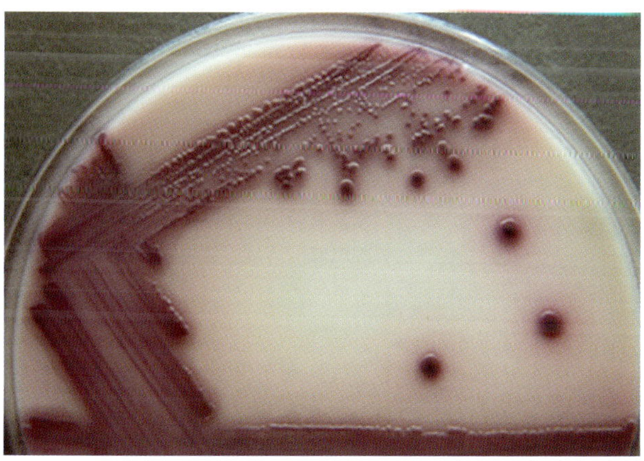

ChromID Salmonella 배지(Biomeriux Co.)에서 *Salmonella* Typhi, *S.* Paratyphi A 등의 혈청형 *Salmonella*는 자주색 집락을 보이며, 그람양성균과 효모균은 억제되어 감별이 *Salmonella*의 분리와 감별이 편리하다. 이 배지는 *Salmonella*가 생성하는 esterase를 기초로 한 것이다.

Salmonella TSI agar 반응

1) TSI agar (Triple Sugar Iron)에서 *Salmonella* Typhi

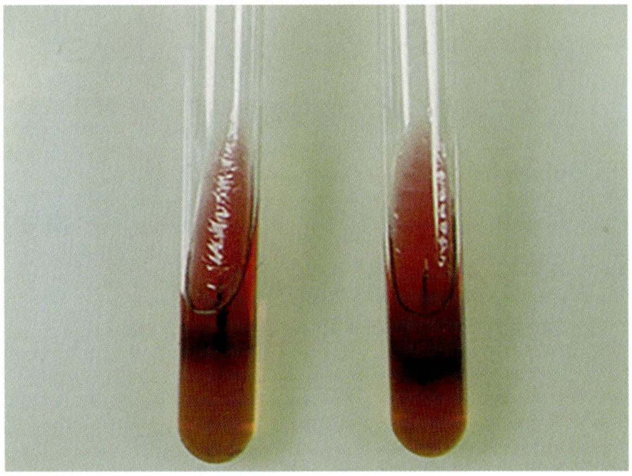

S. typhi는 TSI agar에서 H_2S를 소량 생성하거나 음성이며, 가스음성을 보인다. 즉 그림과 같이 사면이 적색, 고층은 가스 없이 소량의 검은색과 황색인 성상이고, ornithine decarboxylase 음성, *Salmonella* D군 항혈청과 응집을 일으키면 확실히 *S.* typhi로 동정이 된다.

* *S.* Typhi의 TSI 반응: 대부분은 K/A H_2S 반응이나 드물게(3% 정도) H_2S가 음성인 경우는 K/A 반응을 보인다.

2) TSI agar (Triple Sugar Iron)에서 *Salmonella* Typhimurium 반응

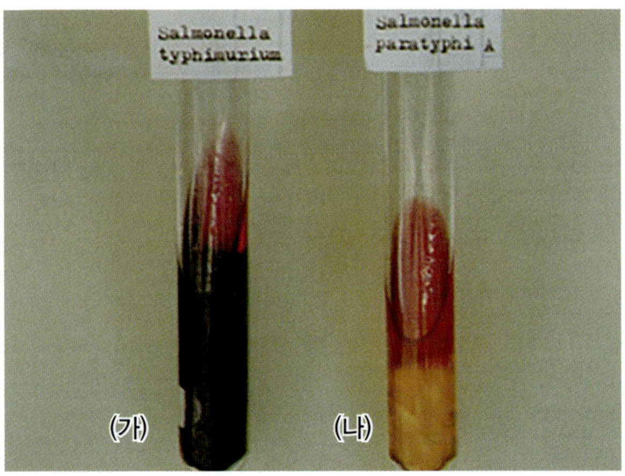

S. Typhimurium은 TSI agar에서 lactose를 비분해하여 사면은 적색, 고층(butt)은 황색이나 다량의 H_2S 생성으로 검은색을 보이고, 소량의 gas를 생성한다. *Proteus* 균속과 TSI 반응이 흡사하여 phenylalanine deaminase와 urea 시험으로 감별해야 한다.

* TSI 반응: K/AG H_2S

나: *Salmonella* Paratyphi A반응

Salmonella Paratyphi A는 TSI agar에서 K/AG 성상이고, lysine decarboxylase가 음성, *Salmonella* A군 항혈청에 응집되면 정확히 *S.* Paratyphi A로 동정이 된다.

미국에서는 10%의 *S.* Paratyphi A가 H_2S 양성이나 우리나라는 극히 드물다.

3) TSI agar (Triple Sugar Iron)에서 *Salmonella* Cholerasuis 반응

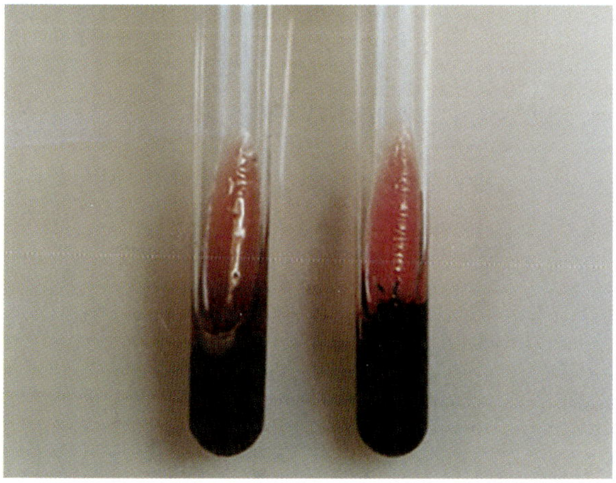

Salmonella Choleraesuis TSI 반응은 *Salmonella* Typhimurium과 같이 다량의 H_2S가 생성한다.

TSI 반응: K/AG H_2S, 혈청군 C에 속하며 LDC와 ODC 양성이다.

4) *Salmonella* 균속과 흡사한 각종 TSI agar 반응 비교

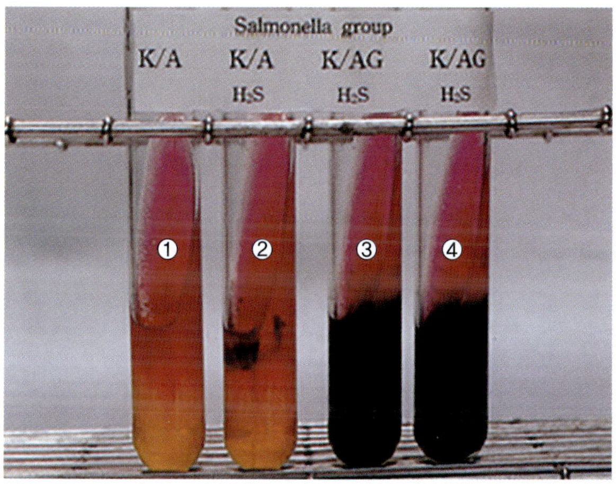

TSI agar에서 glucose, lactose, sucrose 당분해 유무를 보고 아울러 가스 생성 유무와 H_2S 생성 유무를 보게 된다.

① *Shigella* sp p: K/A

② *Salmonella* Typhi: K/A H_2S

③ *Salmonella* Typhimurium: K/AG H_2S

④ *Proteus mirabilis*: K/AG H_2S

5) Lactose 분해하는 장내세균의 TSI agar 반응

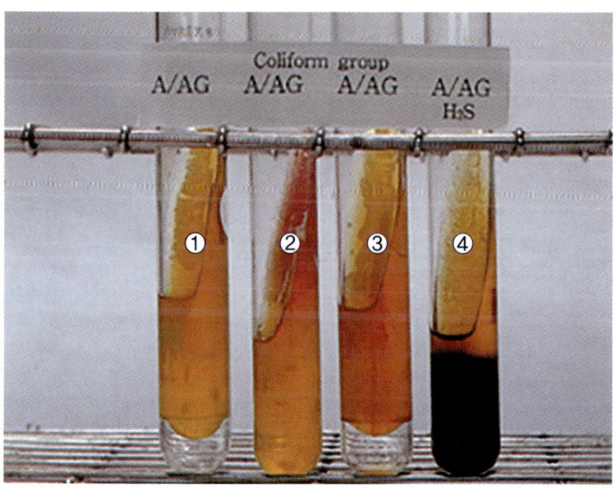

① A/AG: *Escherichia coli*

② A/AG: *Klebsiella pneumoniae*

③ A/AG: *Enterobacter aerogenes*

④ A/AG H_2S: *Citrobacter freundii*

6) LIA (Lysine Iron agar) 반응

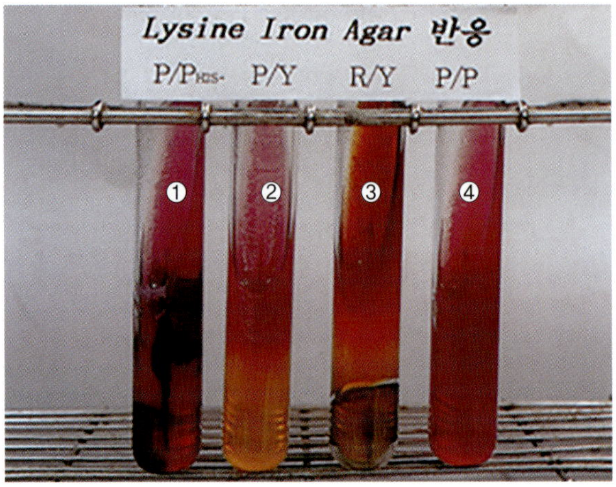

LIA 배지는 *Enterobacteriaceae*의 ① lysine decarboxylase, ② lysine deaminase, ③ H_2S를 시험하는 배지이다.

① *S.* Typhi는 사면자색/고층자색과 검은색 (H_2S+)

② *S. sonnei*는 사면자색/고층황색

③ *Protesus mirabilis*는 사면적색/고층황색

④ *E. coli*는 사면자색/고층자색

* *Proteus, Providencia, Morganella* 속은 사면이 적색, 고층이 황색이다. 사면이 적색은 lysine deaminase 양성반응이며, 사면이 자색은 lysine deaminase 음성이며, 고층이 자색이면 lysine decarboxylase (LDC) 양성이고 고층이 황색이면 LDC음성이다.

Salmonella 속 진단혈청학적 Slide 응집반응

1) *Salmonella* 진단용 각군 O진단 항혈청

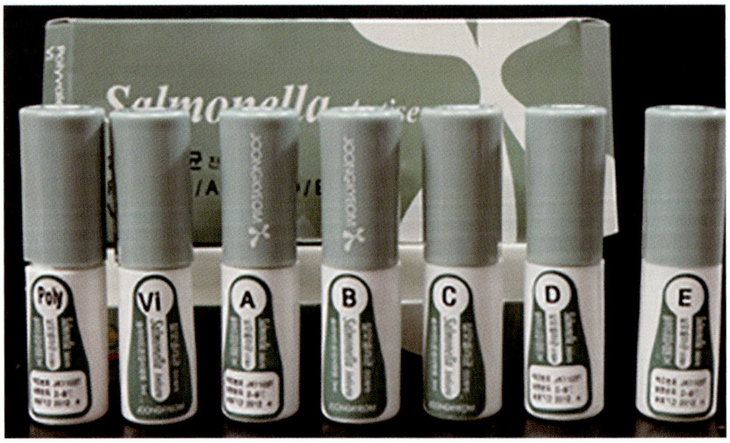

국내에서 제조되고 있는 *Salmonella* 진단용 O항 혈청에는 다가항혈청(polyvalent antiserum), Vi 항혈청, 각군 A, B, C, D, E가 있다. 혈청과 균을 slide에서 응집반응을 일으키는 것을 보는 반응이다(질병관리본부제품).

2) *Salmonella* 다가(polyvalent) 항혈청과 Vi 진단용 항혈청에 응집반응

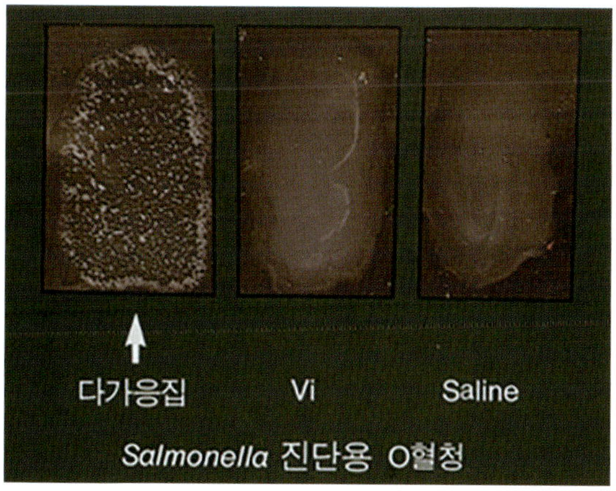

TSI agar 반응이 *Salmonella* 의심되면 왁스 연필로 slide glass를 약간 가온하여 칸을 만들고 식염수를 세 곳에 놓고 상당히 진한 세균부유액을 만든다. 왼쪽에는 다가 항혈청을, 가운데에는 Vi 항혈청을, 오른쪽에는 대조용으로 식염수만을 각각 한 방울 놓고 앞뒤로 반복해서 기울인다. 왼쪽 칸처럼 응집이 빨리 일어나고, 대조칸에 응집이 안되면 각군의 항혈청을 써서 시험한다.

＊ 다가항혈청(polyvalent antiserum)에 응집반응이 일어나면 A~E군 중에 응집반응이 일어날 수 있다.

3) Vi 진단용 항혈청에 응집

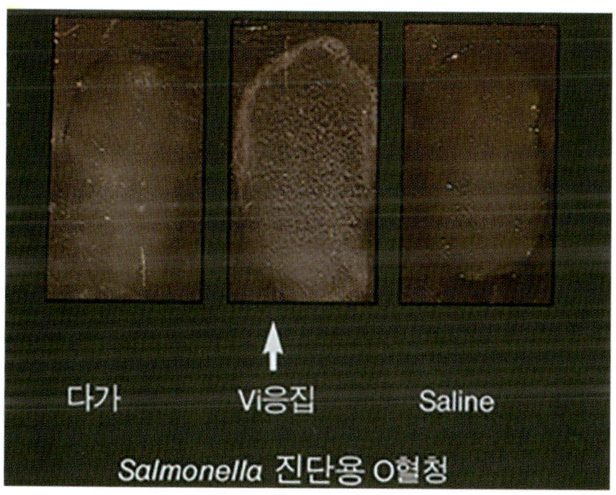

Vi 진단용 항혈청에 응집되면 *Salmonella* Typhi 또는 *Salmonella* Paratyphi C 중의 하나이다. Vi 항혈청에 응집이 일어나면 균액 0.5 mL를 넣은 시험관을 비커에 넣고 15~30분간 끓인 뒤에 다시 응집반응을 한다. 가열로 균체를 둘러싼 Vi 항원이 파괴되어 C군이나 D군의 O 항원이 노출되면 항혈청에 의한 응집이 일어나게 된다.

4) *Salmonella* A군 진단용 혈청응집

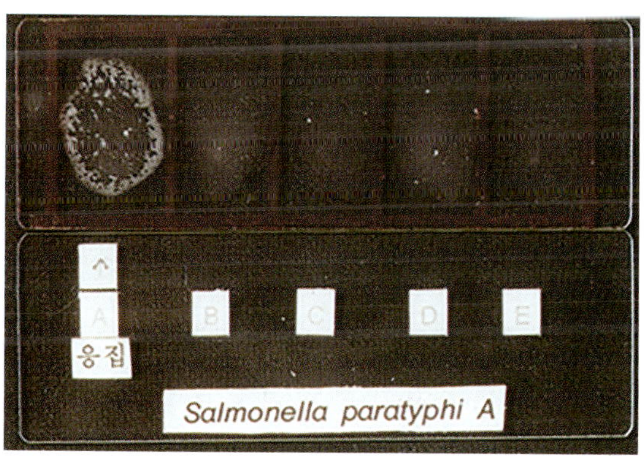

TSI(KIA) 반응이 *Salmonella*가 의심되며 다가(poly valent) 항혈청에 응집되고 다시 각군 혈청 A, B, C, D, E 중에서 A군 혈청에 응집이 일어났다. 그리고 LDC가 음성이면 *Salmonella Paratyphi* A로 정확히 동정할 수 있다.

5) *Salmonella* B군 진단용 혈청응집

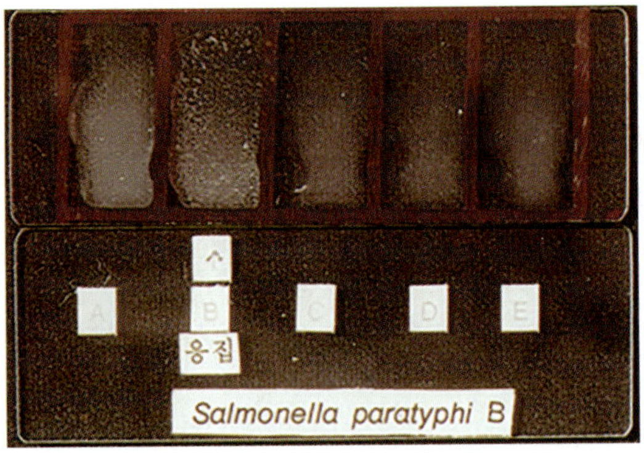

B군 혈청에 응집반응이 일어나면 *S.* Paratyphi B 이다.

* B군 혈청에 응집이 일어나면 *S. schottmuelleri* 와 *S.* Typhimurium 등이 있기 때문에 확인 동정은 H혈청형까지 해야 한다.

6) *Salmonella* D군 진단용 혈청응집

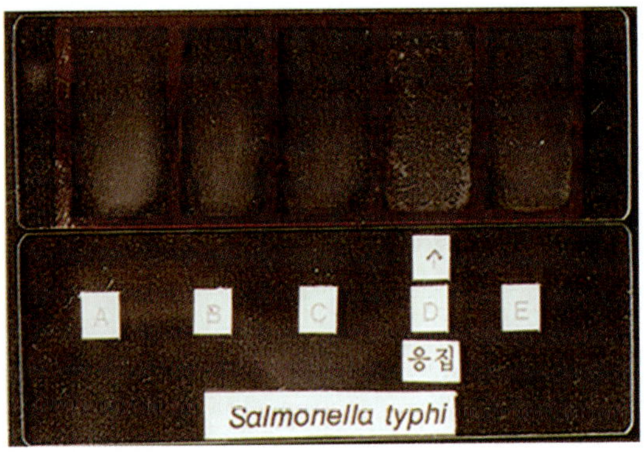

TSI (KIA) 반응이 K/A H_2S로 나온 것을 *Salmonella* 각 군 혈청 중 D군에서 응집반응이 일어나고, ODC 음성이면 *Salmonella* Typhi로 동정이 된다. 최종 확인은 H혈청형까지 해야 한다.

* *Salmonella* D군 항혈청에 응집되면 *S.* Typhi와 *S. enteritidis, S. pullorum* 등이 있다.

장내세균 동정용 Kit system

1) API 20E Kit system

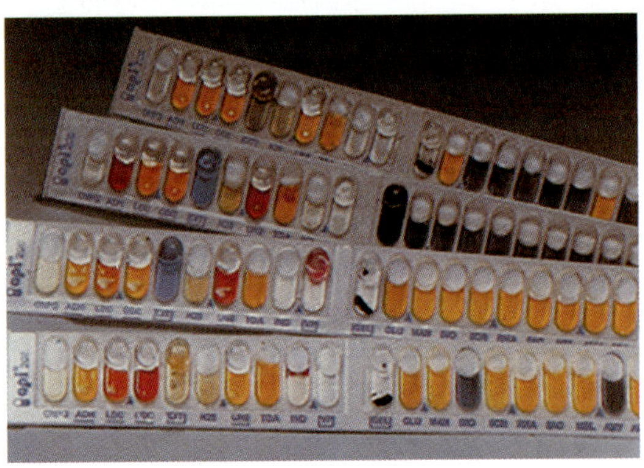

장내세균과 그 유연균, 포도당 비발효 그람음성막대균의 일부 균종이나 생물형의 신속한 동정을 위한 API 20E kit가 있다. 이것은 23가지의 생화학적 성상을 보는 반응이다. 멸균 식염수 4~5 mL에 1~2개의 집락을 풀어서 McFarland No. 0.5의 농도가 되도록 균을 풀어서 kit에 접종하여 37℃ 18~24시간 배양하여 21가지 생화학적 반응을 3개씩 묶고, 양성반응에 부여된 수치를 합하여 7자리 수치 번호를 컴퓨터 프로그램이나 index에서 찾아 동정한다.

Salmonella 속 생화학적 성상

1) *Salmonella* Typhi 생화학적 시험결과

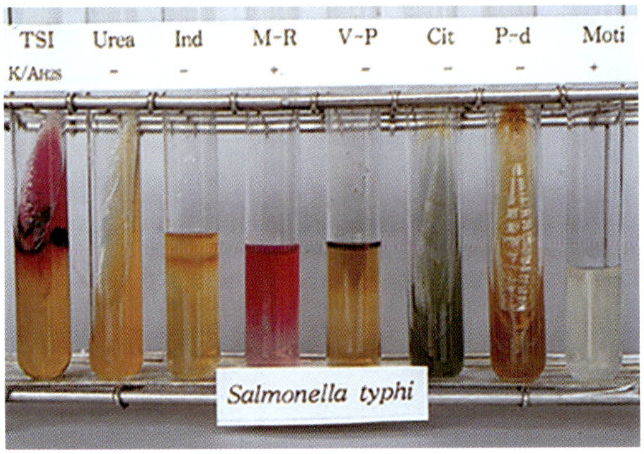

생화학적 성상 기본적인 시험결과는 다음과 같다.

TSI: K/AH$_2$S, urease: 음성, indole: 음성, MR: 양성, VP: 음성, citrate: 음성, PAD: 음성, 운동성: 양성이다.

그밖에 성상 결과는 KCN 발육: 음성, LDC: 양성, ADH: 양성, ODC: 음성이다.

* TSI agar에서 H$_2$S+가 대부분은 소량의 양성이나 드물게 음성인 경우도 있다.

2) *Salmonella* Typhimurium (B Group) 생화학적 시험결과

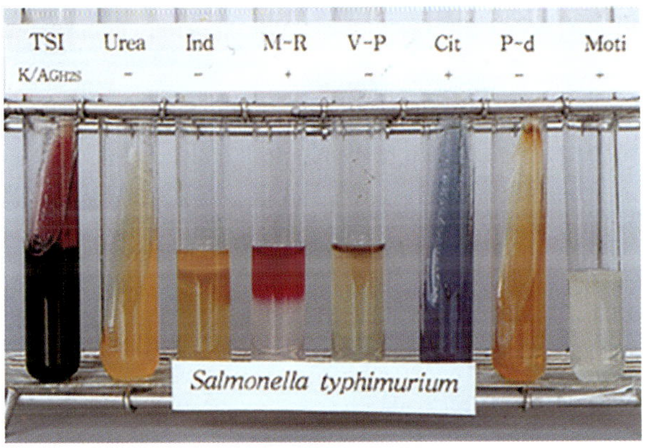

생화학적 성상 기본적인 시험결과는 다음과 같다.

TSI: K/AGH$_2$S, urease: 음성, indole: 음성, MR: 양성, VP: 음성, citrate: 양성, PAD: 음성, 운동성: 양성이다.

그밖에 성상 결과는 KCN 발육: 음성, LDC: 양성, ADH: 양성, ODC: 음성이다.

3) *Salmonella* Paratyphi A 생화학적 시험결과

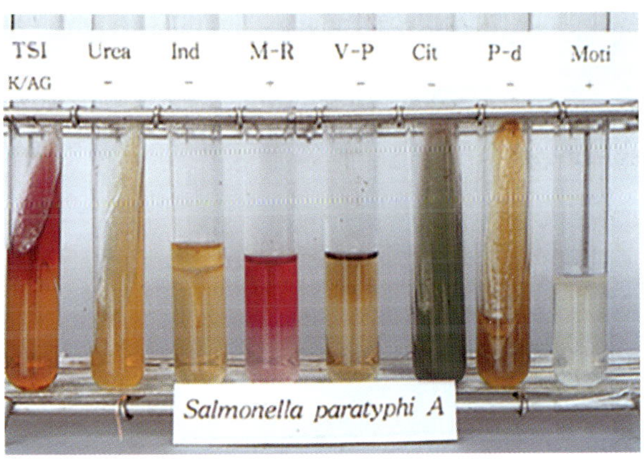

생화학적 성상 기본적인 시험결과는 다음과 같다.

TSI: K/AG, urease: 음성, indole: 음성, MR: 양성, VP: 음성, citrate: 음성, PAD: 음성, 운동성: 양성이다.

그밖에 성상 결과는 KCN 발육: 음성, LDC: 음성, ADH: 음성, ODC: 양성이다.

* TSI agar에서 가스가 많다.

4) *Salmonella* Typhi의 MicroScan Neg

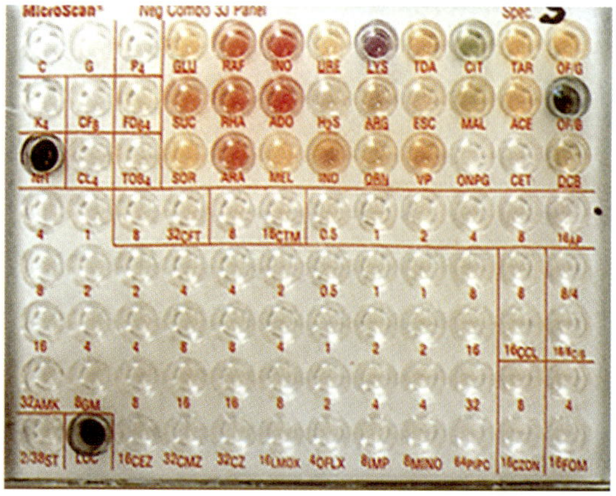

3 J panel plate에 의한 동정성적 GLU 분해, SOR 분해, URE 음성, H_2S 음성, IND 음성, LYS 양성, ORN 음성, V P 음성, CIT 음성, ONPG 음성, NIT 음성이다.

5) Vitek GNI card로 동정한 *Salmonella* Typhi

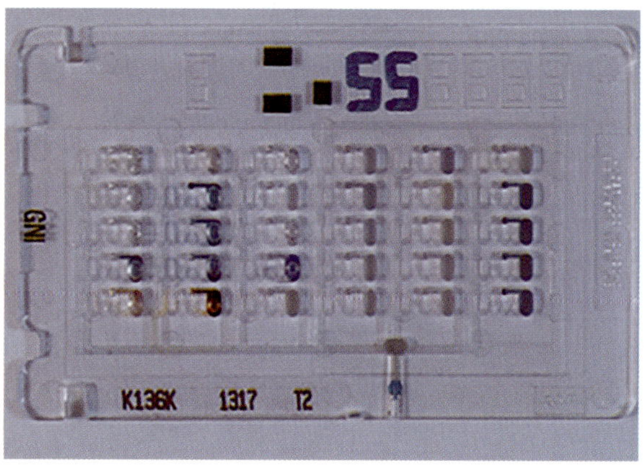

Vitek GNI card에 균액을 주입시켜 Vitek 기기에 넣어 동정된 것이다.

12. *Shigella* 속

Shigella 속 균의 형태와 집락의 특징

1) 그람염색성과 형태

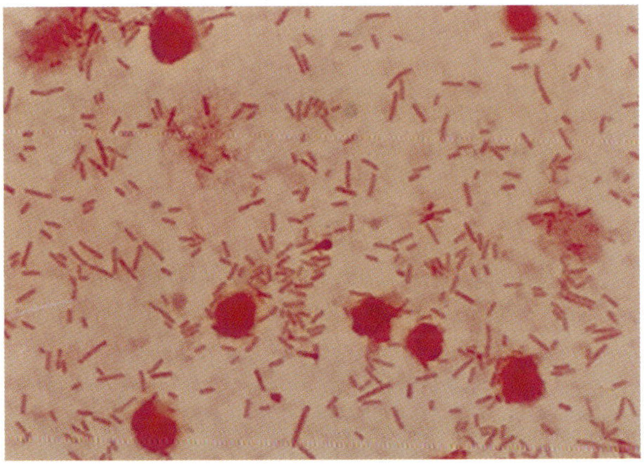

Shigella sonnei 감염된 식중독 환자의 설사변을 그람염색한 것으로서 균의 형태는 그람음성 막대균이며 다수의 백혈구도 보인다. 균의 크기는 0.5~0.8 × 1.0~3.5 μm이다.

2) *Shigella sonnei* 주사전자현미경 사진

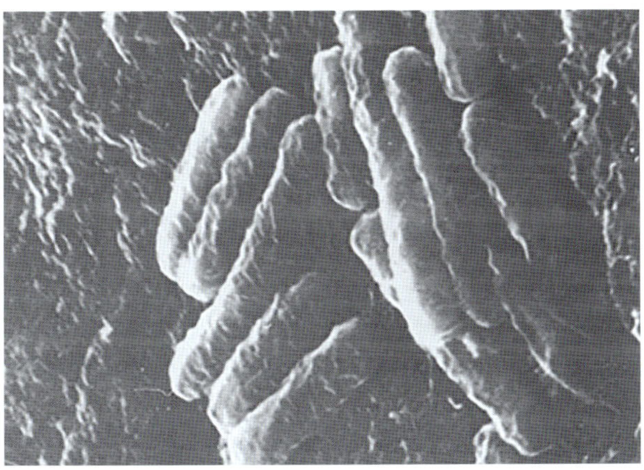

주사전자현미경으로 촬영한 *Shigella sonnei* 균의 형태는 막대균 모양으로 편모도 없고 섬모도 없다.

3) HE (Hektoen-Enteric) agar에서 *Shigella flexneri* (group B) 집락

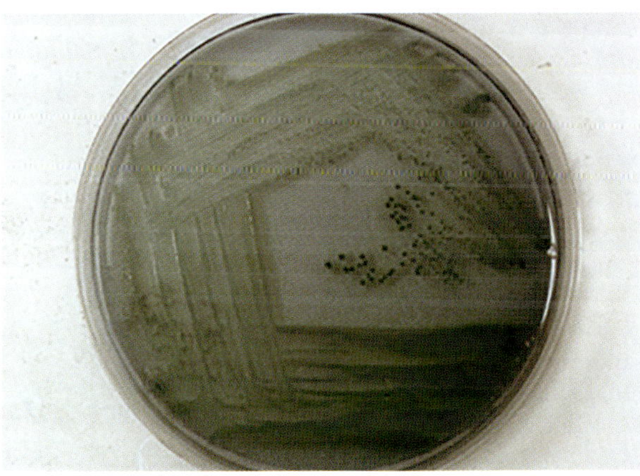

HE agar는 분변 중 *Salmonella, Shigella* 균속을 검출하는데 좋은 배지이다. 배지 내의 lactose, sucrose, salicin의 당을 분해하지 않아 지시약인 fuchsin과 thymol blue가 alkaline으로 되면 *Shigella* 집락은 녹색으로 자란다.

* *Shigella* 균종은 녹색 집락이고, H_2S 생성이 없다.

4) SS (*Salmonella Shigella*) agar에서 *Shigella flexneri* 집락

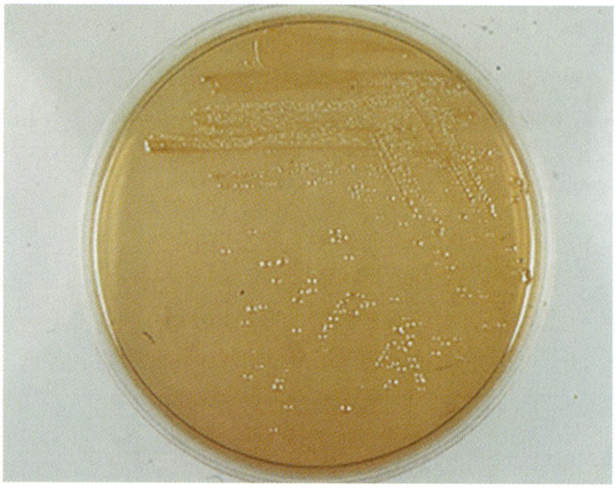

SS agar는 장내세균 선택배지로서 coliform bacilli group 등의 균들은 발육 억제된다. 특히 *Salmonella* 균속과 *Shigella* 균속이 선택적으로 자란다. 배지 내의 lactose를 분해하지 않아 집락은 무색의 작은 집락이다.

* neutral red 지시약은 배지 내의 lactose 비분하여 집락은 무색으로 자란다.

5) MacConkey agar에서 *Shigella flexneri* 집락

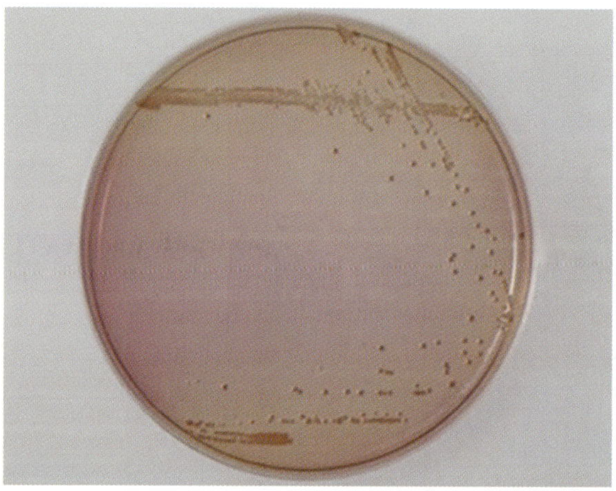

MacConkey agar는 장내세균 감별배지로 lactose 분해 유무를 알아보기 위해 가장 많이 사용하는 배지이다. *Shigella* 균은 배지 내의 lactose를 분해하지 않아 배지의 집락은 무색(colorless) 집락이다.

6) EMB (Eosine Methylene Blue) agar에서 *Shigella flexneri* 집락

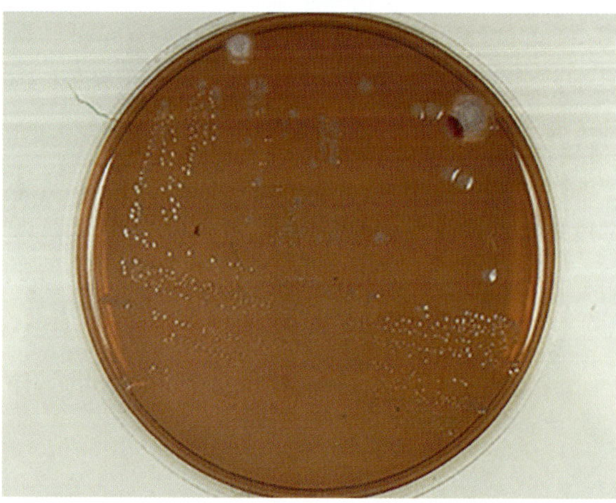

Shigella 균종은 EMB agar에서 자랄 때 배지 내의 lactose와 sucrose를 분해하지 않아 지시약인 eosine Y와 methylene blue에 관계없이 무색의 작은 집락으로 발육된다.

7) Endo agar에서 *Shigella flexneri* 집락

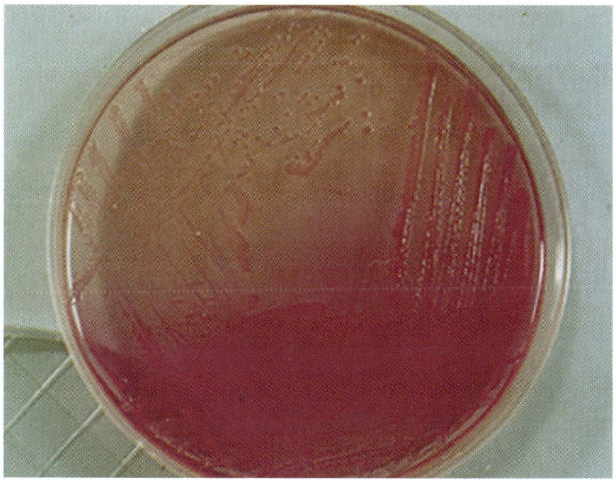

음식물, 물, 우유 등의 가검물로부터 *E. coli*, *Salmonella*, *Shigella*균 분리배양 시 이용된다. 지시약이 basic fuchsin이므로 lactose를 분해하지 않는 집락은 무색 또는 연한 분홍색으로 된다.

8) XLD (Xylose lysine deoxycholate) agar에서 *Shigella sonnei* 집락

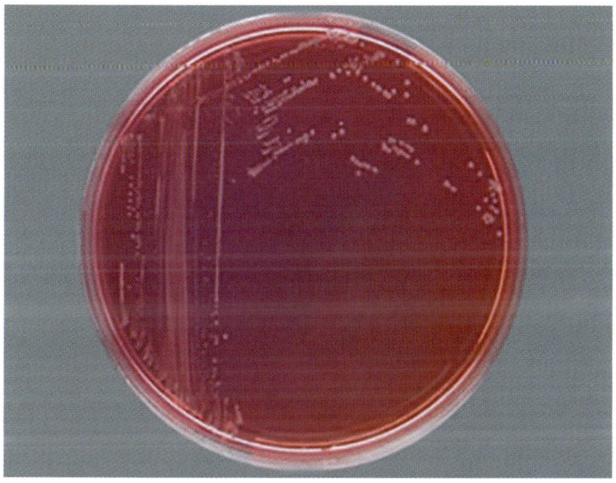

XLD agar에서 *S. sonnei*는 xylose, lactose, sucrose를 비분해하고, lysine 탈탄산효소(LDC) 음성이며, phenol red 지시색에 의해 투명한 분홍색 집락으로 자란다.

9) TSI (Triple Sugar Iron) agar에서 *Shigella* group A, B, C, D 반응

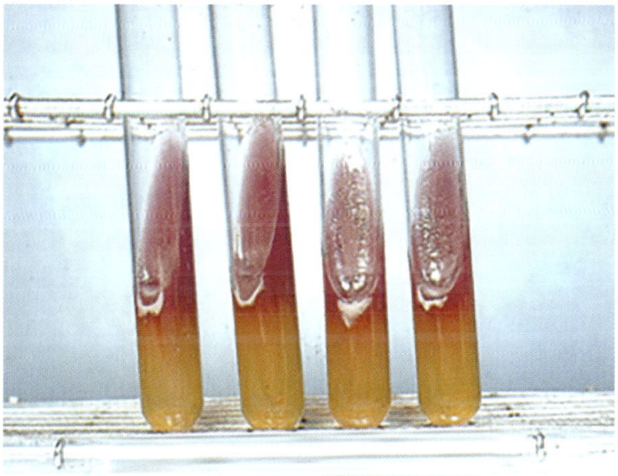

Shigella 균종은 TSI agar 반응에서 사면 알칼리, 고층산이며 가스와 H_2S는 음성이다. 배지 내의 glucose를 분해하고 lactose, sucrose는 분해하지 않는다. 배지 사면은 공기와 접하여 산화되면 알칼리가 되어 phenol red 지시약은 알칼리일 때 사면이 적색으로 된다.

* TSI agar, KIA 반응: K/A

6

Shigella 속 진단혈청학적 Slide 응집반응

1) *Shigella* 진단용 각군 혈청

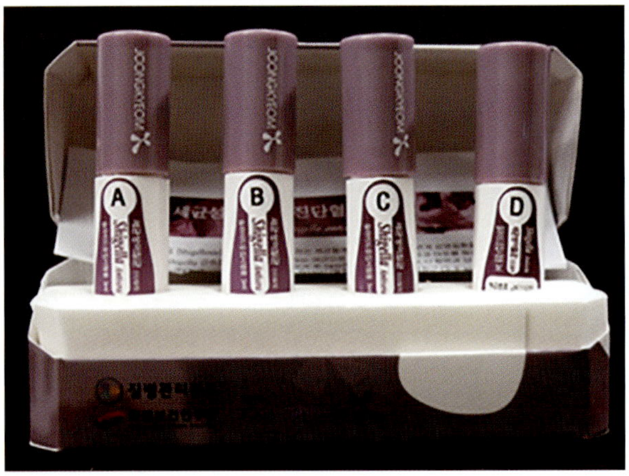

Slide 응집반응을 하기 위하여 *Shigella*의 진단용 혈청에는 A, B, C, D의 혈청군(serogroup)이 있다.

* 질병관리본부에서 생산되는 *Shigella* 진단용 각 군 혈청에는 A, B, C, D가 있다.

2) *Shigella* B군 혈청응집 반응

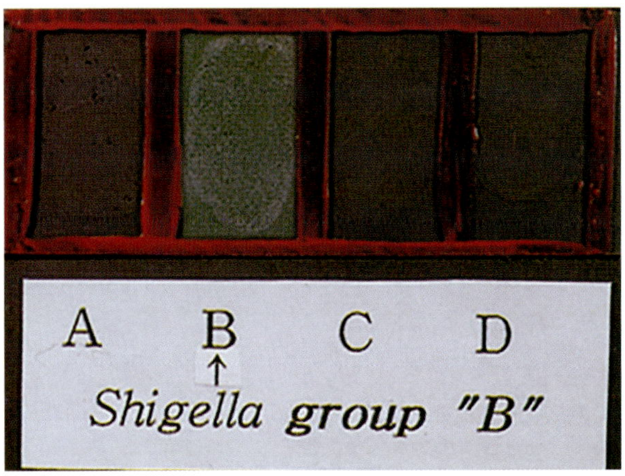

KIA (TSI) 반응이 K/A이고, 운동성 음성, urease: 음성일 때 *Shigella* 각 군 혈청 A, B, C, D를 slide glass에 놓고 균액과 응집 반응을 하였을 때 B군에 응집되면 *Shigella flexneri*라 동정한다.

3) *Shigella* D군 혈청응집 반응

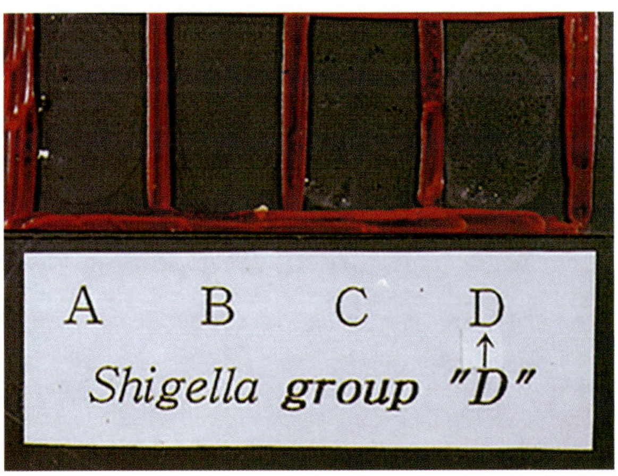

KIA (TSI) 반응이 K/A이고, 운동성 음성, urea 음성일 때 *Shigella* 각 군 혈청 A, B, C, D를 slide glass에 놓고 균액과 응집 반응하였을 때 D군에 응집되면 *Shigella sonnei*라 한다.

Shigella 속 생화학적 성상

1) *Shigella flexneri* 생화학적 시험 결과

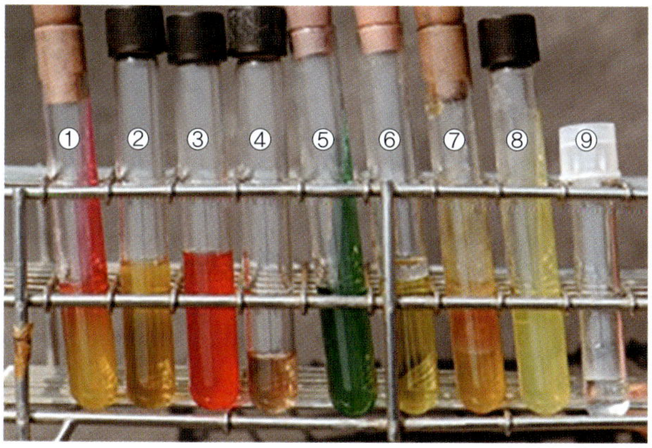

생화학적 성상 기본적인 시험결과는 다음과 같다.

① TS: K/A, ② indole: 음성,
③ MR: 양성, ④ VP: 음성,
⑤ citrate: 음성, ⑥ ODC: 음성,
⑦ PAD: 음성, ⑧ urease: 음성,
⑨ ONPG: 음성이다.

13. *Escherichia* 속

Escherichia coli (E. coli)

1) 그람염색성과 형태

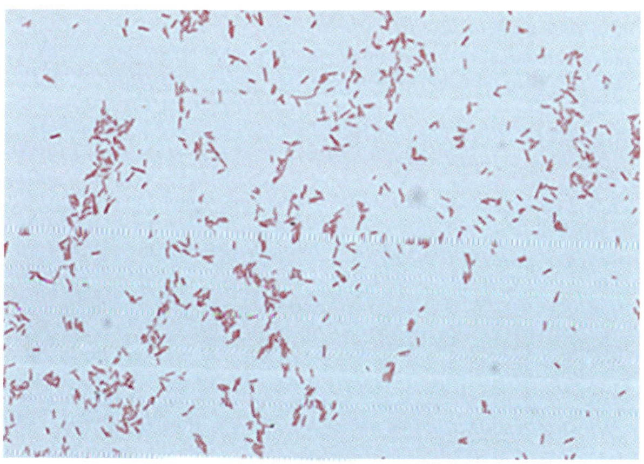

*E. coli*는 그람음성 곧은 막대균이다.
크기는 0.4~0.7 × 1~3 μm이다.
다른 *Enterobacteriaceae* 균종과 비슷하여 그람염색만으로 다른 균종과 감별할 수 없다.

제 7 부

그람음성 막대균

1. 그람음성 굽은 막대균
2. 포도당 비발효 그람음성 막대균
3. 기타 그람음성 막대균
4. *Campylobacter*

그람음성 굽은 막대균

1. *Vibrio* 속

Vibrio cholerae

1) 그람염색성과 형태

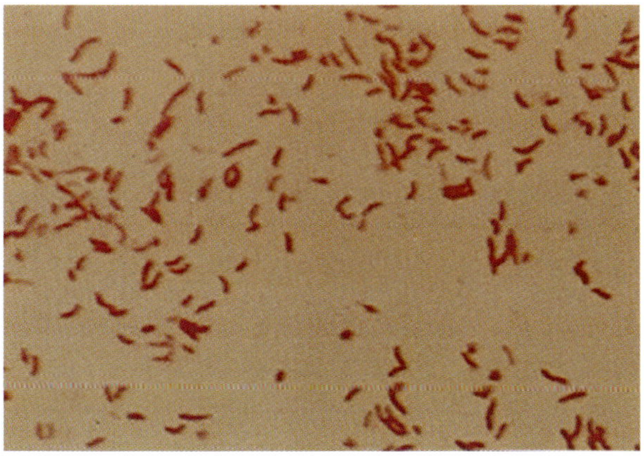

그람음성 콤마(comma)형 막대균으로 보인다.

* Gram stain (×1,000)

2) *Vibrio cholerae*의 형태와 편모

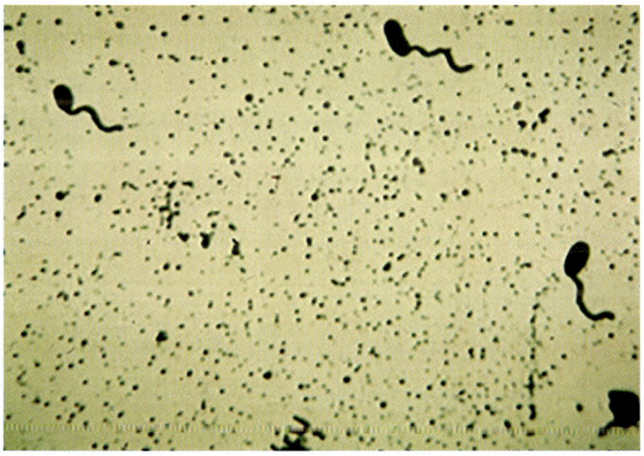

콤마형 혹은 바나나처럼 굽은 그람음성 막대균으로 균체 한 끝에 한 개의 긴 단모성 편모를 가졌으며 활발히 운동을 한다.

3) *Vibrio cholerae*의 전자현미경 사진

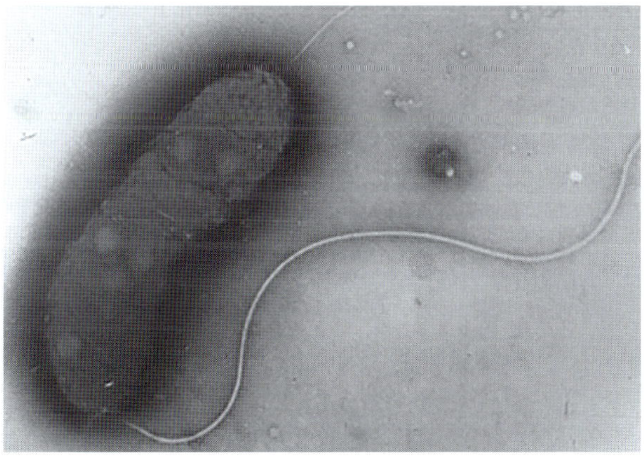

콜레라균은 바나나처럼 굽어 있으며 균체의 한 끝에 한 개의 긴 단모성편모를 갖고 있는 것이 특징이다.

* 투과전자현미경(TEM) 사진

4) TCBS agar(pH8.6) 에서 *Vibrio cholerae* 집락

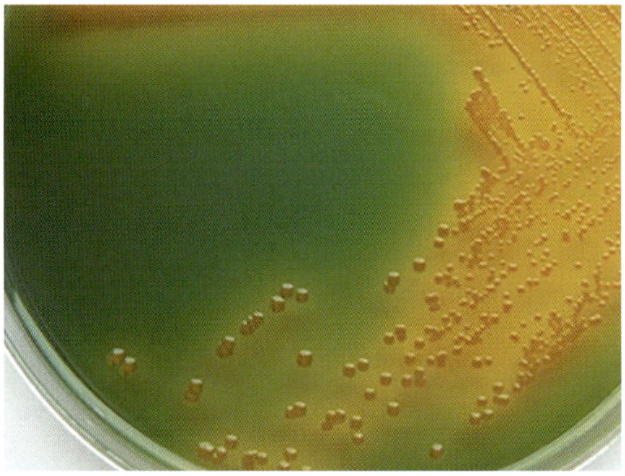

Vibrio 균종의 선택배지인 TCBS 우무배지에서 *V. cholerae*는 황색집락을 보인다. *V. cholerae*는 설탕(자당, sucrose)을 분해하여 산을 생성하며 bromthymol blue (BTB) 지시약과 작용하여 황색으로 보인다. 콜레라는 쌀뜨물 같은 설사 혹은 물같은 설사가 특징이며, 콜레라 환자가 의심 시 이러한 설사변을 TCBS 우무배지에 배양한다.

① 콜레라균을 분리하는 증균배지인 Alkaline peptone water (APW, pH 8.4)도 함께 사용한다.

② TCBS agar는 가압멸균하지 않는다.

5) TCBS agar에서 *V. cholerae* non-O1/O139 집락

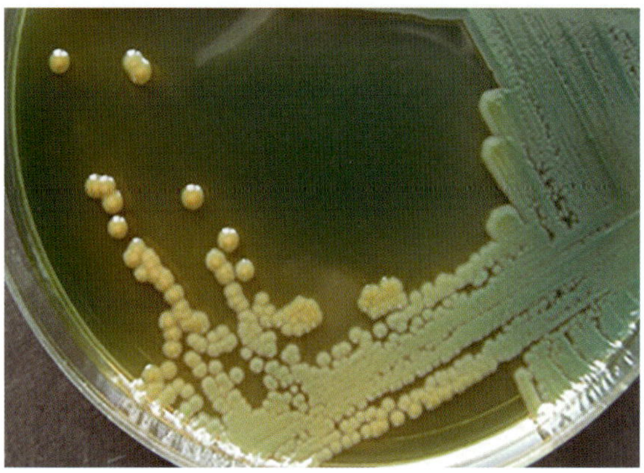

* 전에는 non-O1 *Vibrio cholerae*를 noncholera Vibrio (NCV) 혹은 nonagglutinable Vibrio (NAG)라고 불렀다.

근년에는 *V. cholerae* non-O1/O139이라 부르며, *V. cholerae* non-O1/O139는 생화학적 성상이 *V. cholerae* O1/O139와 비슷하나 *V. cholerae* O1/O139의 혈청학적 응집반응이 음성이다. 우리나라의 제2급 법정전염병인 콜레라란 *V. cholerae* O1/O139를 말한다.

6) *Vibrio* 균속의 선별시험: String test

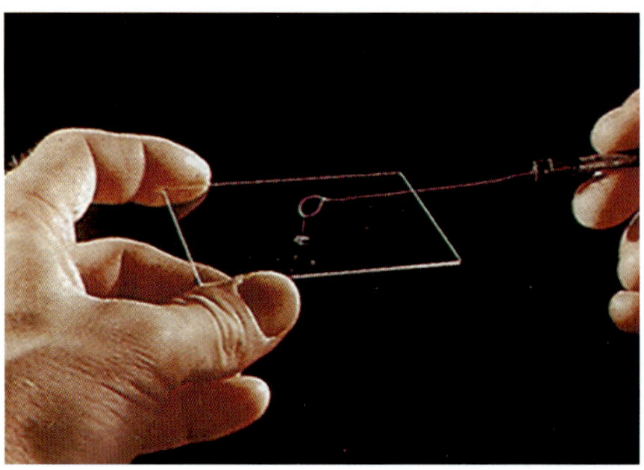

슬라이드 유리에 0.5% sodium desoxycholate 용액을 1방울 놓고 배양된 집락을 백금이로 섞은 뒤에 백금이를 들어 올린다. *Vibrio*이면 끈끈한 줄이 따라 오르고(string test 양성), *Aeromonas*나 *Plesiomonas*는 그렇지 않다(String test 음성).

* *V. cholerae* 이외의 다른 *Vibrio* 균종도 String test 양성일 수 있다.

7) *Vibrio cholerae*의 TSI, KIA agar 반응

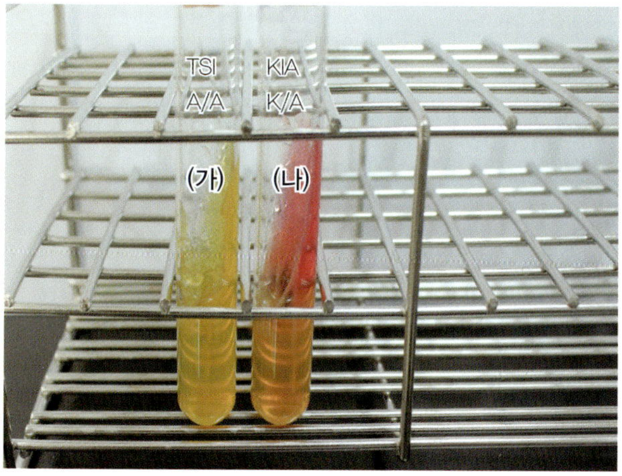

가: TSI: A/A lactose 비분해, sucrose 분해

나: KIA: K/A lactose 비분해, sucrose 비분해

8) *Vibrio cholerae*의 진단혈청

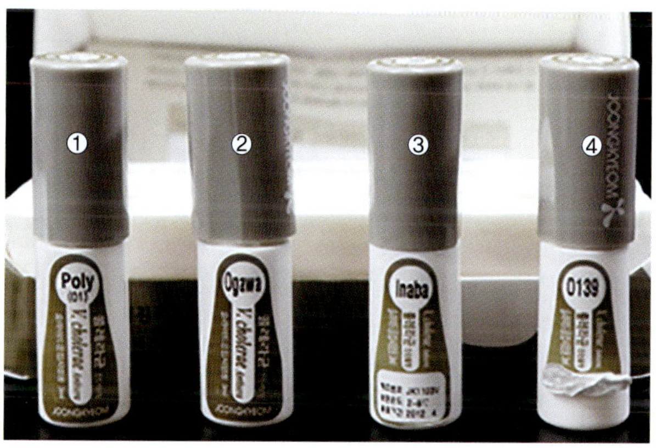

우리나라 질병관리본부에 제품화된 *Vibrio cholerae*의 진단혈청으로 응집반응을 실시한다.

① 다가 O 항혈청 (Polyvalent O1 antiserum)

② Ogawa 항혈청

③ Inaba 항혈청

④ O139 항혈청

9) *Vibrio cholerae*의 슬라이드 응집반응

Vibrio cholerae

Poly(O1) Ogawa Inaba O139

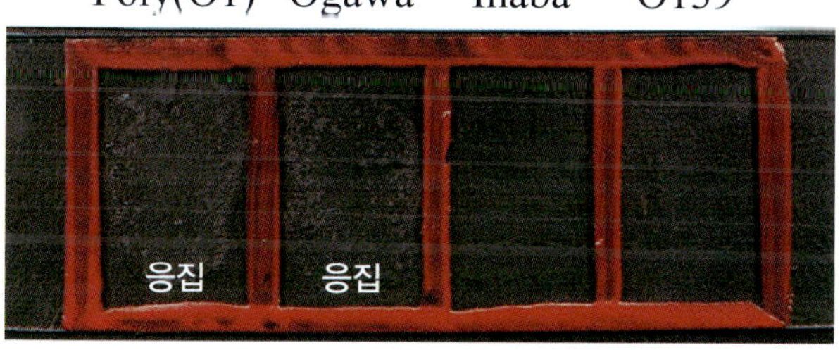

다가 O1 항혈청에 응집되고 Ogawa 항혈청에 응집이 보인다.

* 결과보고: "*V. cholerae* serogroup O1 subtype Ogawa"

10) *Vibrio cholerae* 생화학적 성상 및 식염 내성 시험

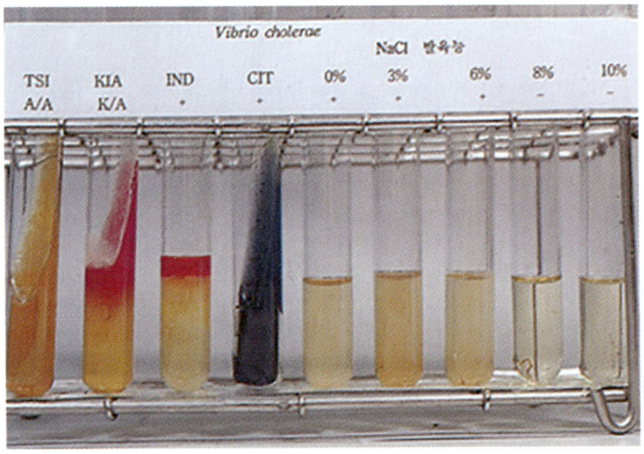

TSI: A/A

KIA: K/A

indole: 양성, citrate: 양성, NaCl broth(in nutrient broth) 발육능 시험: 0%, 3%, 6%: 발육, 8%, 10%: 비발육

11) 혈액우무배지에서 발육된 *Vibrio cholerae* 집락

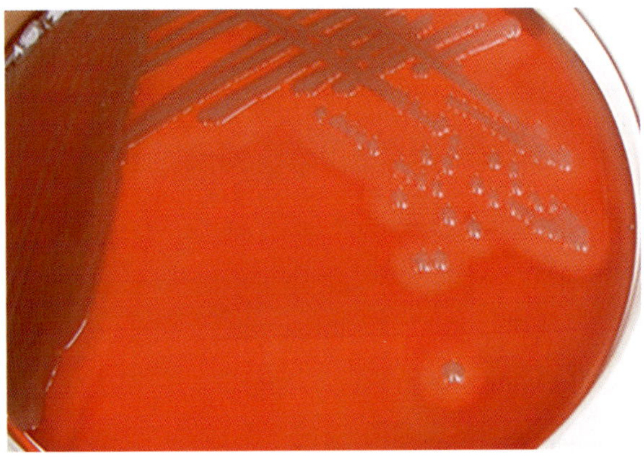

*Vibrio cholerae*는 용혈성이 큰 집락을 보인다.

12) *Vibrio cholerae*의 Cytochrome oxidase 시험

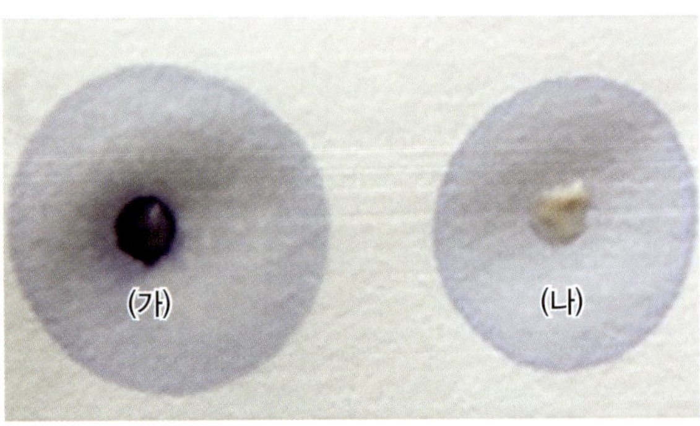

Tetramethyl-ρ-phenylenediamine dihydrochloride 1% 수용액을 여과지 쪽지에 한 방울 떨어뜨리고, 백금이로 집락을 따서 문지른 후 10초 이내에 청색으로 변하면 cytochrome oxidase 양성이다. Dimethyl-ρ-phenylenediamine dihydrochloride 1% 수용액은 분홍색, 이어서 검은색으로 변하면 양성이다. 니크롬 백금이로 문지르면 위양성을 보일 수 있기 때문에 백금으로 만든 백금이가 추천된다.

가: *V. cholerae*는 cytochrome oxidase 양성(청색)

나: *Escherichia coli*는 음성(무색)

Vibrio parahemolyticus

1) TCBS agar에서 *Vibrio parahaemolyticus* 집락

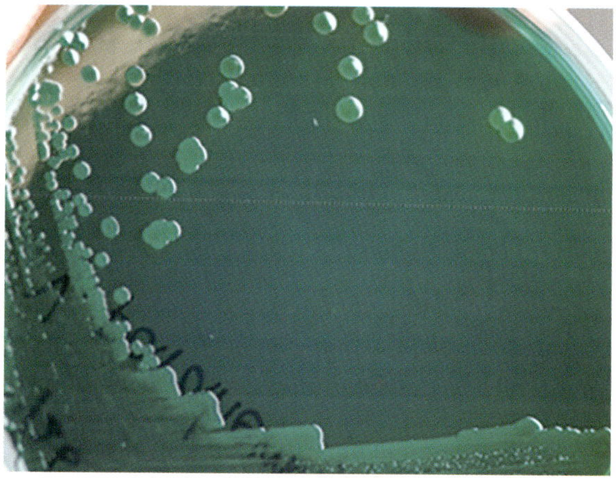

TCBS 우무배지에 접종하여 37℃ 하룻밤 배양한 *Vibrio parahaemolyticus*(장염비브리오균)는 배지 내의 sucrose를 분해하지 않아 녹색(green)의 집락을 보인다.

2) MacConkey agar에서 *Vibrio parahaemolyticus* 집락

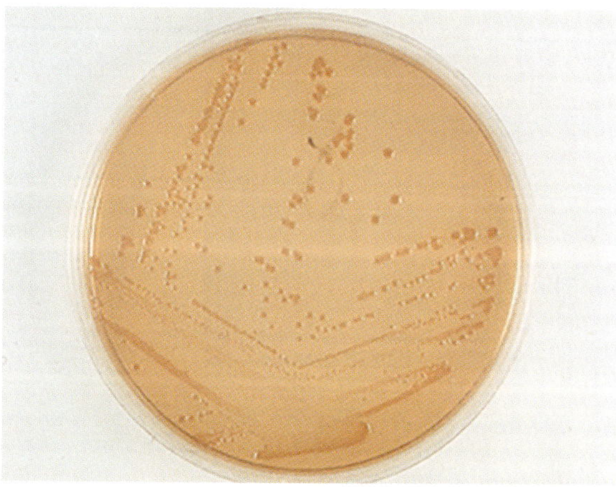

MacConkey agar에서 *Vibrio parahaemolyticus*(장염비브리오균)는 배지 내의 lactose를 분해하지 않아 지시약인 neutral red와 관계없이 무색의 집락을 보인다.

3) Blood agar plate에서 *Vibrio parahaemolyticus* 집락

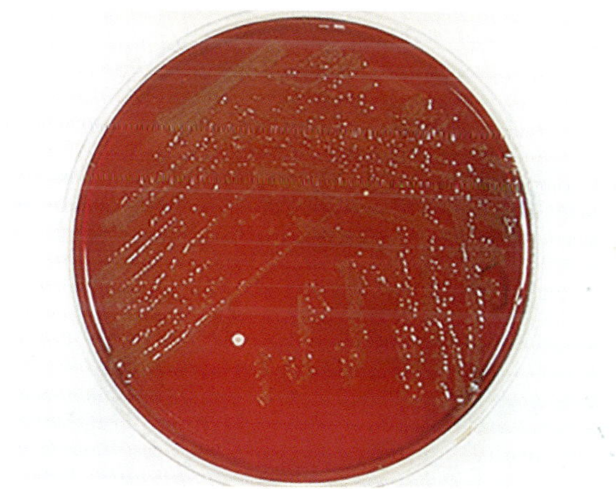

V. parahaemolyticus(장염비브리오균)를 혈액우무(blood agar plate) 배지에 배양하면 크고 β-용혈성 집락이 보인다.

7

4) *Vibrio parahaemolyticus*의 TSI, KIA agar 반응

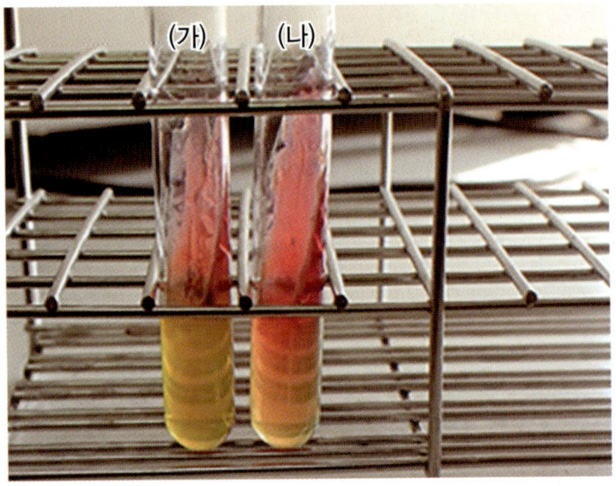

가: TSI: K/A lactose 비분해, sucrose 비분해

나: KIA: K/A lactose 비분해, sucrose 비분해

5) *Vibrio parahaemolyticus*의 성상

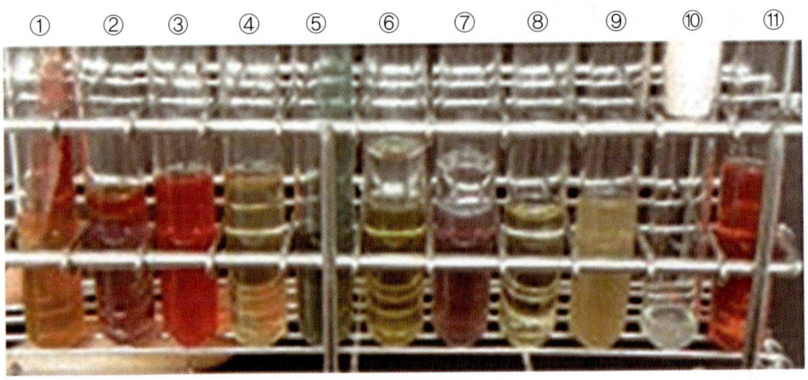

① TSI agar K/A, ② indole +, ③ MR +, ④ VP -, ⑤ citrate -, ⑥ ADH -, ⑦ LDC +, ⑧ 0% NaCl broth 비증식, ⑨ 3% NaCl broth 증식, ⑩ ONPG -; lactose -

6) *Vibrio parahaemolyticus*의 주사전자현미경 사진

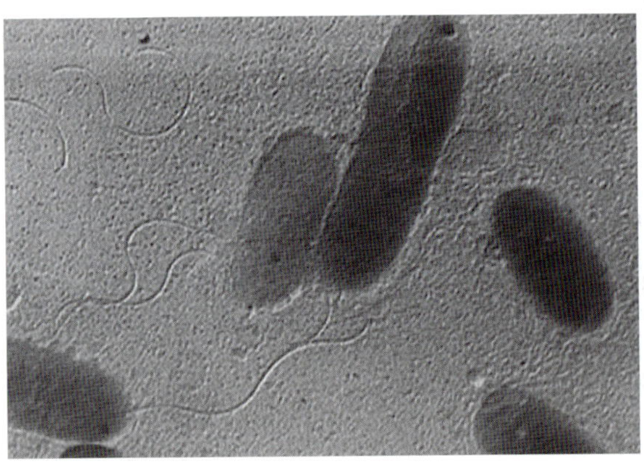

Vibrio cholerae 균과 달라 굽은 형태를 갖는 것이 거의 없으며 보통의 막대균이다. 균체 한 쪽 끝에 하나의 편모를 가지고 있다.

Vibrio vulnificus

1) 그람염색성과 형태

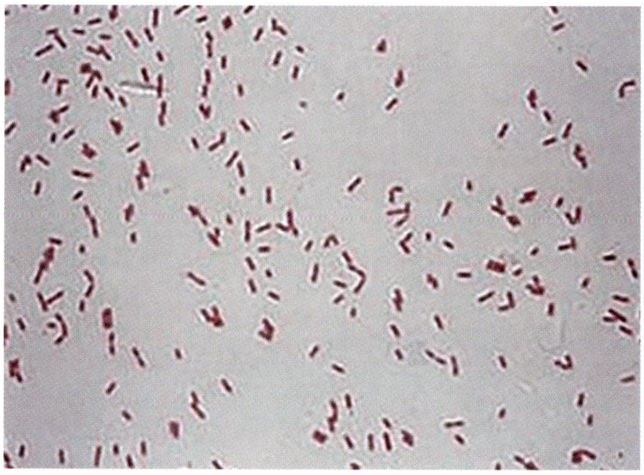

그람음성 굽은 막대균 형태로 보인다.

* Gram stain(×1,000)

2) *Vibrio vulnificus*의 집락

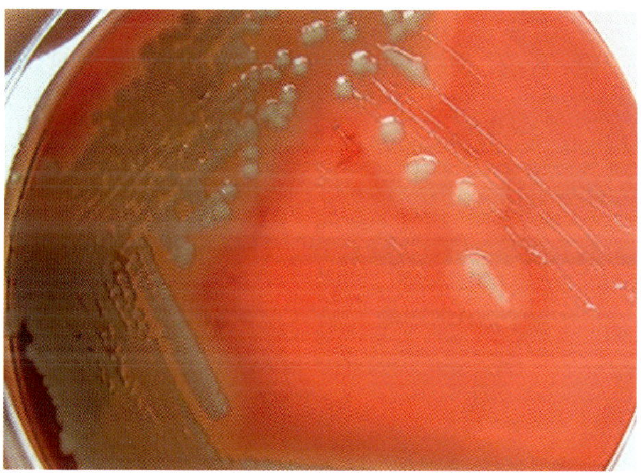

혈액우무 배지에서 *V. vulnificus*의 집락은 크고, 녹색을 띈 큰 β-용혈이 보인다.

3) *Vibrio vulnificus* 투과전자(SEM)현미경 사진

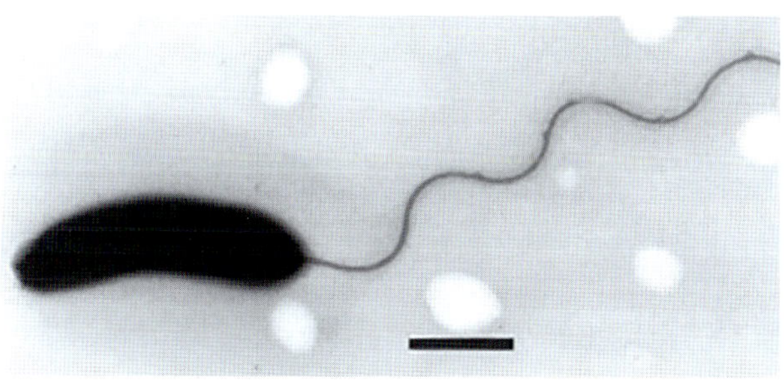

*Vibrio vulnificus*는 굽은 단모성 편모를 가진 막대균이다(bar 2 cm – 1 μm).

4) TCBS agar에서 *Vibrio vulnificus* 집락

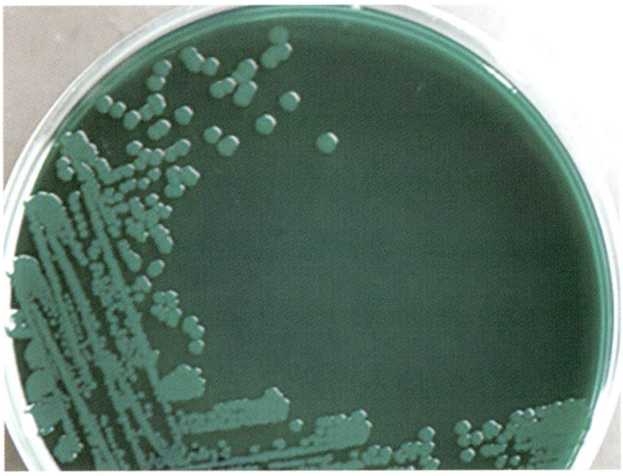

TCBS 우무배지에서 37℃ 하룻밤 배양하면 배지 내의 sucrose를 분해하지 않아 녹색의 집락을 보인다.

5) *Vibrio vulnificus* 생화학적 성상

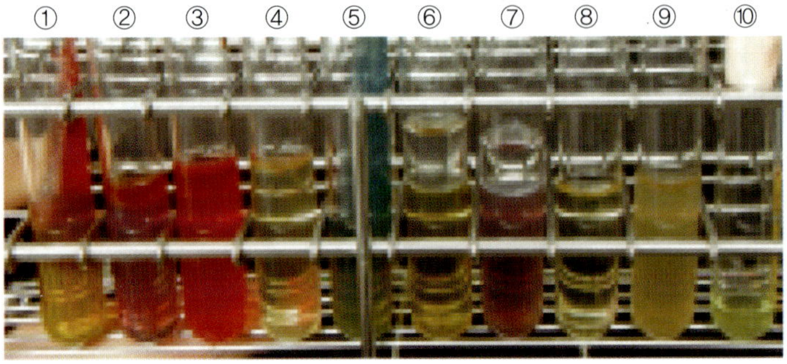

① TSI agar K/A, ② indole +, ③ methyl red +, ④ Voges-proskauer -, ⑤ citrate +, ⑥ arginine dihydrolase -, ⑦ lysine decarboxylase +, ⑧ 0% NaCl broth 비증식, ⑨ 3% NaCl broth 증식, ⑩ ONPG +

6) TCBS agar에서 *Vibrio mimicus* 집락

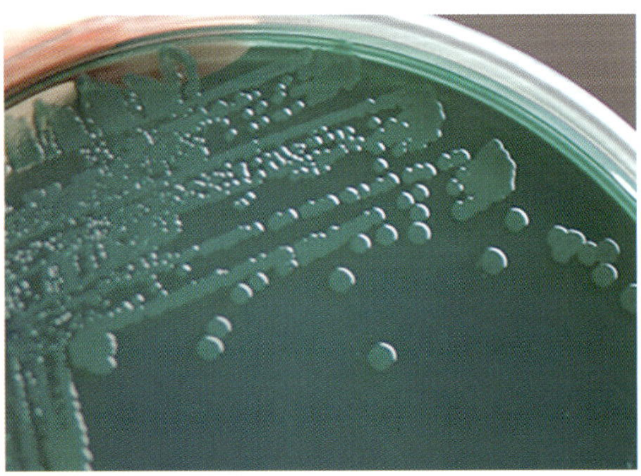

Sucrose를 비분해하여 녹색 집락을 보인다. *V. cholerae*와 *V. mimicus*는 비호염성균이기 때문에 식염이 없는 담수인 호수와 강물에서도 분리되며, 장염과 귀감염 등을 일으킨다.

7) TCBS agar에서 *Vibrio alginolyticus* 집락

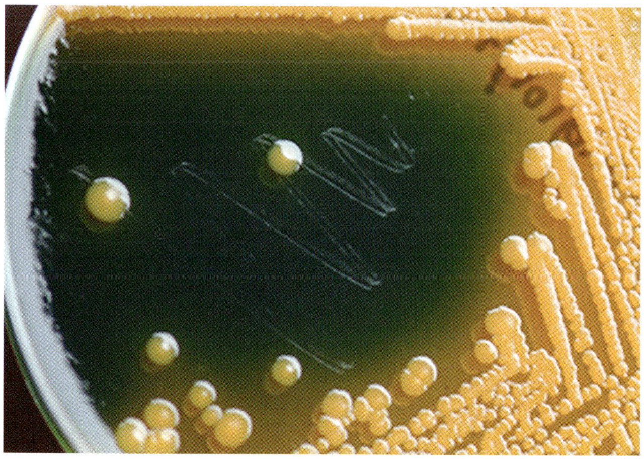

Sucrose를 분해하여 황색 집락을 보인다.

8) *Vibrio alginolyticus* 성상

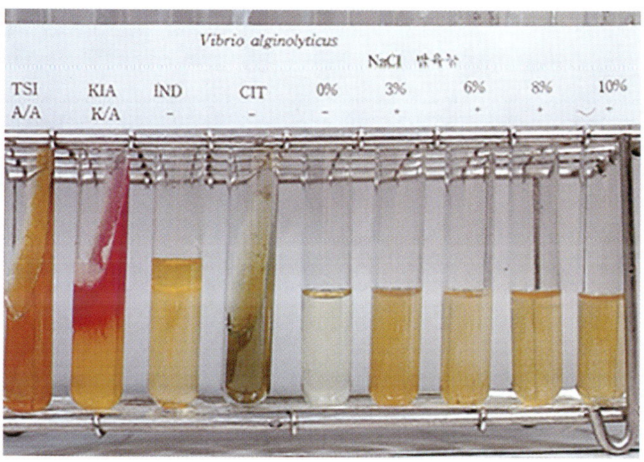

TSI: A/A, KIA: K/A, Indole: −, citrate −, 0% NaCl broth: 비증식, 3%, 6%, 8% NaCl broth : 증식, 10% NaCl broth : 증식

9) TCBS agar에서 *Vibrio fluvialis* 집락

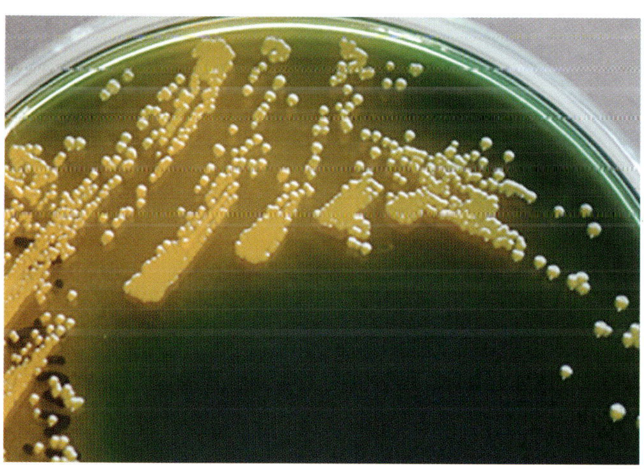

호염균으로 sucrose를 분해하여 황색 집락을 보인다. 예전에는 group F *Vibrio* 또는 group EF6라고 불렀다. 장염을 일으키며, 우리나라에서 고은미 등(2007)이 암환자에서 균혈증 2예를 보고하였다.

2. *Aeromonas* 속

1) 그람염색성과 형태

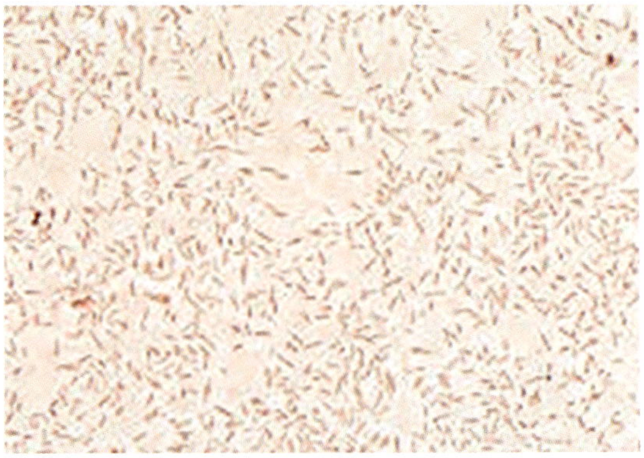

상처부위 화농을 그람염색한 결과는 다수의 백혈구와 만곡된 그람음성 간균이 보인다. 그람음성 막대균으로 1.0~3.5×0.3~1.0 μm 크기로 한 개의 극성편모를 가지고 있다.

2) *Aeromonas hydrophila*의 집락

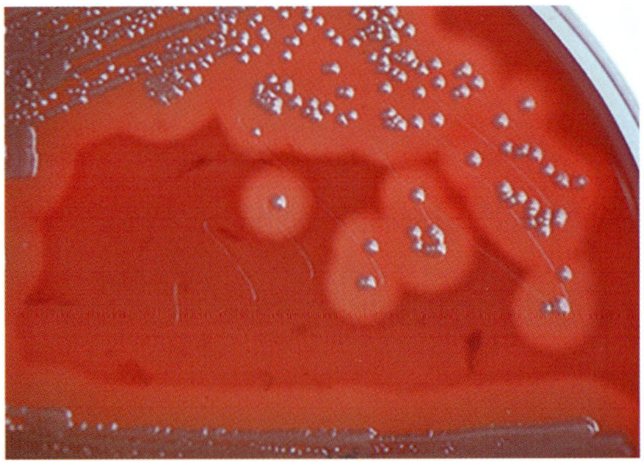

혈액우무배지에서 37℃ 하룻밤 배양 후에 크고, 넓은 β-용혈대를 보인다.

* Oxidase가 양성이고 glucose를 발효하는 세균인 *Vibrio*나 *Plesiomonas*와 혼동하기 쉽다.

MacConkey 우무배지에서 증식되며, oxidase가 양성이고, 탄수화물을 발효하면 *Aeromonas*를 의심할 수 있다.

3) *Aeromonas hydrophila* 생화학적 성상

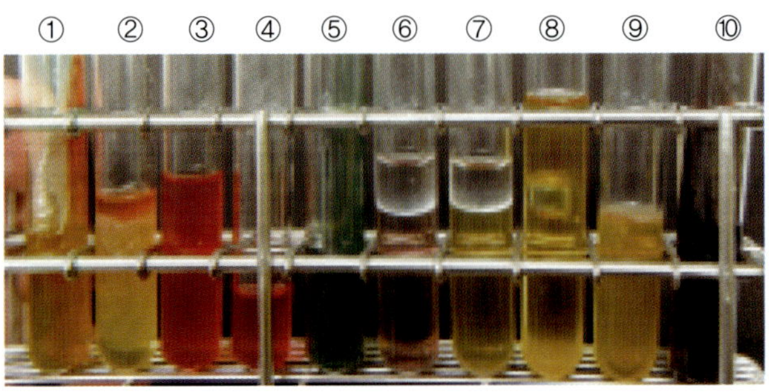

① TSI agar: A/AG, ② indole: +, ③ MR: +, ④ VP: +, ⑤ citrate: −, ⑥ LDC: +, ⑦ ODC: −, ⑧ glucose: AG, ⑨ mannitol +, ⑩ bile esculin: +

* *Aeromonas*를 Vitek GNI +카드로 동정 시 *V. alginolyticus*로 잘못 동정된 3예가 보고되었다. *Aeromonas*와 *Plesiomonas*는 TCBS 우무배지에서 증식되지 않으나, 식염이 없어도 증식된다.

포도당 비발효 그람음성 막대균

1. *Pseudomonas* 속

1) 그람염색성과 형태

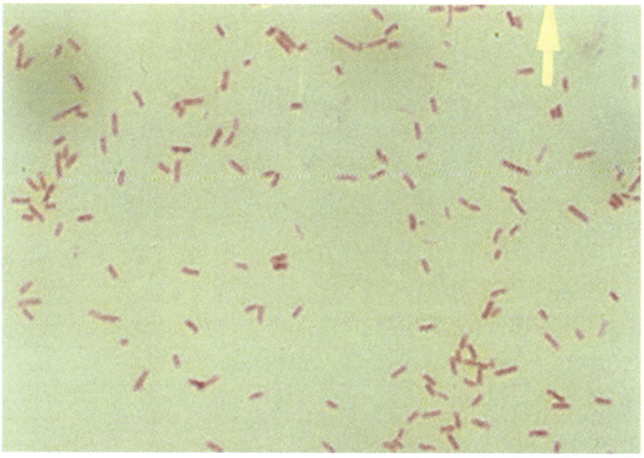

그람음성 막대균으로 관찰된다.

* Gram's stain(×1,000)

2) *Pseudomonas* 속 균종의 편모 형태

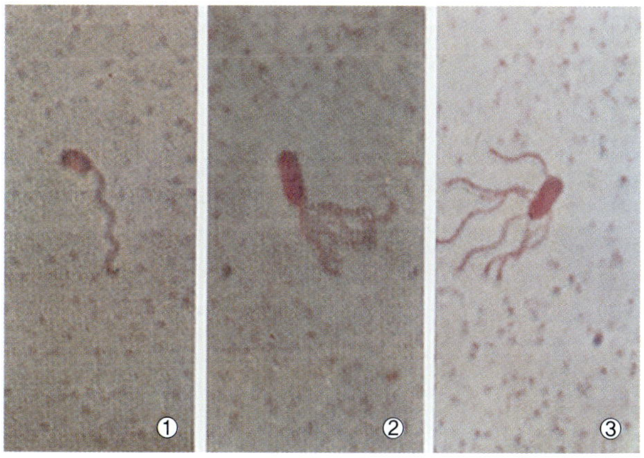

Pseudomonas 속 균은 대부분이 극성편모

편모의 형태에 따라 속 또는 종을 감별, 동정하는 중요한 지표

① *Pseudomonas aeruginosa*: 극성 단편모균

② *Pseudomonas fluorescens*: 다극성편모균

③ *Alcaligenes faecalis*: 주모성 세균

3) *Pseudomonas aeruginosa*의 집락

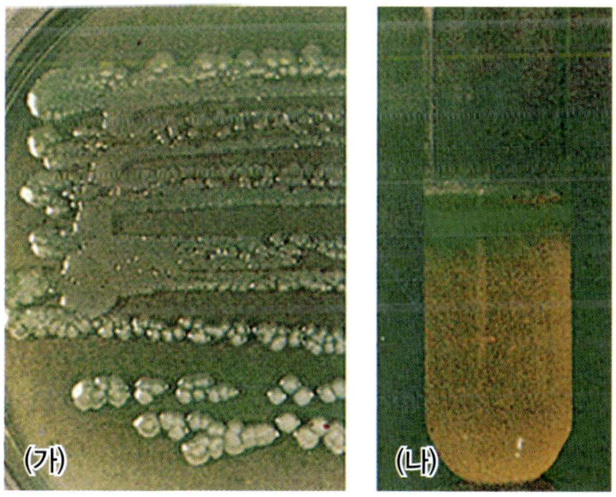

가: Nutrient agar 집락 특성

보통한천배지에서 잘 발육하며, 42℃에서 발육, Pyocyanin 색소를 생성하여 녹색 집락을 형성

나: SIM(Sulfide Indole Motility) 배지에서 발육한 *Pseudomonas aeruginosa*로 37℃보다 실온에 2~3일 두면 고층 표면에 녹색 ring을 형성

4) *Pseudomonas aeruginosa* 색소생성

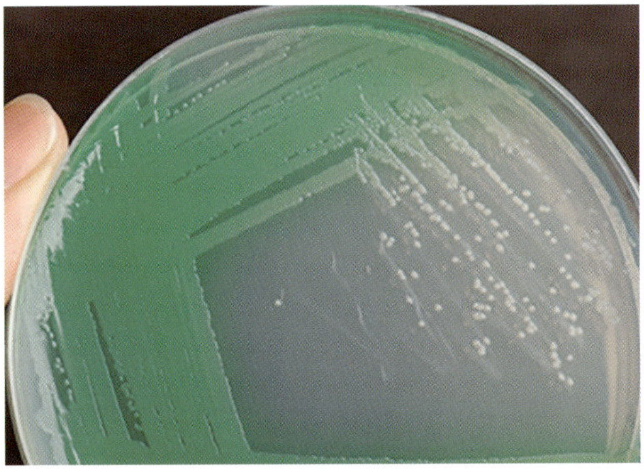

*P. aeruginosa*는 42℃에서 발육, 색소 생성에 의해 Mueller-Hinton agar에서 청녹색으로 보임

노란색인 fluorescein과 청색인 pyocyanin 생성 비율에 따라 집락은 청록색, 녹색 또는 연녹색을 나타냄

5) MacConkey agar에서 *Pseudomonas aeruginosa* 집락

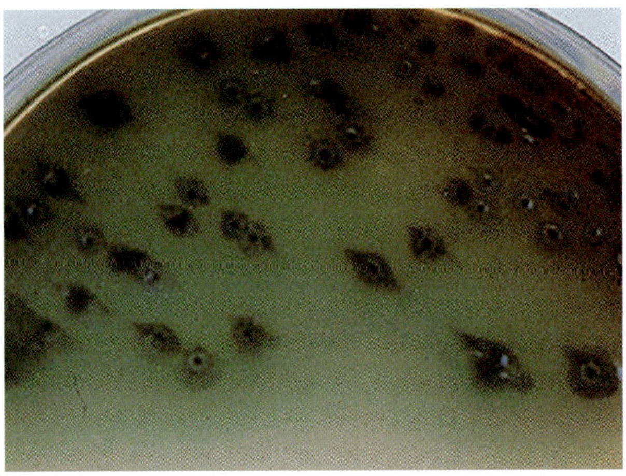

*P. aeruginosa*는 MacConkey agar에서 lactose를 분해하지 않지만 무색의 집락이어야 하는데 pyocyanin 색소 생성으로 green 색의 불규칙한 집락을 형성

6) 혈액우무배지에서 *Pseudomonas aeruginosa* 집락

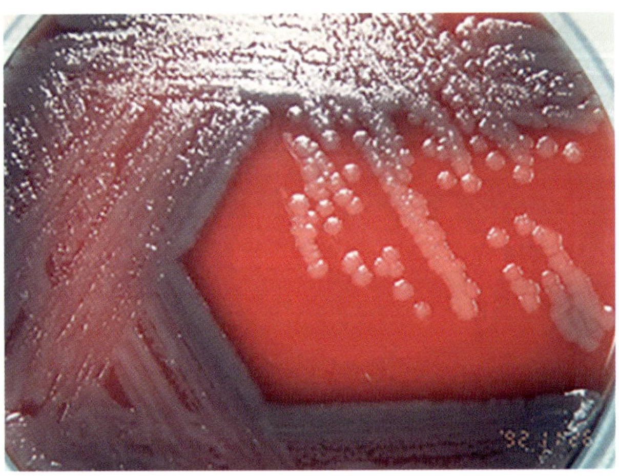

집락이 크고, 회백색, 평활하고 불규칙하게 퍼진 형태, 점조성(mucoid), β-hemolysis, 포도향 냄새가 특징

색소를 생성하여 청록색, 녹색 또는 연녹색을 보이거나, 비색소성 균주는 젖빛 유리색 집락을 형성하기도 함

* 실온에 2~3일 방치하면 색소가 더욱 뚜렷해짐

7) 혈액우무배지에서 *Pseudomonas aeruginosa* 거친형 집락

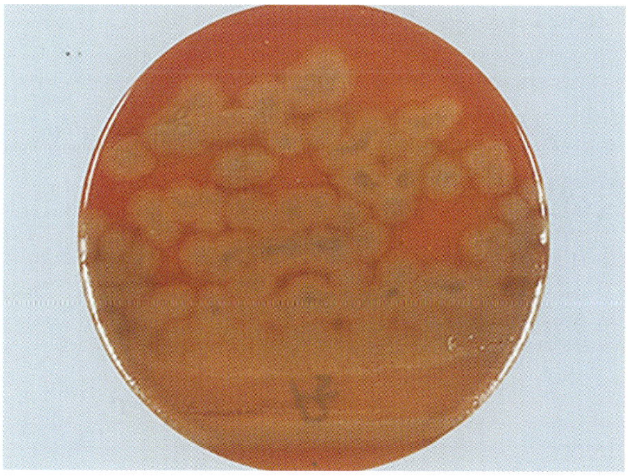

불규칙한 집락, β-용혈, 젖빛 유리(ground glass)색

8) 혈액우무배지에서 *Pseudomonas aeruginosa* 거친 조립형(粗粒型, matt) 집락

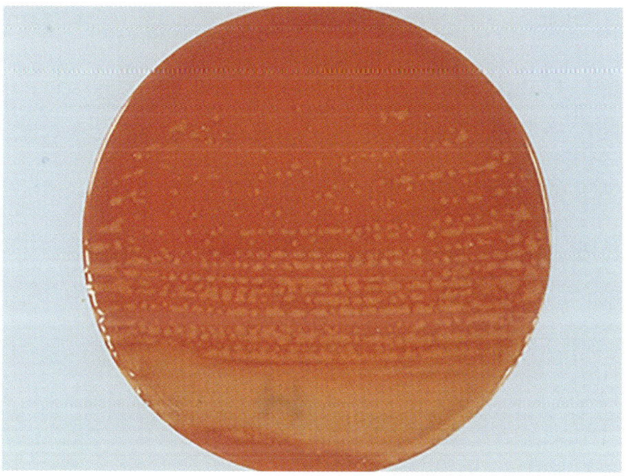

집락이 작고 불규칙한 거친 조립형

9) Cytochrome oxidase 시험

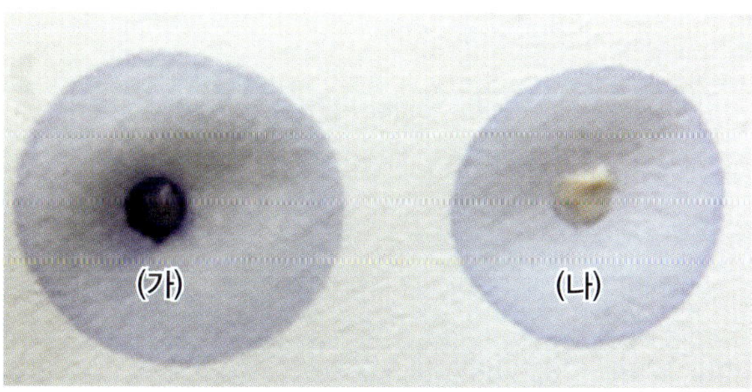

Tetramethyl-ρ-phenylenediamine dihydrochloride 1% 수용액을 여과지에 한 방울 떨어뜨리고 백금이로 집락을 따서 문지른 후 10초 이내에 청색으로 변하면 oxidase 양성(**가**, *Pseudomonas aeruginosa*), 무색이면 oxidase 음성(**나**, *Acinetobacter baumannii*)

* *Pseudomonas, Aeromonas, Neisseria, Campylobacter, Vibrio* 등이 oxidase 양성

10) Tryptic soy agar에서 발육된 *P. aeruginosa* 집락

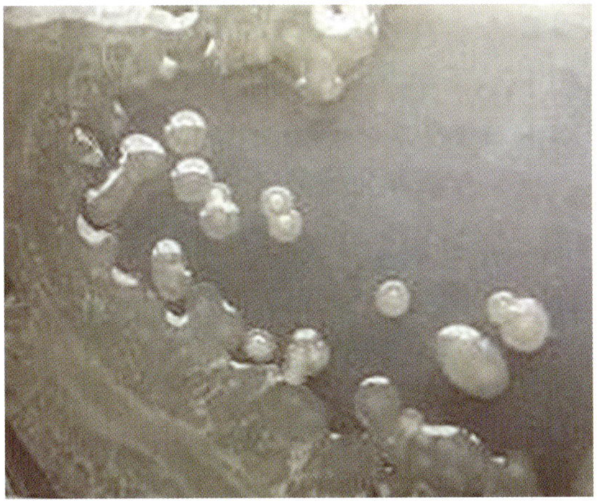

녹색의 색소와 점액(mucin 생성)을 생성하여 점조성 집락을 형성하여 낭종성 섬유종(cystic fibrosis) 환자의 폐렴을 일으키는 *P. aeruginosa*는 점조성(mucoid) 집락을 형성한다.

11) *Pseudomonas aeruginosa*의 TSI agar 반응과 Wood's lamp 형광빛

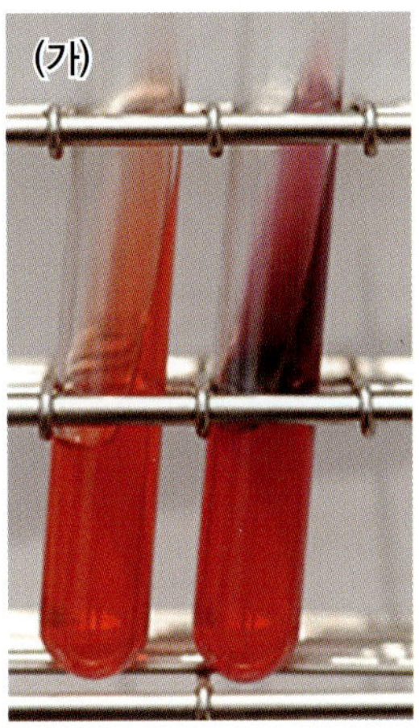

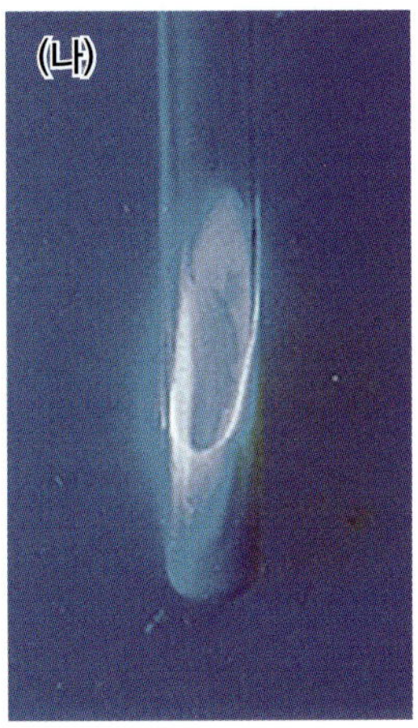

가: 포도당 비발효균은 당을 분해하지 않아 TSI agar 반응은 K/U이며 색소 생성균(오른쪽)과 색소를 생성하지 않은 *P. aeruginosa*(왼쪽)도 관찰할 수 있음.

나: *Pseudomonas agar* F를 slant로 만든 감별배지에 *Pseudomonas aeruginosa* 균을 접종하여 24시간 배양하면 green slant에 blue butt 성상이며 Wood's lamp에 비추면 *P. aeruginosa* 균은 형광빛(greenish yellow)

12) Pyocyanin과 pyoverdin (fluorescein) 색소

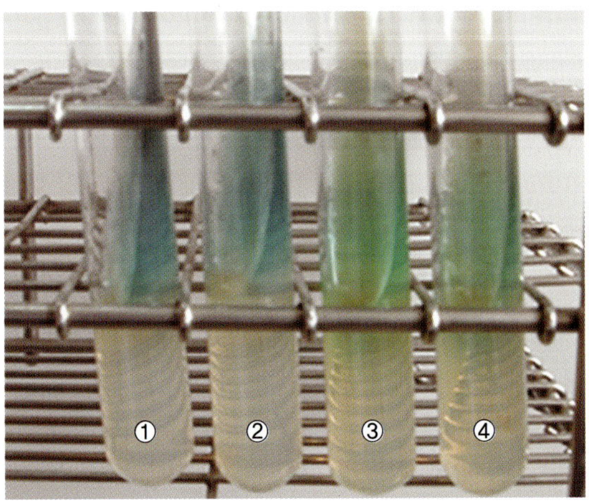

생성시험: *P. aeruginosa.*

*P. aeruginosa*는 Pseudomonas agar P 배지에서 청색을 보이면 pyocyanin 색소 양성(①, ② 시험관)

*P. aeruginosa*는 Pseudomonas agar F 배지에서 황색(③, ④ 시험관)을 보이면 pyoverdin 색소(fluorescein, 형광) 양성임.

Wood's lamp(자외선 등)에 비추면 pyoverdin 색소 생성균인 *P. aeruginosa*는 형광빛으로 나타남.

13) *Pseudomonas aeruginosa* 생화학적 성상

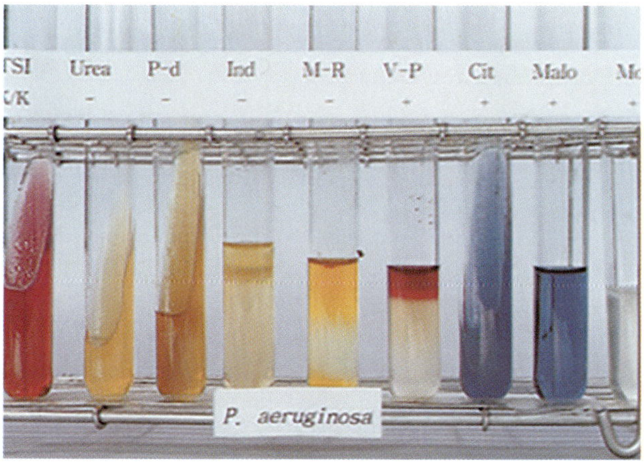

TSI agar: K/K, urea 가수분해: 음성, phenylalanine deaminase(PAD): 음성, indole(Ind): 음성, methyl red(MR): 음성, Voges-Proskauer(VP): 양성, citrate: 양성, malonate: 양성, 운동성(Motility): 양성

* *P. aeruginosa*는 pyocyanin 생성 또는 비생성 균주가 있고, 42℃에서 발육, 형광색소(pyoverdin 또는 fluorescein) 양성이면 *P. aeruginosa*로 동정

14) 혈액우무배지에서 *Pseudomonas stutzeri*의 집락

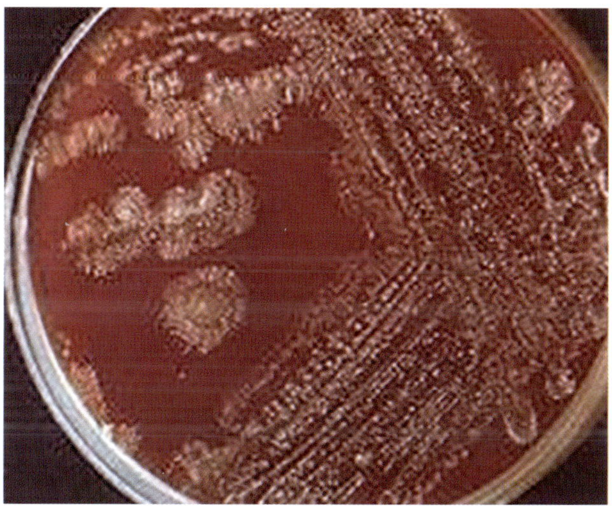

포도당 비발효 그람음성 막대균으로 전형적인 집락은 사진과 같이 건조하고 주름을 형성한다.

oxidase 시험에 양성이고 사진과 같은 집락을 보이면 *P. stutzeri*로 판단한다.

15) *Burkholderia pseudomallei* 집락

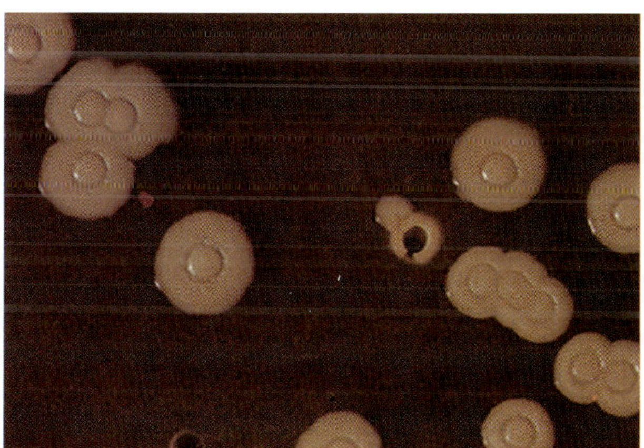

B. psedomallei(유비저균, 類鼻疽菌)는 사람이나 동물에 유비저증(melioidosis)을 유발하며 집락은 점조성, 평활한 것과 거친 것이 있고, 혈액우무배지에서 주름이 잡힌 집락이 차츰 시간이 경과되면서 배꼽 모양(umbonate)으로 보인다.

16) *Burkholderia cepacia*의 MacConkey agar에서 집락

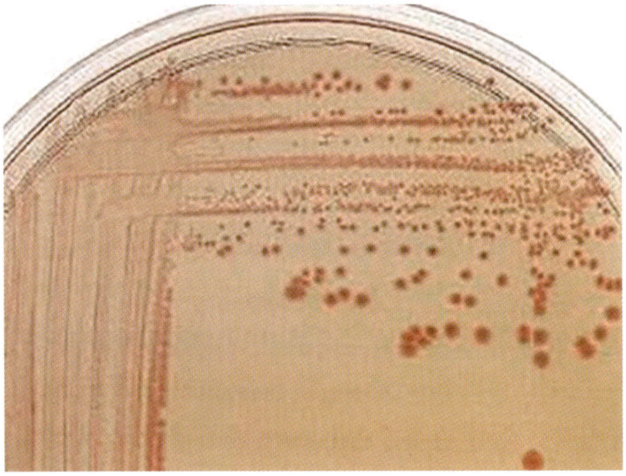

*B. cepacia*는 35℃ 4~7일 배양하면 젖당(유당, lactose)을 산화하여 MacConkey agar 배지에서 분홍색 집락을 나타낸다.

17) *Sphingomonas paucimobilis*의 Leifson 편모염색

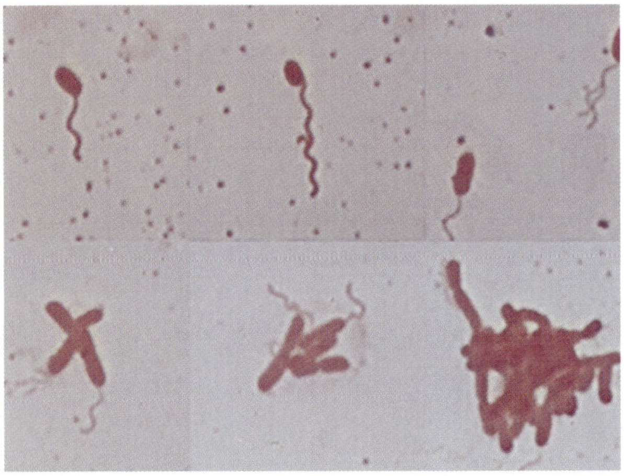

황색집락 형성, 18~22℃에서 운동성, 37℃에서는 비운동성, 극성 편모를 갖는다.

18) Oxidation-Fermentation(O-F, 산화발효) 시험

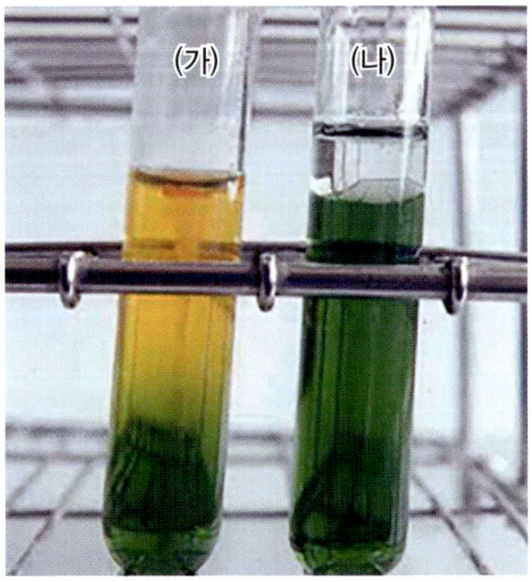

가: glucose 산화(oxidation): OF glucose 배지에 미네랄 오일을 덮지 않은 배지에서 황색

나: glucose 비발효(Non fermentation): OF glucose 배지에 미네랄 오일을 덮은 배지에서 녹색

19) API NE kit로 동정한 *Pseudomonas aeruginosa*

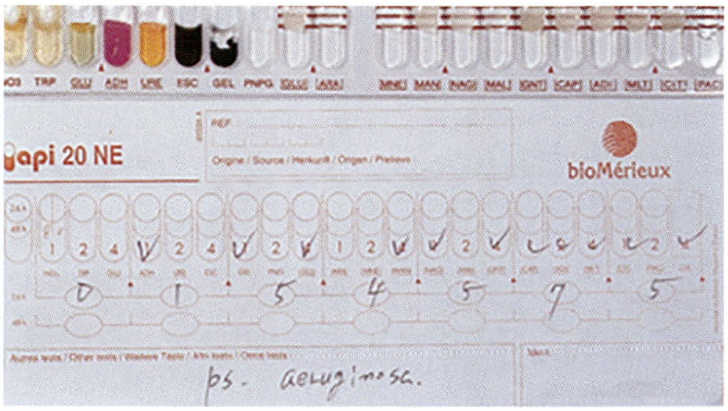

API kit에서 얻어지는 생화학적 반응은 numerical profile로 코드화되며, 결과지 위에 test를 3개씩 묶어 양성일 경우에 차례로 1, 2, 4의 값으로 계산하고, 7자리 숫자로 만든 후 프로그램에 입력하여 결과를 알아낸다. 오른쪽 양성반응의 7자리 숫자로 만든 것이 0154575이며, 프로그램에 입력한 결과 *P. aeruginosa*로 동정한다.

20) Remel Uni-N/F Tek system

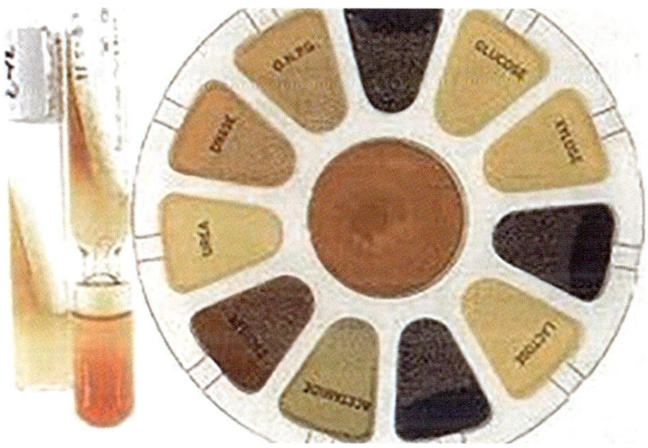

포도당 비발효 그람음성 막대균 동정에 이용하는 kit으로 가장자리 11가지의 시험과 가운데 indole과 H_2S 시험을 할 수 있다. 왼쪽 시험관인 42P tube는 42℃ 발육시험과 pyocyanin 색소시험을 할 수 있고, 왼쪽에서 두 번째 시험관인 constricted GNF tube의 사면은 형광색소인 fluorescein, 아래 부분은 포도당 발효와 질소(N_2)가스 시험을 할 수 있음

21) Oxi/Ferm tube

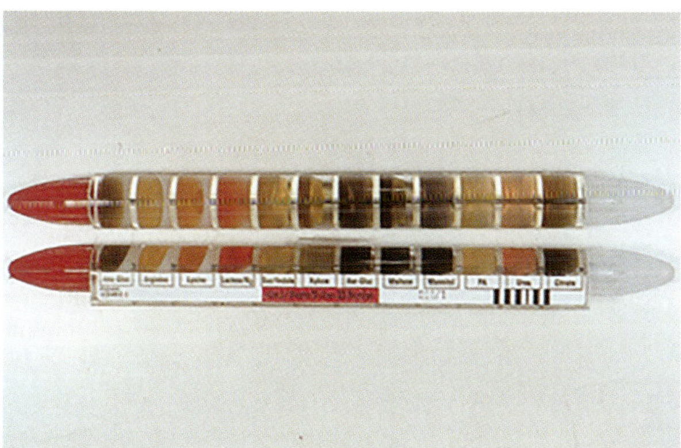

Oxidation-Fermentation(산화-환원) 시험을 할 수 있는 시험 tube로 포도당 비발효 그람음성 막대균 동정에 이용

2. *Acinetobacter baumannii* 속

1) 그람염색성과 형태

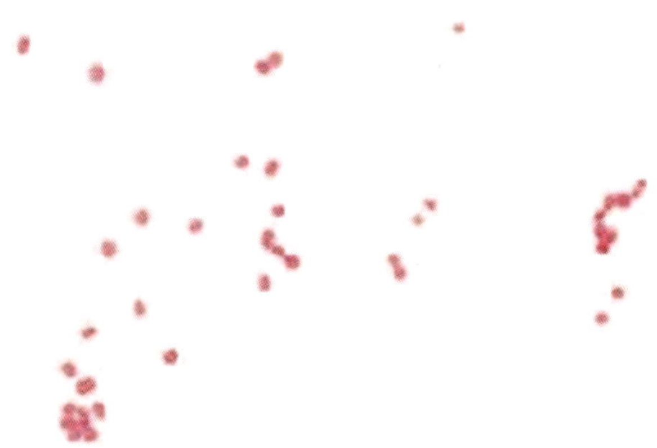

그람음성 짧은 막대균

그람염색에서 *Neisseria*와 형태가 비슷하여 현미경 관찰 시 혼동하지 않도록 주의

* *Acinetobacter baumannii*는 운동성, oxidase 음성

2) MacConkey agar에서 *Acinetobacter baumannii* 집락성상

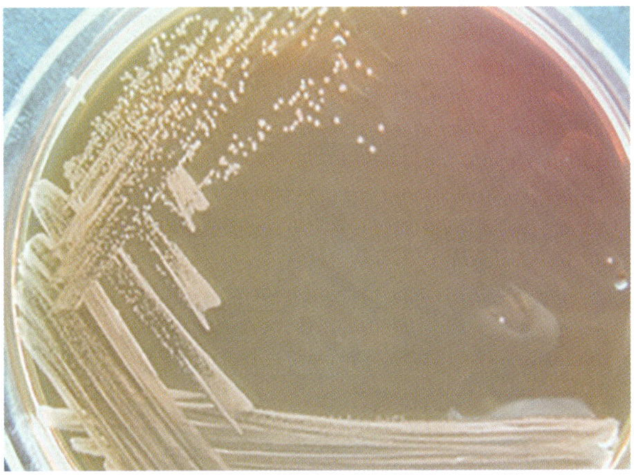

MacConkey agar에서 *A. baumannii*는 연한 분홍색 집락(lactose 산화)을 형성

* *Acinetobacter lwoffii*는 lactose를 비산화, 무색 집락

3) 혈액우무배지에서 *Acinetobacter baumannii* 성상

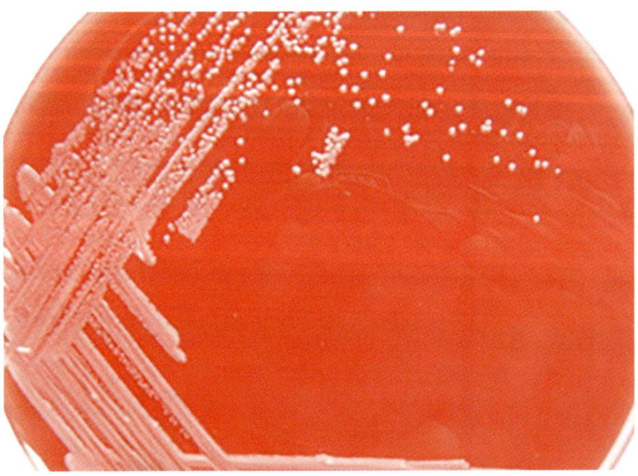

*A. baumannii*를 35℃ 24시간 혈액우무배지에 배양하면 회백색인 2~3 mm 크기의 집락을 형성

4) *Stenotrophomonas maltophilia* 생화학적 성상

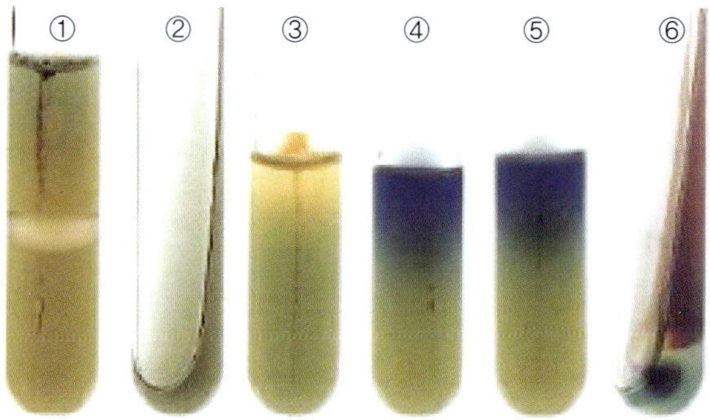

① glucose OF 시험: 양성(산화)

② citrate 시험: 음성

③ maltose OF 시험: 양성(산화)

④ mannitol OF 시험: 음성

⑤ Xylose OF 시험: 음성

⑥ DNase 시험 : 양성

* *Stenotrophomonas maltophilia*는 oxidase 음성, maltose를 glucose보다 빨리 산화, DNase 양성이며 보통 2개 이상의 편모를 가지고 있다.

5) 객담에서 *Stenotrophomonas maltophilia*의 그람염색과 편모염색(Leifson법)

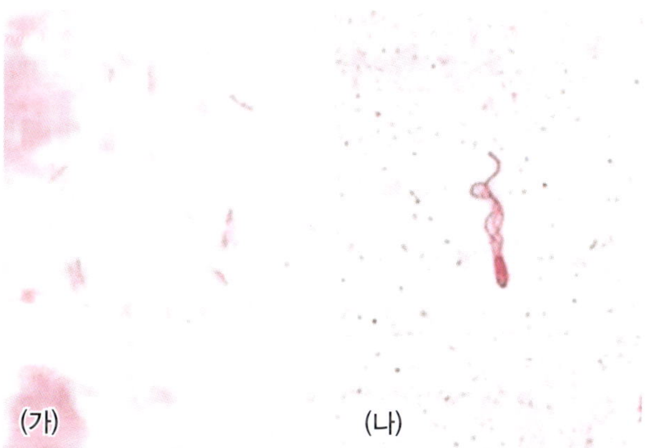

가: 그람음성 막대균

나: 다극성편모

3개 편모가 관찰되며 oxidase 시험에 음성으로 관찰된다.

6) *Alcaligenes faecalis* subsp. *faecalis* (*Alcaligenes faecalis*) 편모염색

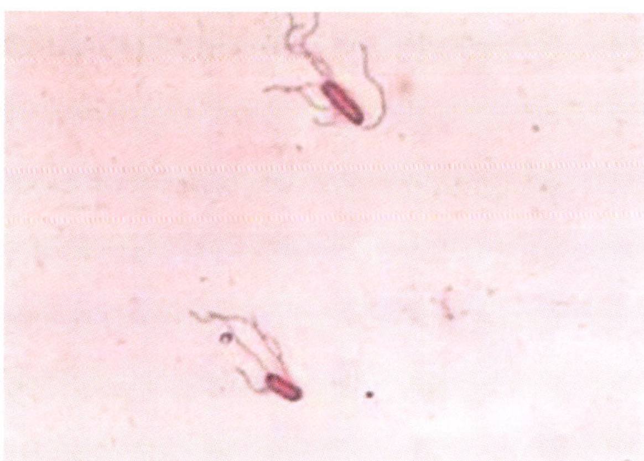

*A. faecalis*는 포도당 비발효 그람음성 막대균으로 주모성 편모를 가지며, 집락에서 사이다 냄새가 난다. oxidase 양성이며 탄수화물을 산화하지 않음.

*Pseudomonas*와 다르게 주모성 편모를 가지고 있음

1. *Haemophilus* 속

1) 척수액의 직접도말 그람염색에서 관찰되는 *Haemophilus influenzae*

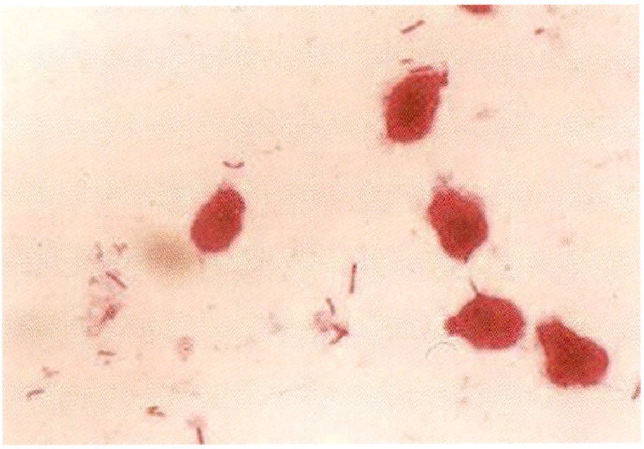

척수액의 직접도말 그람염색에서 *H. influenzae*는 그람음성 큰 막대균으로 보이고 객담이나 배양 집락에서는 그람음성 짧은 막대균의 관찰이 어렵다.

2) 객담(sputum)의 직접도말 그람염색에서 관찰되는 *Haemophilus influenzae*

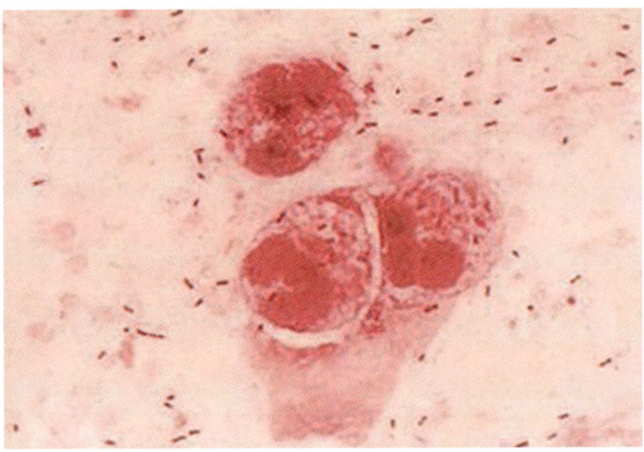

그람음성 짧은 막대균으로 백혈구 안에서도 관찰된다.

* 객담 검체의 그람염색에서 *H. influenzae*와 *Pasteurella multocida*는 매우 비슷하여 구별이 어렵다.

3) Chocolate agar에서 배양된 *Haemophilus influenzae*집락의 그람염색 결과

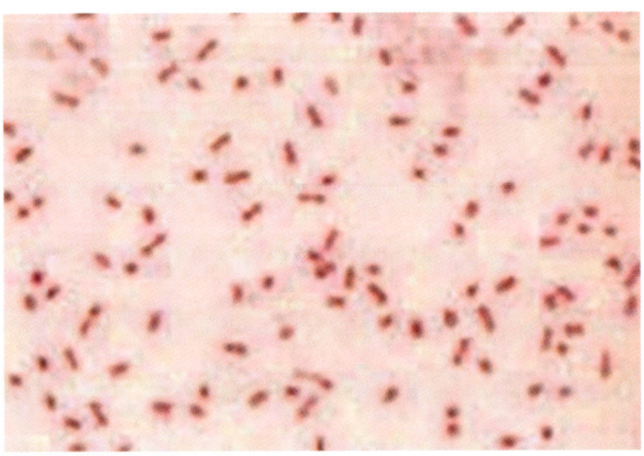

*H. influenzae*의 전형적인 그람음성 짧은 막대균으로 보인다.

4) 37℃ 24시간 5% CO_2 환경으로 배양한 *H. influenzae* 집락

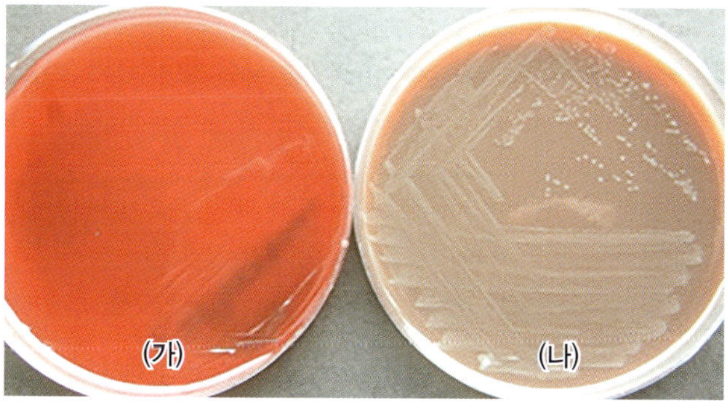

초콜릿우무배지(나)에서 *H. influenzae* 균은 1 mm 정도의 회백색 집락을 형성하지만 혈액우무배지(가)에서는 자라지 않아 집락이 관찰되지 않는다.

가: BAP(혈액우무배지)

나: Chocolate agar

5) *Haemophilus influenzae*의 위성현상(satellitism)

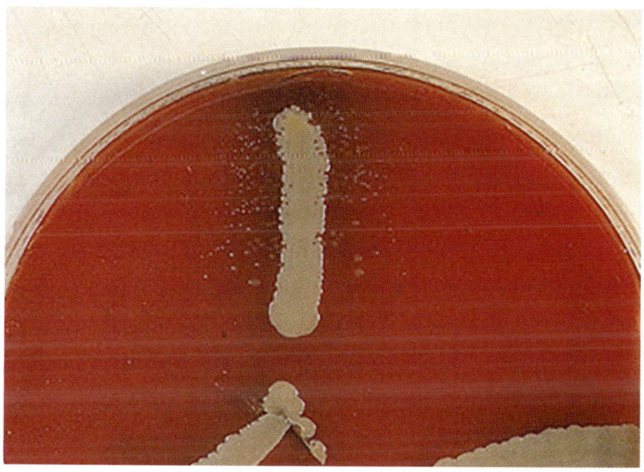

혈액우무배지에 *Staphylococcus aureus*를 획선 접종한 주변에서 작은 이슬방울 같은 *Haemophilus* 집락이 보이고 *S. aureus* 주변에서부터 멀어질수록 집락이 작아지는 위성현상이 관찰된다.

※ 면양혈액우무배지에서 제공되지 않는 V 인자를 *Staphylococcus, Neisseria,* Yeast 등이 자라면서 V인자를 생성하기 때문에 *H. influenzae*가 이들 균 주변에서 발육하는 위성현상이 나타난다.

6) 황색포도알균(*S. aureus*) 집락 주위에서 *Haemophilus influenzae*의 위성현상

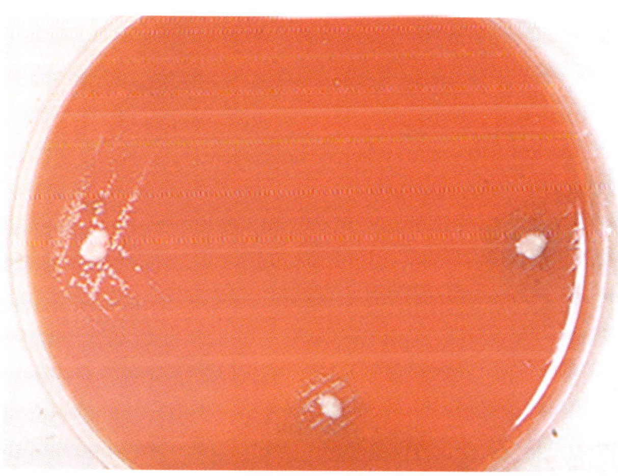

*H. influenzae*는 발육 시 X와 V인자가 필요하며, 혈액에서 X인자를 제공, *S. aureus*는 V인자를 제공하기 때문에 *S. aureus* 주위에서 위성현상을 보이며 *H. influenzae*가 발육한다.

7

7) X인자와 V인자 요구성 시험

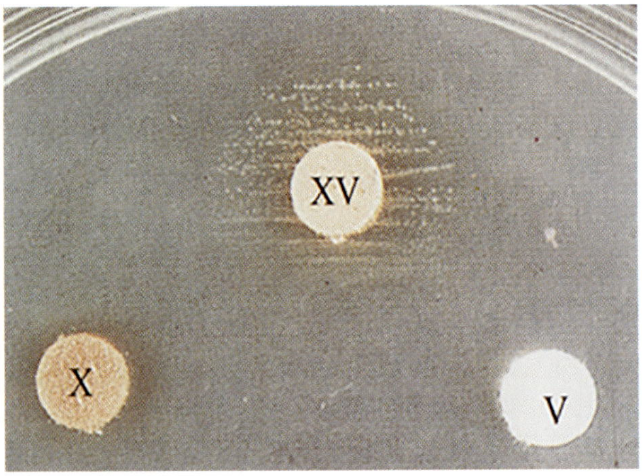

Trypticase soy agar 또는 Mueller-Hinton agar에 균을 접종한 후 X와 V인자가 함께 들어 있는 디스크, X인자만 있는 디스크, V인자만 들어 있는 디스크를 적당한 간격으로 놓은 후 배양한다.

X와 V인자가 함께 있는 디스크 주변에서만 집락이 생겼으므로 X와 V인자 모두 요구하는 세균으로 판정한다.

8) *Haemophilus influenzae* X, V인자 요구 시험

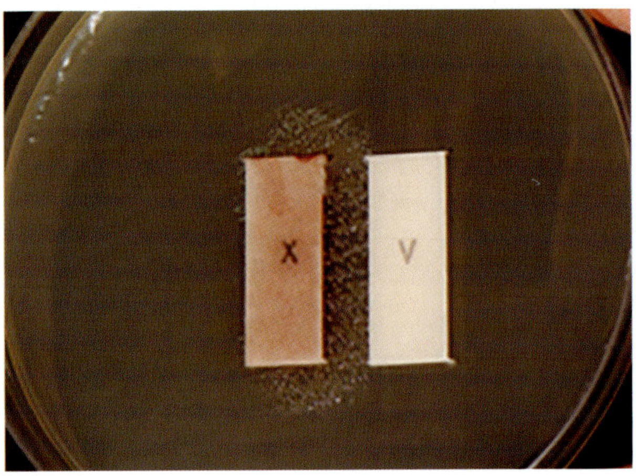

Trypticase soy agar에 *H. influenzae*를 접종하고 그 위에 hemin을 함유한 X인자 strip과, V인자(nicotinamide adenine dinucleotide, NAD) strip 을 1 cm 간격이 되도록 놓은 다음 37℃ 24시간 5% CO_2 환경에서 배양한다.

*H. influenzae*는 X, V인자를 필요로 하므로 X인자와 V인자 strip 사이에서 증식한다.

9) *Haemophilus parainfluenzae* X, V인자 요구 시험

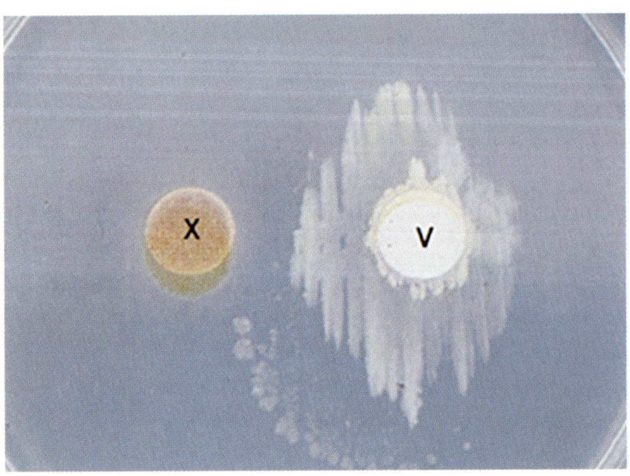

*H. parainfluenzae*는 V인자만 요구하는 균으로 백색 V인자 디스크 주위에서만 집락이 증식한다.

10) *Haemophilus ducreyi* 형태

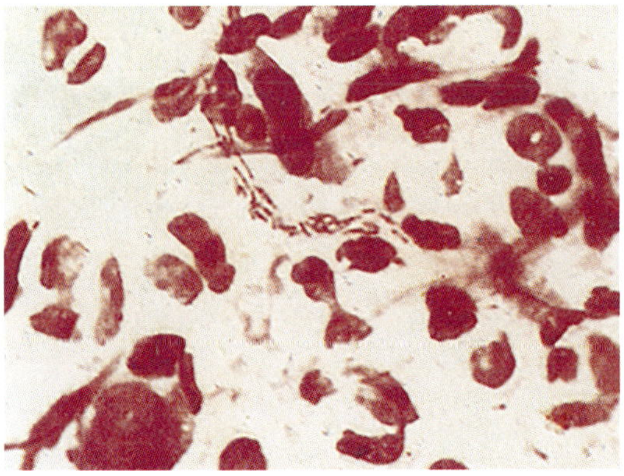

무른궤양(연성하감, chancroid) 환자의 검체 도말 표본이다. 작은 그람음성 막대균이 물고기 떼 모양(school of fish)으로 관찰되며 *H. ducreyi*는 X인자만 요구하며 증식이 느리고 분리배양이 어렵다.

11) Porphyrin 시험

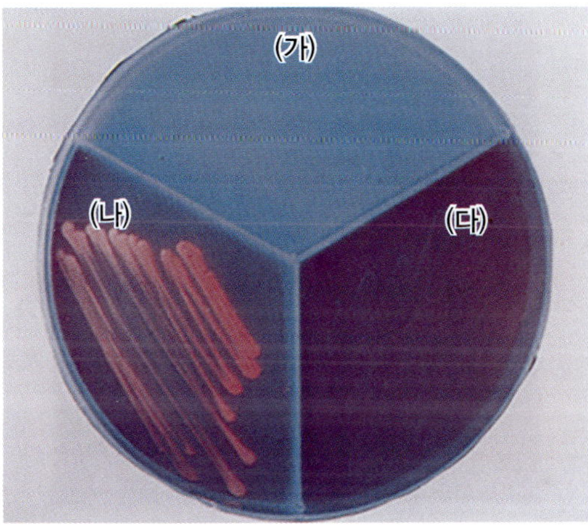

ALA 시험은 ALA가 포함된 porphyrin agar에 *H. parainfluenzae*를 접종하고 37℃, 5% CO_2 배양기에서 18~24시간 배양한 후 암실에서 자외선 램프를 비추어 관찰, ALA로부터 porphyrin이 합성되면 적색 형광을 나타낸다.(porphyrin 양성)

액체나 집락 덩어리에서 적색 형광이 보이면 porphyrin 시험 양성(X인자를 요구하지 않는 세균)이고, 적색 형광이 보이지 않으면 porphyrin 시험 음성(X인자를 요구하는 세균)이다.

가: 세균이 자라지 않음-음성대조권

나: Porphyrin 음성(X인자 요구균)−*Haemophilus influenzae*(4시 방향)

다: Porphyrin 양성(X인자 비요구균)−*Haemophilus parainfluenzae*(7시 방향)

12) β-lactamase 시험(Cefinase 디스크법, 혹은 nitrocefin 디스크법, BBL)

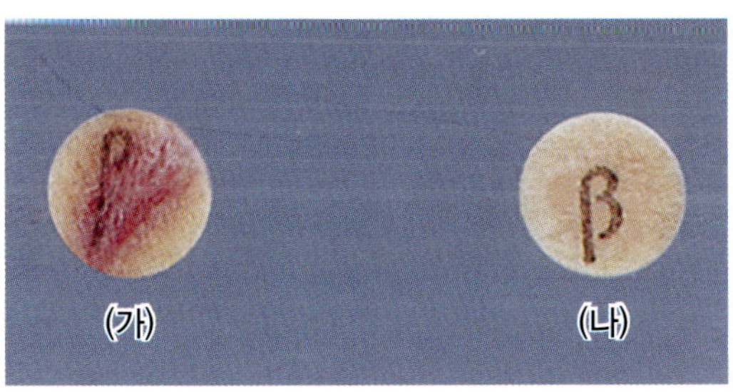

H. influenzae, N. gonorrhoeae, Moraxella catarrhalis, S. aureus 등에서 β-lactamase를 생성하는지 신속히 관찰하는 시험이다.

가: 적색 디스크(β-lactamase 양성)

나: 무색디스크(β-lactamase 음성)

13) 질 도말검체에서 "clue cell"(*Gardnerella vaginalis*) 관찰

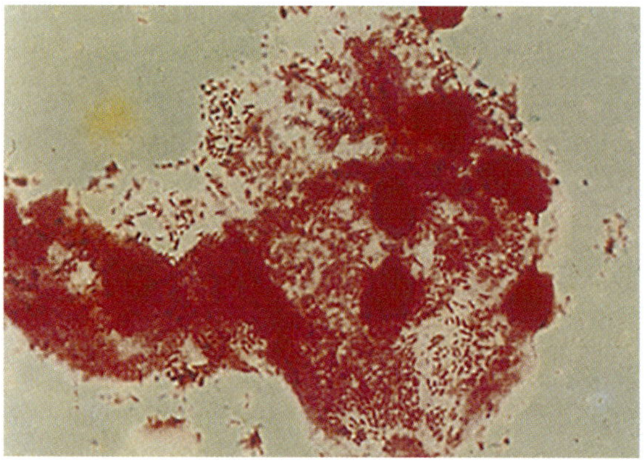

질 분비물 검체를 그람염색했을 때 그람염색성이 일정하지 않은 많은 세균으로 세포 가장 자리가 덮여 있는 질 상피세포를 clue cell이라고 한다. 좌측 사진과 같이 clue cell이 보이면 *Gardnerella vaginalis*로 예비 동정한다.

14) 질 도말검체에서 *Lactobacillis*와 *Candida albicans*

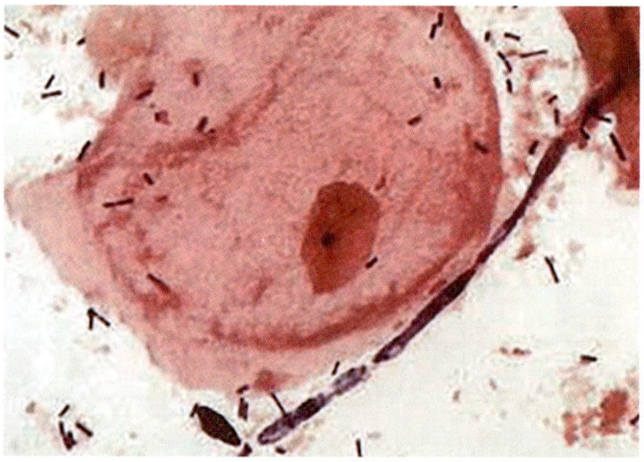

질 검체의 그람염색에서 그람양성 큰 막대균(*Lactobacillus*)과 가균사(pseudohyphae)와 분아포자(blastoconidia)가 관찰됨(*Candida albicans*로 동정됨). *Candida* spp.는 산성 환경에서 잘 발육하므로 *Lactobacillus*가 다수 보이면 *Candida* spp.도 종종 함께 발견

15) *Eikenella corrodens*

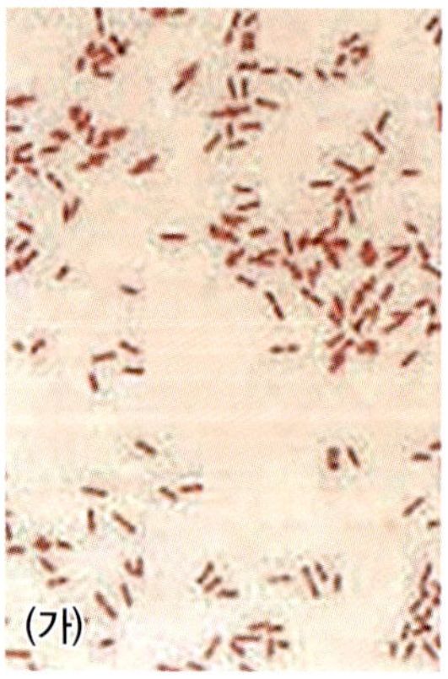
(가)

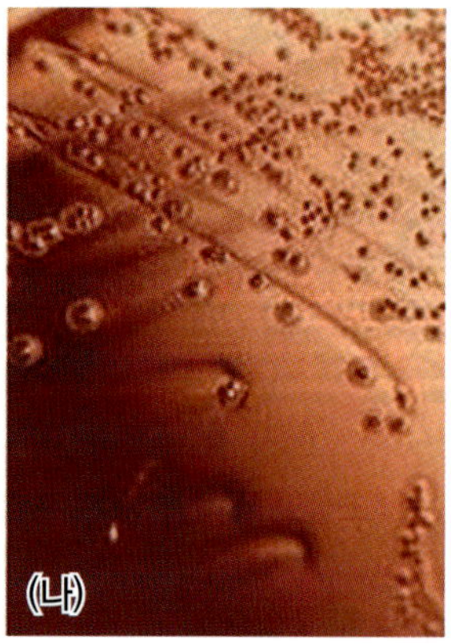
(나)

Eikenella 균속은 *Neisseriaceae*과에 속하며 *E. corrodens* 균종만 있고, 그람음성 곧은 막대균이며 비운동성이다.

혈액우무배지에서 증식되며 3~10%의 CO_2가 있으면 증식이 촉진된다. 조건무산소성이며 산소성 배양 시에는 hemin을 필요로 하나, 무산소성 배양 시에는 필요로 하지 않는다. 우무를 파이게(pitting, corroding)하는 성상이지만, 약 45%의 균주만이 이러한 성상을 보인다.

가: *E. corrodens*의 그람염색에서 그람음성 곧은 막대균

나: 우무를 파고 들어간 집락

2. *Pasteurella* 속

1) 그람염색성과 형태

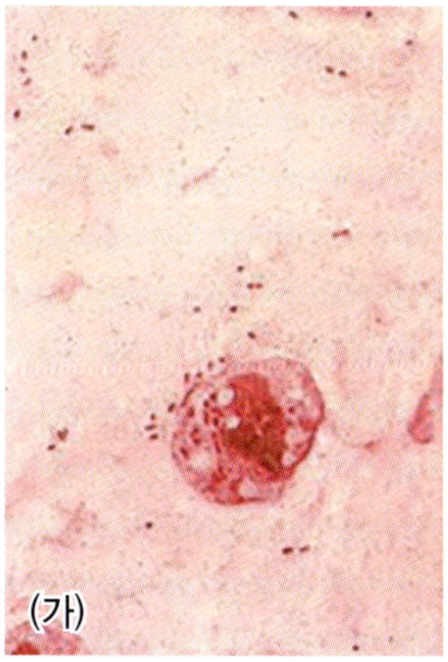

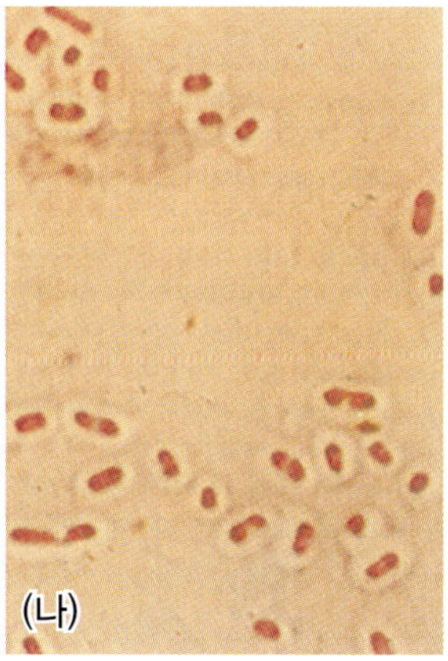

가: 객담 검체를 그람염색하면 그람음성이며 알균 같은 짧은 막대균이 백혈구와 함께 관찰된다. 그람음성 짧은 막대균이며 조건무산소성이고 운동성 없고, 협막이 있다. 흔히 양극성 염색(bipolar staining), oxidase 양성이다.

나: 양극성 염색과 협막(capsule)이 관찰된다.

* 신선 분리배양균에서는 마치 알균 모양이고, 협막을 상실하면 짧은 막대균 모양이 됨

2) *Pasteurella multocida*의 혈액우무배지에서 집락

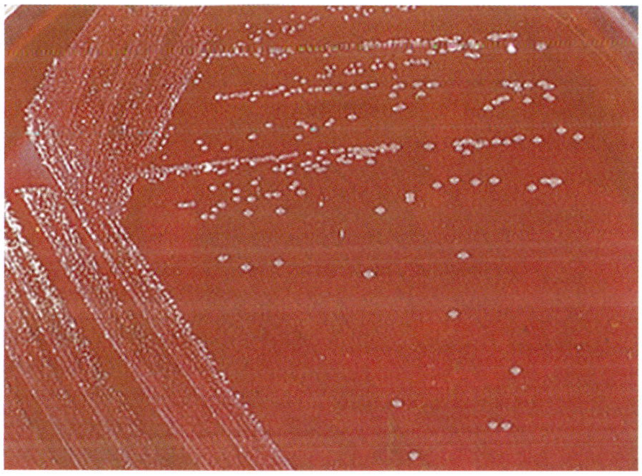

혈액우무배지에서 24시간 배양한 집락은 1~2 mm 크기로 갈색으로 변화시키며 버섯냄새가 난다. 투명하며 평활한 것과 거친 것이 있고 점조성 집락도 형성한다.

Catalase 양성, oxidase 양성이며 보통우무배지, MacConkey, SS agar에서 비발육한다.

3) Penicillin 감수성 시험

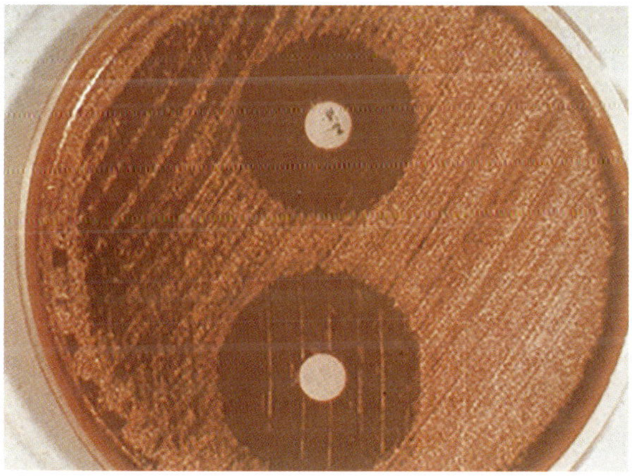

*Pasteurella multocida*는 비용혈이며 MacConkey agar에서 비발육을 나타내며 indole 양성, urease 음성, glucose 분해 시 gas를 생성하지 않는다. 이 균을 감별하기 위해 penicillin G 디스크에 감수성으로 확인하기도 한다.

3. *Brucella* 속

1) 그람염색성과 형태

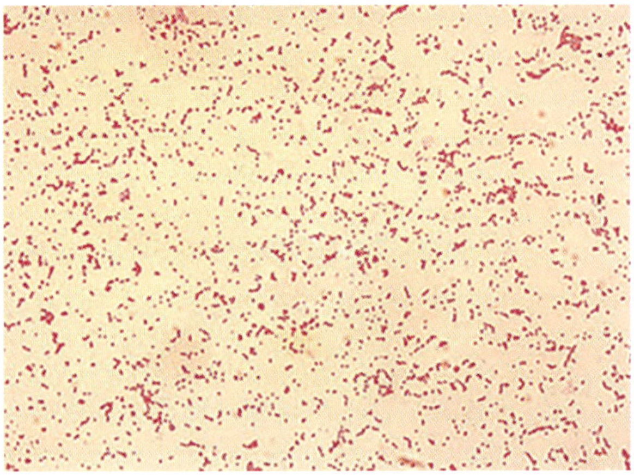

Brucella spp.를 그람염색하면 사진과 같이 약한 그람음성 짧은 막대균으로 고운 모래처럼 보인다. 협막과 운동성이 없고, 산소성, 세포 내 기생하는 세균도 있다.

2) Brucella 우무배지에서 *Brucella suis* 동정을 위한 basic fuchsin

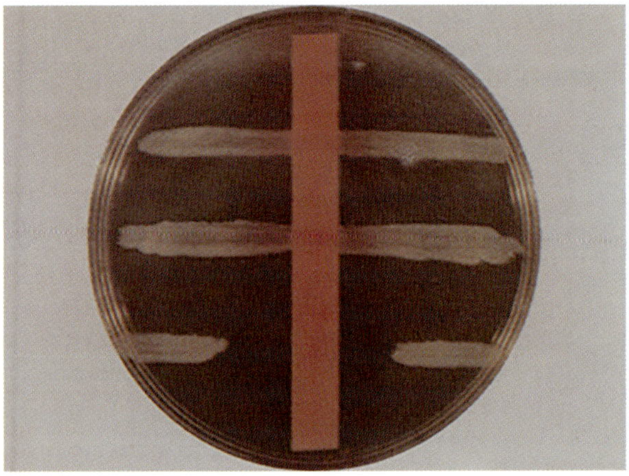

1 : 25,000 희석농도 발육 시험으로 *Brucella suis*는 basic fuchsin 1 : 25,000에서 억제대 형성한다.

* 밑부분: 억제대 형성

3) Brucella 우무배지에 *Brucella abortus thionine* 1 : 30,000 희석농도 발육 시험

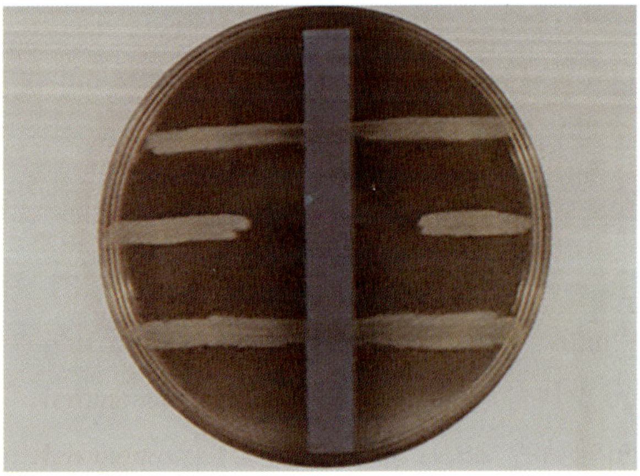

*B. abortus*는 thionine 1 : 30,000에서 억제대 형성한다.

* 중간 부분: 억제대 형성

4. *Bordetella* 속

Bordetella pertussis(백일해균)

1) Cough plate method(기침 평판법)

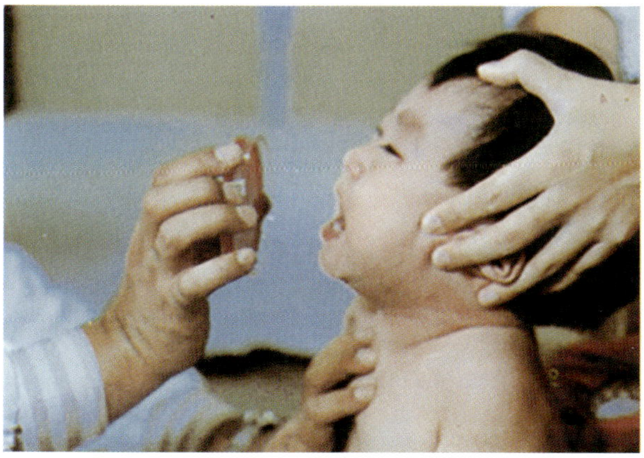

Bordet-Gengou 배지를 유아는 5 cm, 소아는 약 8 cm 간격으로 입에 대고 기침 또는 재채기를 하도록 2분간 방치한다.

* Cough plate법이 검체의 채취와 접종을 동시에 하는 전통적인 방법이지만, 현재는 권장하지 않으며 비인강 세척액은 *Bordetella pertussis*(백일해균) 배양 양성률이 가장 높고 PCR에도 쓸 수 있다.

2) Cough plate method culture(기침 평판 배양법) 집락

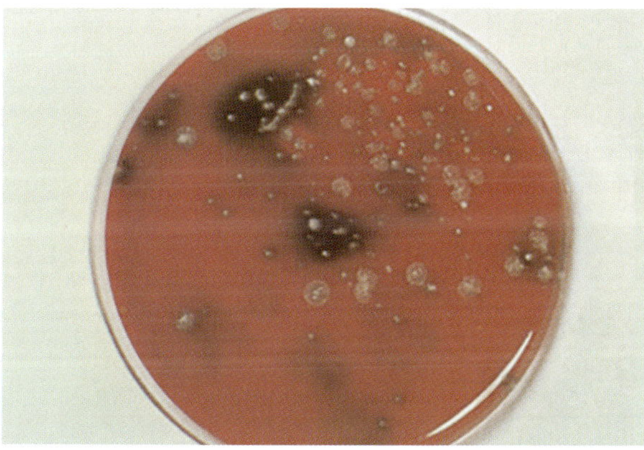

Coutgh plate한 Bordet-Gengou 배지를 37℃, 72시간 배양시킨 집락이며 최근에는 Regan-Lowe agar를 선택배지로 권장하고 있다.

3) Bordet-Gengou 배지에 자란 *Bordetella pertussis*집락

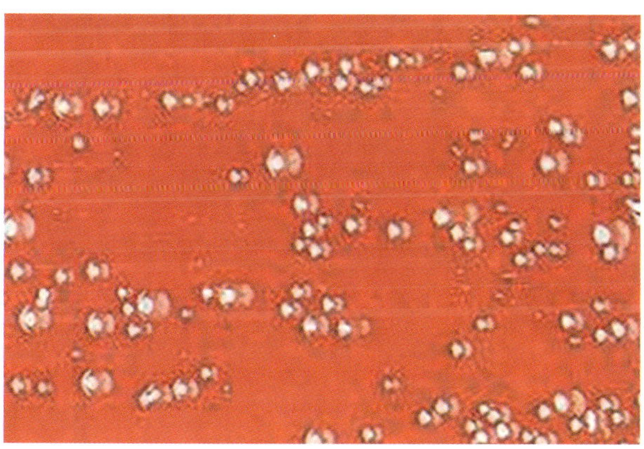

백일해가 의심되는 2~5세 소아 환자는 호흡기 점막의 섬모상피세포가 있는 비인두 뒷벽에 대고, 수초동안 돌려 꺼내 검체 채취한다. 습기가 충분한 일반 배양기에 35℃, 7일간 배양하면 점조성, 약한 용혈능, 작고 원형의 수은방울 모양의 집락 형성한다.

4) *Bordetella pertussis*의 그람염색성과 형태

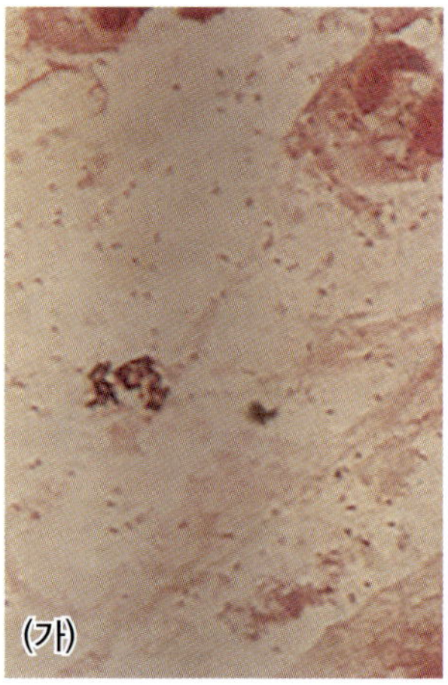

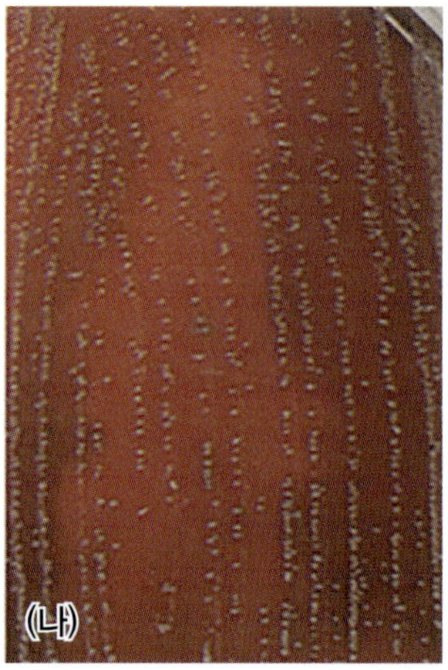

Bordet-Gengou agar에 37℃, 72시간 배양하면 1 mm 크기, α-용혈성, 평활, 볼록한 수은방울 모양의 작은 집락 형성한다.

가: 그람염색 표본

상기도 분비물을 그람염색한 *B. pertussis*는 그람음성 작고 짧은 막대균(×1,000)으로 관찰된다.

나: Bordet-Gengou agar에서 발육된 집락이 관찰된다.

5) 인두점액을 직접 형광항체 염색한 백일해균(×400)

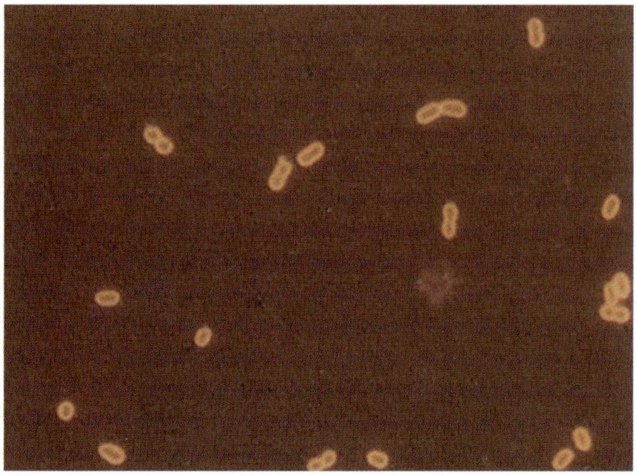

인두점액을 직접 형광항체법으로 염색하여 형광현미경으로 관찰하면 양끝이 둥글고 짧은 막대균이 관찰된다.

6) Bordet - Gengou 배지에서 발육된 *Bordetella pertussis* 집락

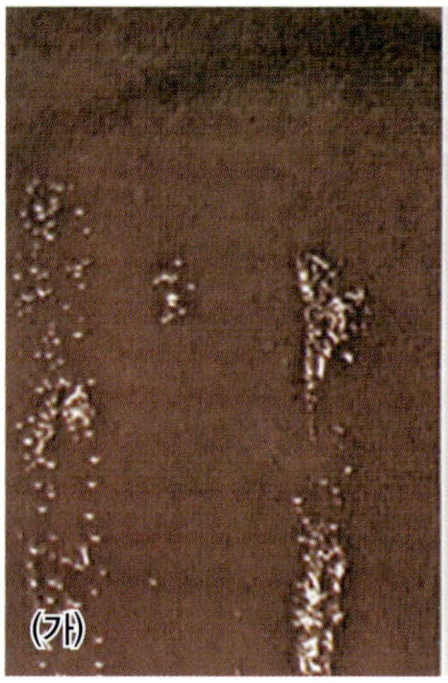

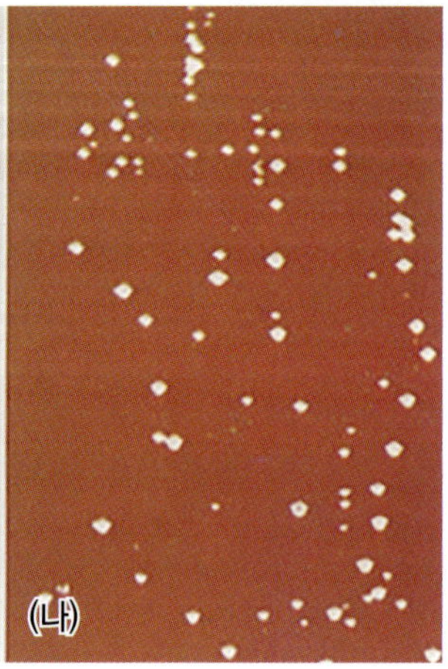

가: 느리게 발육하는 *B. pertussis*는 Bordet-Gengou 배지에서 4~5일간 배양하면 수은 방울 같은 모양의 집락이 보이고 약 0.5 mm 이하의 광택이 있고 볼록한 집락 형성한다.

나: Bordet-Gengou 배지에서 자란 집락을 혈액우무 배지에 다시 계대 배양한 집락이다.

5. *Legionella* 속

1) *Legionella pneumophila*의 그람염색과 직접 형광항체 시험

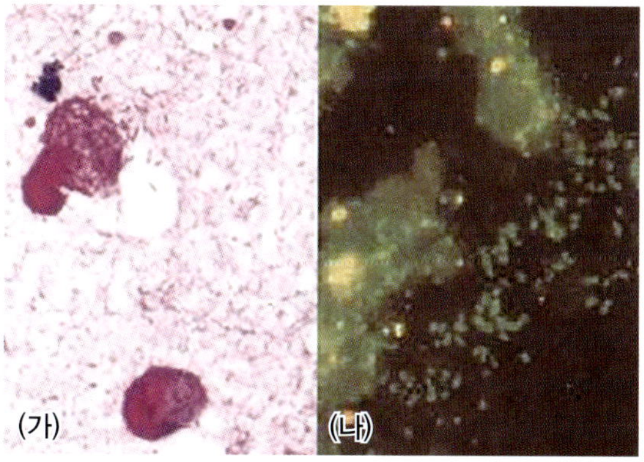

가: 세포 내에 그람음성 작은 막대균으로 관찰 연하게 염색되는 가느다란 막대균부터 짧은 막대균까지 다양한 크기, 협막과 아포는 없으나 편모가 있다.

나: 직접형광항체법으로 염색한 소견으로 형광현미경에서 연녹색의 짧은 막대균이 관찰된다.

* 요 검체에서 *L. pneumophila* 혈청군 1을 검출하는 EIA나 latex 응집시약이 있으나 immunochromatography 방법이 가장 편리하다.

2) *L. pneumophila*의 그람염색과 Gimenez 염색

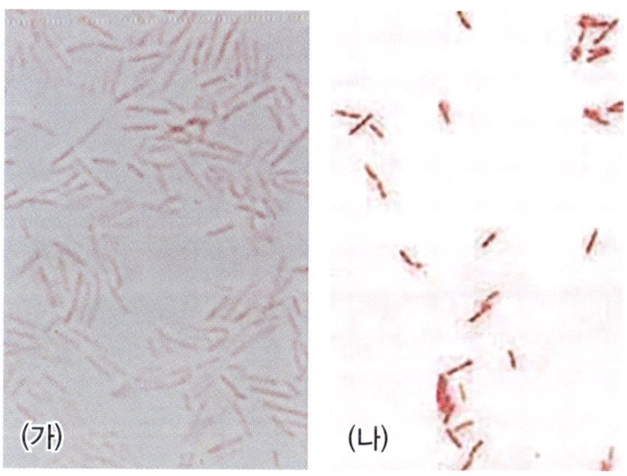

가: Buffered Charcoal Yeast Extract (BCYE-α) agar 배지에서 자란 집락을 그람염색하면 그람음성 짧은 막대균부터 길고 가느다란 막대균이 관찰된다. 그람염색보다 Gimenez 염색 시 관찰이 용이하며, 조직 중의 균체는 Dieterle의 도은염색을 추천한다.

나: Gimenez 염색에서 적색의 짧은 막대균

3) Leitson의 편모 염색

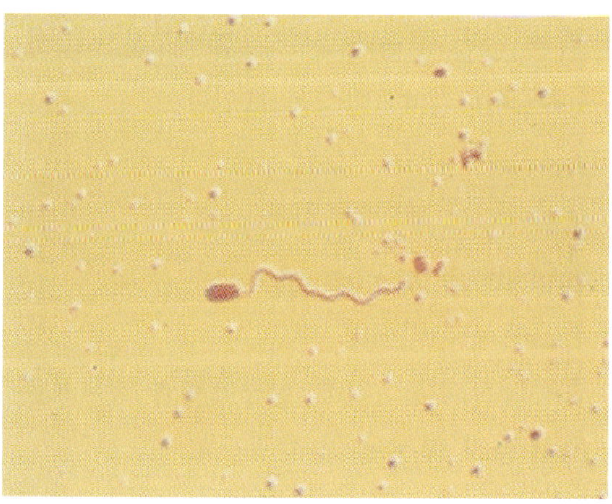

Legionella pneumophila 균을 Leifson 염색하면 한 개의 편모를 가진 극성 단모균이다.

4) BCYE-α agar, 초콜릿 우무 및 혈액 우무 배지에서 *Legionella* 균속 발육 시험

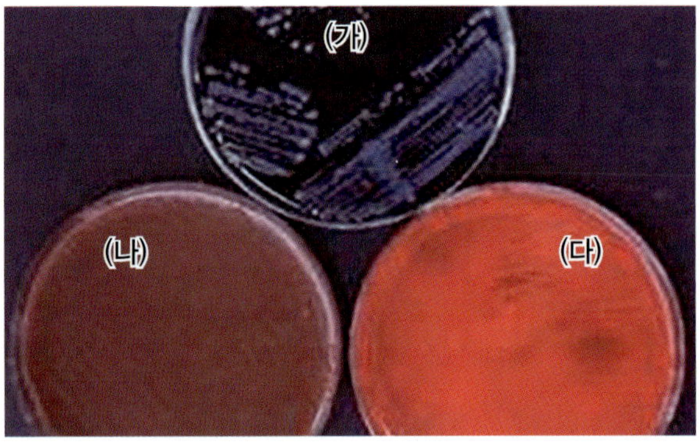

Legionella 균속은 L-cysteine이 들어 있는 배지에서만 증식되며 철 화합물이 증식을 촉진한다.

가: BCYE-α agar에서는 증식

나: chocolate agar

다: BAP (L-cysteine이 없음)

5) BCYE 배지에서 *Legionella pneumophila* 집락

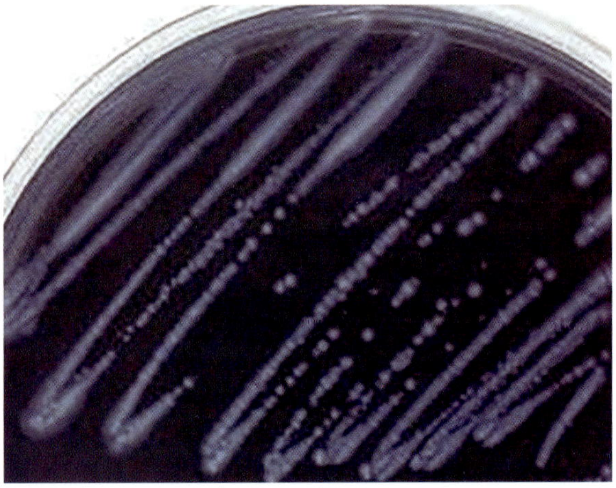

37℃ 습한 환경에서 산소성으로 BCYE-α agar 배지에서 6일간 배양하면 *L. pneumophila*는 회백색 또는 청록색, 광택, 볼록, 원형이며 크기가 일정하지 않은 집락을 형성한다.

6) *Legionella pneumophila*의 간접 형광항체법의 염색표본

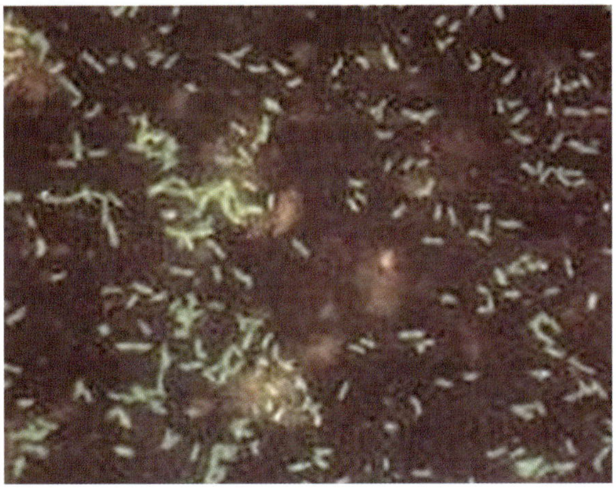

환자 혈청에서 *L. pneumophila* 항체를 검출하기 위한 간접 형광항체법의 염색표본으로 *L. pneumophila*가 4+ 반응을 보인다.

* *Legionella* 균속의 진단

① 요검체에서 직접형광항체 시험 (immunochromatography)

② 검체에서 분리배양

③ 혈청학적 진단: 간접 형광항체법 염색표본에서 환자 혈청 중의 항체가 측정

7) *Legionella pneumophila*의 신속항원검사

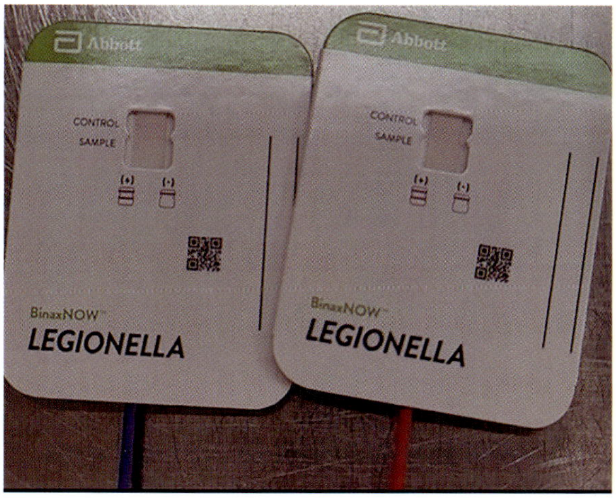

가장 간단하며 빠르고 신빙성 있는 검사로 소변 검체에서 *L. pneumophila* serogroup. 1에 대한 항원을 검출한다.

다양한 신속항원검사 kit이 시판되고 있다.

* *L. pneumophila*의 혈청형 1만 검사하는 것으로 레지오넬라증 환자의 70%는 검출 가능하다.

1. *Campylobacter* 속

Campylobacter jejuni subsp. Jejuni(C. jejuni)

1) 그람염색성과 형태

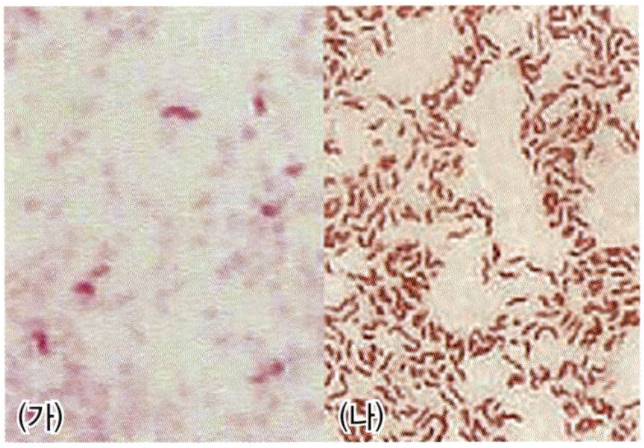

가: 배양된 집락을 그람염색한 결과 12시 방향에 그람음성 구부러진(S 자형) 막대균 관찰된다.

나: 1개의 편모를 가진 극성편모, 그람염색성이 약하기 때문에 그람염색 과정에서 대조염색액으로 carbol fuchsin을 사용하면 좀 더 선명한 형태로 관찰된다.

2) 설사변에서 *C. jejuni*의 그람염색 표본

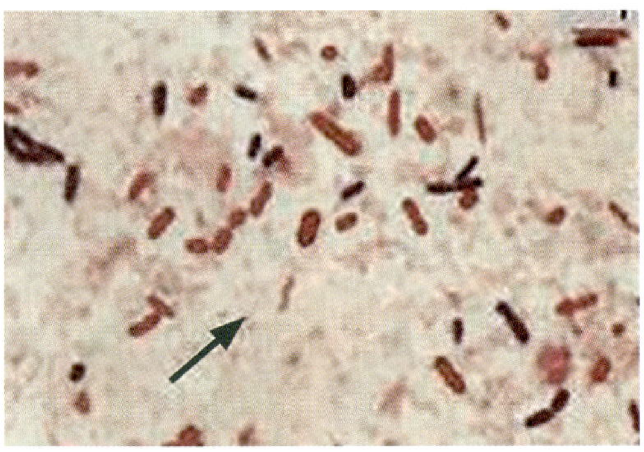

C. jejuni (→)가 분리된 설사변의 그람염색 표본으로 그람염색성이 약한 구부러진 막대균으로 보인다.

* 닭, 칠면조, 돼지 등의 장관 내 정상균무리(상재균, normal flora)이다.

3) *C. jejuni*의 혈액우무배지에서 집락

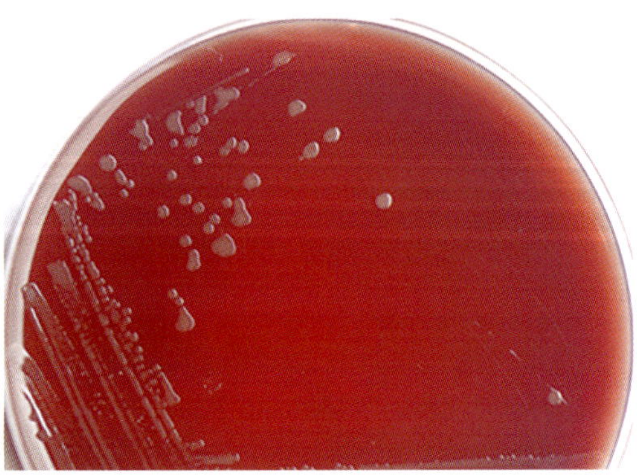

미세산소성 세균으로 10% CO_2, 5% O_2 85% N_2 환경에서 42℃ 48시간 동안 혈액우무배지에서 배양한 집락으로 *C. jejuni*의 선택배지인 Butzler, Skirrow, Campy BAP (Blaser) 및 Preston 등의 배지에서 분리 배양한 집락을 혈액우무배지에 계대 배양한 집락으로 사진과 같이 습기가 없으면 1~2 mm 크기의 볼록한 회백색 집락이 보이나, 습기가 있으면 퍼져서 자란다.

* *C. jejuni*는 42℃ 발육, 25℃ 비발육

* *C. fetus* subsp. *fetus*(*C. fetus*)는 25℃ 발육, 42℃ 비발육

4) Leifson의 편모염색

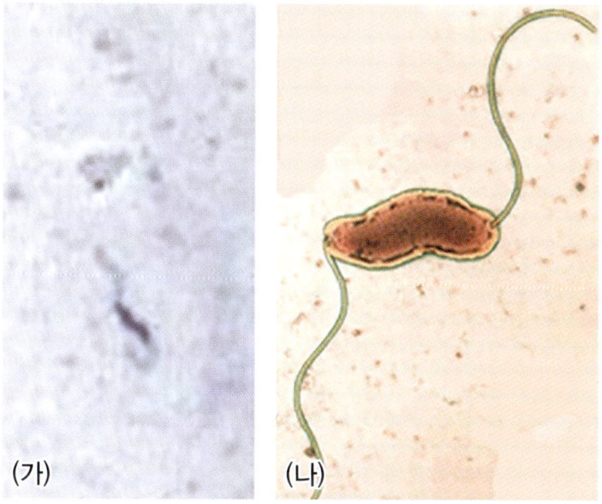

가: *Campylobacter jejuni*를 배양하여 Leifson 염색을 한 사진으로 전체가 S자형의 막대균이 보인다.

나: *Campylobacter jejuni*를 투과전자현미경 사진으로 구부러진 막대균의 양극성 편모가 발달된 것을 확인할 수 있다.

5) 주사전자현미경 사진

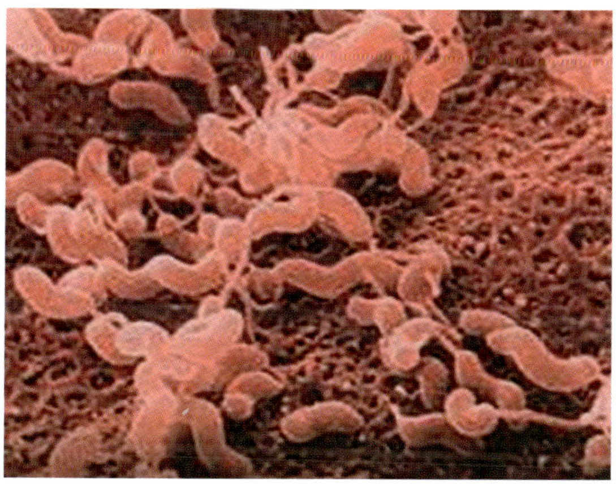

배양된 집락을 주사전자현미경으로 관찰한 *C. jejuni*이 사진이다. 양극성 편모와 구부러진 막대균을 관찰할 수 있다.

6) 산수성, 무산소성 및 미세산소성 환경에서 *Campylobacter jejuni*의 증식 시험

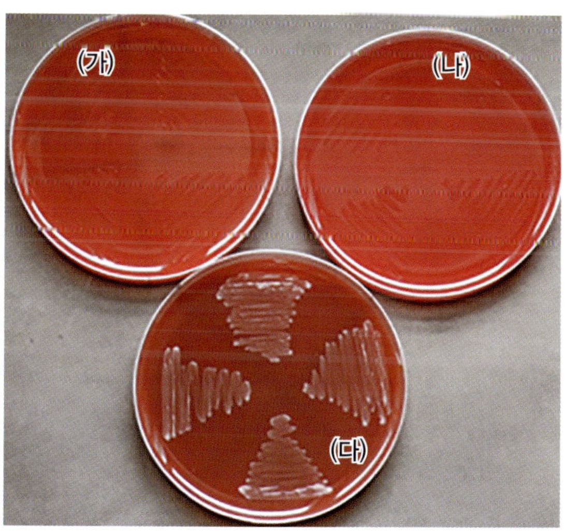

혈액우무배지에 *C. jejuni*를 접종하고 37℃에 48시간 산소성(가), 무산소성(나) 및 미세산소성 환경(다)에서 배양한 후 증식 유무를 관찰한 사진이다. *C. jejuni*는 미세산소성 세균으로 위의 산소성(가)과 무산소성 환경(나)에서는 비증식, 미세산소성 환경(다)에서는 증식한다.

* Catalase 양성, oxidase 양성, 질산염 환원 양성, Urease 음성이다.

7) Nalidixic acid (NA)와 Cephalostin (CF) 디스크 감수성 시험

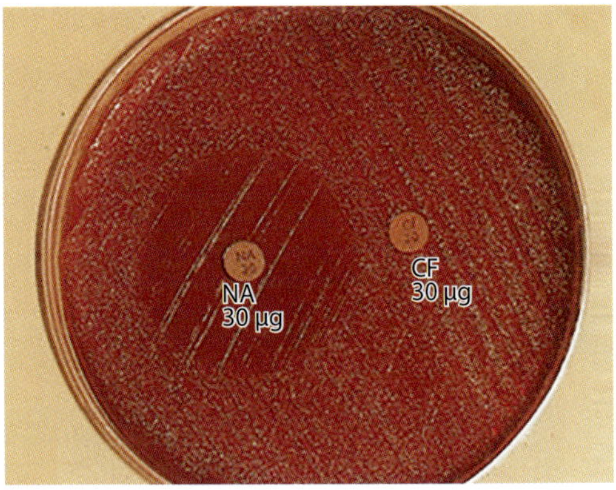

전형적인 *C. jejuni*의 감수성 시험결과로 nalidixic acid(NA, 30 μg)에 감수성, cephalostin (CF, 30 μg) 디스크에 내성이다. 최근 우리나라에서 분리되는 *C. jejuni*의 대부분이 Nalidixic acid에 내성으로 항균제 감수성 시험으로 동정하지 않으며, 마뇨산 가수분해 시험이 *C. jejuni* 동정에 중요하게 이용하고 있다.

* *C. jejuni*는 42℃ 발육, 25℃ 비발육, 마뇨산(hippurate) 가수분해시험 양성, Nalidixic acid 감수성, Cephalosporin 내성이다.

* *C. coli*는 42℃ 발육, 25℃ 비발육, 마뇨산 가수분해시험 음성, Nalidixic acid 감수성, Cephalosporin 내성이다.

* *C. fetus*는 42℃ 비발육, 25℃에서 발육, 마뇨산 가수분해시험 음성, Nalidixic acid 내성, Cephalosporin 감수성이다.

8) *Campylobacter* 균종 동정을 위한 마뇨산 가수분해시험(hippurate hydrolysis test)

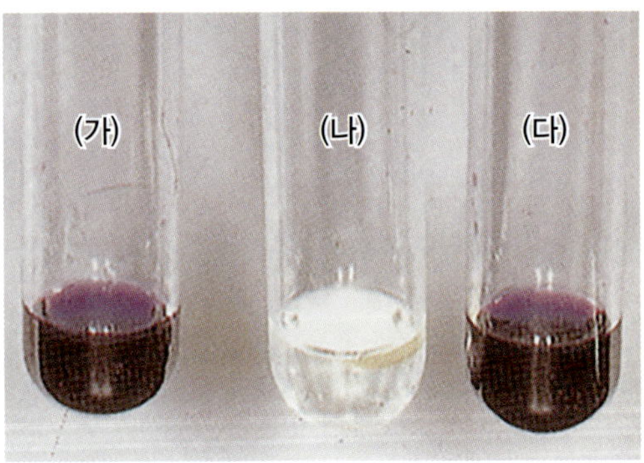

마뇨산 가수분해시험으로 *C. jejuni*의 감별하는 데 중요한 시험이다.

가: 양성으로 *C. jejuni*

나: 음성으로 *C. coli*

다: 양성 대조군

2. *Helicobacter* 속

1) *Helicobacter pylori* 그람염색성과 형태

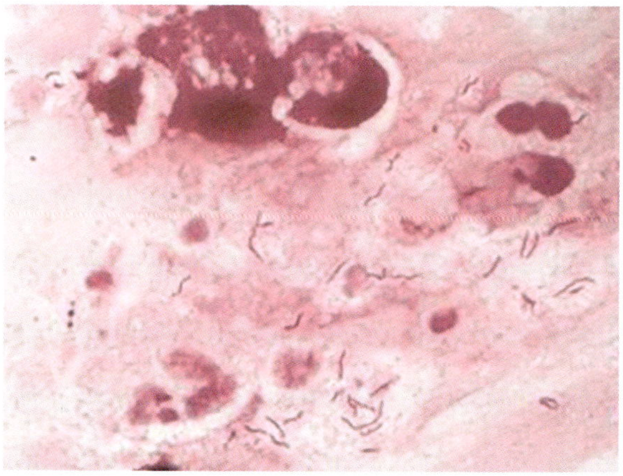

*H. pylori*는 급성 위염과 만성 위염, 위궤양, 만성 위축성 위염(발암인자), 십이지장 궤양을 유발하는 세균으로 위궤양 환자의 위생검 조직 검체를 그람염색하면 그람음성의 구부러진 또는 나선형인 막대균 관찰된다.

2) *Helicobacter pylori*와 *C. jejuni*의 형태 비교

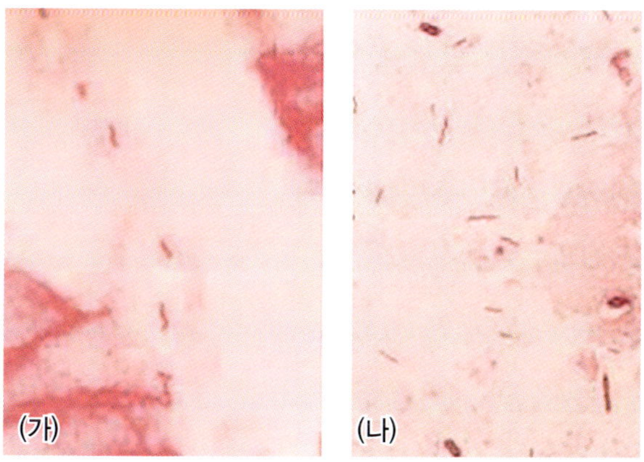

가: *H. pylori*를 위한 위 조직의 그람염색 표본으로 *H. pylori*는 *C. jejuni*보다 균체의 폭이 넓은 그람음성 구부러진 막대균이다.

나: 분변을 그람염색한 그람염색 표본으로 *H. pylori*보다 가느다란 그람음성 구부러진 막대균으로 보인다.

* 그람염색 시 대조 염색액으로 carbol fuchsin을 사용하면 사진과 같이 분홍색으로 진하게 염색된다.

3) 위궤양 생검 조직으로 CLO test 결과

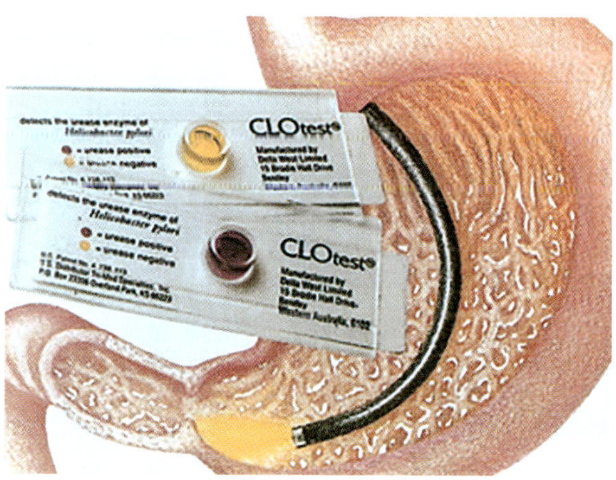

위궤양 환자로부터 생검한 위조직을 CLO test kit에 넣고 실온에서 30분간 배양 후 판독한다. 노란색에서 분홍색으로 변하면 CLO 시험 양성이고 *H. pylori*로 예비동정한다.

- 요소 + Urease(*H. pylori*) → Ammonia + CO_2
- Ammonia + Phenol red → 분홍색(urease 양성)

4) 선택배지에서 *Helicobacter pylori* 배양

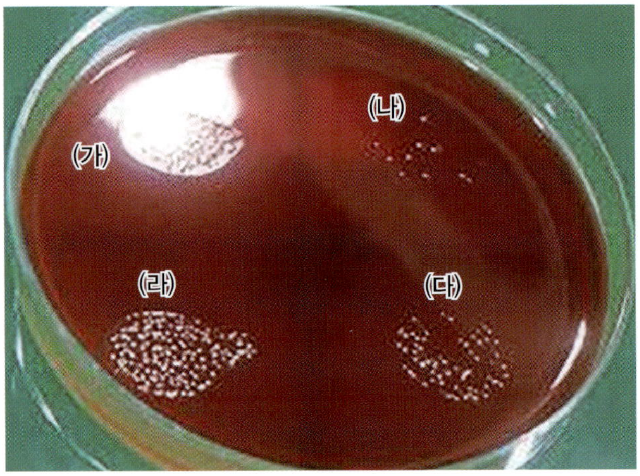

H. pylori 선택배지(Skirrow 배지)에 위 조직을 조직분쇄기로 균질화한 원액(**가**), 10배 희석액(**나**), 100배 희석액(**다**), 1,000배 희석액(**라**)을 각각 100 ul씩 1/4구획에 떨어뜨린 후 5일간 미세산소성으로 배양하면, 반투명, 1 mm 크기의 집락 형성한다.

5) Urease 시험과 *H. pylori*의 항원 시험

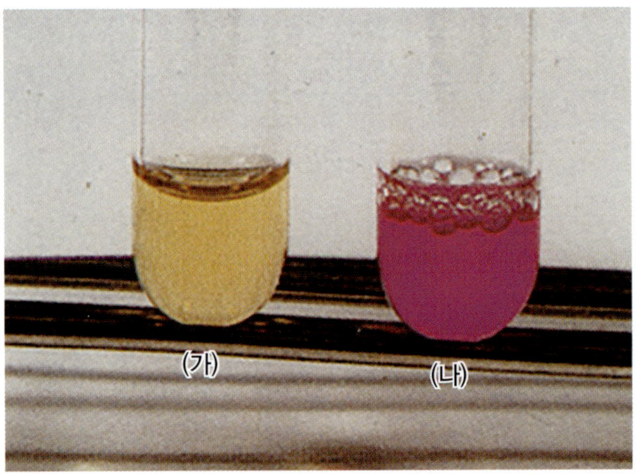

*H. pylori*는 다량의 urease를 생성하므로 urease 시험반응이 매우 빠르게 나타난다. 위생검 조직이나 배양된 집락을 urea broth에 넣고 배양하면 urease 양성 시 분홍색(**나**), urease 음성일 때 노란색(**가**)으로 변색이 된다.

6) CLO test (Urease test)

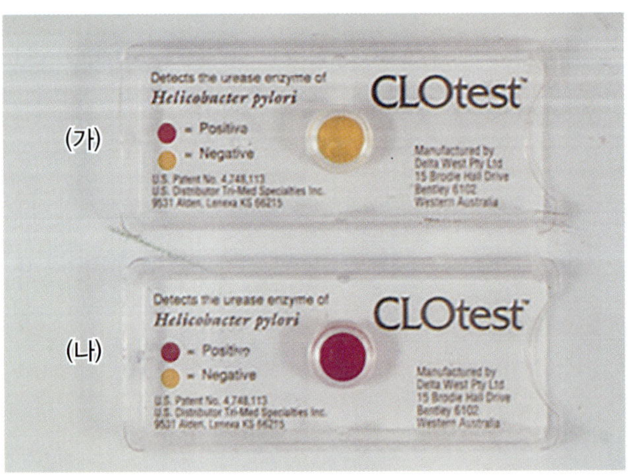

CLO test는 urease 시험으로 상품화된 agar gel 방법이다. 위궤양 환자의 위생검 조직이나 배양된 집락을 CLO test urea 배지에 접종하고 35℃, 30분~2시간 방치하면 urease 양성 시 분홍색으로 나타난다.

가: 노란색 CLO 시험 음성

나: 분홍색 CLO 시험 양성(*H. pylori*)

7) 요소호기시험(urea breath test, UBT)

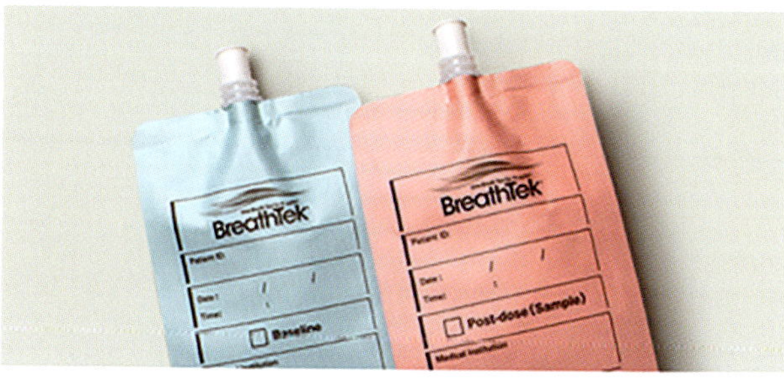

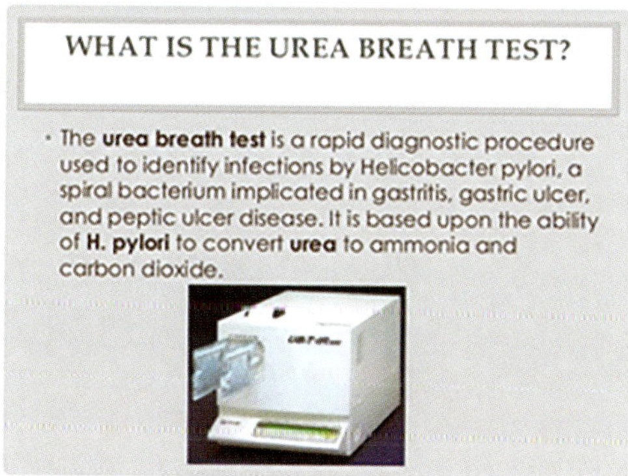

위생검을 하지 않는 방법으로 요소호기시험을 통해 *H. pylori* 진단과 치료에 이용된다. 요소호기시험은 생체에 무해한 ^{14}C를 붙인 urea 용액을 피검자가 마신 후 30분 뒤에 호흡 시 내뱉는 공기를 채취하여 $^{14}CO_2$ 양을 측정하며 *H. pylori* 감염 시 *H. pylori*의 urease에 의해 urea를 암모니아와 이산화탄소로 분해하고 호흡 중 CO_2가 방출되는 원리를 이용한 검사 방법이다. *H. pylori* 감염 치료의 완치 여부 판단하는 데 활용된다.

제 8 부

무산소성균

1. 무산소성균 배양법
2. 무산소성 그람양성 알균
3. 무산소성 그람음성 알균
4. 무산소성 그람양성 막대균
5. 무산소성 그람음성 막대균
6. 무산소성 유아포 그람양성 막대균

CHAPTER 01 무산소성균 배양법

1. 무산소성 배양을 위한 적합한 검체와 수송

1) 무산소성배양을 위한 검체 종류

무산소성 배양을 위해서는 먼저 검체의 적합성 여부를 확인하는 것이 중요하다. 주로 무산소성 배양은 혈액을 이용하는 경우가 많으며 그 외에 심부농양흡인액, 치주염검체, 난소 난관여검체, 가스괴저검체, 경기관흡인액, 폐천자 흡인액, 조직생검 등이 있다. 검체중 객담, 변, 소변, 뇌척수액은 무산소성 배양을 할 수 없다.

2) 무산소성 검체 채취 후 사용되는 용기 및 수송시스템

(가)

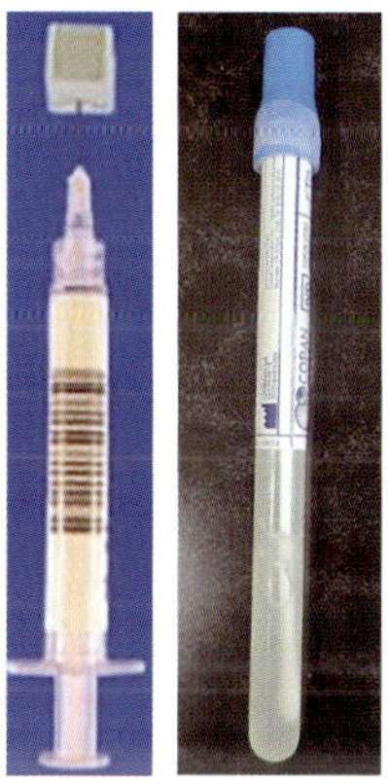

(나)

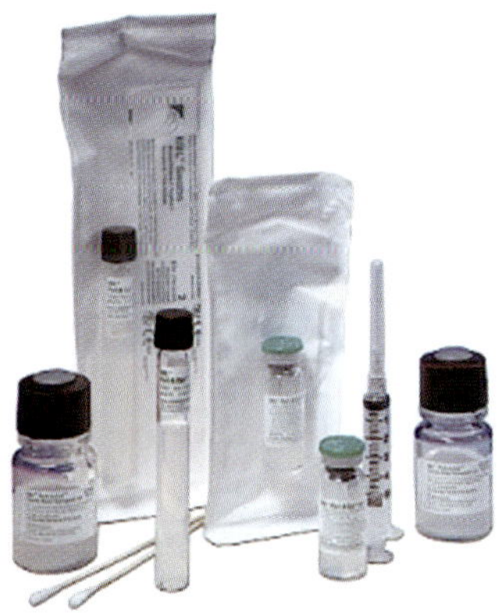

무산소성배양은 검체의 안정성을 위해 주로 주사기로 흡인한 후 바늘에 고무마개를 찔러서 검사실로 보내거나(가) 검체의 양이 적으면 무산소성 병에 많으면 무산소성배지나 수송용기에 넣어 보내는 것이 좋다(나). 또한 수송배지를 이용하는 경우 면봉(탈지면)검체(가)는 권장하지 않지만 흡인이 어려운 표피 부위에만 국한적으로 허용하고 있다. 조직이나 생검은 멸균용기에 넣어 30분 이내에 무산소성백, 무산소성 장치에 넣어 보관 및 수송한다. 산소성 및 무산소성 세균이 포함된 모든 검체에 보관 및 수송에 효율적인 BD BBL™ Port-A-Cul™ 튜브, 바이알 및 병도 있다.

가: 고무마개를 찔러 놓은 검체 흡인용 주사기 및 수송배지

나: BD BBL™ Port-A-Cul™

2. 무산소성 배양을 위한 배지

1) Thioglycollate broth

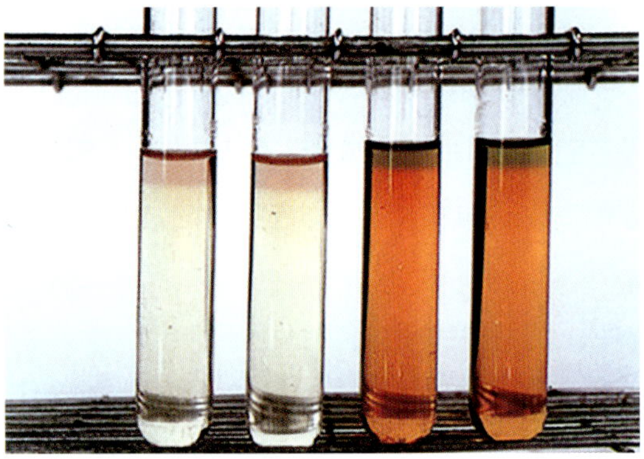

이 배지는 주로 증균배지 및 수송배지로 사용하는데 이는 환원제인 sodium thioglycollate와 cysteine이 첨가되어 산소성세균부터 무산소성세균까지 자랄 수 있기 때문이다. 또한 배지안에는 resazurin 또는 methylene blue가 있어 산화환원 지시약으로 배지의 산소성 또는 무산소성 상태를 확인할 수 있으며 0.075%의 agar(우무)는 배지에 산소흡수를 느리게 한다.

1 : Resazurin 지시약(산소성일 때 분홍색, 무산소성일 때 무색을 보임)

2 : Methylene blue 지시약(산소성일 때 청색, 무산소성일 때 무색을 보임)

2) Thioglycollate broth 산소요구도에 따른 세균분류

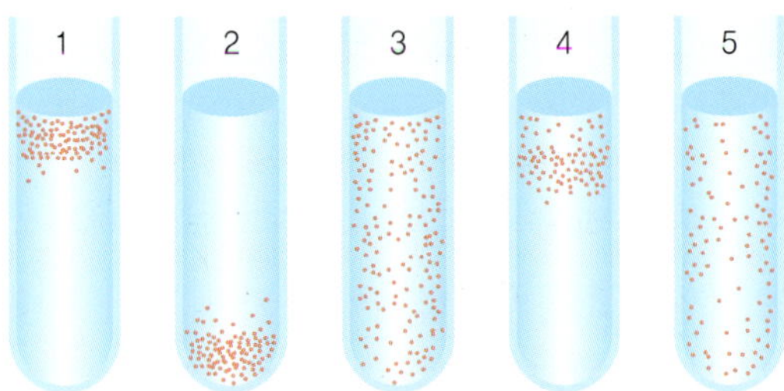

위 배지에 세균을 접종하여 하룻밤 배양을 하면 자라는 위치에 따라 세균의 산소요구 정도를 알 수 있다.

1. 산소성세균
2. 무산소성세균
3. 조건무산소성세균
4. 미세산소성세균
5. 내기성세균

3) 혈액배양용 무산소성 배지

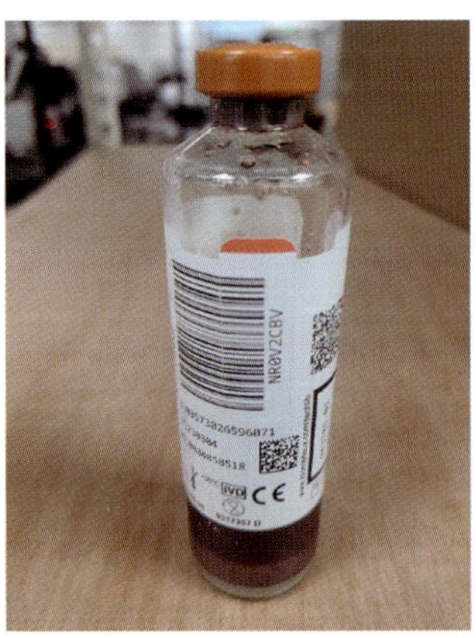

균혈증이나 패혈증 환자의 혈액배양시 사용하는 무산소성 배지로 성인의 경우 혈액 5㎖, 배지는 thioglycollate broth 45㎖를 넣어 배양한다. 혈액과 배지의 일반적인 비율은 1:10이나 임상에서는 검체양성율을 높이기 위해 혈액 채취량을 8~10㎖을 하고 있다. 항응고제로는 백혈구의 식균작용을 억제하기 위한 Sodium polyanethole sulfonate (SPS)를 첨가하고 있다.

4) 다양한 무산소성 배지

Brucella blood agar

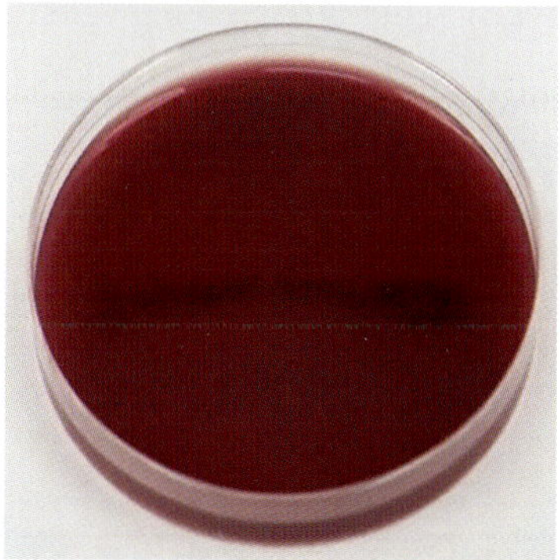

조건무산소성과 무산소성 세균분리를 위한 비선택배지로 성분으로는 5% 면양혈액과 0.5% yeast extract, L-cystine, vitamin K1과 hemin이 포함되었으며 비슷한 배지로 Anaerobic blood agar, Columbia blood agar, CDC blood agar 가 있다.

Phenylethyl Alcohol Blood Agar (PEBA)

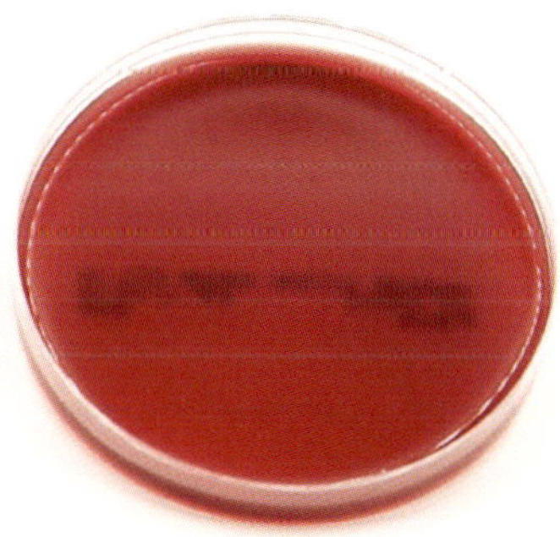

무산소성 세균의 기초배지로 장내세균의 성장억제와 일부 *Clostridium* 균종의 유주현상을 억제하기 위한 무산소성 기초배지이다. 성분으로는 영양우무배지에 5% 면양혈액과 phenylethyl alcohol 포함되어 있다.

Bacteroid bile esculin agar (BBE)

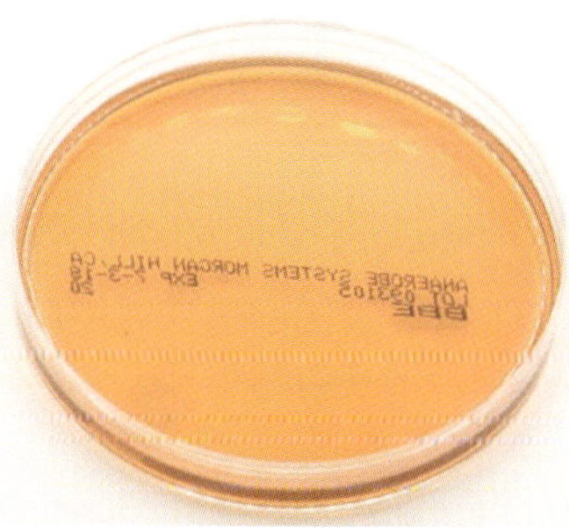

Bacteroides fragilis group의 선택배지로 세균분리와 예비동정이 가능하며 성분으로는 TSA(trypticase soy agar)를 기본으로 ferric ammonium citrate, hemin이 첨가 되었으며 억제제는 bile salt, gentamycin이 포함되어 있다.

Cycloseri-cefoxitin-Fructose agar (CCFA)

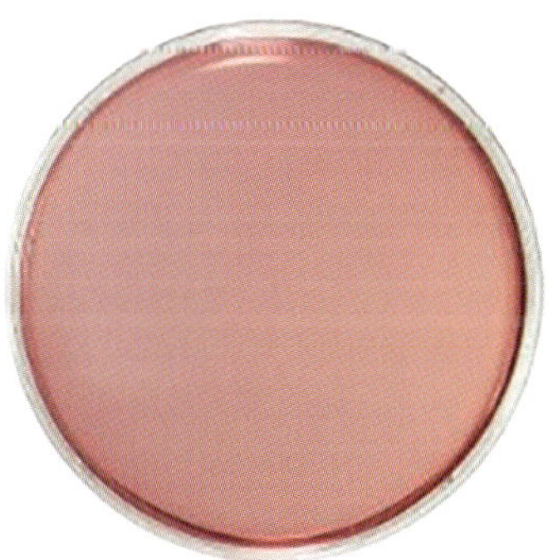

*Clostridium difficile*의 선택배지이며 성분으로는 기본으로 난황배지에 fructose가 첨가되있으나 억제제는 cycloserine, cefoxitin이 있다.

Egg yolk agar

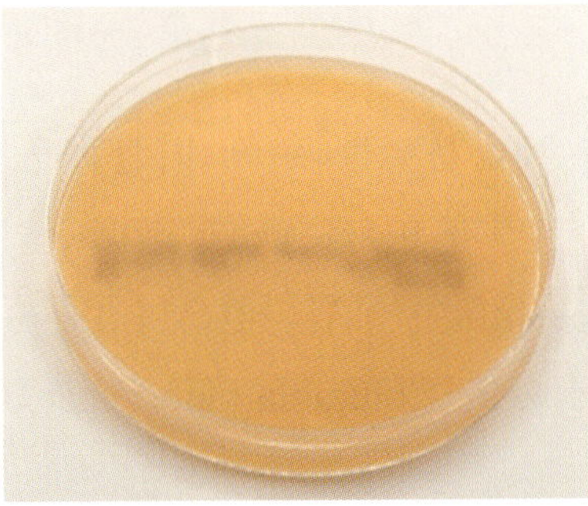

Clostridium spp.와 *Fusobacterium* spp.의 Lecithinase와 lipase 시험을 위한 선택배지이며 성분으로는 yeast extract, vitamin K1, hemin이 있으며 환원제로는 L-cystine이 포함되어 있다.

Thioglycollate broth

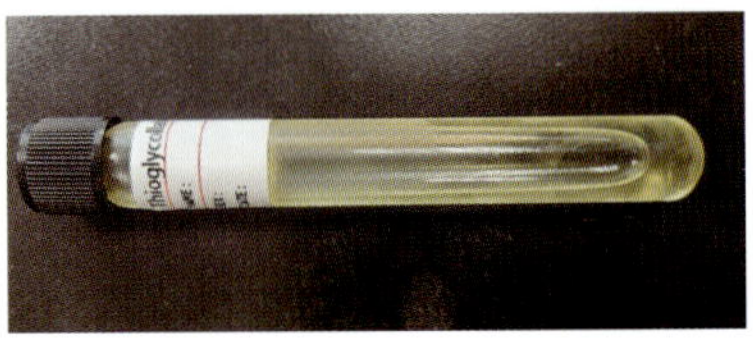

무산소성 세균의 증균배지로 사용하는 비선택배지로 검체 중 항균제 중화목적으로 사용하기도 한다. 성분으로는 pancreatic digested broth에 glucose 첨가되어 대부분 세균성장에 관여하며 약간의 agar는 산화환원 전위를 감소시키며 Hemin, vitamin K1가 포함 되었다.

Kanamycin vancomycin laked blodd agar (KVLB)

Bacteroid spp., *Fusobacterium* spp., *Prevotella* spp., *Porphylomonas* spp.의 선택적 증식 및 색소생성촉진을 위한 선택배지로 Brucella agar에 항균제와 vitamin K1, 5% laked blood가 첨가 되었다.

*억제제 kanamycin: 그람음성막대균 억제

vacomycin: 그람양성막대균 억제

3. 무산소성 배양을 위한 기구와 장비

1) 무산소성 주머니(Anaerobic pouches) 또는 무산소성 용기(Anaerobe Container System)

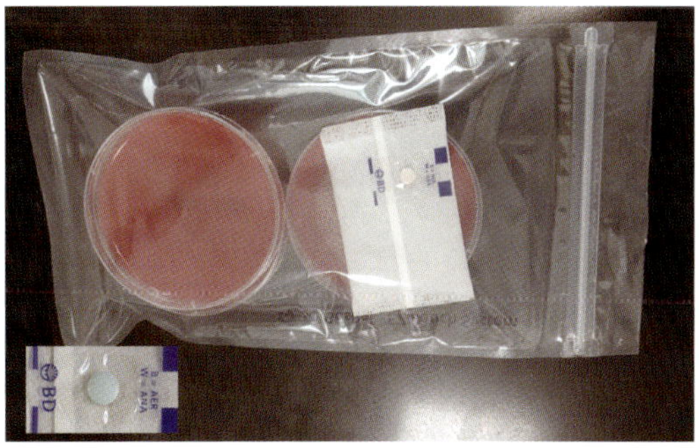

무산소성 주머니와 산화환원 지식약 methylene blue

무산소성 주머니 또는 용기는 소수의 무산소성 검체수송 및 배양하기 위해 일반적으로 사용된다. 주머니 속 환경이 무산소성 상태임을 확인하기 위한 지시약인 methylene blue를 넣어 확인한다.

2) BD GasPak™ EZ Anaerobe Container System

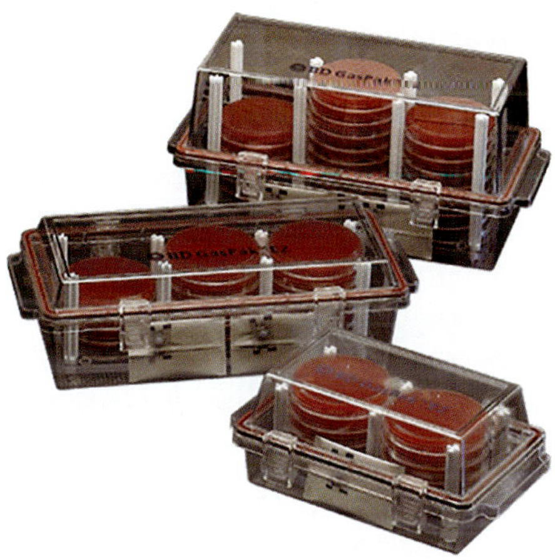

BD GasPak™ EZ 컨테이너 시스템은 물이나 촉매를 추가하지 않고도 무산소성 및 미세산소성 또는 탄산가스 배양이 가능하다. 표준 배양용기는 18개 정도, 대형 용기는 최대 33개 정도의 접종된 배지를 담을수 있으며 용기안에 랙이 있어 배지를 고정하여 이동이 용이하다.

[출처: https://www.bd.com/en-us/products-and-solutions/products/product-page.260001#product-tabs-item-d335c68327-tab]

3) 무산소성 배양통[Anaerobic jar; GasPak jar(BBL, Oxoid)]

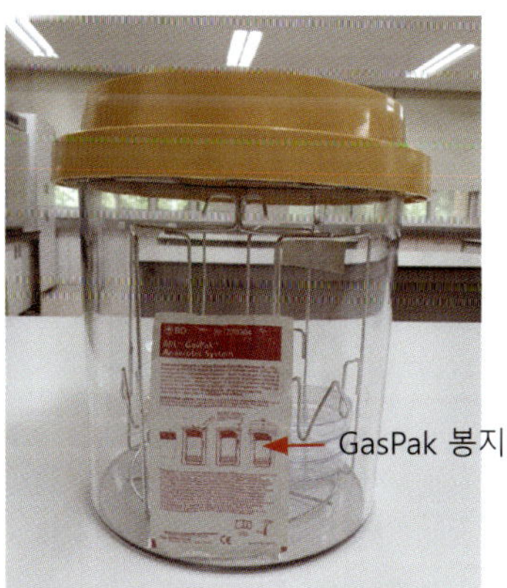

GasPak jar(가스팩 단지)

GasPak jar(가스팩 단지)안에 Gaspak 봉지에 물 10 mL를 넣으면 수소(H_2), 이산화탄소(CO_2)가 발생된다. 가스팩 단지안의 산소(O_2)와 Gaspak 봉지에서 발생된 수소(H_2)와 만나 물($2H_2O$)이 되면서 무산소성 배양이 가능해진다. 지시약인 methylene blue가 무색으로 되거나 1~2시간이 지나 단지내 기벽에 습기가 생기거나 뚜껑이 따뜻해지면(발열반응) 무산소성상태임을 확인하고 배양을 시작할 수 있다.

4) GasPak jar(가스팩 단지) 내 촉매제

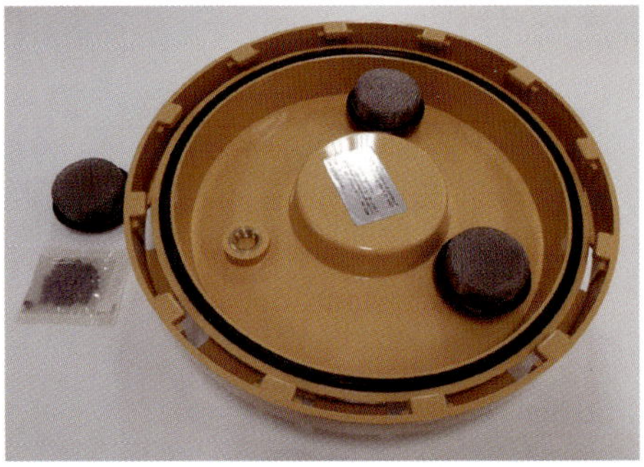

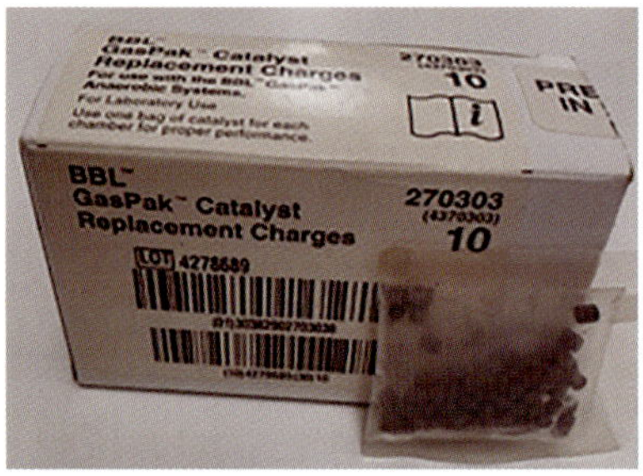

GasPak jar 뚜껑과 팔라듐(palladium pellet)

팔라듐(palladium pellets) 조각은 촉매제로 GasPak jar(가스팩 단지) 뚜겅에 넣어 Gaspak 봉지에서 발생된 수소(H_2)와 GasPak jar 내 산소(O_2)가 반응을 해 물($2H_2O$)이 되는 화학반응을 촉진시키는 역할을 한다.

무산소성 배양의 원리 요약정리

원리	$2H_2 + O_2 \xrightarrow{\text{palladium(촉매제, catalyst)}} 2H_2O$
재료	① GasPak jar(가스팩 단지) ② GasPak 봉지(Disposable hydrogen carbon dioxide generator) : $H_2 + CO_2$생성봉지, 물 10 mL를 넣는다. ③ Palladium (catalyst(촉매제), palladium coated-alumina pellets) : 유입된 산소를 제거, 주 1회 160℃, 2hr 굽거나 불꽃으로 가열하면 활성화 ④ 무산소성 지시약
사용법	• 1회용 GasPak봉지 – 빗금친 부분을 자르고 D.W 10 mL를 첨가, 안의 시료들과 D.W가 작용하여 CO_2, H_2가 발생 • Catalyst 재생할 때: Dry oven에서 160~170℃, 2 hr 가열한 후 마른 용기에 넣어 실온 보관 후 재사용할 수 있다.

지시약	산소성(aerobic)	무산소성(anaerobic)
Methylene blue	blue	colorless
Resazulin	pink	colorless

5) 무산소성 상자(anaerobic chamber, glove box method)

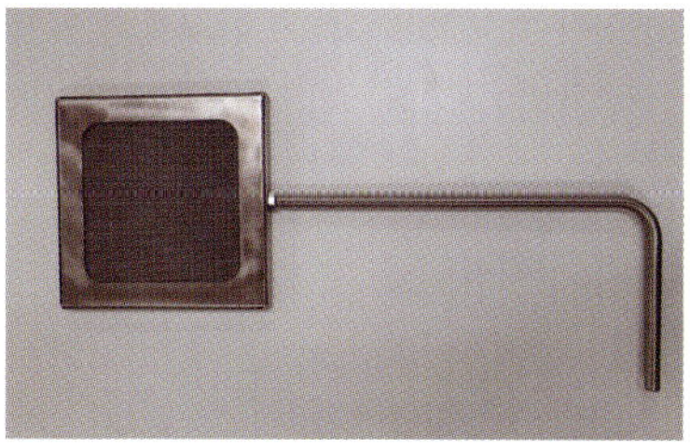

Catalyst cartridge

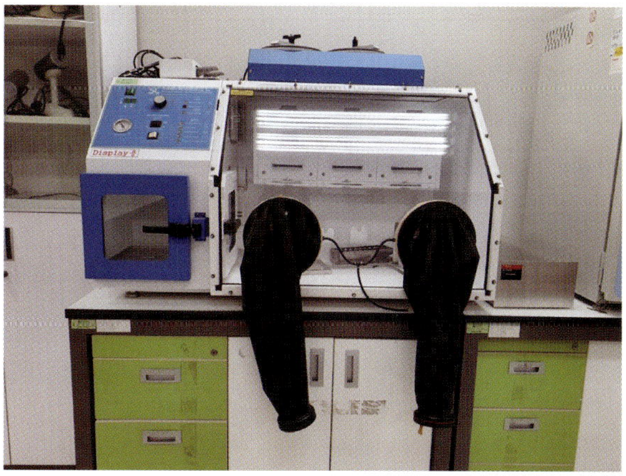

무산소성 배양기

무산소성 세균 배양기로 내부는 N_2 85%, H_2 10%, CO_2 5%의 혼합가스로 차 있으며 Catalyst cartridge(촉매제통; palladium)의 촉매에 의해 무산소성상태가 항상 유지가 된다. 전면은 부드러운 비닐이나 플라스틱으로 외부와 차단되며 밀폐봉입의 장갑으로 손을 넣어 상자안에서 검체를 접종, 배양, 분리 및 동정 할 수 있다.

6) Advanced Anoxomat® III

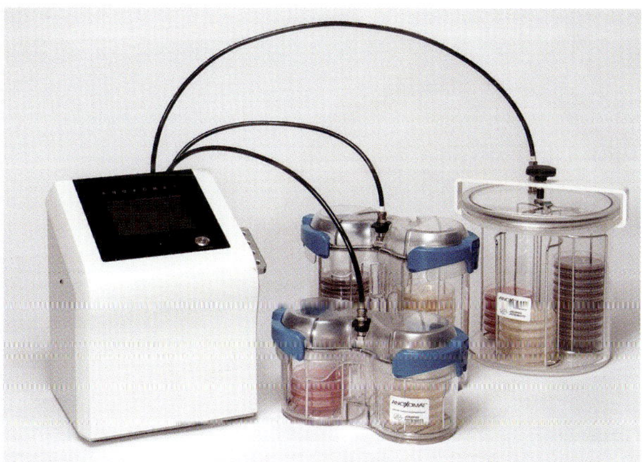

무산소성, 미세산소성, 호탄산세균들의 배양조건을 단시간내에 유지시킬 수 있는 자동화 배양기이다. 다양한 세균들의 산소요구도를 맞춰 사용함으로써 세균의 손실을 최소화하며 혼합가스의 소비를 줄이고 업무의 효율성을 높일 수 있다.

[출처 https://www.aicompanies.com/anaerobic-jar-systems/advanced-anoxomat-iii/]

*Peptococcus*와 *Peptostreptococcus*

1) *Peptococcus niger* 그람염색

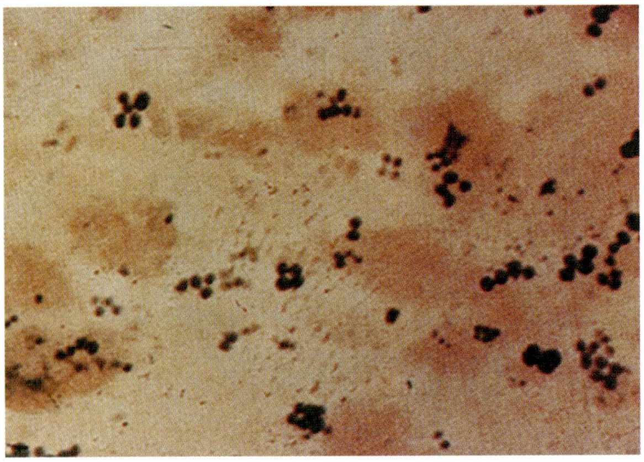

그람양성 알균으로 종(species)은 *Peptococcus niger*뿐이며 포도알균과 유사한 쌍 또는 불규칙한 배열을 보인다. 일반 한천배지에서 검은색 집락을 생성하는 것이 특징인데 드물게 분리된다.

2) *Peptostreptococcus anaerobius* 그람염색

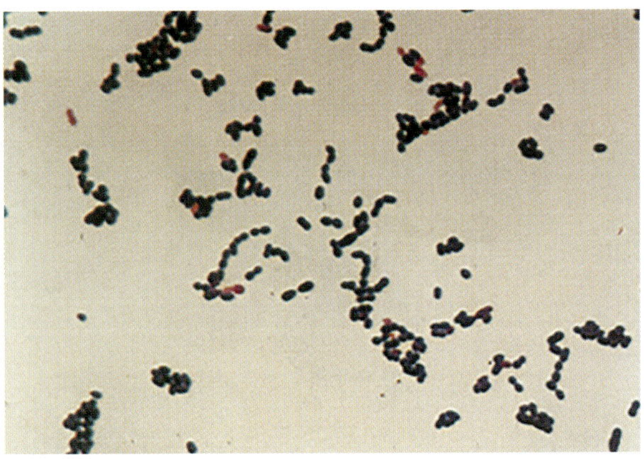

그람양성 알균으로 난원형, 쌍알균 또는 짧은 사슬형을 보이기도 하며 흔히 여성의 하부 생식기에서 분리되며 주로 세균성질염 또는 골반염증성 질환을 일으키기도 한다.

3) *Peptostreptococcus anaerobius* TEP 혈액우무배지 집락

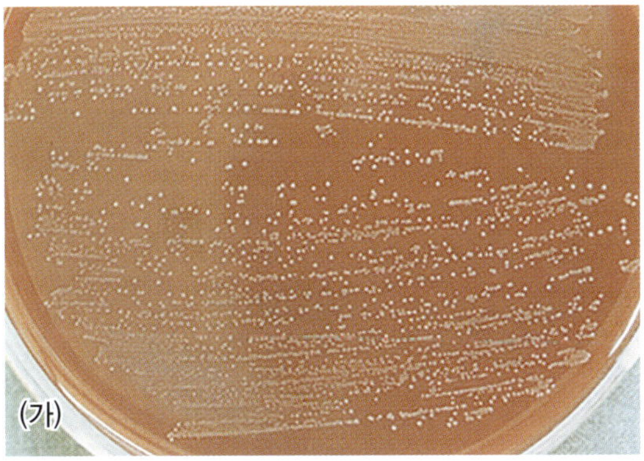

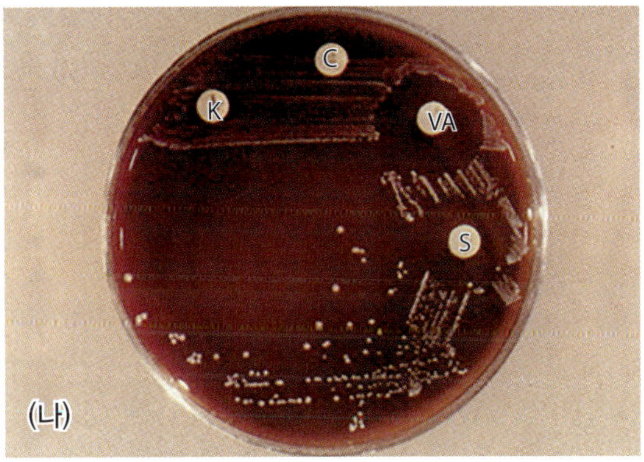

가: 무산소성 조건으로 24~48시간 배양하면 1 mm 정도의 회백색 집락이 생긴다. 또한 무산소성 알균 중에 유일하게 SPS (sodium polyanethole sulfonate)에 12 mm 이상의 억제대를 보여 감수성, Kanamycin과 Colistin에는 내성을 갖는다.

나: K: kanamycin 1000 μg, C : colistin 10 μg;, VA: vancomycin 5 μg, S: sodium polyanethol sulfonate, SPS 1000 μg

4) *Peptostreptococcus* 종감별 시험

Peptostreptococcus 중에 임상에서 자주 볼 수 있는 세균이지만 사실상 그람염색과 무산소성 혈액우무배지에서는 구분하기 어려워 생화학적 검사를 통해서 분류하고 있다.

	Indole	SPS	Urease	Glucose	GS/Col.Morph.
Peptoniphilus asaccharolyticus	+	−	−	−	Clumps, Sl yellow
Finegoldia magna	−	−	−	−	Clusters
Peptostreptococcus. anaerobius	−	+	−	+	Chains, hemo-

Veillonella

1) *Veillonella parvula* 그람염색

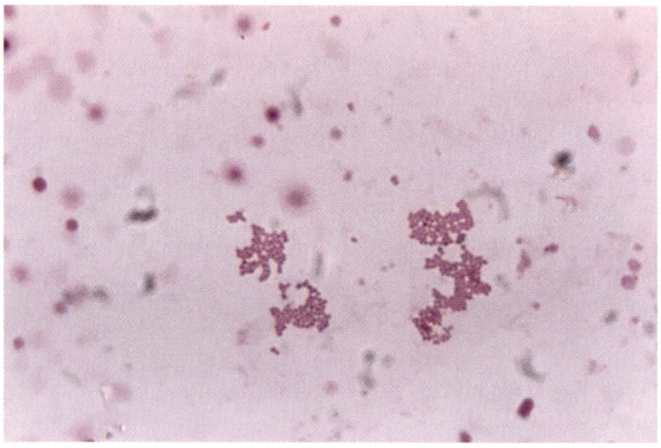

그람음성 알균이며 거의 불규칙한 배열이거나 쌍이다. 주로 사람에는 분리되는 균종은 *V. parvulla*이며 구강에서 발견, 혼합감염에 관여될 수는 있으나 뚜렷한 독력인자는 드물다. 무산소성 혈액우무배지에서 작은 회백색집락을 보이며 자외선 아래에서 약한 적색형광 집락으로 관찰된다.

[출처 : https://en.wikipedia.org/wiki/Veillonella_parvula]

2) *Acidaminococcus fermentans* 그람염색

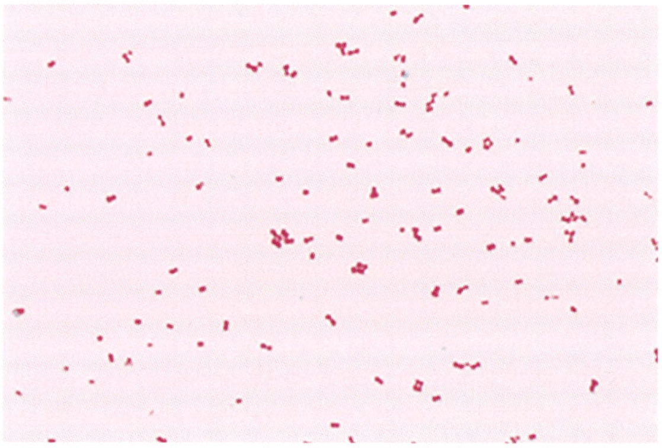

무산소성 그람음성 알균이며, 임상검체에서 거의 분리되지 않는다.

3) *Potency disk test*(무산소성 감수성시험)

무산소성 세균은 산소성 세균에 비해 자라는 속도가 너무 느려 재현성이 부족하며 배양에 까다로운 특성과 증식여부 확인이 어려워 디스크 확산법은 무산소성 감수성 시험에 적합하지 않다. 그러나 치료 방법이 밝혀지지 않은 무산소성 세균에 대해서는 효과적인 항생제 선택을 위해서는 수행하거나 16S DNA 검사로 대치하기도 한다.

	Kanamycin 1000 ㎍	Vancomycin 5 ㎍	Colistin 10 ㎍	SPS 1000 ㎍
Gram positive	V	R	V	
Gram negative	V	S	R	
Veillonella spp	S	R	S	
Peptostreptococcus anaerobius	R	S	R	S
Other gram positive cocci	S	S	R	R

*Cutibacterium*와 Actinomyces

1) *Cutibacterium acnes (Propionibacterium acnes)* 그람염색

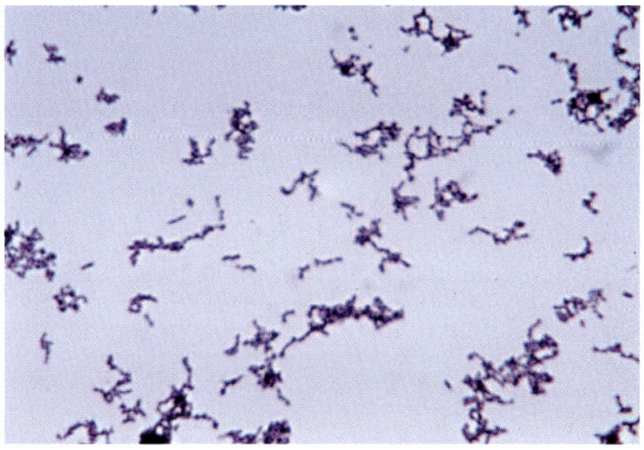

그람양성 가늘고 약간 굽은 막대균이다. 0.3~1.3 μm×1~10 μm 크기이며, 균체 일부가 팽대, 균단은 뾰족하고, 다형태성이다. X, V, Y자 등 분지형 배열을 하고 있다. 피부 정상균무리(normal flora)이다.

[출처 : https://en.wikipedia.org/wiki/Cutibacterium_acnes#/media/File:Propionibacterium_acnes.jpg]

2) *Cutibacterium acnes* 혈액우무배지

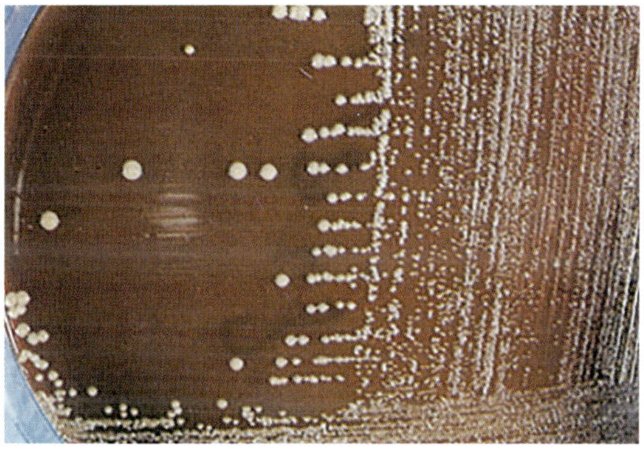

혈액우무배지에서 무산소성 조건으로 4~5일 배양하면 원형, 융기, 불투명, 광택이 있는 집락으로 자란다. 주로 피부, 비인두, 구강에서 분리되며 혈액배양검체에서 드물게 피부오염원으로 발견되기도 한다. 혈액배양, 요추천자, 농양의 흡인을 위한 적절한 소독은 *C. acnes*와 다른 피부오염물질로부터 오염을 감소시키므로 중요하다. 주요 포도당 대사산물로 프로피온산(propionic acid)를 생성함으로 기체-액체 크로마토그래피(Gas liquid chromatography, GLC)로 분리 동정히기도 한다.

3) *Actinomyces israelii* 그람염색

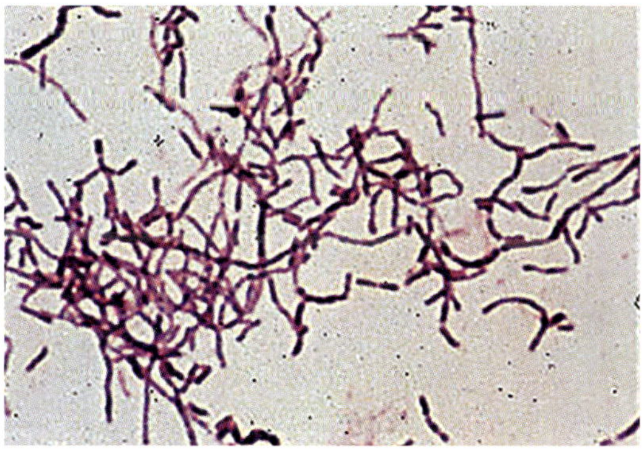

무산소성 그람양성 막대균으로 곧거나 만곡된 막대균으로 주로 염색성이 불규칙적이며 분지를 갖는 진균양 세균이다. 방선균증(actinomycosis)의 농 검체를 현미경 경검시 유황과립(sulfur granule)이 관찰된다.

[출처 : https://www.flickr.com/photos/92708411@N07/8970034149]

4) *Actinomyces israelii* 주사전자현미경

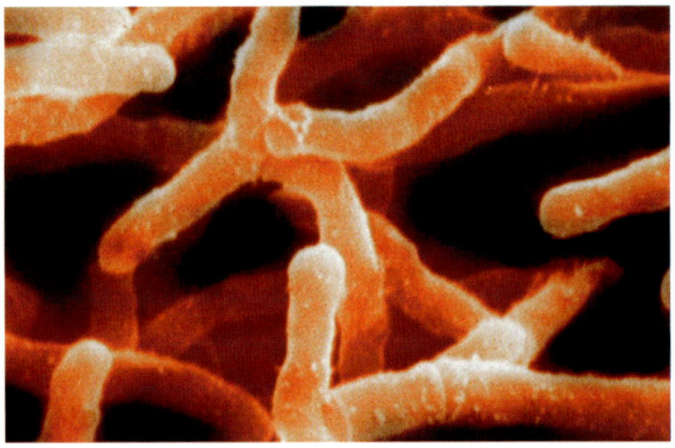

그람염색에서는 잘 구분되지 않은 *Actinomyces israelii*의 긴 분지형으로 햇살모양의 곰팡이와 유사하다.

[출처 : https://en.wikipedia.org/wiki/Actinomyces_israelii]

5) *Actinomyces israelii* 농검체 그람염색

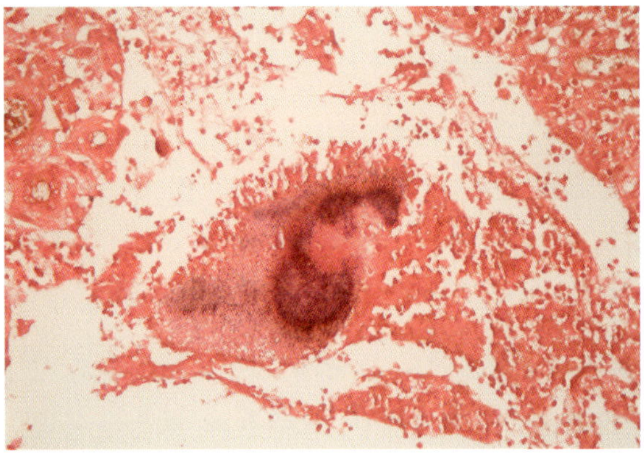

방선균증(actinomycosis) 환자 농검체 사진이다. *Actinomyces israelii*는 농검체에서 주로 중심부는 균사체가 방사형으로 주위는 곤봉형소체로 덩어리가 관찰되는데 이를 유황과립(sulfur granule)이라고 한다.

[출처 : https://commons.wikimedia.org/wiki/File: Actinomycosis_GRAM%27S.JPG]

6) *Actinomyces israelii* 혈액우무배지

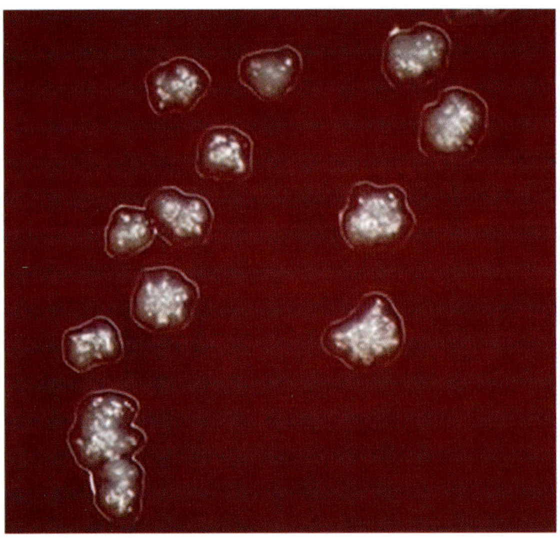

검체를 혈액우무배지에 접종 후 1~2주 배양 시 건조하고 부서지기 쉬운 모양의 '어금니집락(molar tooth)'이 관찰되는 것이 *Actinomyces israelii*의 주요 특징이다.

*Bacteroide*와 Fusobacterium

1) *Bacteroides fragilis* 그람염색

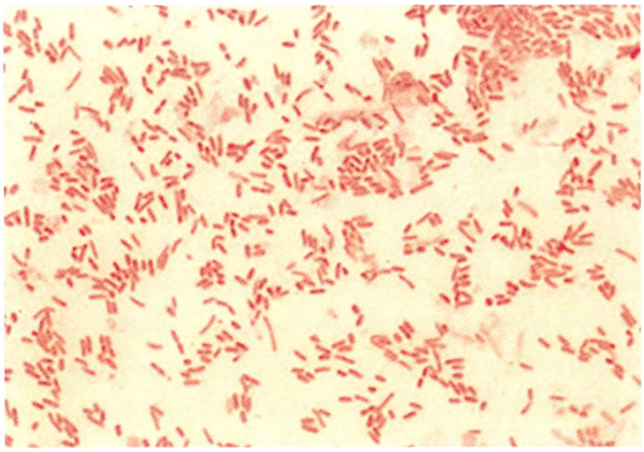

그람음성 막대균이며 끝이 둥글고 약간 다형태성으로 안전핀 모양의 염색성을 갖는다. *Bacteroides fragilis*는 무산소성세균 중에 가장 흔히 분리되는 세균으로 특히 *Bacteroides* 감염의 50%을 차지한다.

[출처 https://en.wikipedia.org/wiki/Bacteroides_fragilis#/media/File:BacteroidesFragilis_Gram.jpg]

2) 골반 농양검체의 *Bacteroides fragilis*

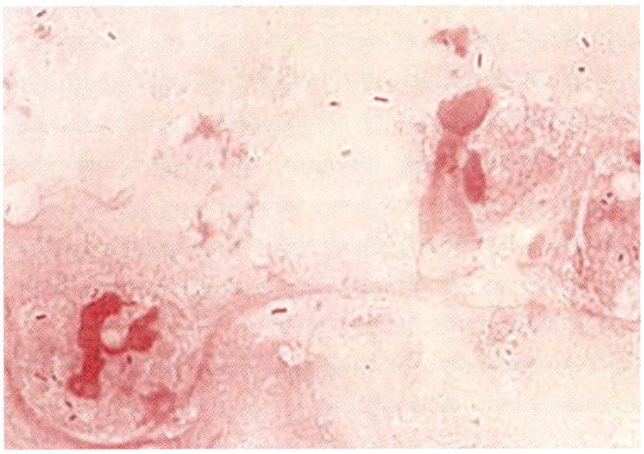

*B. fragilis*는 특히 장내세균 중에 가장 우세종으로서 무산소성 균 감염 중 가장 빈도가 높은 세균이다. 복부와 비뇨생식기의 농양, 복막염 등의 외과적 감염증, 균혈증을 일으킨다. 주로 다형태성이며 불규칙한 염색성을 보이는 것이 특징이다. 균체 주변에 협막도 보인다.

3) *Bacteroides fragilis* 혈액우무배지

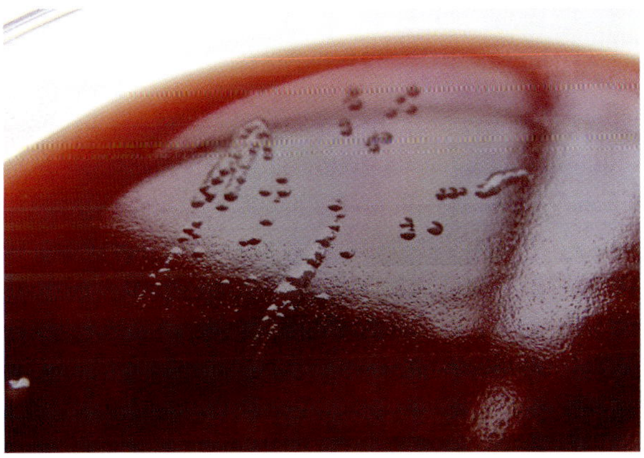

혈액우무 배지에 균을 접종하여 37°C 24~48시간 무산소성 조건으로 배양하면 1~3 mm 원형의 평활하고 회백색의 광택성 집락이며 용혈은 없다. 집락의 특성으로는 간장졸인 냄새가 난다.

[출처: https://commons.wikimedia.org/wiki/File:Bacteroides fragilis on Fastidious Anaerobe Agar-Sensitive to Metronidazole-=Detail-%281%29.jpg]

4) *Bacteroides fragilis* 항균제감수성 시험

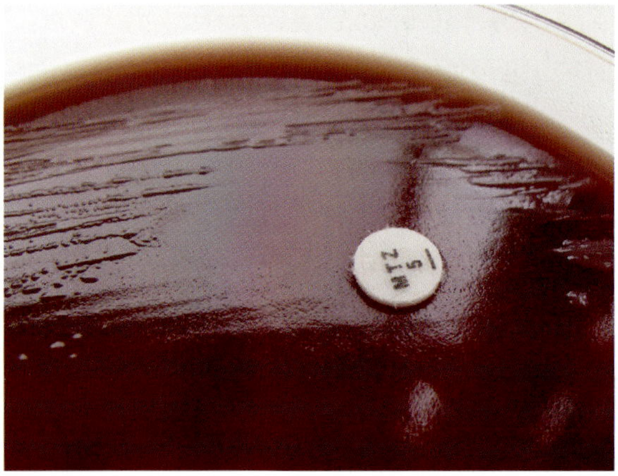

*Bacteroides fragilis*는 Metronidazole 감수성, Kanamycin, Vancomycin, Colistin 내성이다. *Bacteroides fragilis*가 무산소성 세균 중에 β-lactamase 생성으로 항생제 내성이 강하다.

[출처 : https://commons.wikimedia.org/wiki/File:Bacteroides fragilis on Fastidious Anaerobe Agar-Sensitive to Metronidazole-Detail.jpg]

5) *BBE (Bacteroides Bile Esculin)*에서의 *Bacteroides fragilis* 집락

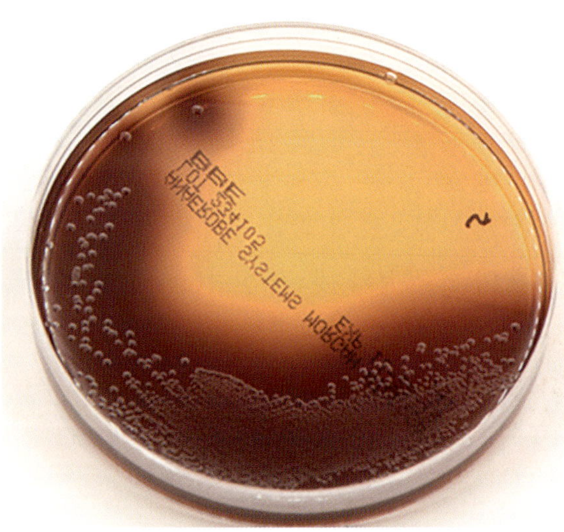

Bacteroides fragilis BBE 배지에서 흑색집락 관찰은 동정의 주요 특징인데 BBE 배지는 *Bacteroides fragilis*의 선택배지로 조건무산소성 세균을 억제하기 위해 gentamycin, 무산소성 그람양성 막대균 억제을 위해 20% bile(담즙)이 포함된다. *Bacteroides fragilis*는 이 배지에서 20% bile(담즙)에 내성이고, Esculin를 가수분해해서 철성분(Ferric ammonium citrate)과 결합하여 흑색 집락을 형성한다.

[출처: https://anaerobesystems.com/products/plated-media/bacteroides-bile-esculin-agar-bbe/]

6) *Prevotella melaninogenica* 그람염색

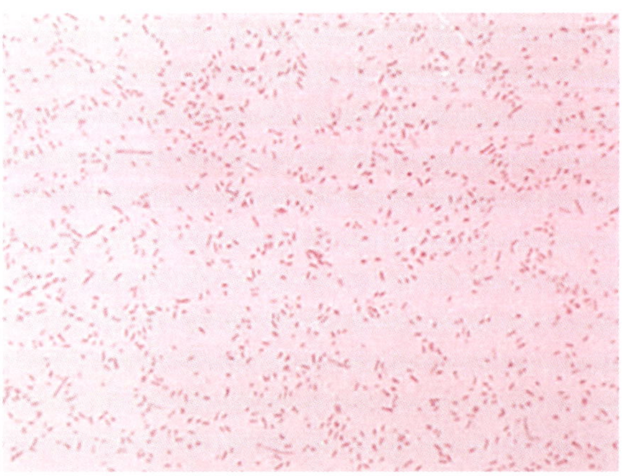

연한 분홍색으로 보이는 그람음성 작은 짧은 막대균(구간균, coccobacillus)으로 크기는 0.3~0.4 μm × 0.6~1.0 μm이다.

7) *Prevotella melaninogenica* 혈액우무배지

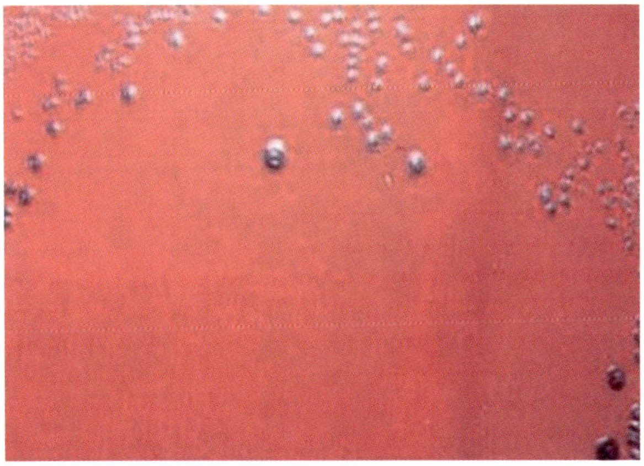

*P. melaninogenica*를 혈액우무배지에 7일간 배양을 하면 색소 생성에 의해 0.5~2 mm 갈색 또는 검은색 집락이 보인다. 자외선으로 조사하면 대개는 벽돌색 형광을 나타내는 것이 주요 특징이다. 특히 용혈된 혈액(laked blood) 우무배지에서는 흑색 집락이 빨리 나타난다. 무산소성 세균은 배양하기 까다로워 영양 강화를 위해 Hemin과 vitamin K 첨가 및 토끼 또는 사람의 혈액이 좋다.

8) *Fusobacterium nucleatum* 그람염색

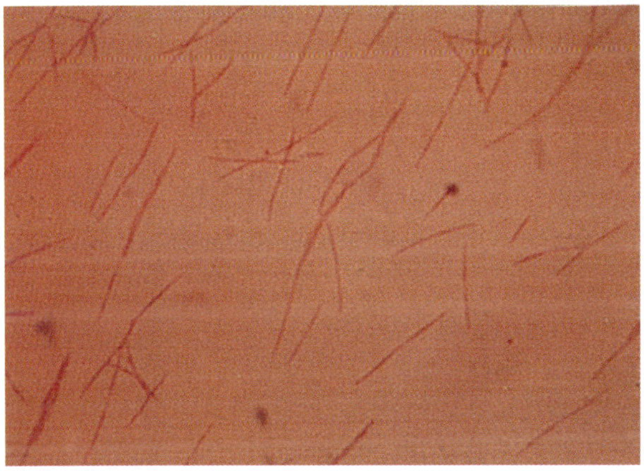

균단이 가늘고 뾰족한 긴 필라멘트를 가진 방추형 모양을 갖는 그람음성 막대균이다. 균체 길이는 5~10 μm인데 작은 방추형인 것도 있다. 흔히 분리되는 곳은 치주질환, 근관감염, 치아농양에서 발견된다.

9) *Fusobacterium nucleatum* 혈액우무배지

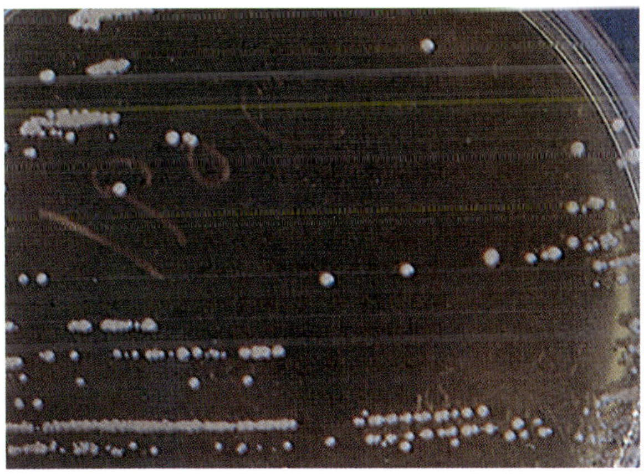

혈액우무 배지상에서 집락의 형태가 다양하고 빵가루 또는 부스러기와 같은 과립상의 비슷한 형태를 갖는다. 집락의 크기는 1~2 mm이며 불규칙하고, 융기, 회색, 불투명의 집락이다.

8

CHAPTER **06** 무산소성 아포형성 그람양성 막대균

1. *Clostridium* 속

Clostridium perfringens (C. welchii)

1) *Clostridium perfringens* 그람염색

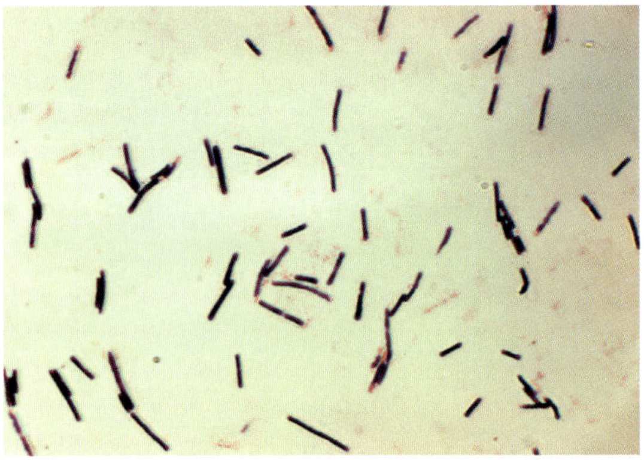

그람양성 막대균으로 끝이 둥근 모양으로 양단이 평행하여 마치 기차 모양으로 관찰된다. 아포는 원형이고 균의 끝에 위치하지만 잘 관찰이 되지 않는 것이 특징이며 협막도 있다.

[출처 : https://pixnio.com/science/microscopy-images/clostridium-perfringens/photomicrograph-reveals-clostridium-perfringens-grown-in-schaedlers-broth-using-gram-stain]

2) *Clostridium perfringens* 혈액우무배지

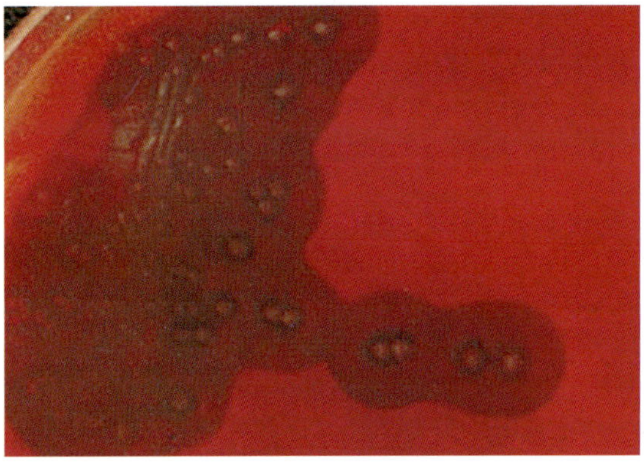

C. perfringens 혈액우무배지에서 이중용혈(double zone hemolysis)은 주요 동정 특징이다. 이중용혈의 안쪽은 완전용혈(θ-toxin)이고 바깥쪽은 불완전용혈(α-toxin, 즉 lecithinase 때문임)을 보인다.

* *C. perfringens*는 아포가 잘 안보이고 이중용혈 및 다량의 가스를 생성되는 것이 특징이다.

3) *Litmus milk media*에서 *Clostridium perfringens*

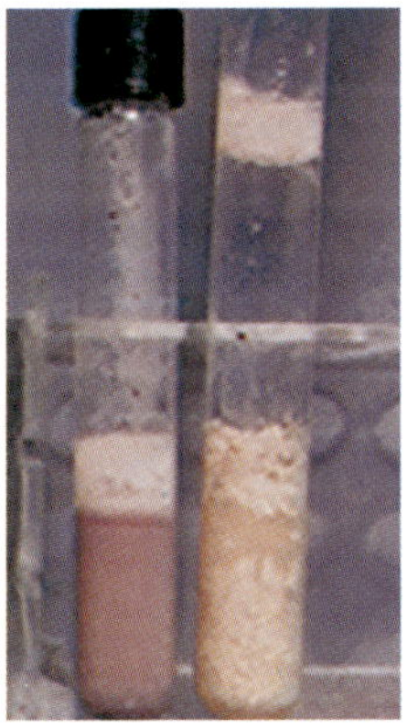

*C. perfringens*는 Litmus milk media에 포함된 젖당(유당, lactose)을 강력하게 분해하여 다량의 가스와 산을 생성하는 폭풍발효(stormy fermentation) 현상을 나타낸다. 이는 다량의 생성된 산에 의해 우유단백(casein)을 응고시키고 격심한 가스에 의해 우유단백이 붕괴되는 것을 말한다.

4) *C. perfringens* 음화염색으로 관찰한 아포

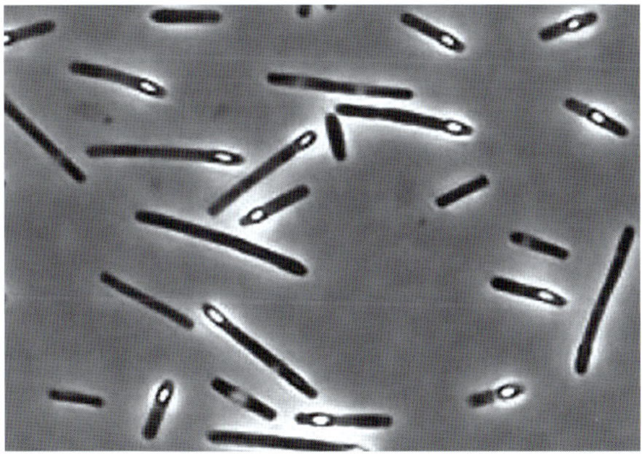

C. perfringens 원형의 아포가 세균의 말단부에 주로 위치하고 있는 것을 관찰할 수 있다.

[출처 : https://commons.wikimedia.org/wiki/File:Clostridium_perfringens_sporulating.jpg]

5) 레시틴나아제(Lecithinase test; Nagler reaction) 시험

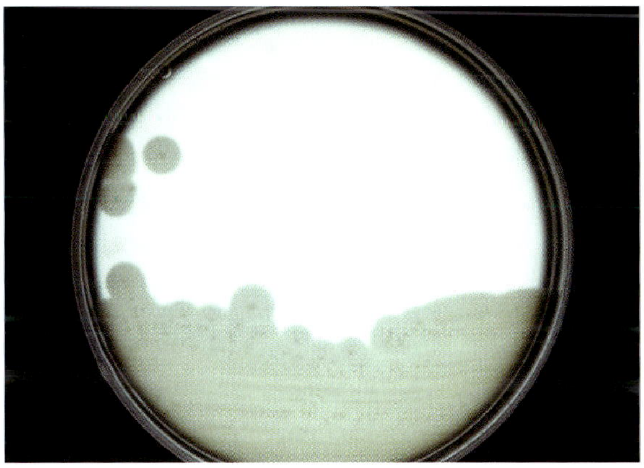

Egg yolk agar 배지에 *C. perfringens* 접종하여 24시간 배양을 하면 α 독소인 lecithinase 생성되고 생성된 lecithinase는 배지에 포함된 lecithin를 분해해서 Egg yolk agar에서 혼탁한 환을 형성한다.

6) α 항독소 중화시험(antilecithinae test)

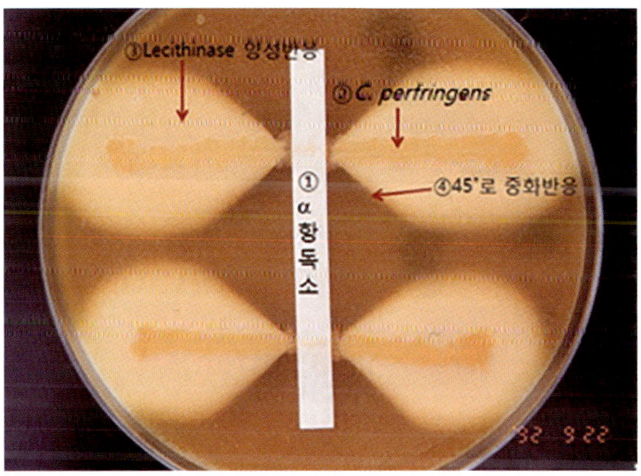

egg-yolk agar(Egg yok agar)에 ① 항α-독소(anti-α toxin) strip을 놓고 수평으로, ② *C. perfringens* 세균은 strip과 닿지 않게 접종한 후 24시간, 37℃ 무산소성 배양하면 ④번과 같은 중화반응이 관찰된다.

결과: strip의 항α-독소(anti-α toxin)와 *C. perfringens*가 생성하는 lecithinase(α-toxin)가 만나면 45℃ 방향으로 주변이 중화가 되어 혼탁한 환(침강반응)이 억제가 되어 투명하게 되면 양성이다. 즉 항독소 strip에 *C. perfringens* 주변이 투명하다면 중화시험에 양성을 판정한다.

7) *C. perfringens*의 역 CAMP 시험

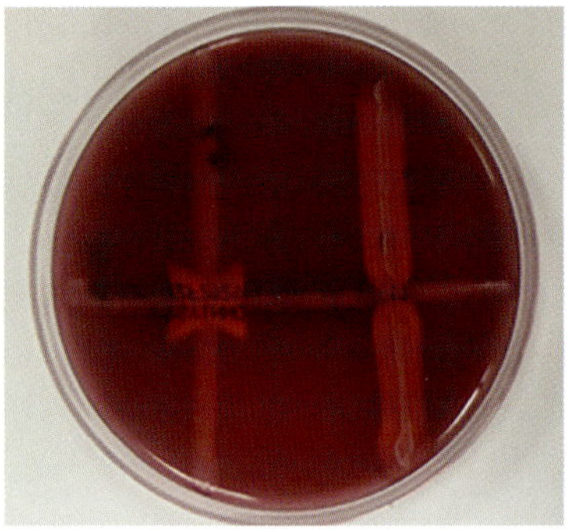

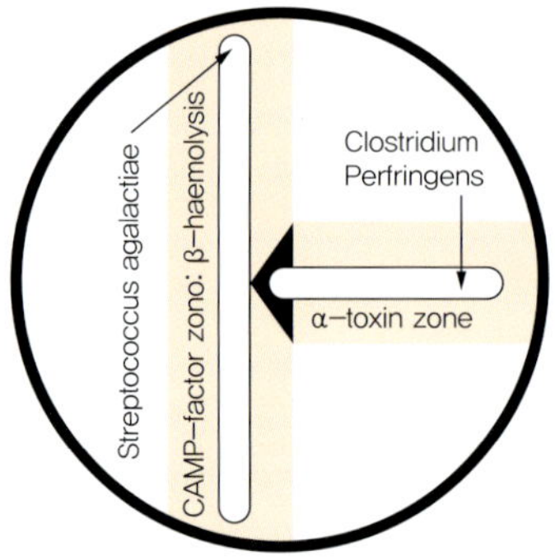

면양혈액우무배지에 *Streptococcus agalactiae*를 가로로 접종하고 수직으로 *C. perfringens*를 서로 닿지 않게 접종하여 24시간, 37℃ 무산소성으로 배양하면 사진과 같이 화살촉 모양의 용혈환이 거꾸로 나타나는데 이를 두고 역CAMP (reverse CAMP) 시험에 양성이라고 한다.

8) Rap ID ANA II system (Rapid Enzymatic system)

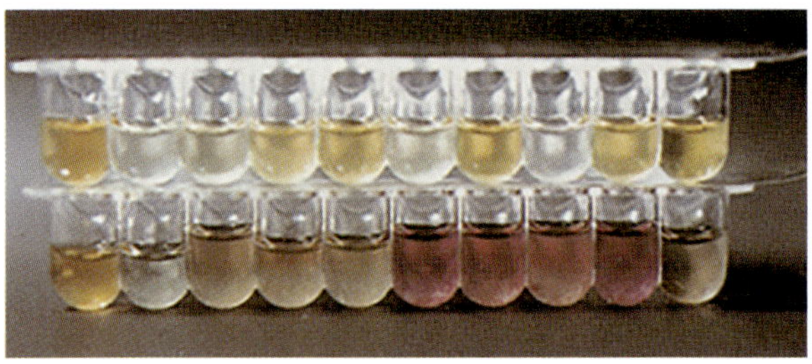

무산소성 세균을 신속동정용 kit인 IDS Rap ID ANA II system에 균액을 접종하여 4시간 배양한 후 생화학적 반응결과를 감별 chart에 비교하여 동정한다. 예를 들면 수치를 합한 코드번호가 035163으로 나왔다면 코드번호 전용 profile에 대조해 보고 맞는 수치 번호에 있는 균명을 보고한다.

9) API 20A kit

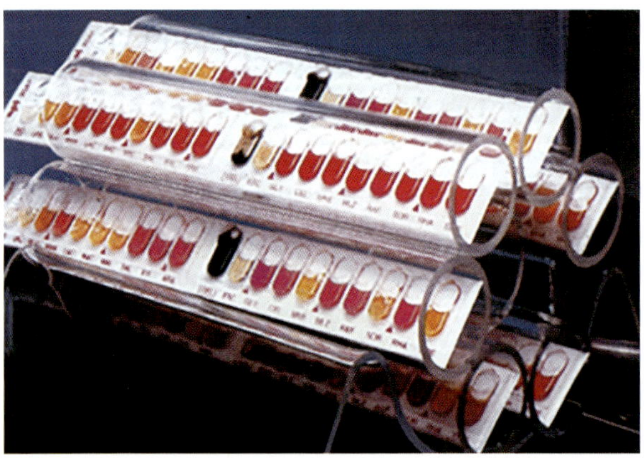

Clostridium 균종을 비롯한 무산소성 세균 동정용 키트이다. API 20A kit에서 24시간 배양 후 1차 판정하고 결과가 애매할 때는 하루 연장하여 결과를 판정한다.

Clostridium botulinum

1) *Clostridium botulinum* 그람염색

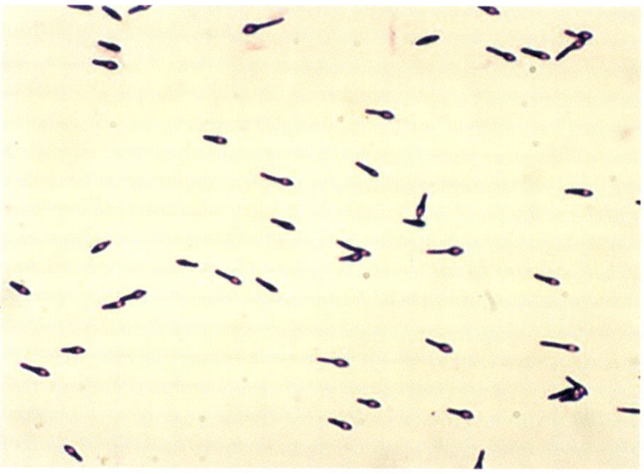

5 × 1.0 μm로 말단이 둥글고 곧거나 약간 만곡된 그람양성막대균으로 아포는 난원형이며 아말단에 주로 위치한다. 배열은 쌍이거나 짧은 사슬형으로 불규칙적이다. 보툴리눔독소증(botulism)을 유발해 신경마비 및 호흡곤란 장애 등으로 사망에 이르게 한다.

[출처: https://pixnio.com/science/microscopy-images/botulism-clostridium-botulinum/there-are-seven-types-of-botulism-toxin-designated-by-the-letters-a-through-g-only-types-a-b-e-and-f-cause-illness]

2) 면양 혈액우무배지에서 *Clostridium botulinum* 집락

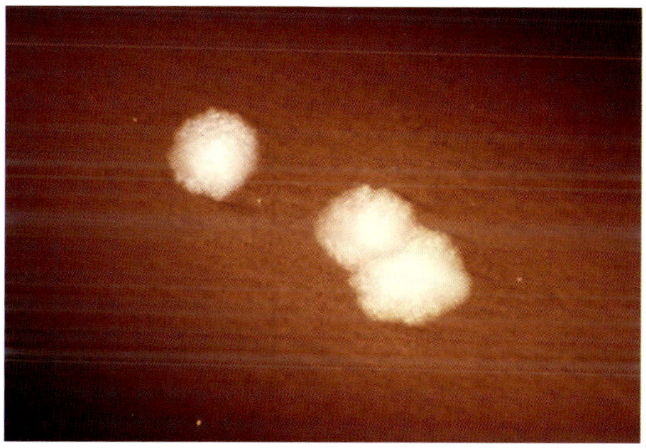

면양 혈액우무배지에서는 크고 가장자리가 불규칙적인 원형의 반투명한 회색 집락으로 β용혈을 나타낸다.

[출처: https://paramedicsworld.com/clostridium-botulinum/morphology-culture-characteristics-of-clostridium-botulinum/medical-paramedical-studynotes]

3) Egg yolk agar에서 *Clostridium botulinum* 집락

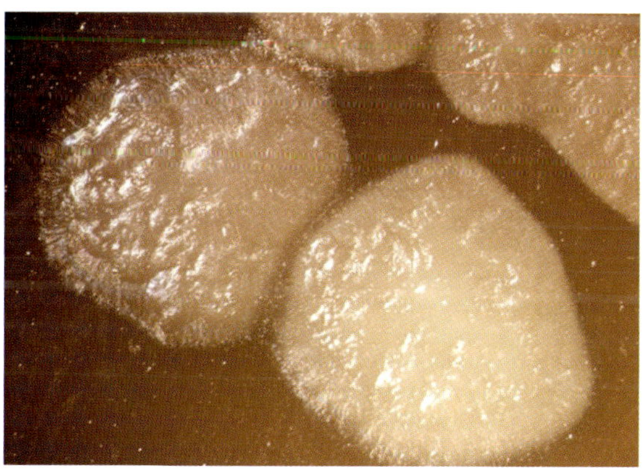

Egg yolk agar에서는 면양혈액우무배지의 집락과 거의 유사하나 불투명한 회백색 집락이며 β용혈이 보이지 않는다.

[출처: https://pixnio.com/science/microscopy-images/botulism-clostridium-botulinum/lostridium-botulinum-a-toxin-producing-bacterium-which-is-also-a-member]

8

Clostridium tetani

1) *Clostridium tetani* 그람염색

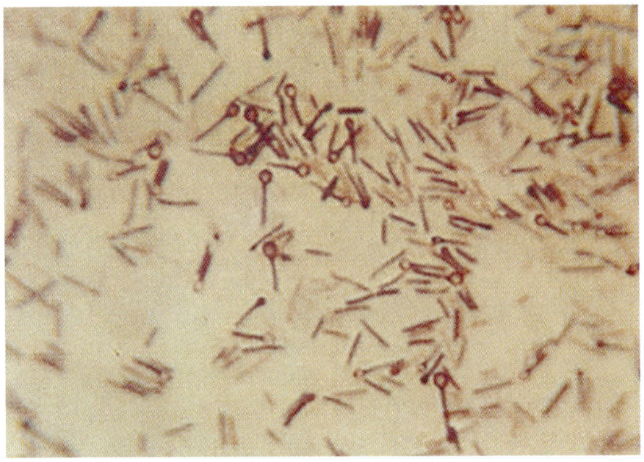

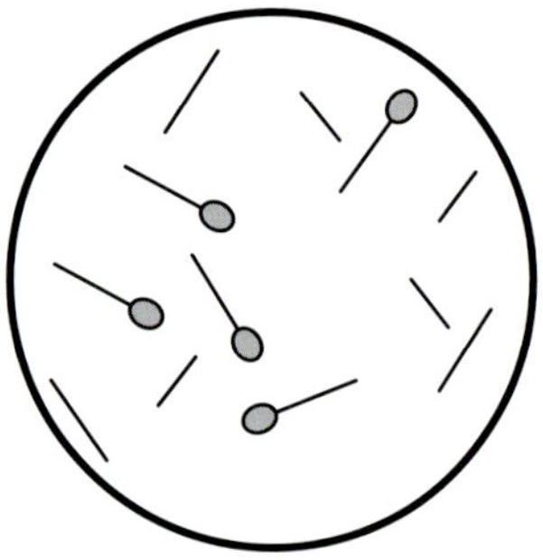

그람양성 긴막대균으로 균체 한쪽 끝에 원형의 아포가 말단(terminal spore)에 위치해 라켓 모양 또는 북채 모양(drum stick)으로 관찰되는 것이 주요 특징이다. 주모성 편모로 유주현상이 있으나 협막은 없다. 파상풍균은 작은 상처를 통해 침입하여 강력한 신경독소인 tetanospasmin을 생성하여 파상풍을 일으킨다.

[출처: https://commons.wikimedia.org/w/index.php?search=Clostridium+tetani&title=Special:MediaSearch&go=Go&type=image]

2) *C. tetani*의 음화염색 표본

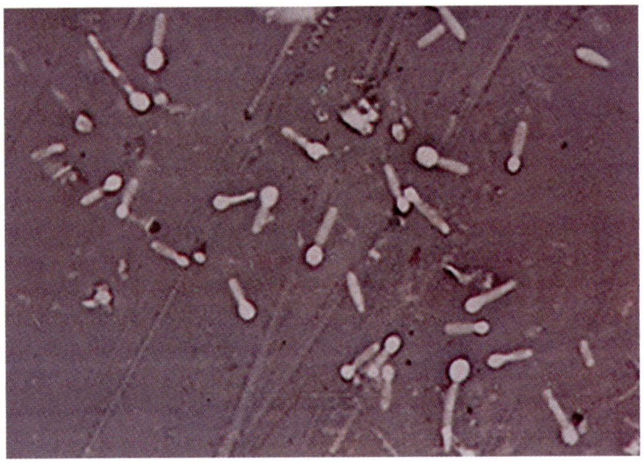

Nigrosin 염색에 의해 관찰된 *C. tetani*의 특징적인 형태는 균체 말단에 아포를 형성하여 마치 라켓 모양 또는 북채 모양(drum stick)을 이루는 것이 특징이다.

3) *C. tetani* 의 유주현상

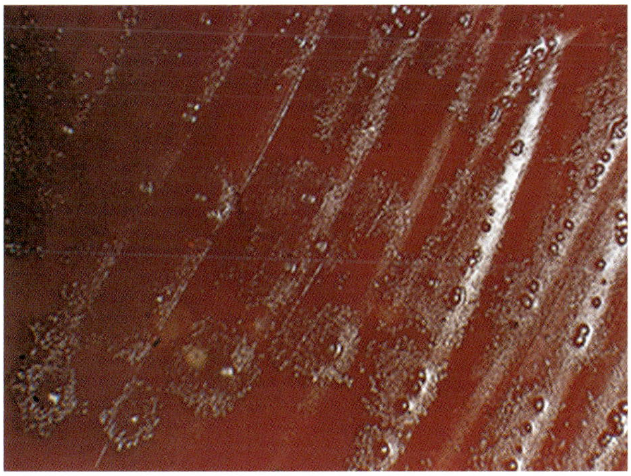

*C. tetani*를 혈액우무배지에 접종하여 무산소성으로 24~48시간 배양하면 배지평면에 불규칙적으로 느리게 퍼지는 유주현상 집락을 형성하고 집락 가장자리가 불규칙적이고 용혈성을 보인다.

4) *Clostridium tetani* 편모염색

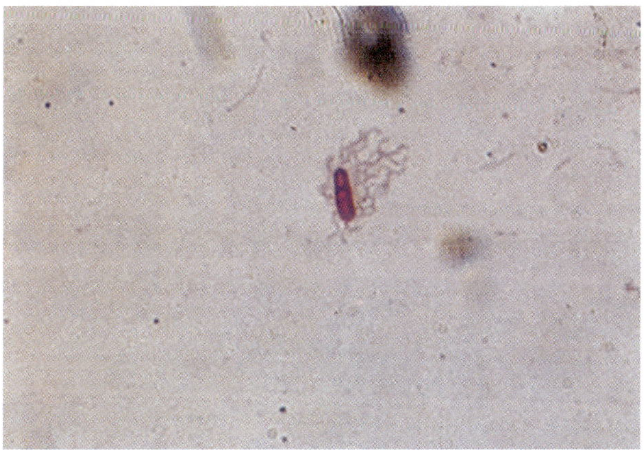

파상풍균은 주모성 편모에 의한 운동성을 r 가지며 무산소성 혈액우무배지에서는 유주현상을 보이기도 한다.

5) *Clostridium tetani* 집락

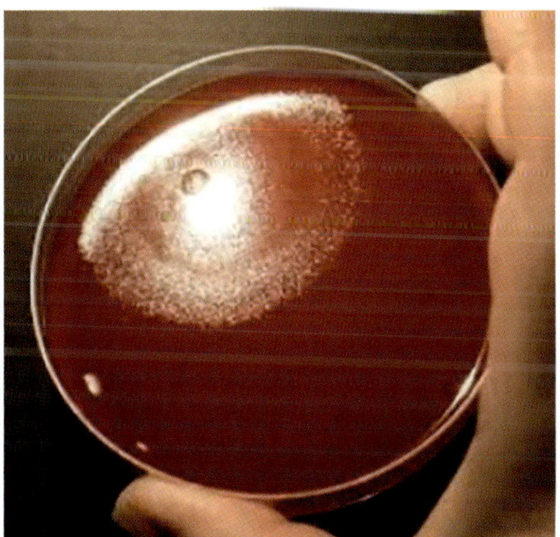

혈액우무 배지에 접종하여 무산소성 조건으로 배양하면 투명하고 회백색의 느리게 자라는 유주현상(swarming) 집락이 보인다.

Clostridioides difficile(예전 : *Clostridium difficile*)

1) *Clostridioides difficile* 그람염색

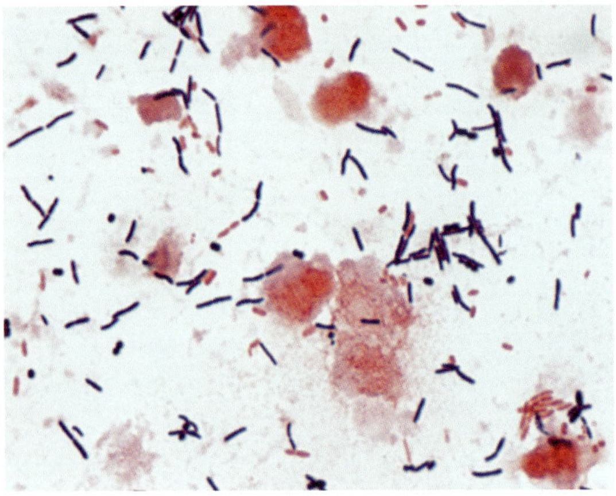

거짓막잘록창자염(위막성 대장염) 환자의 설사변을 그람염색한 사진이며 그람양성의 곧은 긴 막대균과 백혈구가 보인다.(×1000)

[출처: https://www.bing.com/images/search?q=Clostridium+Difficile+Stool&form=INLIRS&first=1&tsc=ImageHoverTitle]

2) *Clostridioides difficile* 그람염색

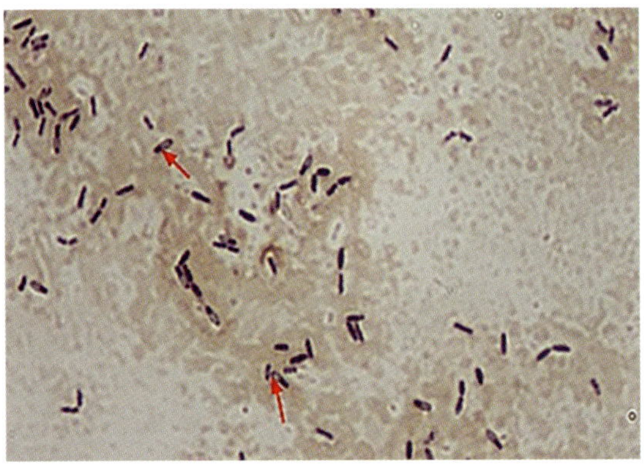

그람염색으로 *Clostridioides difficile* 난원형의 말단에 위치한 아포를 확인할 수 있다.

[출처: https://commons.wikimedia.org/w/index.php?search=c.+difficile+gram+stain&title=Special:MediaSearch&go=Go&type=image]

3) 주사전자현미경 관찰된 *Clostridioides difficile*

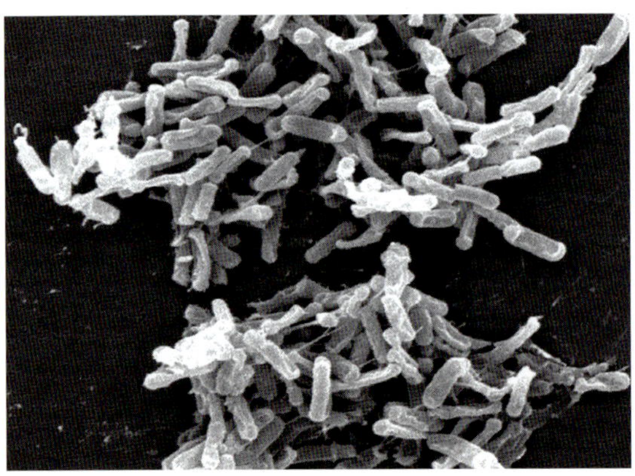

환자의 설사변 검체를 주사전자현미경을 관찰한 사진으로 전형적인 곧거나 약간의 만곡된 형태의 그람양성막대균으로 양단의 끝이 둥근 형태를 이루고 잘 발달된 주모성 편모도 볼 수 있다.

[출처 : https://ko.wikipedia.org/wiki/%ED%81%B4%EB%A1%9C%EC%8A%A4%ED%8A%B8%EB%A6%AC%EB%94%94%EC%9B%80_%EB%94%94%ED%94%BC%EC%8B%A4#/media/%ED%8C%8C%EC%9D%BC:Clostridium_difficile_01.jpg]

4) Cycloserine-Cefoxitin-Fructose Agar (CCFA)에서 관찰된 *Clostridioides difficile* 집락

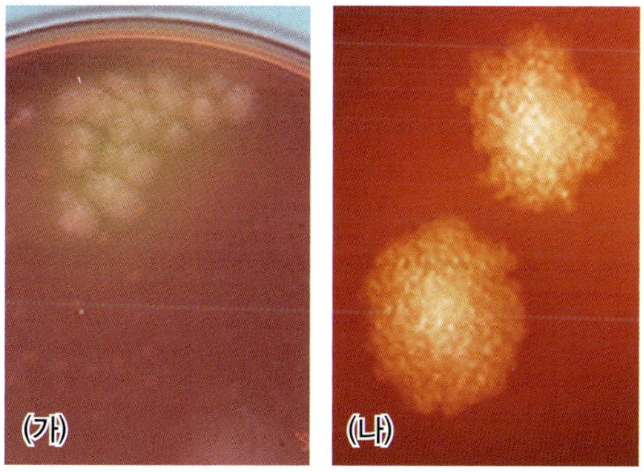

[출처: (가) https://commons.wikimedia.org/wiki/File:Clostridium_difficile_colonies.png, (나) https://en.wikipedia.org/wiki/Clostridioides_difficile_infection#cite_note-85]

CCFA 배지는 거짓막잘록창자염(위막성 대장염) 또는 항균제 유발설사을 일으키는 *C. difficile*의 선택배지로 37℃, 48시간 무산소성 배양하면 집락은 크고(2~3 mm) 황색의 불규칙한 모양(나무뿌리 모양)의 집락이 관찰된다. 자외선(UV)으로 쪼이면 녹색 형광을 나타내며 ρ-cresol의 특징적인 냄새가 난다. 혈액우무배지에서는 용혈이 보이지 않으나 엷은 황색 집락을 보인다.

가: CCFA 배지

나: 혈액우무배지

5) *Clostridioides difficile*의 아포염색

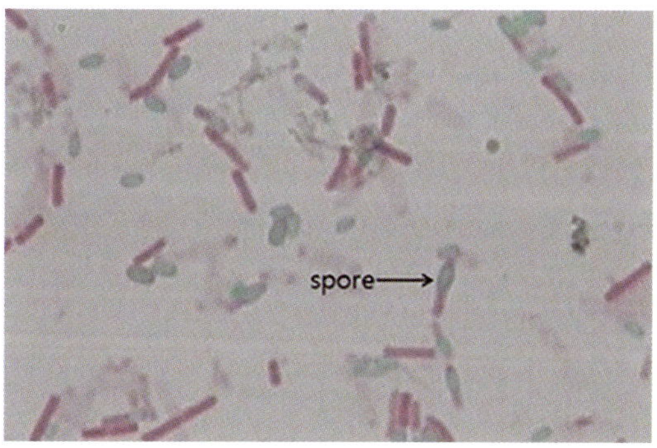

Wirtz-Conklin 염색은 아포를 감별하기 위한 특수 염색으로 아포(spore)는 녹색, 균체는 적색으로 보인다.

6) *chromID C. difficile* 배지(chromID CD, bioMerieux, Marcyl'Etoile, France)

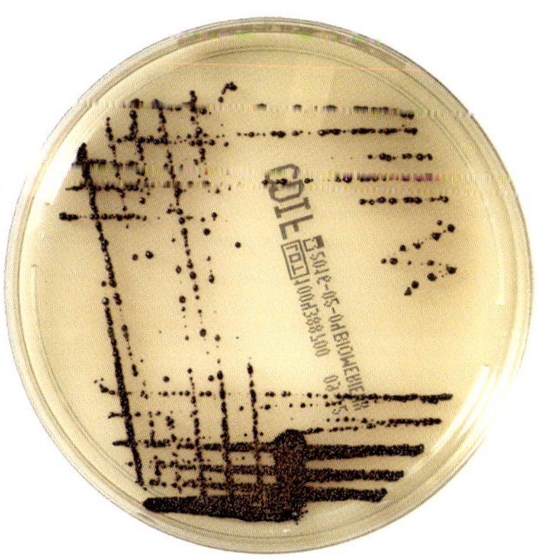

ChromID *C. difficile* agar는 *C. difficile* 배양을 촉진하는 선택배지로 *C. difficile*이 배양될 경우 불규칙한 경계를 가진 회색 혹은 검은색 집락이 특징적으로 나타난다. 대변검체를 무산소성 환경에서 37℃, 18~24시간 배양한 후 결과를 판독할 수 있어 비교적 균주 확인이 쉽고 민감도가 상대적으로 높은 장점이 있다.

5) *C. difficile* 독소생성시험

(가) *Clostridium difficile*을 진단하는 One step법(CDT)

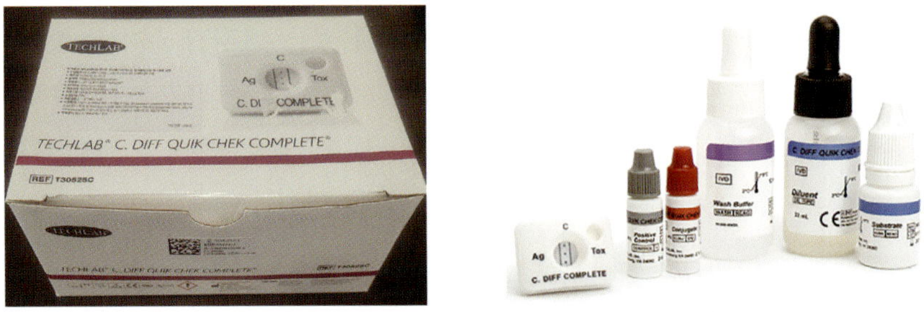

[출처: https://www.techlab.com/diagnostics/c-difficile/c-diff-quik-chek-complete/]

*C. difficile*의 진단은 배양과 독소생성시험으로 확인하는데 최근에는 ①*Clostridium difficile* GDH 항원과 Toxin A+B를 동시에 측정하는 one step법(C. DIFF QUIK CHEK COMPLETE® ; EIA)과 ②real-time PCR(독소유전자검출; Xpert C. difficile assay) 통해 진단한다. *C. difficile*의 민감도를 높이기 위해 ToxinA(장독소; enterotoxin, Tcd A)와 Toxin B(세포독소; cytotoxin, Tcd B)를 검출해서 독성 균주를 분별하고 GDH(글루탐산탈수소효소; glutamate dehydrogenase) 항원 검출은 C. difficile의 공통 항원을 검출하고 있다.

(나) One step법(CDT) 결과

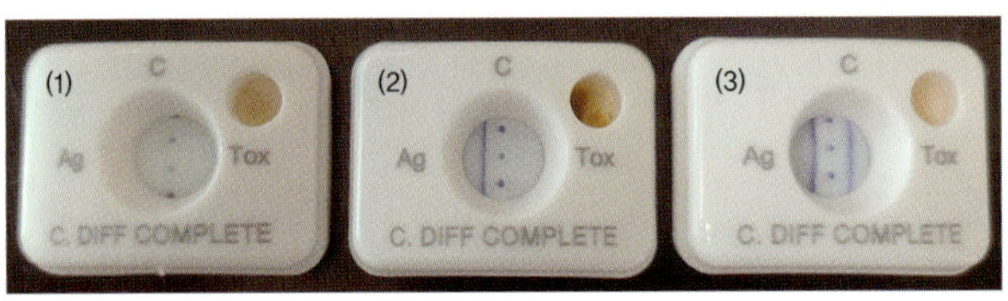

(1) GDH-Toxin-(Negative result)
(2) GDH+ Toxin-(Positive antigen result)
(3) GDH+Toxin+(Postive antigen and Toxin result)

(다) Real-time PCR(독소유전자검출법)

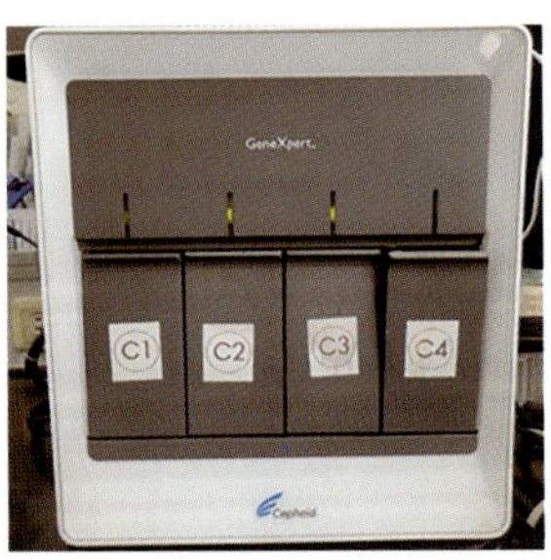

< GeneXpert ; realtime PCR 장비>

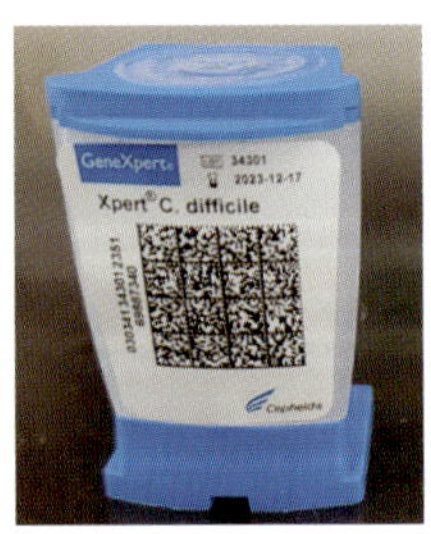

< 검체 접종하는 cartridge >

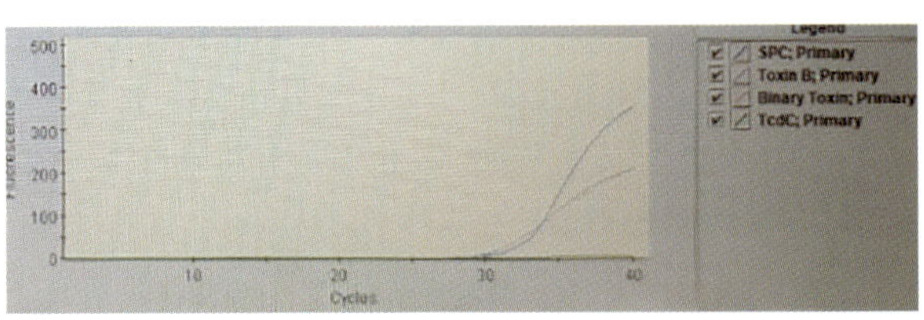

< 결과모니터 : *C. difficile* 양성그래프 >

6) *C. difficile* 환자의 대장내시경검사

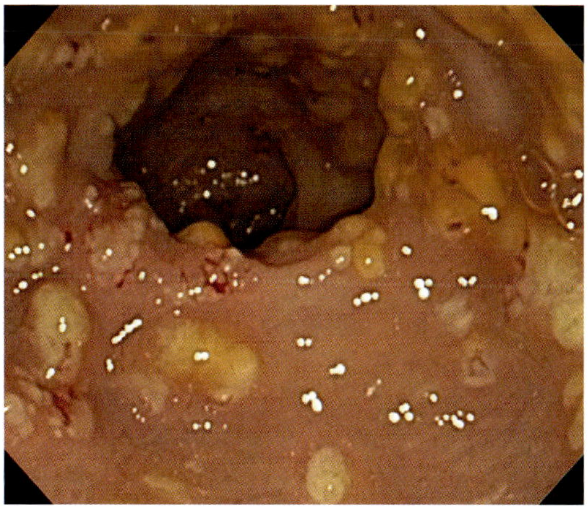

거짓막잘록창자염(위막성 대장염) 환자의 대장내시경 검사 사진으로 구불결장(sigmoid colon) 벽에서 노란색 위막(yellow psedomembrane)이 관찰된다.

7) *C. difficile* 환자의 병리조직검사

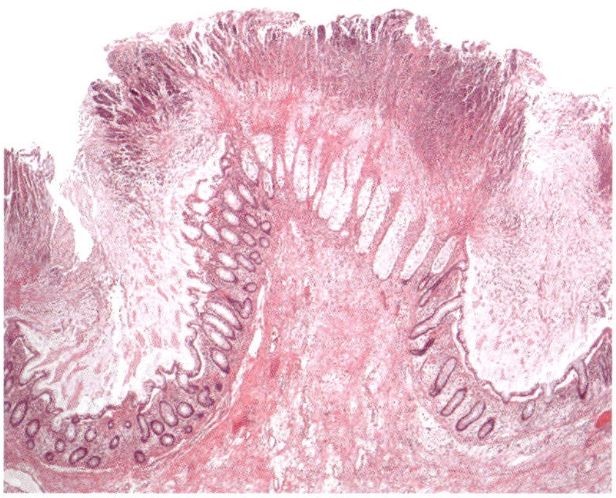

위막을 H&E 염색을 한 사진이다.

[출처: https://en.wikipedia.org/wiki/Clostridioides_difficile_infection]

Clostridium sporogens

1) 혈액우무배지에 발육된 *C. sporogens* 집락

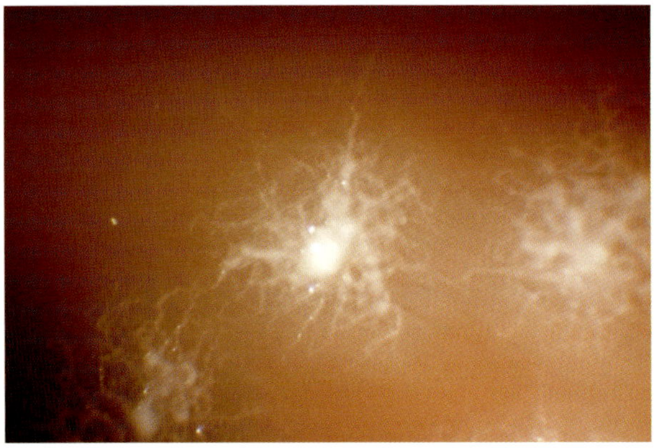

혈액우무 배지에서 무산소성 조건으로 37℃ 48시간 배양하면 배지 표면에 뿌리 모양으로 넓게 퍼지고 중앙이 불룩하게 자라 마치 계란 프라이 모양 같기도 하다.

[출처: https://pixnio.com/science/microscopy-images/botulism-clostridium-botulinum/these-are-clostridium-sporogenes-colonies-grown-on-a-48hr-blood-agar-plate-magnification-15x]

2) *Clostridium sporogenes* 그람염색

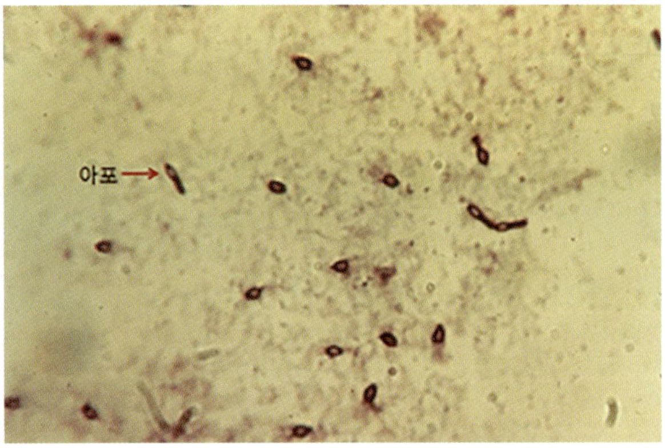

그람양성 아포 있는 막대균으로 보인다(→).

[출처: https://blog.naver.com/PostView.nhn?blogId=hyounc ho2&logNo=60209688440]

제 9 부

나선균과 기타세균

1. 나선균
2. 기타세균

CHAPTER 01 나선균(Spirochete)

1. *Treponema* 속

1) Treponema pallidum 암시야 현미경

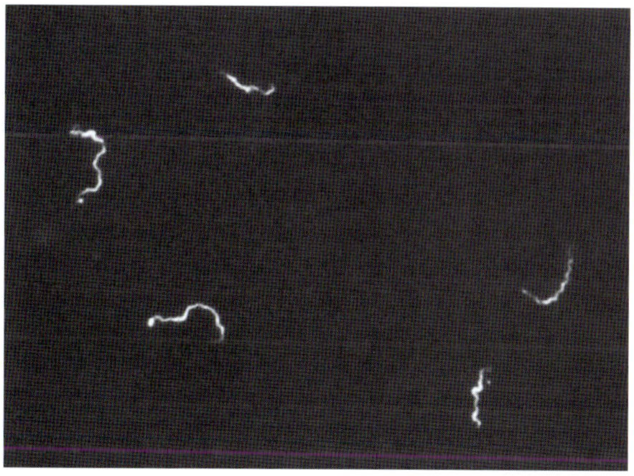

비병원성 사균인 Nicol's starin의 대조군 슬라이드에 형광항체시험으로 염색을 해 암시야 현미경으로 관찰한 사진이다. 나선균의 전형적인 축사의 꼬임이 잘 나타나고 있다.

[출처: https://commons.wikimedia.org/w/index.php?search=Treponema&title=Special:MediaSearch&go=Go&type=image]

2) *Treponema pallidum*의 선사현미경 사진

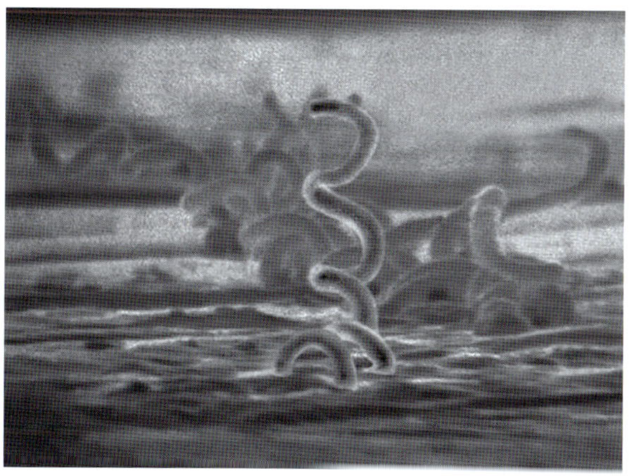

숨꼬리토끼 상피세포(cotton-tail rabbit epithelium cells; Sf1Ep)에서 배양된 매독균의 전자현미경 사진이다. 축사의 수가 6~10개 정도이다.

[출처: https://en.wikipedia.org/wiki/Treponema_pallidum#/media/File:Treponema_pallidum.jpg]

3) *Treponema pallidum*의 형광현미경관찰

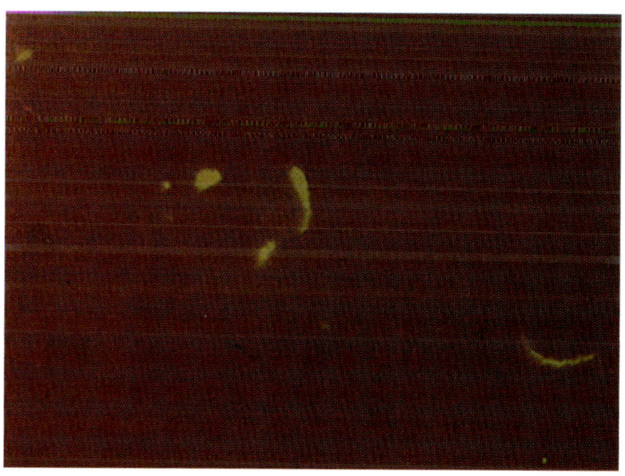

국소삼출액을 slide에 놓고 형광염색을 하여 형광현미경으로 관찰한 것이다(×1,000).

[출처: 대구시 보건환경연구원 미생물과 성민근 과장제공]

4) *Treponema pallidum* Fontana silver염색

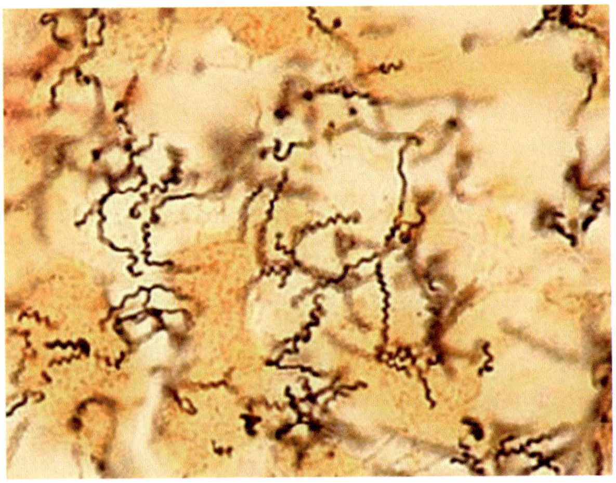

매독환자의 병변의 조직에서 Fontana silver 염색을 하여 세균은 검정색 배경은 황색으로 관찰된다.

[출처: https://www.flickr.com/photos/92708411@N07/8579266595]

5) 환자혈청에서 *Treponema pallidum* 간접형광항체법

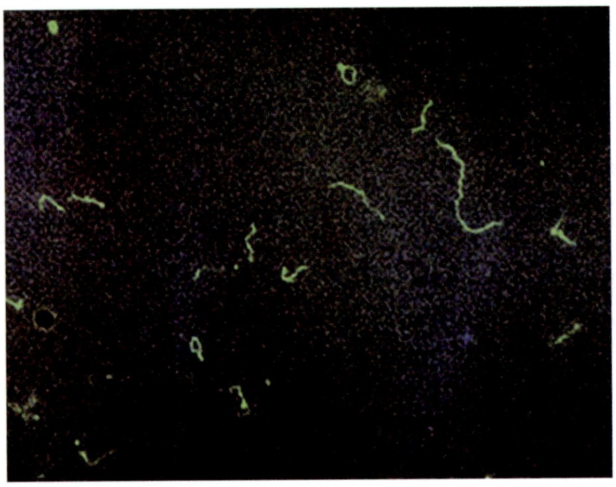

매독균에 대한 항체를 검출하는 간접형광항체법(indirect fluorescent antibody, IFA). 매독균은 녹색형광으로 보이고 배경은 검은색으로 보인다.

2. *Borrelia* 속

1) *Borrelia recurrentis*의 Giemsa 염색

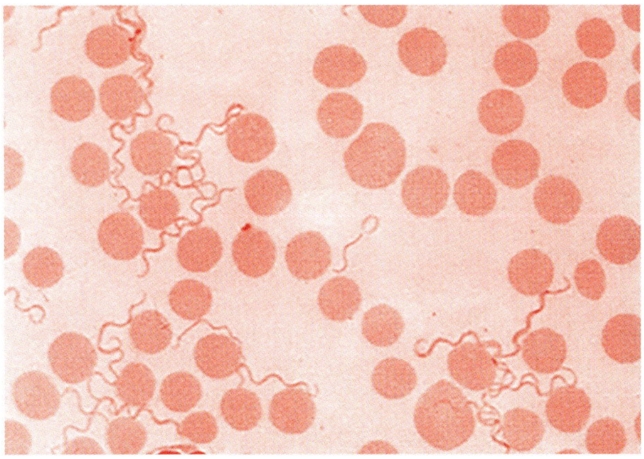

혈액의 Giemsa 염색에서 관찰된 *Borrelia recurrentis*이며 *Treponema pallidum*보다 나선이 덜 촘촘하며 *Trepomena, Leptosipra* 중에 가장 나선이 가장 느슨하다.

[출처: https://commons.wikimedia.org/w/index.php?search=Borrelia+recurrentis&title=Special:MediaSearch&go=Go&type=image]

2) *Borrelia burgdorferi*의 암시야 현미경

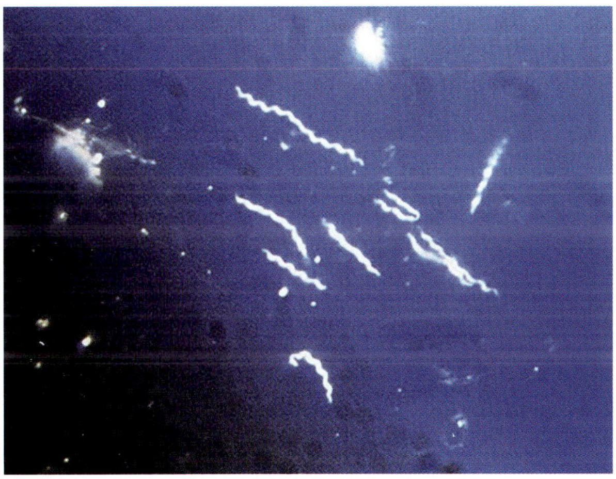

암시야 현미경을 사용하여 라임병의 원인체인 *Borrelia burgdorferi*를 관찰한 사진이다. '코르크마개' 형태의 나선상 균으로 10~25 μm로 긴 형태를 갖는다.

[출처: https://commons.wikimedia.org/w/index.php?search=Borrelia+recurrentis&title=Special:MediaSearch&go=Go&type=image]

3) *Borrelia burgdorferi*의 매개체와 유주성홍반(erythematous rash)

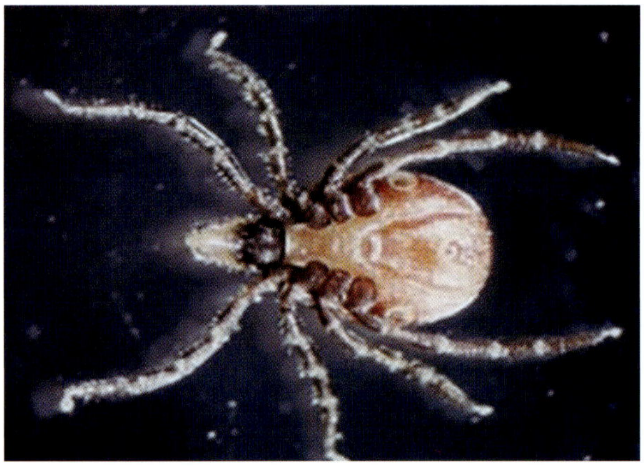

라임병은 진드기(tick borne disease) 매개 질환으로 주로 야외활동이 많은 여름철에 유행을 한다.

4) 라임병의 유주성 홍반

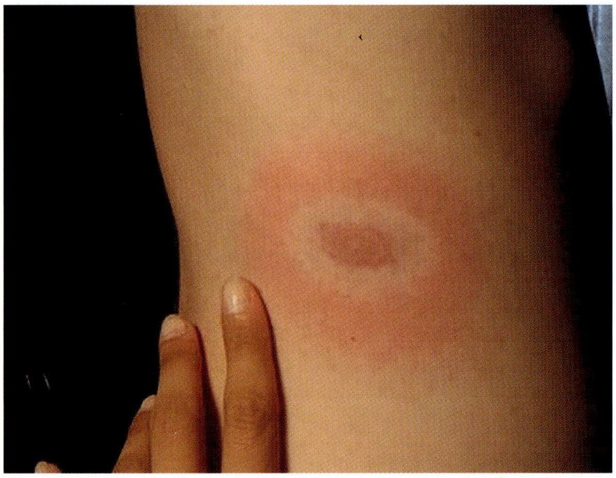

진드기에 물린 부위에 과녁모양의 유주성홍반 또는 발진성홍반이 나타난다. 라임병 진단시 일차적으로 피부의 나타난 발진을 통해서 알 수 있다.

[출처: https://commons.wikimedia.org/w/index.php?search=Borrelia&title=Special:MediaSearch&go=Go&type=image&haslicense=attribution-same-license]

3. *Leptospira* 속

1) 요중의 *Leptospira* Giemsa 염색

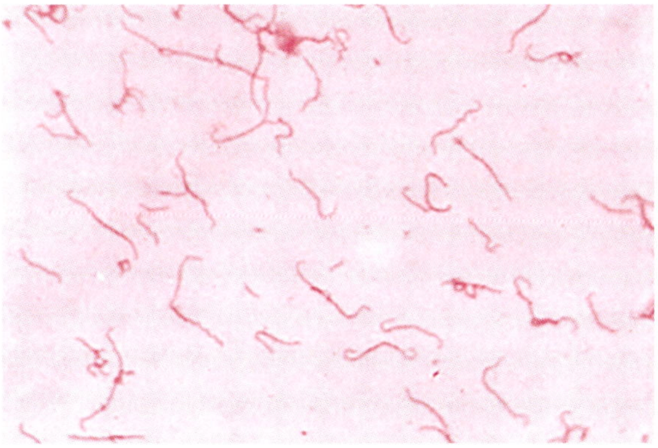

발병 1주일 후 바일병(Weil's disease)이 의심되는 환자의 요를 5,000 rpm 30분 원심한 후 요침사로 Giemsa 염색해서 광학현미경을 관찰한 사진이다. 균체가 가느다란 나선형이고 양단 끝이 구부러져 있는 것을 알 수 있다.

2) *Leptospira interrogans* 주사전자현미경 사진

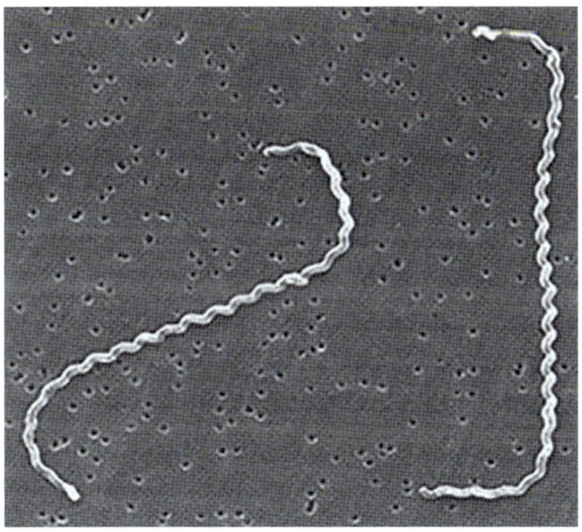

*Leptospires*는 일반적으로 0.1 μm×6~0.1×20 μm로 축사가 18개 정도로 꼬여 있으며 균체의 양단 끝이 독특한 갈고리(hook) 모양으로 구부러져 있다.

3) *Leptospira* 암시야현미경 관찰

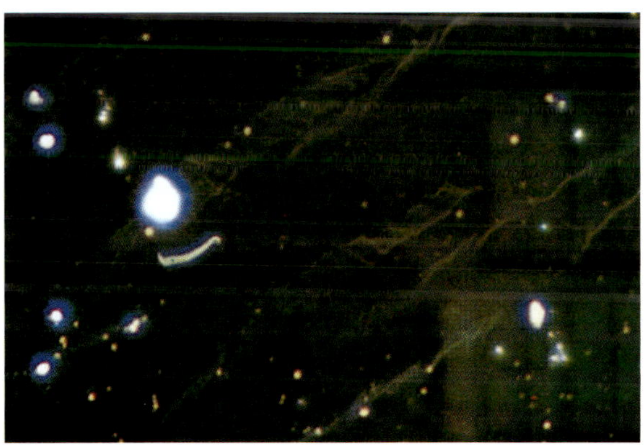

Korthof 배지에 요침사를 접종한 후 30℃ 5일간 배양한 후 암시야 현미경으로 관찰한 사진

* 양단이 갈고리 모양으로 구부러진 것이 특징이다.

4) 렙토스피라증의 보균숙주

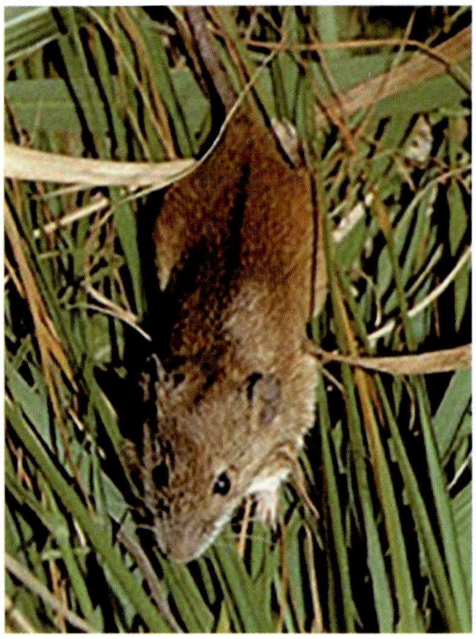

렙토스피라증, 신증후출혈열 등 여러 가지 질병의 보균숙주로 알려져 있는 등줄쥐(Apodemus agrarius)의 모습

5) *Leptospira interrogans* 도은 염색

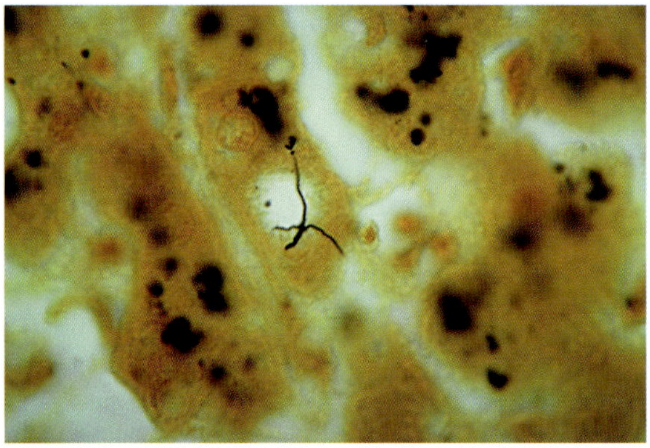

간조직 검체를 Fontana 도은법으로 염색 후 가느다란 나선형이고 균체 말단이 구부러져 있는 Leptospira sp. 세균을 확인한 사진이다.

1. *Mycoplasma* 속

1) *Mycoplasma pneumoniae* 주사전자현미경 사진

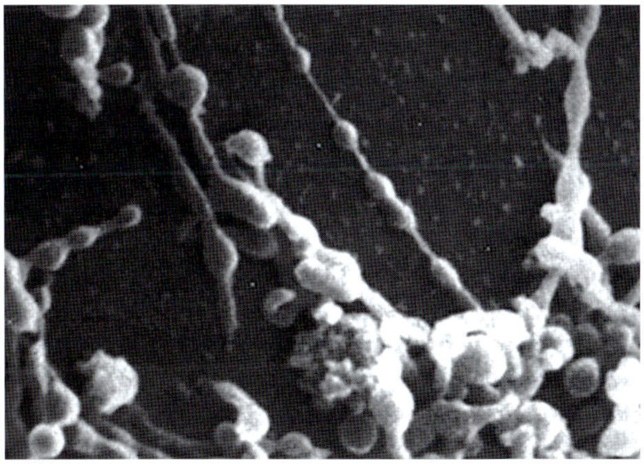

*M. pneumoniae*는 원발성 비정형 폐렴(primary atypical pneumoniae, PAP)의 원인균이고, 크기는 100~250 nm의 불규칙하고 다형태의 작은 여과성 세균으로 세포벽이 없다(전자현미경, ×20,000).

M. pneumoniae 폐렴 환자의 50% 정도는 한냉응집소(cold agglutinin)가 검출된다.

2) *Mycoplasma agar*에서 *Mycoplasma pneumoniae* 집락

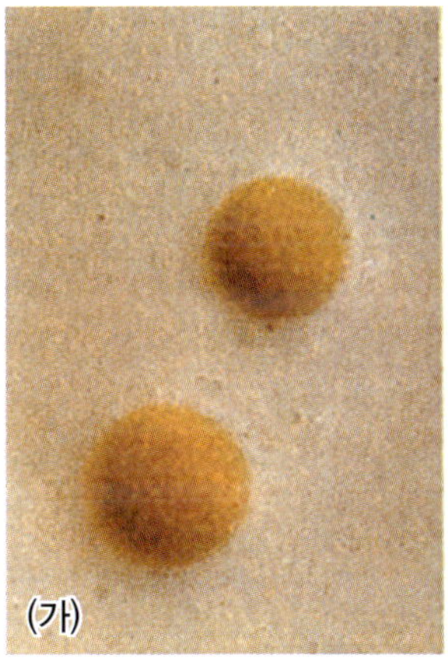

(가)

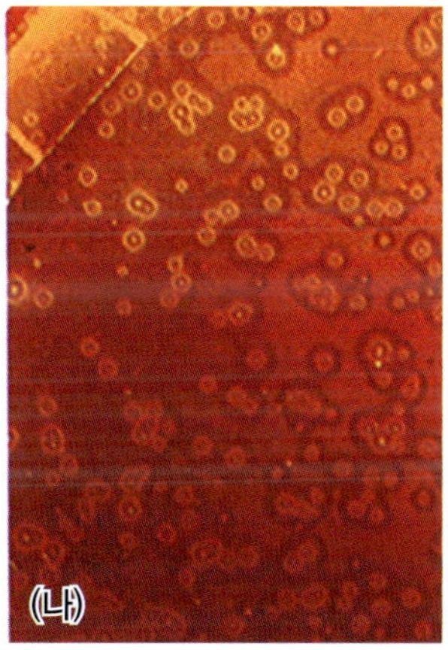

(나)

가: Mycoplasma agar (PPLO) 배지에서 37°C 7일간 배양하면 집락이 20~500 μm 크기임으로 육안으로 관찰이 어려워 현미경 저배율(40~100배)에서 관찰하며 집락 모양은 과립상 뽕나무 열매 모양 같다.

나: guinea pig blood agar에 배양하여 보면 집락 주위에 β용혈대를 형성한다.

3) PPLO 우무배지에서 *Mycoplasma pneumoniae* 집락

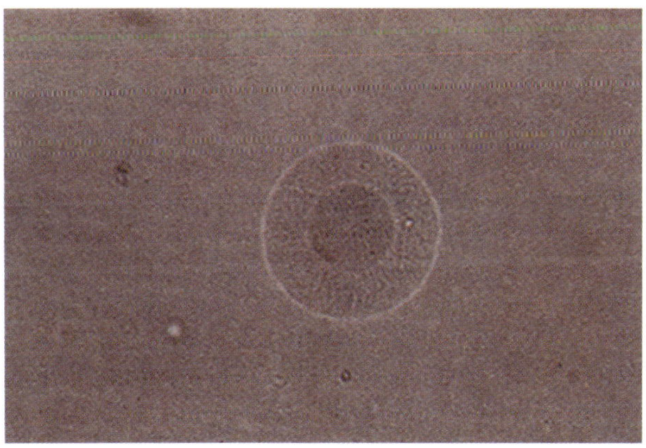

원발성 비정형 폐렴(primary atypical pneumonia) 환자의 객담을 37°C 5일간 배양하여 광학현미경 ×100로 관찰하면 가장자리가 흐리고 중앙부위가 진한 마치 '계란후라이(fried egg shape)' 모양같이 보인다.

2. *Chlamydia* 속

Chlamydia trachomatis

1) Hela 229 세포질 내 형성된 *C. trachomatis* 봉입체 염색

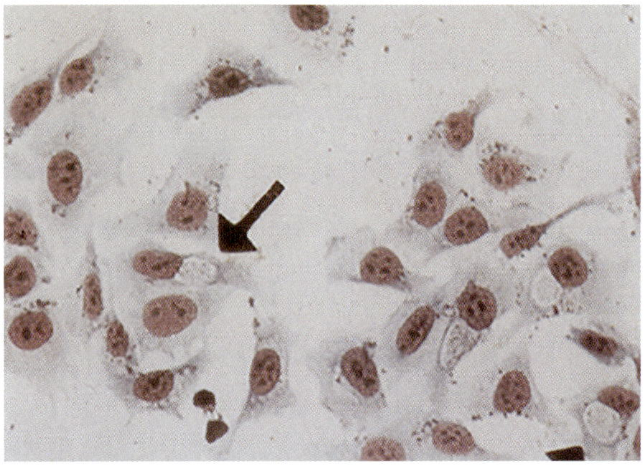

봉입체는 *Chlamydia trachomatis* 감염시 볼 수 있으나 *C. psittaci*와 *C. pneumoniae*에서는 볼 수 없다.

2) Hela 229 세포질 내 형성된 *C. trachomatis* 봉입체 대조염색

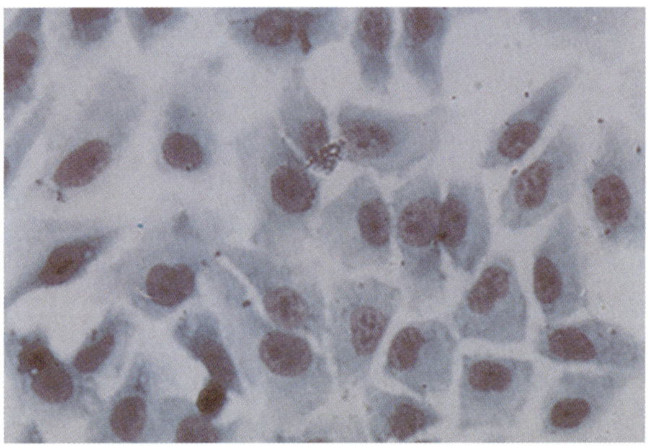

3) 요도 분비물을 직접형광항체염색

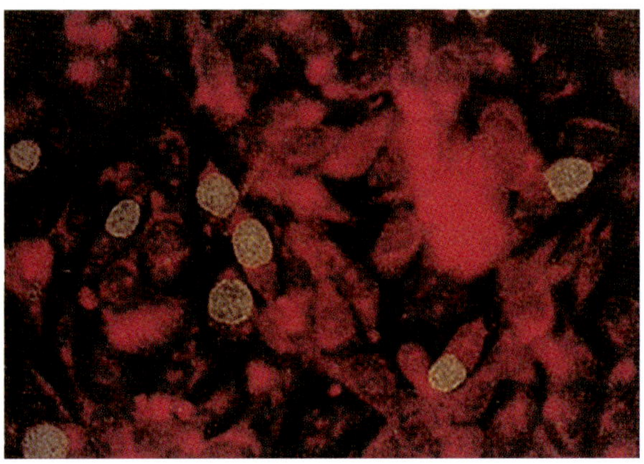

비임균성 요도염 환자의 요도 분비물을 도말, 건조, 고정하여 FITC 표식 단클론항체(monoclonal Ab)를 입혀 37℃, 15분 반응시켜 형광현미경으로 관찰하면 녹색의 형광빛이 나타나는 것이 *Chlamydia*의 기본체(elementary body)이다.

4) McCoy 세포에 배양시킨 *C. trachomatis*

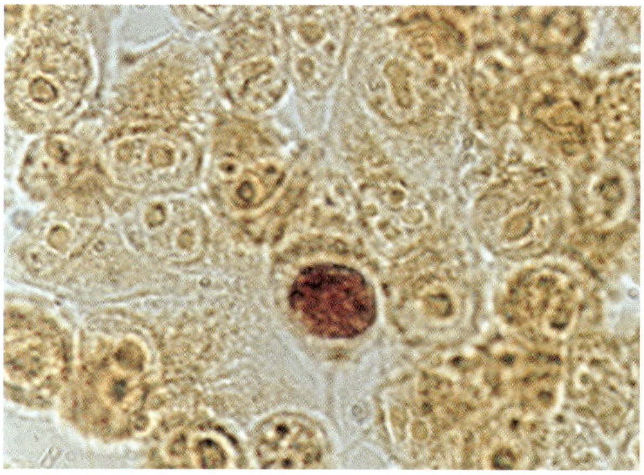

비뇨기 검체를 McCoy 세포에 단층 배양시켜 세포질 내에서 glycogen을 함유한 세포를 iodine으로 염색하면 갈색으로 보이는 것이 봉입체이다.(×1,000)

[출처: 대구시 보건환경연구원 미생물과 정병곤 과장 제공]

5) 직접형광항체법(Direct Fluorescent Assay)

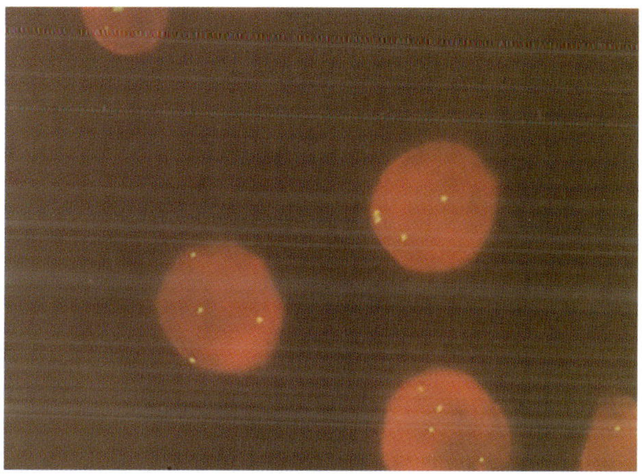

비뇨기계통 검체를 도말하여 fluorescein conjugated monoclonal antibody를 첨가시키면 chlamydial antigen이 conjugate와 결합하게 되어 이것을 형광현미경으로 관찰하면 *Chlamydia trachomatis*은 bright green spot의 형광을 나타낸다.

[출처: 대구시 보건환경연구원 미생물과 정병곤 과장 제공]

6) L - 929 세포를 사용하여 분리시킨 *C. psittasi* Giemsa 염색

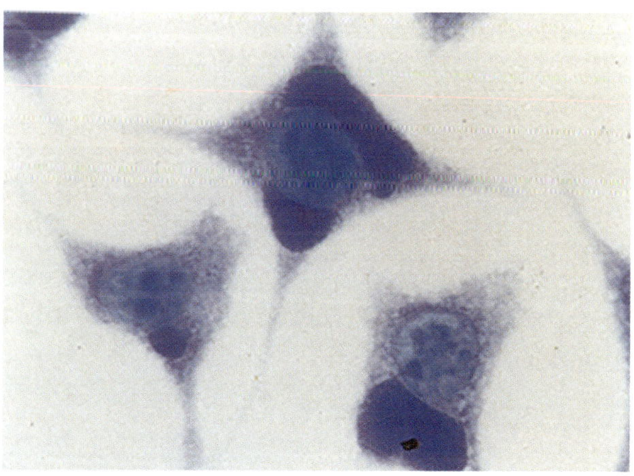

7) *C. psittasi* 투과전자현미경 사진

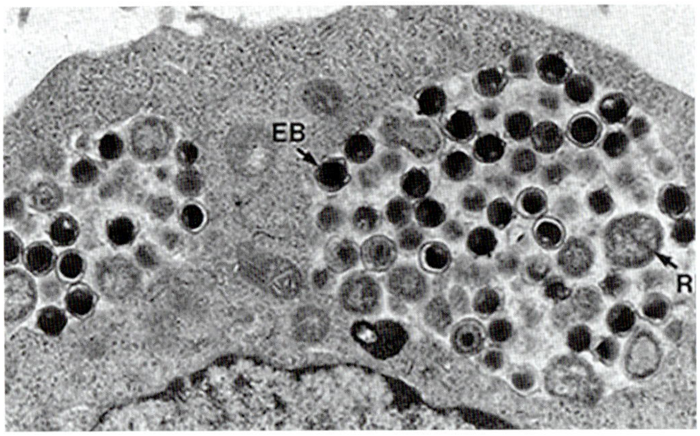

기본체(elementary body, EB)

8) *C. trachomatis* 결막염

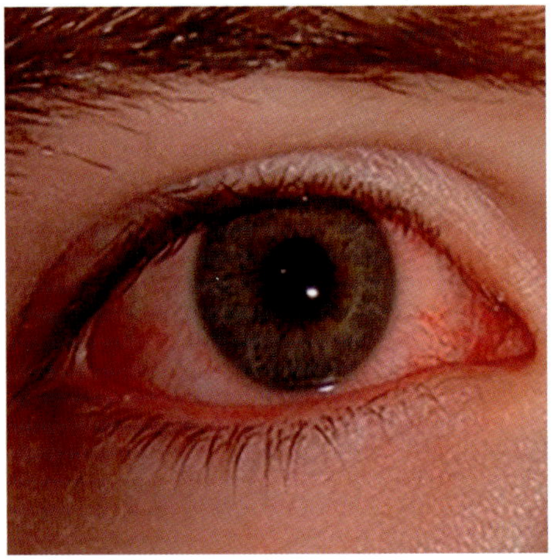

C. trachomatis 균이 눈에 감염되면 충혈과 안결막염을 일으킨다.

3. *Rickettsia*

1) 쯔쯔가무시병(scrub typhus)의 매개체인 털진드기

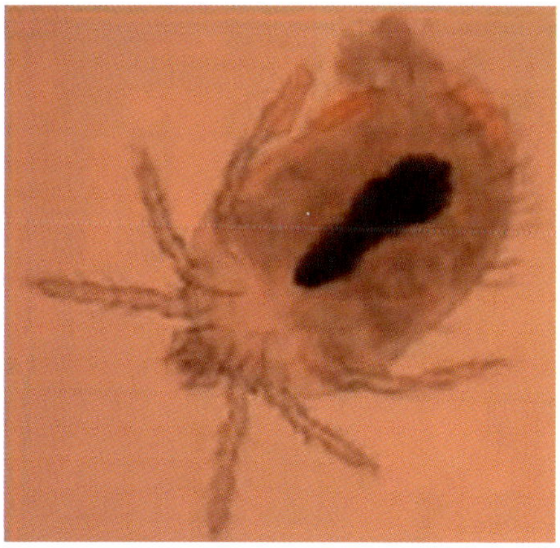

쯔쯔가무시병의 원인체는 Rickettsia tsutsugamushi에 의해 발생하는 급성열성질환이다. 아래의 현미경 사진은 쯔쯔가무시병의 매개체인 유충 털진드기(chigger mite)인데 주로 8~11월에 호발하는 가장 흔한 리케차 병이다.

2) 쯔쯔가무시병(양충병) 환자에서 처음 보고한 가피(eschar)와 발진

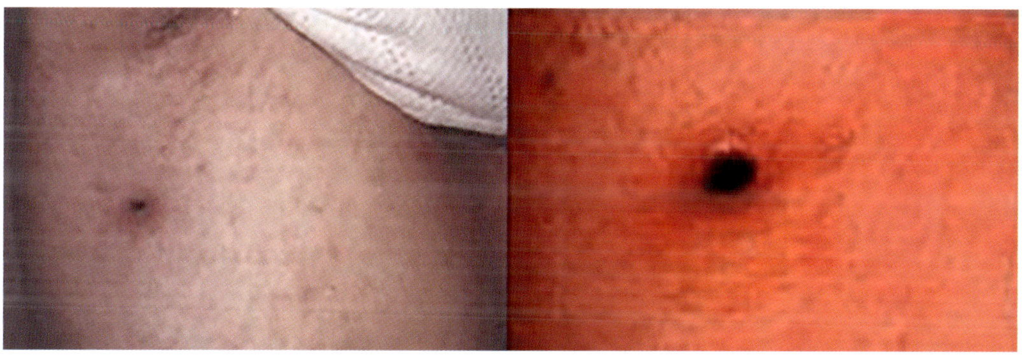

물린 후 1~3주 후 발열, 오한, 두통 등의 증세가 나타나며 발병 1주 경에 물린 자리는 잔물집에서 고름물집으로, 고름물집이 궤양이 된 후 흑색 가피(eschar)가 된다. 가피는 거의 모든 쯔쯔가무시병에 나타나므로 이를 확인하면 쉽게 진단할 수 있다. Weil-Felix 시험에서 쯔쯔가무시병은 *Proteus* OX K 항체가 10~20배 정도로 역가가 낮게 올라간다.

[출처: 좌쪽 사진, 이강수 등, 대한미생물학회 21:113, 1986.]

제 10 부

Clinical Mycology

1. 효모(Yeast)
2. 피부사상균(Dermatophytes)
3. 두형태곰팡이(Dimorphic fungi)
4. *Aspergillus* 속
5. *Penicillium* 속
6. 접합균류(Zygomycetes)
7. 흑색진균(Dematiaceous fungi)

1. *Candida* 속

1) 그람염색 표본

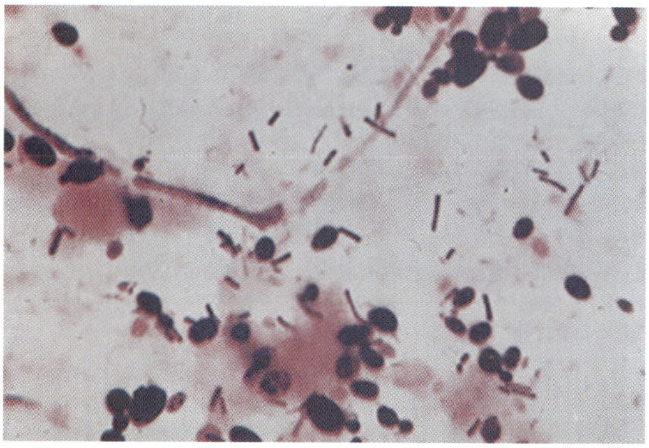

질검체 그람염색 후 가성균사(pseudohyphae)와 분아포자를 관찰할 수 있으며, 그람양성 막대균(*Lactobacilli*)이 다수 보인다.

2) Sabouraud dextrose agar에서 *Candida albicans* 집락

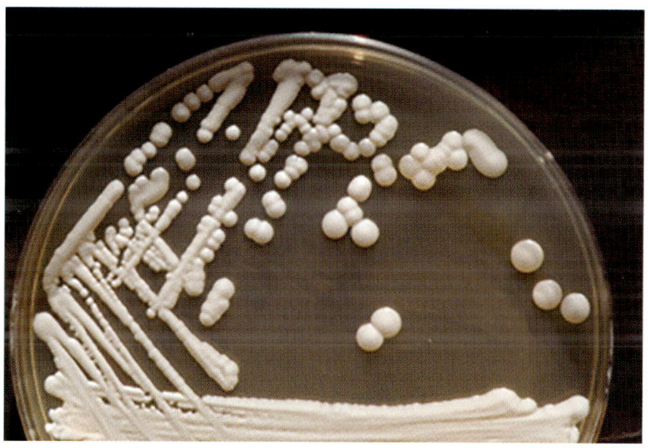

*Candida albicans*를 SDA 평판배지에 접종하여 48~72시간 25℃(실온)에 배양시키면 2~3 mm의 평활한 흰색 크림색의 집락이다.

* *C. albicans*는 SDA 배지에서는 가성균사(pseudomycelium)를 형성하지 않는다.

이 배지에 chloramphenicol과 cycloheximide 항생제가 포함되어 있으면 *Candida albicans* 균주는 증식하나 *Candida* spp.는 억제된다.

3) *Candida albicans*의 후막포자 슬라이드 배양법(slide culture method)

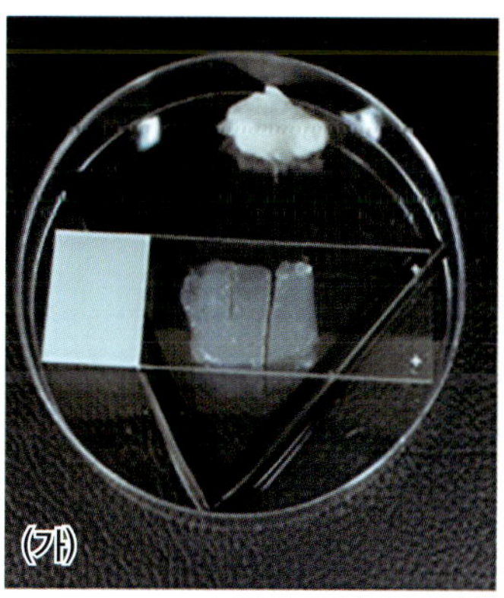

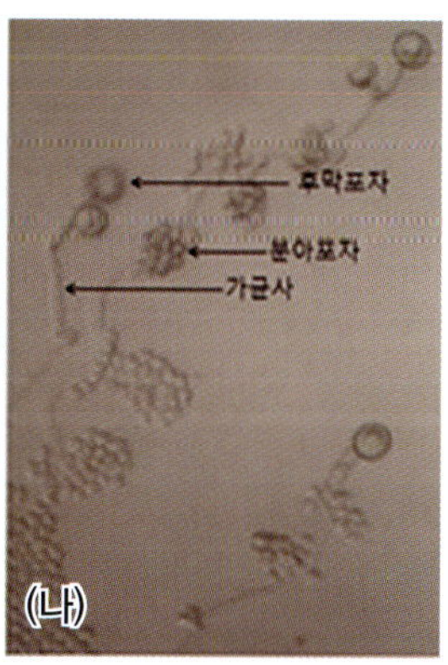

가: Corn meal Tween 80 agar를 slide에 블록을 만들어 효모균을 접종하고 cover glass를 덮고 실온에 2 3일간 배양 후 현미경 관찰한다.

나: Corn meal Tween 80 agar에서 slide culture한 후 가성균사, 분아포자, 후막포자

4) *Candida albicans*의 후막포자 슬라이드 배양법(slide culture method)

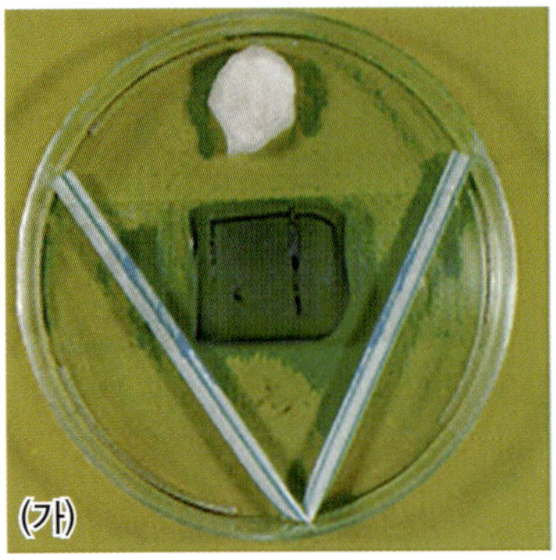

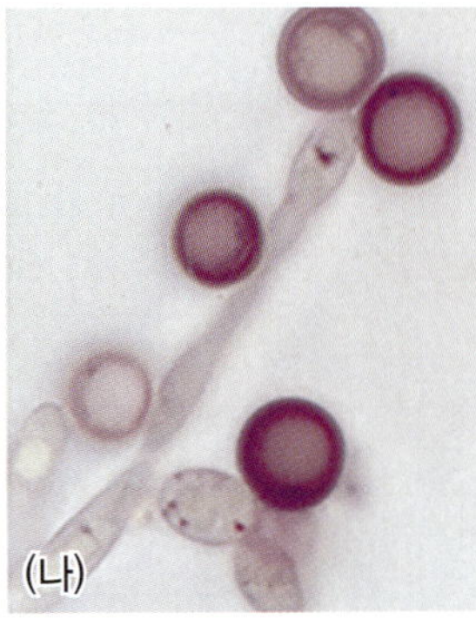

가: Chlamydospore agar를 slide에 블록을 만들어 효모균을 접종하여 cover glass를 덮고 실온에 2~4일 배양한 후 현미경 관찰한다.

나: Chlamydospore agar에 slide culture 한 *Candida albicans*의 후막포자를 파카잉크로 mount하여 관찰한다.

* 후막포자형성 : *Candida albicans*

5) *Candida albicans* 발아관(Germ tub) 생성시험

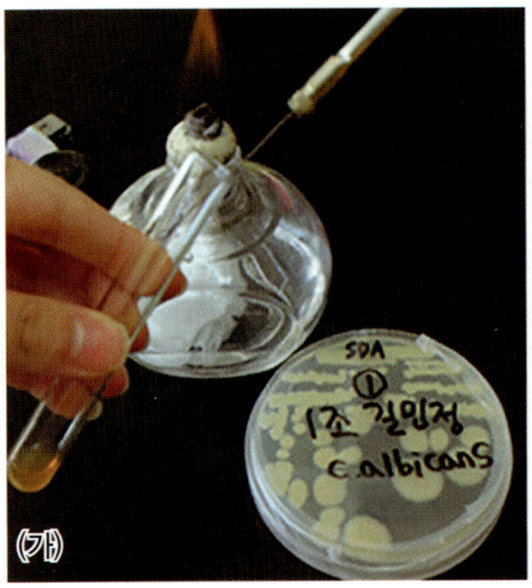

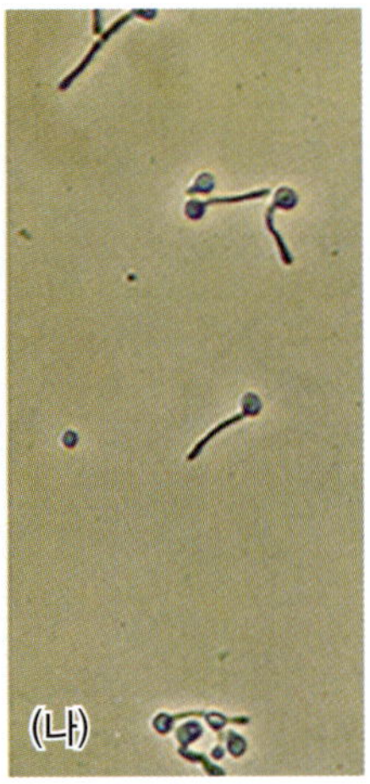

가: SDA 배지에서 발육된 백색 효모균을 혈청에 접종하여 37℃ 부란기나 항온 수조에 3시간 정도 배양을 한다.

나: 배양기 항온 수조에 3시간 정도 배양한 액을 slide glass에 놓고, LPCB 염색한 후 발아관을 관찰한다.

* *Candida albicans*는 발아관(germ tube)을 생성한다.

6) *Candida albicans* 당 발효능 시험

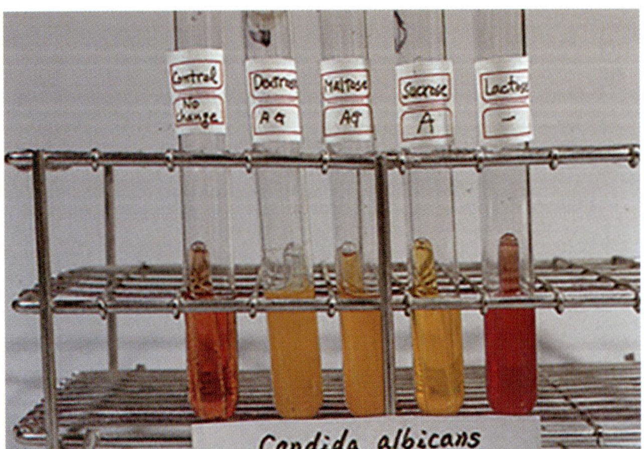

Phenol red broth를 기초배지로 하고 여기에 dextrose, maltose, sucrose, lactose를 각각 1% 되게 넣어 시험관에 분주하고 Durham tube를 넣고 고압멸균한다. 좌로부터 control 시험관, dextrose와 maltose는 acid와 gas 생성, 다음 sucrose는 acid, 마지막 lactose는 음성이다.

* 당 발효능으로 *Canidida* 균종을 결정

7) CHROM agar Candida배지에서 *Candida albicans* 집락

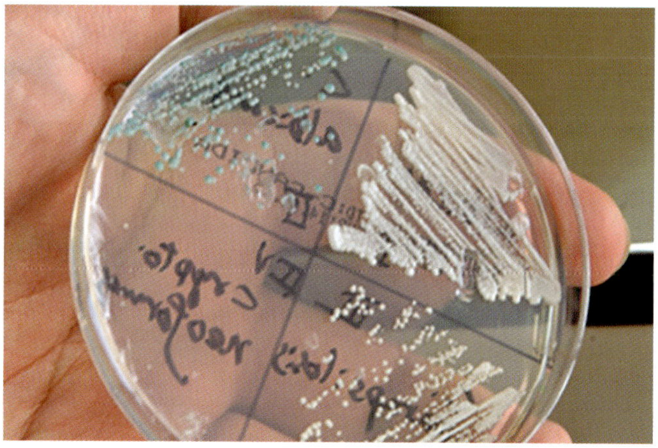

CHROM agar에 *Candida albicans* 집락을 35~37℃ 산소성으로 24~72시간 배양하면, *Candida albicans* 집락은 녹색 집락으로 자란다.

8) CHROMagar Candida 배지에서 4종류의 Candida 균종

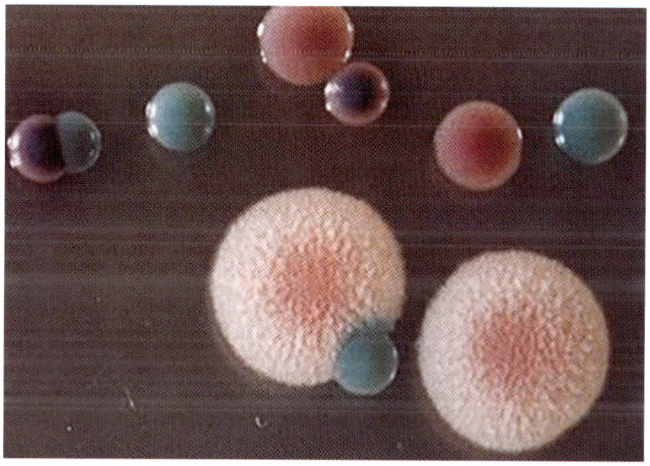

CHROMagar Candida 배지에 시험세균을 접종하여 37℃ 48시간 배양한 후 *C. albicans*는 녹색(4개의 집락), *C. glabrata*는 분홍색(2균주), *C. tropicalis*는 청자색(bluish-purple), *C. krusei*는 연한 분홍색이 있는 거친 집락을 보여 *Candida* 균 동정 시 보조시험으로 사용할 수 있다.

2. *Cryptococcus neoformans*

1) 먹물염색(India Ink stain)에 관찰된 *Cryptococcus neoformans*

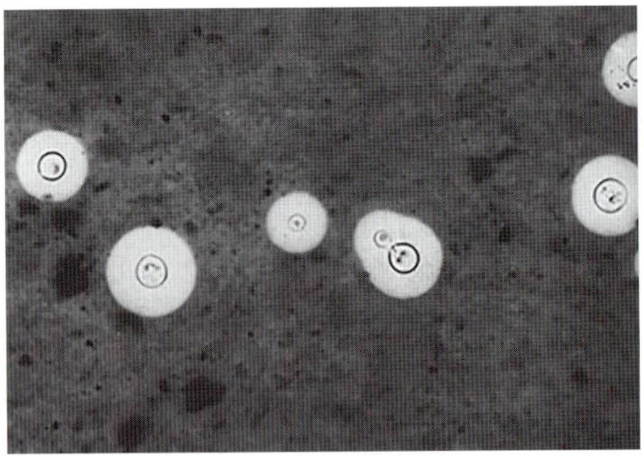

척수액과 먹물을 섞은 표본에서 현미경으로 관찰된 *Cryptococcus neoformans*는 분아(budding)된 효모세포와 둥근 효모세포가 보이고, 넓은 협막으로 둘러싸여 있으며, 가성균사나 균사가 없는 것이 또한 특징이다. 환자 검체 중에는 두꺼운 협막이지만 배양 중에는 협막이 대단히 좁아 동정에 이용하기는 어렵다.

* 협막(capsule)은 무색, 배경은 검은색으로 보인다.

2) Sabouraud dextrose agar에 배양된 *Cryptococcus neoformans* 집락

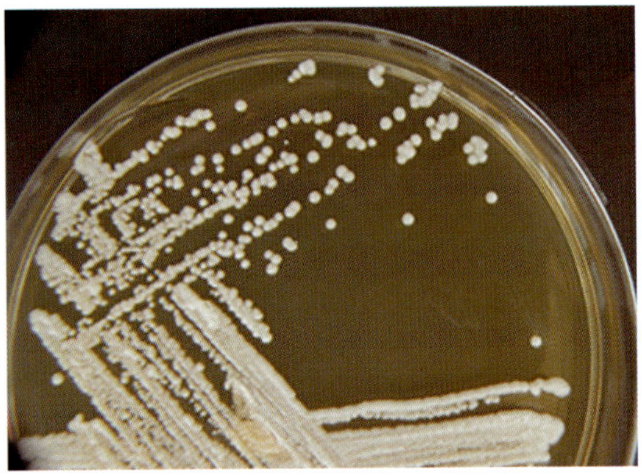

실온 또는 37°C에서 배양하는데 37°C에서 발육되는 점이 *Cryptococcus neoformans*와 그밖에 비병원성 *Cryptococcus* 균종과 감별점이 된다. 배양 초기에는 황백색, 담황색의 점액성 집락이며 배양일수가 오래되면 갈색색소가 나타나고 건조성이 있다. 배양된 집락을 India ink법으로 관찰하면 협막이 좁아 동정에 이용할 수 없다.

* *C. neoformans*는 가성균사와 균사를 형성하지 않는 것이 특징이다.

3) 혈액우무배지에서 발육된 *Cryptococcus neoformans*

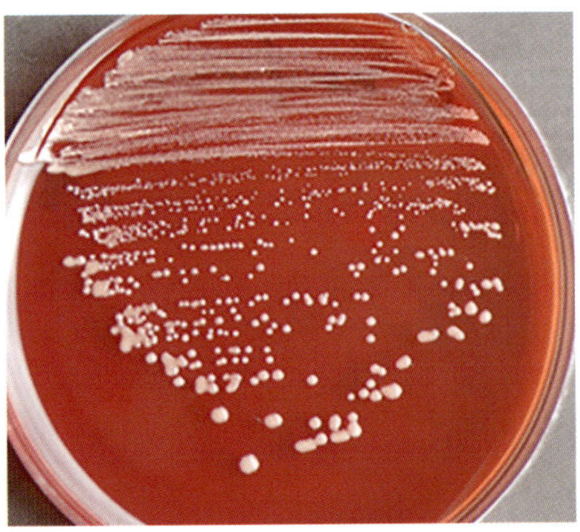

37°C에서 3일간 배양된 집락은 매끄러우며(평활), 광택있고, 점액성이며 배양초기는 크림색이나 시간이 지나면 황갈색으로 보인다.

* 배지에 함유된 Cycloheximide 항생제는 *Cryptococcus*의 발육을 억제한다.

4) Urease 시험

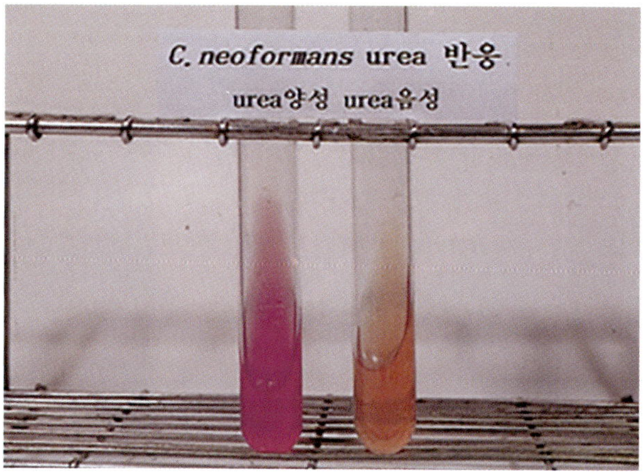

*C. neoformans*는 urease 시험 양성이다.

- Urease 시험 양성 : 분홍색
- Urease 시험 음성 : 무색

*C. neoformans*는 urease양성과 phenoloxidase 양성 시험이 확정동정을 위한 추가시험으로 이용된다.

5) Niger Seed agar(Bird seed agar)에서 *Cryptococcus neoformans* 집락

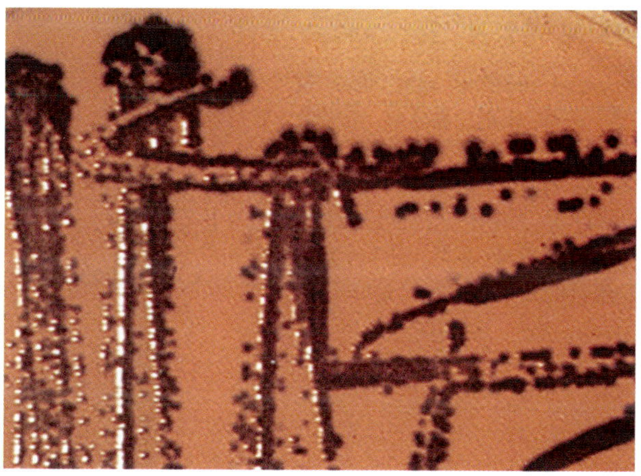

Niger Seed agar 시험은 *C. neoformans* 검출과 동정에 유용하다. *C. neoformans* 집락은 37℃에서 최소한 1주일 배양하면 적갈색으로 나타나는 것이 특성이다. 다른 *Cryptococcus* 균종은 흑색 집락으로 발육되는 것이 구별점이 된다.

6) Caffeic acid 우무배지

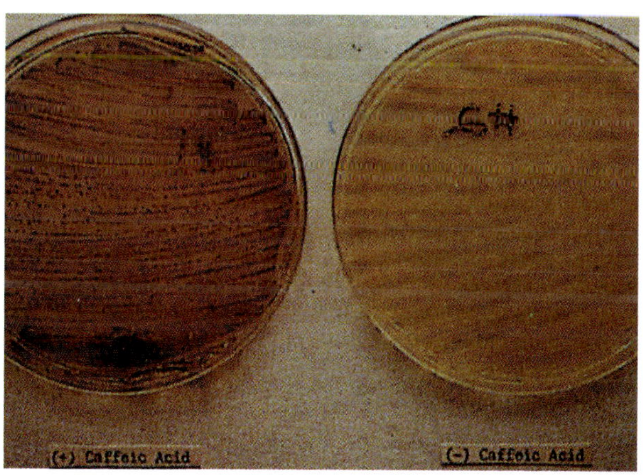

Caffeic acid 생성시험을 한 것으로 왼쪽이 양성(*C. neoformans*) 오른쪽이 음성(*C. albicans*)이다.

10

3. *Geotrichum* 속

Geotrichum 속의 분절포자

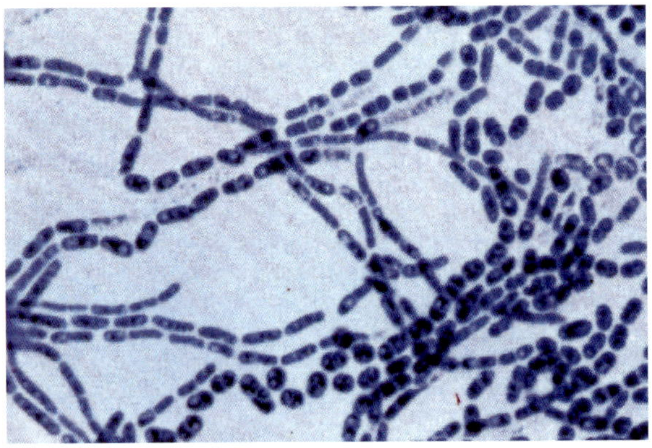

Sabouraud dextrose agar 사면 배지에 배양된 집락을 Lactophenol cotton blue를 놓고 검경하면 가성균사는 없고 진성균사만 형성하며 직사각형의 분절된 분절포자(arthrospore)가 보이며, 균사를 따라 분아포자가 형성하지 않는 것이 큰 특성이다.

4. *Trichosporon* 속

Trichosporon 속의 분절포자

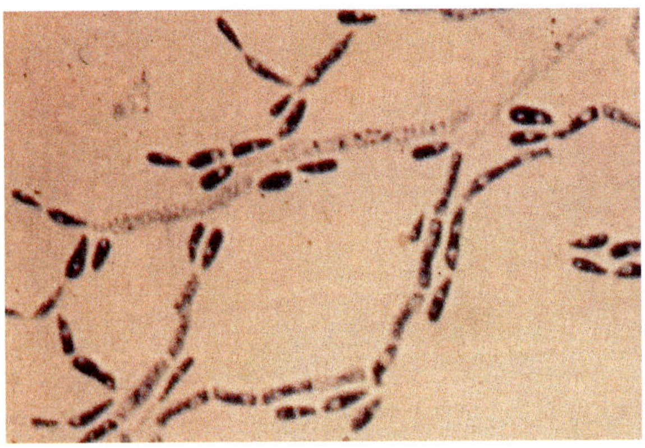

Corn meal Tween 80 agar에서 초자양 균사로 격벽이 있는 균사가 타원형의 분절 포자로 변형되어 관찰된다.

5. *Malassezia furfur* 속

1) 피부에 감염된 전풍(어루러기, Pityriasis versicolor)

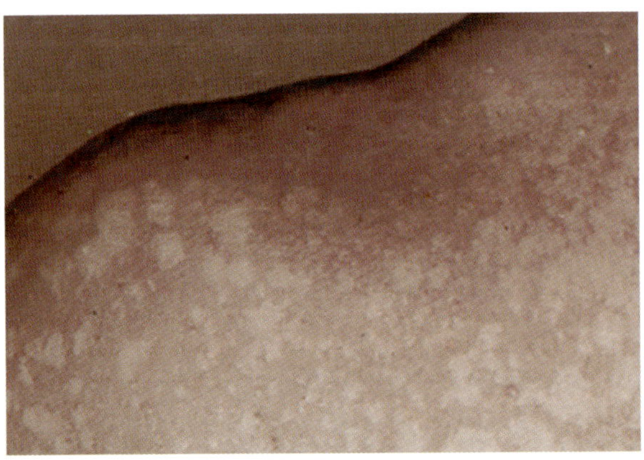

어루러기(전풍, pityriasis)는 *Malassezia furfur*는 표재성 피부질환을 일으킬 수 있는 정상균무리(normal flora)지만, 미숙아나 면역부진 환자의 중심정맥을 통해 장기간 지질액을 투여할 때 진균혈증을 일으킨다. 젊은 사람의 구간에 갈색~백색의 작은 반점이 나타난다.

2) *Malassezia furfur*의 현미경 관찰

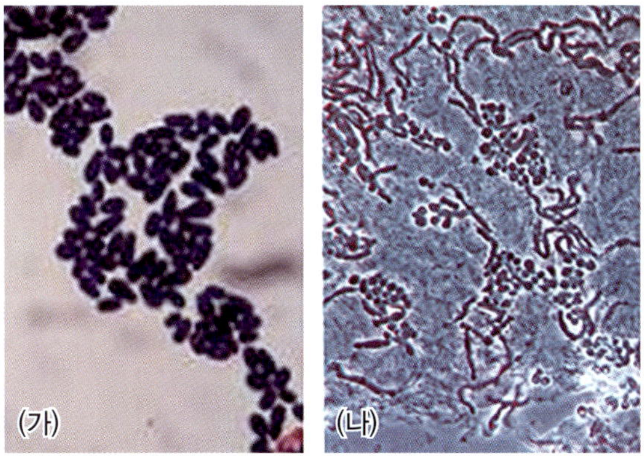

가: 혈액우무배지에 올리브유(olive oil)를 넣고 35°C에 배양된 집락에서 그람염색표본. 그람염색에서 분아(budding)하는 효모형 세포가 보인다. *M. furfur*는 지질친화성(lipophilic) 진균으로 지방이 없는 혈액우무배지에서는 발육이 안 되기 때문에 발육을 위해서 올리브유를 넣어준다.

나: 피부찰과물을 10% KOH 표본으로 관찰 결과 난형 세포가 덩어리져 보이고, 짧고 각진 균사가 마치 스파게티와 고깃덩어리 같은 모양을 보인 *Malassezia furfur*(Lactophenol cotton blue 염색, ×400).

3) 혈액우무배지에서 발육된 *Malassezia furfur*

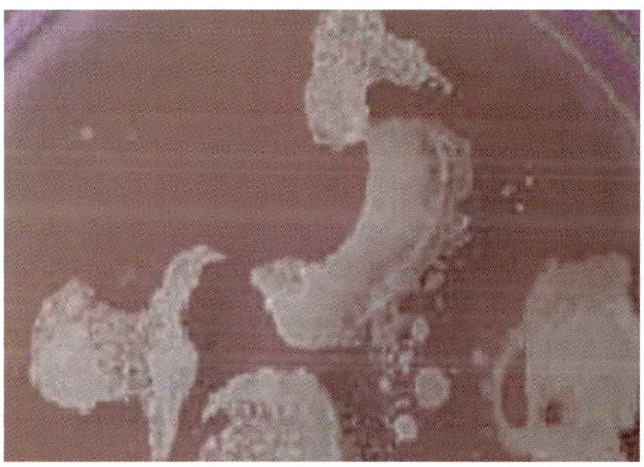

*M. furfur*는 지방이 없는 혈액우무배지에서는 발육이 안 되기 때문에 발육을 위해서 올리브유(olive oil)를 넣고 35°C에 배양된 집락이다.

6. 효모의 동정 장치 및 Kit

1) API 20 C Kit system

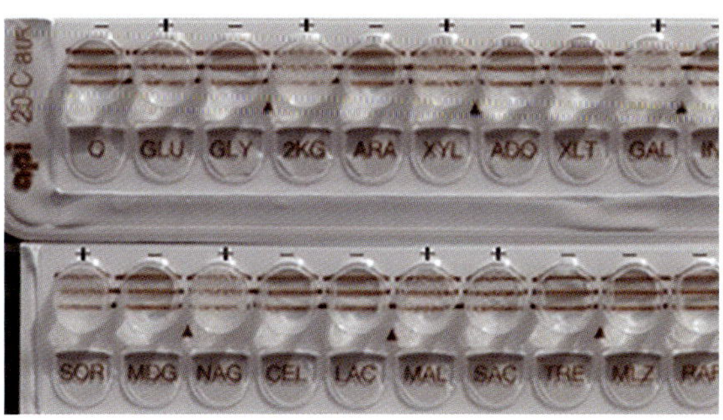

API 20C kit는 동화시험(이용능 시험, assimilation test)을 원리로 하여 동정하며, 효모양 진균(yeast like fungi), 즉 *Candida, Cryptococcus*, *Rhodotorula*, *Saccharomyces, Trichosporon*과 그리고 *Geotrichum* 등과 같은 효모양 진균을 19가지 생화학적 시험결과의 수치로 동정을 한다.

2) API Yeast-Ident system

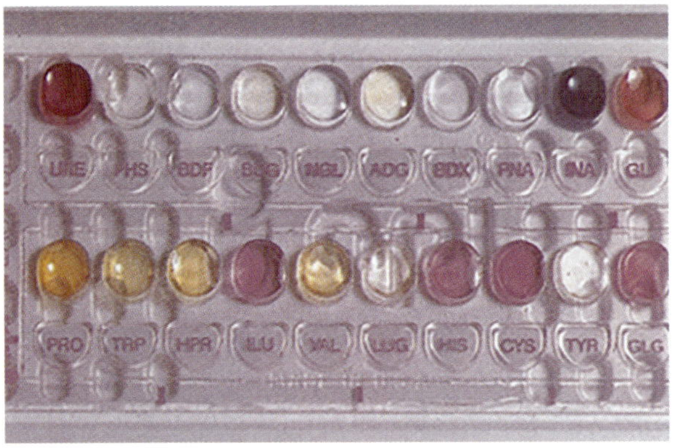

분리 배양한 집락이 yeast like fungi로 의심될 때 동정하는 kit system으로서 20가지의 당분해 이용능과 생화학적 시험을 동시에 하여 단시간의 반응성상으로 균을 동정하는 신속 간편 kit system이다.

3) UNI-Yeast Tek

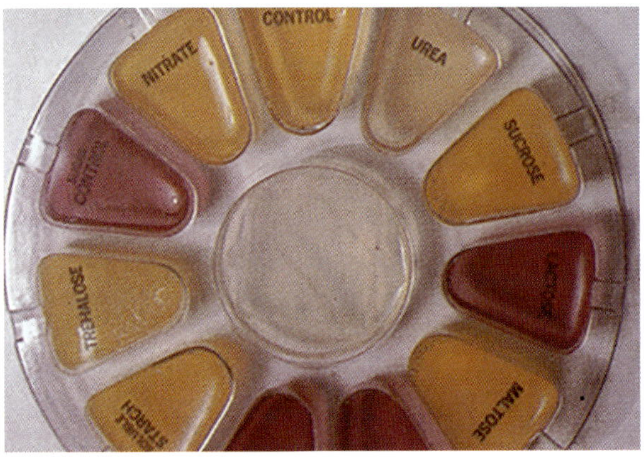

분리 배양된 집락이 육안적, 또는 현미경으로 yeast라고 생각되면 Uni-Yeast Tek에 접종한다.

삼각형의 모양으로 된 11개의 chamber에 각종 생화학적 시험과 당 이용능 시험을 할 수 있도록 고안된 상품화된 kit이다.

4) Vitek System

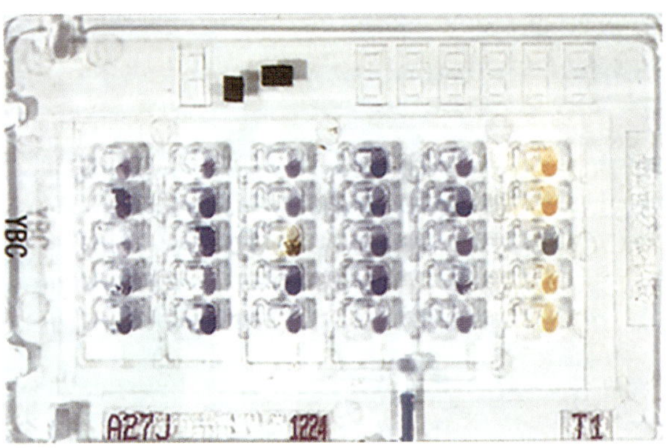

Vitek YBC Card에 *Candida* 속 균종을 접종하여 Vitek system 자동화 기기에서 동정할 수 있다.

피부사상균(Dermatophytes)

1. *Microsporum* 속

Microsporum canis

1) Sabouraud dextrose agar 배지에서 집락

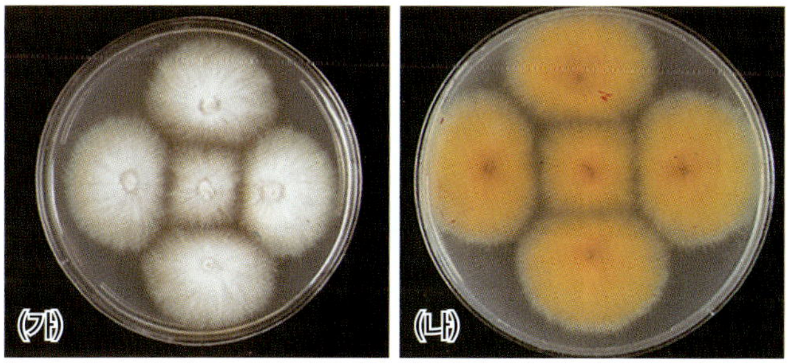

가: *Microsporum canis* 집락(앞면)

SDA 배지에서 실온에 7~14일에 집락이 생기며, 집락표면은 벨베트의 솜모양이고 시간이 경과되면 백색－담황색－갈색－황등색의 색소로 되며 중앙으로부터 섬유가 방산되는 집락을 만든다.

나: *Microsporum canis*(뒷면)

진한 담황색 또는 오렌지색을 띤 밝은 황색의 배지 집락이다.

2) *Microsporum canis*의 현미경 관찰

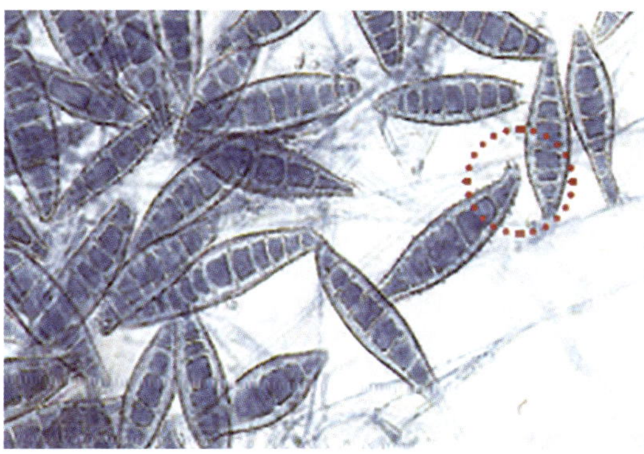

*Microsporum canis*를 실온에서 1주일 슬라이드 배양한 다음 Lactophenol cotton blue로 염색하여 보면 대분생자(macroconidia)는 크고, 벽이 두꺼우며 끝이 구부러진 방추형으로서 6~12개의 방(세포)을 가지고 있다.

3) *Microsporum* spp.의 감염에 의하여 발생한 두부 백선

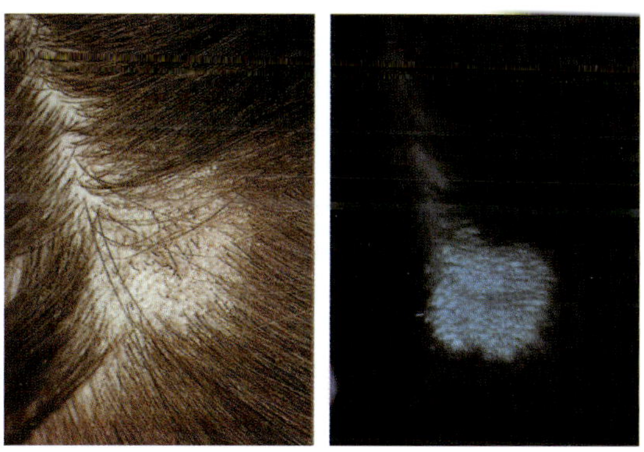

Microsporum spp.에 감염된 모발에서 형광물질을 생산하여 Wood's lamp 366 nm를 비추면 밝은 녹황색 형광색소를 띤다.

Microsporum gypseum

1) Sabouraud dextrose agar 배지에서 집락

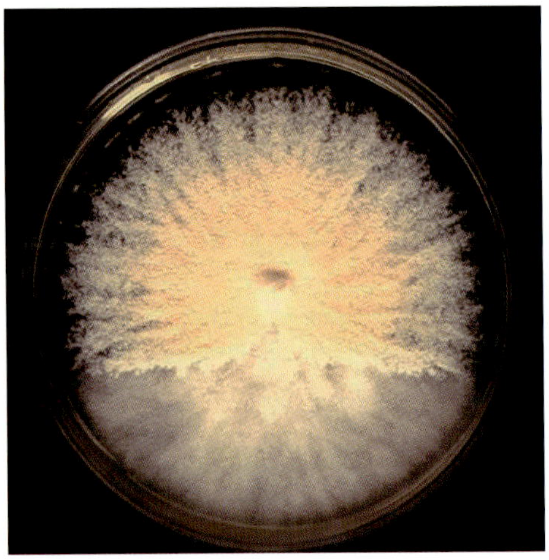

*Microsporum gypseum*의 Sabouraud dextrose agar 배지에서 1주일간 실온에서 배양하면 분말형으로 담황색 또는 적갈색 집락을 나타내며 집락 뒷면은 황갈색이다.

2) *Microsporum gypseum*의 현미경 관찰

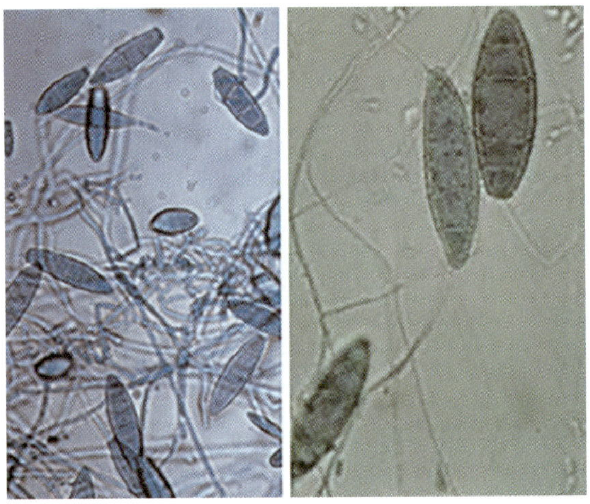

*Microsporum gypseum*의 슬라이드 배양을 실온에서 1주일 배양한 다음 Lactophenol cotton blue로 염색하여 관찰한 결과 4~6개의 세포을 가진 다수의 대분생자(macroconidia)와 곤봉 모양의 소분생자(microconidia)가 존재한다.

Microsporum audouinii

1) Sabouraud dextrose agar 배지에서 집락

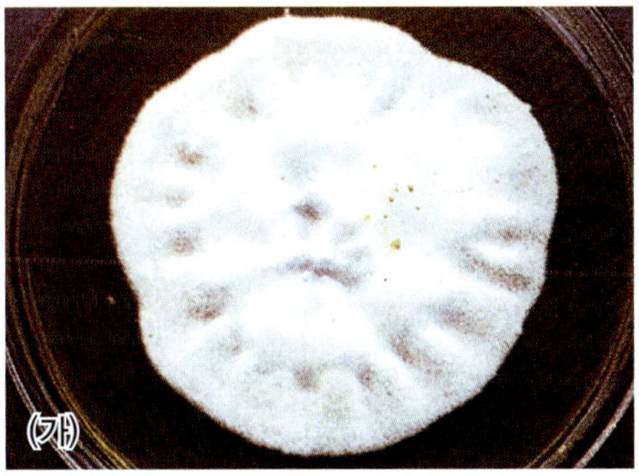

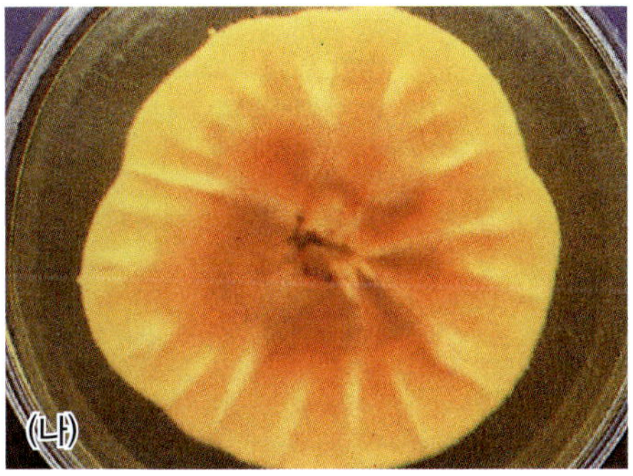

*Microsporum audouinii*의 Sabouraud dextrose agar 배지에서 연한 황갈색의 벨벳 모양으로 자란다. 집락 뒷면은 적갈색이다.

가: 배지 앞면 **나:** 배지 뒷면

2) *Microsporum audouinii*의 현미경 관찰

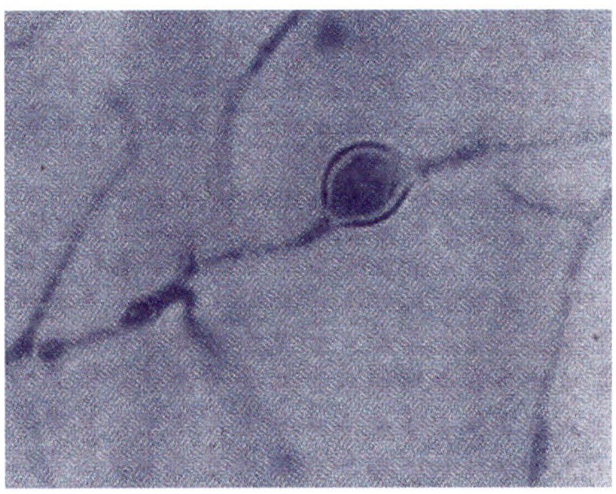

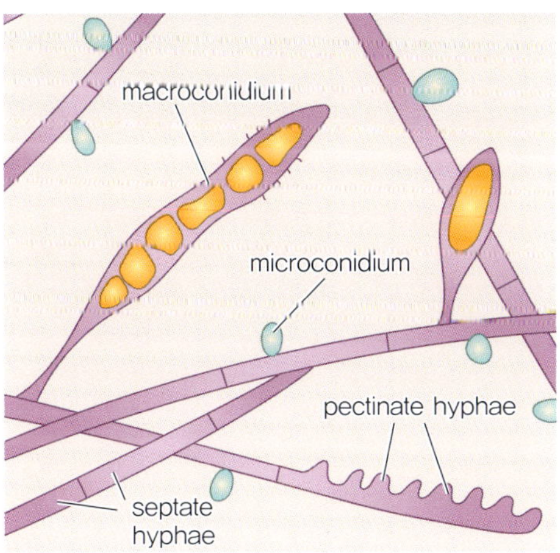

*Microsporum audouinii*은 대분생자가 방추형으로 두꺼운 벽으로 되어 있으며, 2~9개의 세포로 되어 있다. 곤봉 모양의 소분생자를 형성하며, 빗모양의 균사가 보이며, 중간 또는 말단에 후막포자를 형성한다.

2. *Trichophyton* 속

Trichophyton mentagrophytes

1) Sabouraud dextrose agar 배지에서 집락

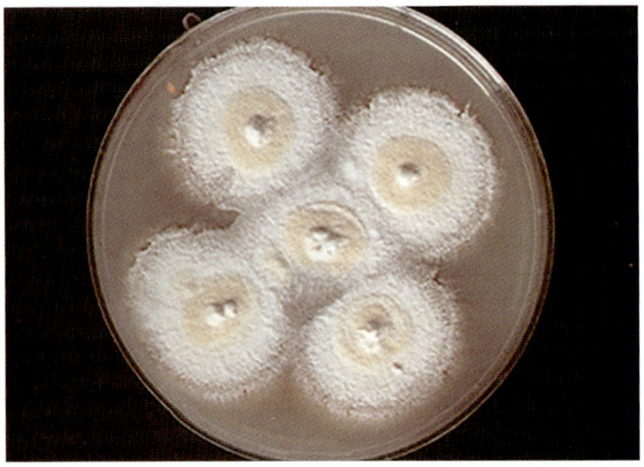

사람과 동물의 피부, 손톱, 머리털에 감염된다. 긁어(Scraping)서 SDA 배지에 접종하여 실온에서 2주간 배양하면 발육은 빠르고 집락은 흰색에서 차츰 황백색의 평탄하고 분말상, 과립상의 집락 뒷면은 갈색이다.

2) *Trichophyton mentagrophytes*의 현미경 관찰

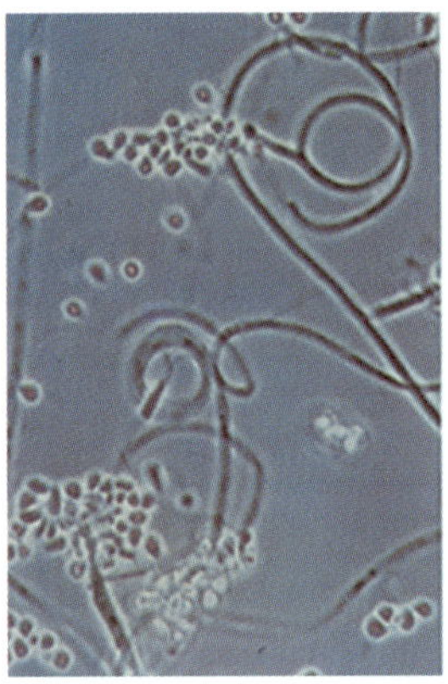

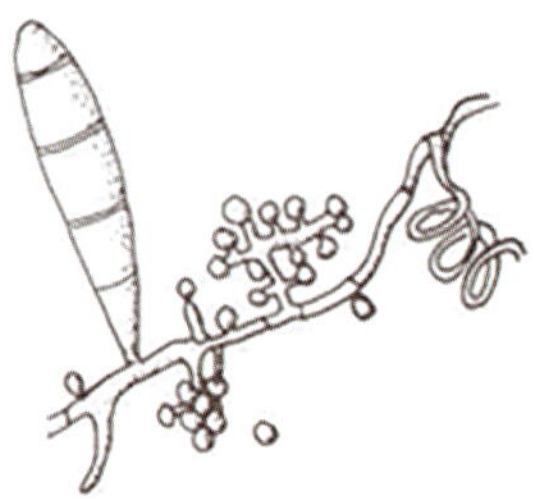

Trichophyton mentagrophytes 균을 실온에서 1주일간 슬라이드 배양하여 Lactophenol cotton blue로 염색한 후 관찰하면, 솜털형 균주에는 다수의 원형 소분생자(microconidia) 보이고, 대분생자(macroconidia)는 좀처럼 볼 수 없으며, 나선상(spiral)의 균사가 보이는 것이 특징이다.

* *T. mentagrophytes* 균만이 나선상의 균사를 가지고 있어 동정에 도움이 된다.

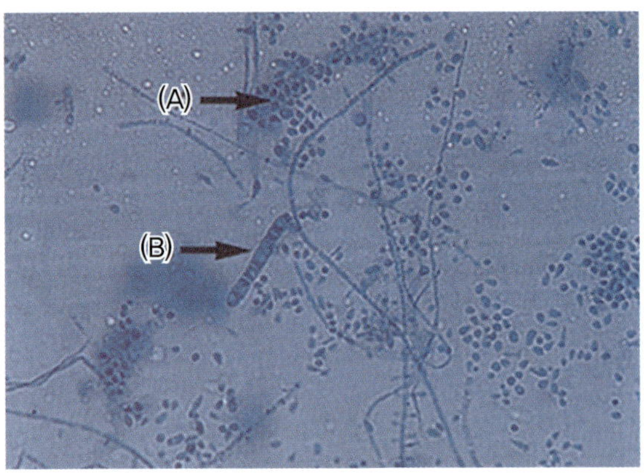

대분생자(Macroconidia)는 아주 드물며, 길고 얇은 벽을 가진 2~6개의 세포로 되어 있고, 다수의 소분생자(microconidia)가 있다.

(A) 소분생자는 포도송이처럼 덩어리져 보인다.

(B) 대분생자는 적으며, 벽이 얕고 매끄러운 연필모양이다.

Trichophyton rubrum

1) Sabouraud dextrose agar 배지에서 집락

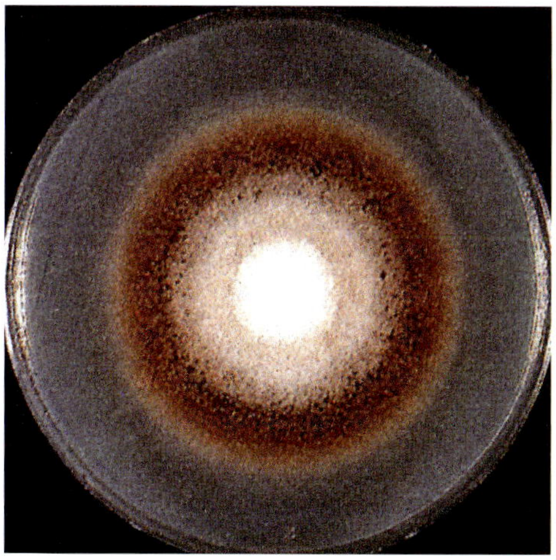

피부, 손발톱의 감염 원인균 중에 가장 많으며 SDA 배지에 접종하여 실온(22℃)에 2주일 정도 배양하면 솜털 모양의 백색 집락을 형성하고, 가장자리는 분홍색, 집락 뒷면은 진한 적색을 나타낸다.

2) *Trichophyton rubrum*의 현미경 관찰

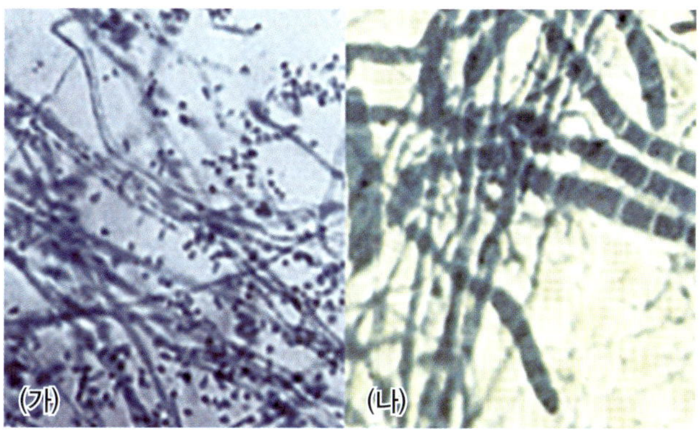

*Trichophyton rubrum*을 실온에서 1주간 slide 배양한 후 Lactophenol cotton blue로 염색하여 관찰하면 대분생자가 존재하며 연필 모양으로 3~8개 세포가 들어있으며, 곤봉 모양의 다수의 소분생자가 존재한다.

가: 소분생자(×200)

나: 대분생자(×400)

3. *Epidermophyton* 속

Epidermophyton floccosum

1) Sabouraud dextrose agar 배지에서 집락

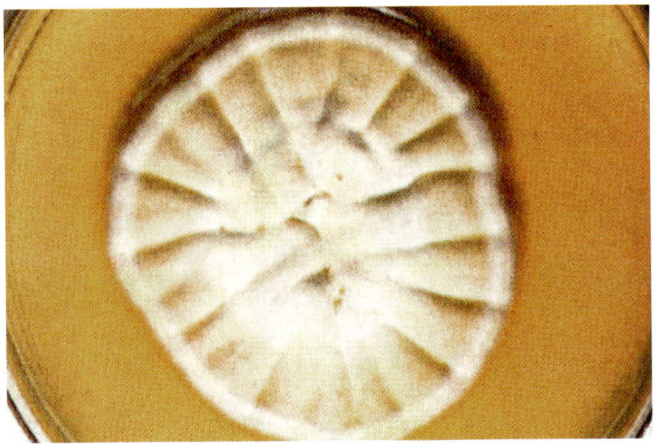

Epidermophyton floccosum 균은 SDA 배지에서 발육이 비교적 빨리 자라며 집락은 융단과 같은 분말상이고 하얀 솜털이 점차 노랗게 되는데 중앙에 주름이 있는 담황색의 집락을 형성한다.

2) *Epidermophyton floccosum*의 현미경 관찰

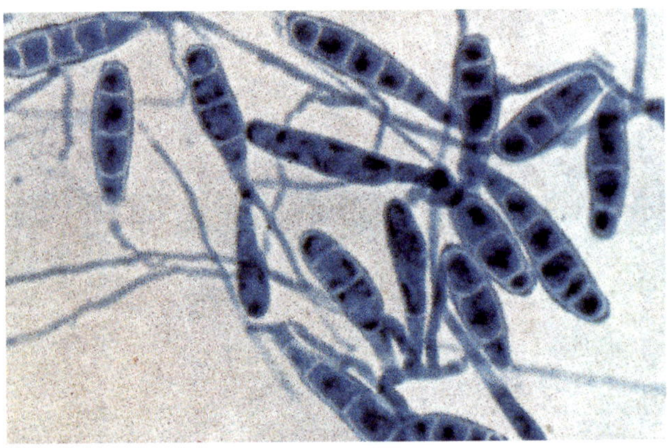

현미경적 소견으로 다수의 곤봉모양의 대분생자는 크고, 벽이 매끄러우며 2~5개 세포로 되어 있다. 대분생자는 한 개씩 또는 2~3개씩 무리로 생긴다. 소분생자는 없다.

3) 후막포자 형성

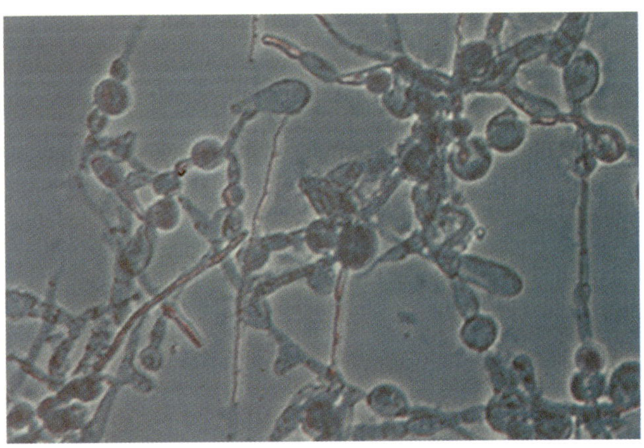

배양이 오래된 배지에서 *Epidermophyton floccosum*은 대분생자보다도 후막포자(chlamydospore)를 더 많이 형성한다. 균사 말단과 균사 중앙에 생긴다.

1. *Histoplasma capsulatum*

1) 혈액이 첨가된 brain heart infusion agar에 배양된 집락

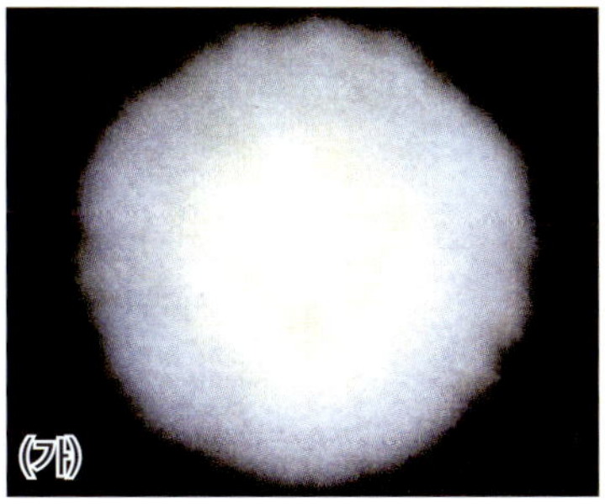

사상형

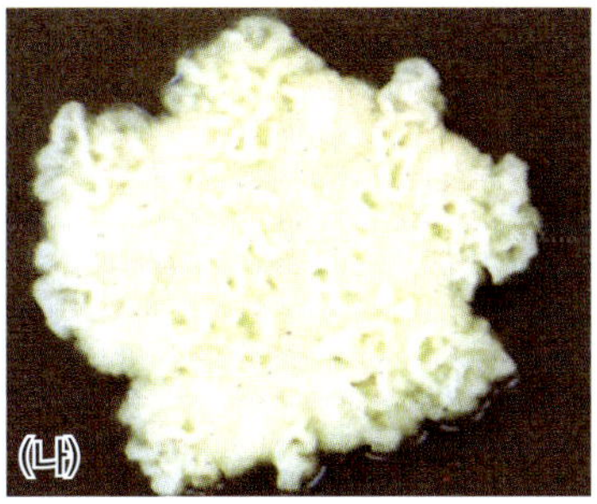

효모형

가: BHI 우무배지에서 25°C에서 21일간 배양된 사상형 집락은 솜털형이고 백색을 나타낸다.

나: BHI 우무배지에서 37°C에서 14일간 배양된 효모형 집락은 거칠고 점액성의 황갈색을 형성한다.

* 두형태곰팡이(dimorphic fungus)에는 *Blastomyces dermatitidis, Coccidioides immitis, Histoplasma capsulatum, Paracoccidioides brasiliensis* 및 *Sporothrix schenckii*가 알려져 있다.

2) 효모형 현미경 관찰

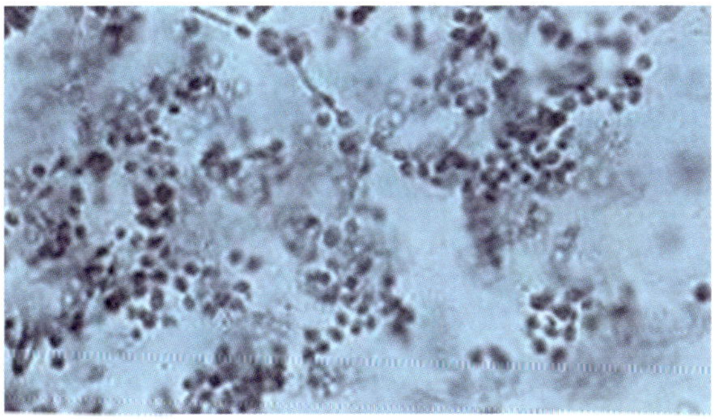

효모형(yeast phase)은 Brain heart infusion agar에 접종하여 35~37°C에서 15~20일 배양 후 현미경적 소견은 작은 구형 또는 난원형 분아포자를 관찰할 수 있다.

3) 사상형 현미경 관찰

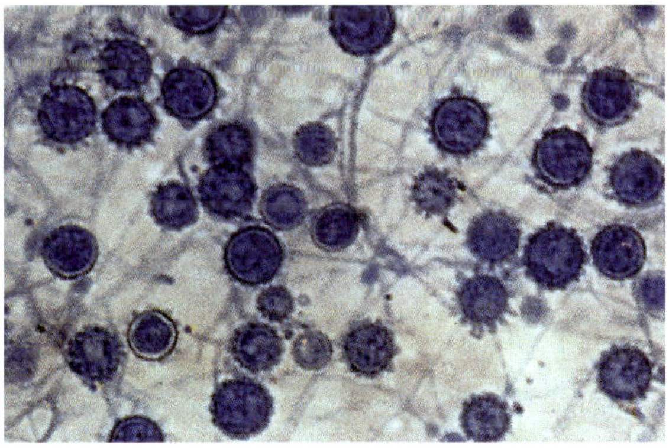

사상형(mold phase)은 25°C Sabouraud dextrose agar에 15~20일 배양 후 두꺼운 원형의 결절형(돌기 있는) 대분생자가 특징이며, 균사에 격벽이 있으며, 구형 또는 눈물방울 모양의 소분생자는 균사의 측면에 생긴다.

2. *Blastomyces dermatitidis*

1) 배지에 배양된 집락

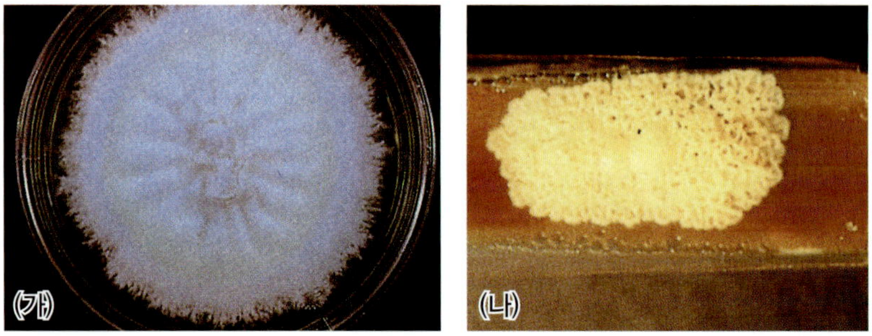

사상형 효모형

가: 사상형은 SDA 배지에서 25°C, 42일간 배양된 집락으로솜털형의 백색 집락을 형성한다.

나: 효모형은 BHI agar 배지에서 37°C, 14일간 배양된 집락은 황갈색이며 중앙부가 융기되고 주름져 보인다.

2) 효모형 현미경 관찰

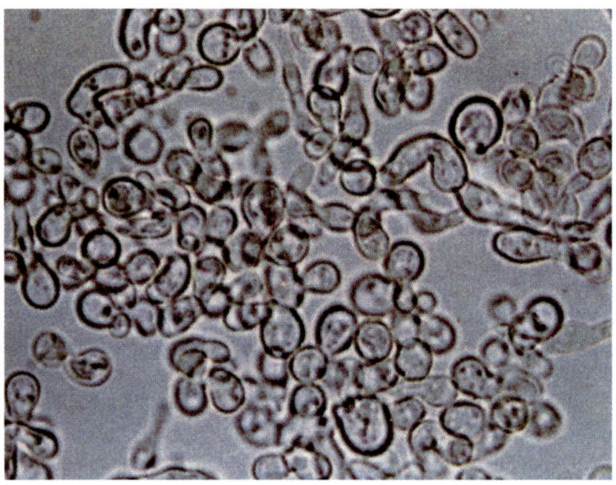

원형, 난원형의 효모형으로 크고 막이 두꺼운 세포벽으로 되어 있으며, 한 개의 분아포자가 모세포와의 결합부위가 넓게 보인다.

3) 사상형 현미경 관찰

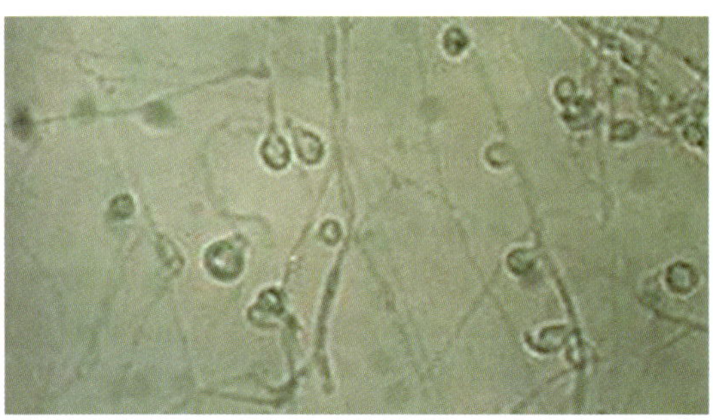

균사에서 분지된 분생자자루에 구형 또는 서양배 모양의 소분생자가 관찰되며, 분생자자루의 끝이나 균사에 붙어 있다. 나무젓가락에 꽂은 알사탕(lollipop) 모양처럼 보인다.

3. *Coccidioides immitis*

1) 사상형 현미경 관찰

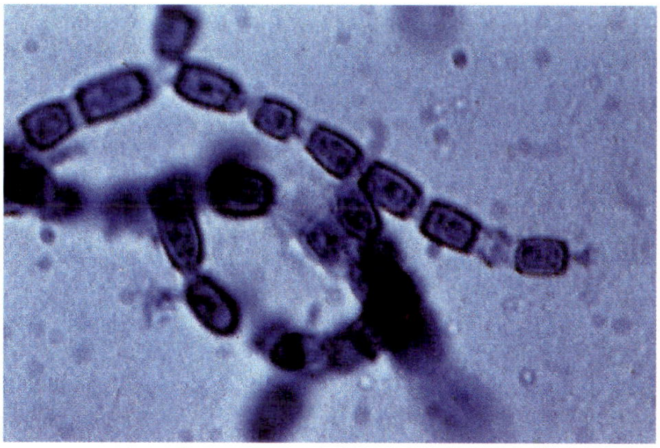

균사가 분절되고 두꺼운 세포벽으로 된 술통 모양의 분절포자(arthroconidia)가 고리 모양으로 연결되어 있으며, 분절 중간에 빈 공간이 있다.

2) *Coccidioides immitis*의 조직내 구상체

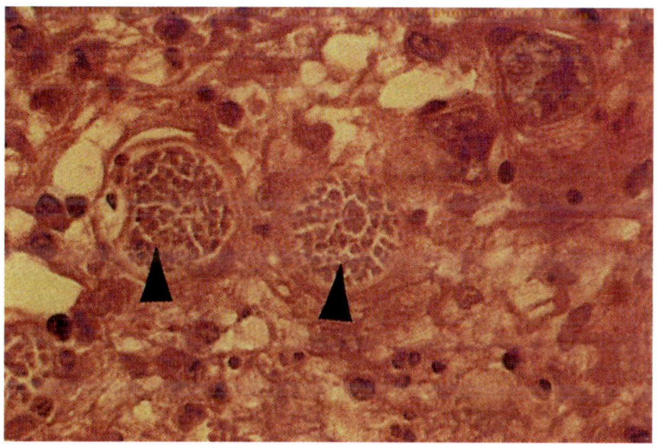

감염된 조직 내에서는 내생포자가 들이 있는 구상체(spherule)를 관찰되며 동정에 결정적으로 작용된다.

4. Paracoccidioides brasiliensis

1) 효모형 현미경 관찰

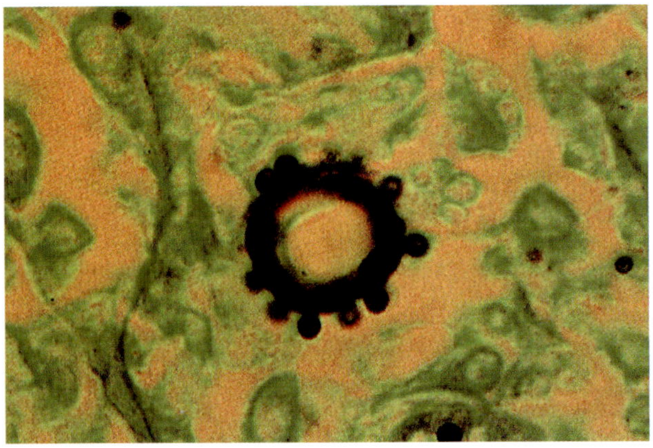

효모형은 크고, 막이 두꺼운 분아포자가 모세포에 여러 개 붙어 있어 배의 타륜(ship's wheel)같은 모양이다.

2) 사상형 현미경 관찰

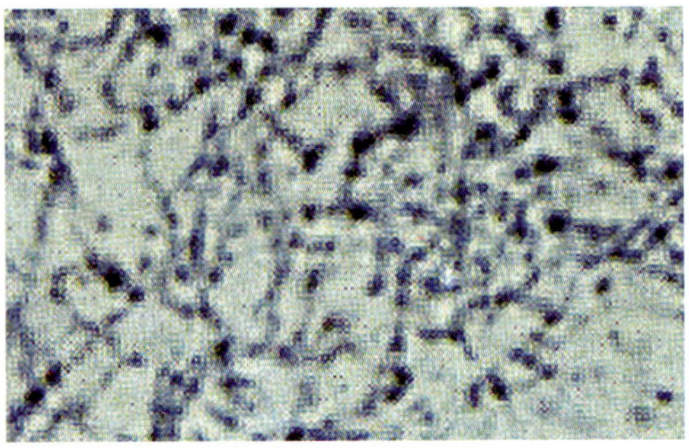

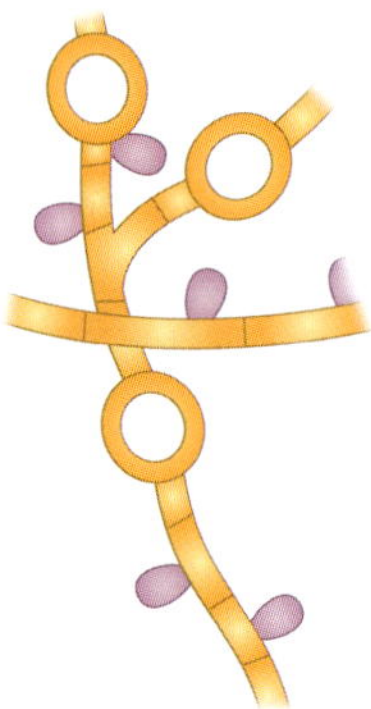

사상형은 후막포자와 소수의 난원형 분생포자가 관찰된다.

5. *Sporothrix schenckii*

1) Sabouraud dextrose agar 배지에서 집락

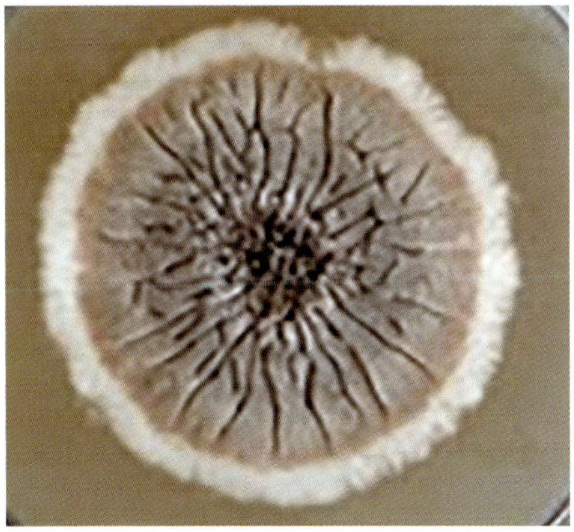

SDA 배지 실온에서 7일 정도면 습윤한 회갈색~회흑색의 사상형 집락을 형성하며 3주 되면 방선상의 홈이 깊고 파지고 중앙은 불규칙적으로 주름이 많은 깃털 모양의 집락이다.

2) 효모형 현미경 관찰

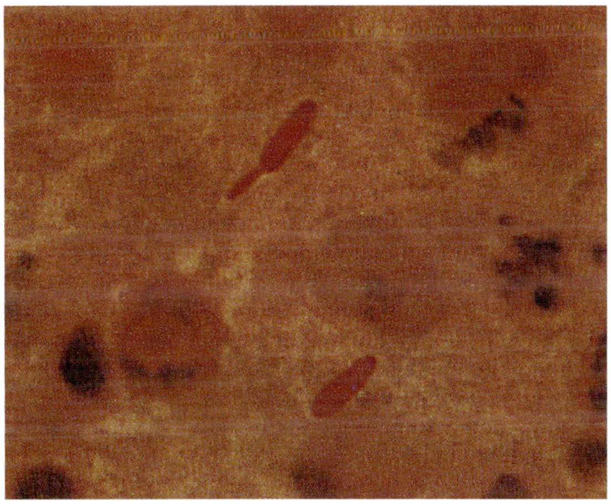

천자액을 PAS 염색하여 ×1000 관찰하면 *S. schenckii*의 효모형을 관찰할 수 있다.
효모형은 작고, 엽상이며, 분아세포가 담배 모양과 비슷하여 'Cigar body' 라 표현한다.

3) 사상형 현미경 관찰

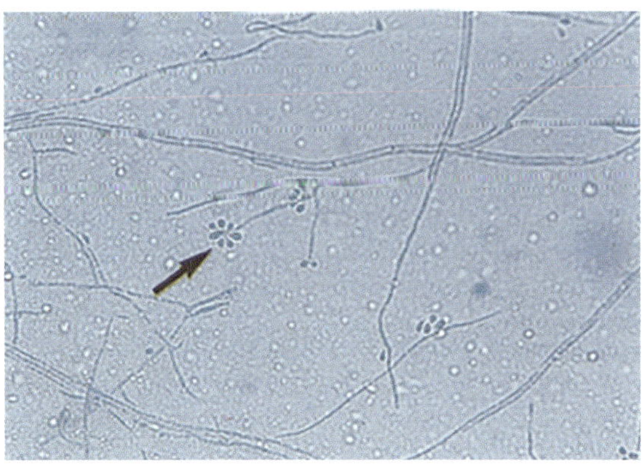

분생자자루의 끝에 포자 형태는 국화꽃 모양의 심포디오형 포자를 형성한다.

CHAPTER 04 *Aspergillus* 속

1. *Aspergillus fumigatus*

1) Sabouraud dextrose agar 배지에서 집락

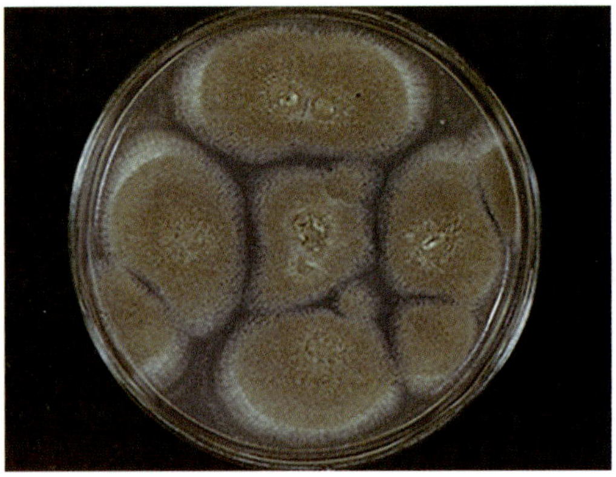

Sabouraud dextrose agar 배지에서 *Aspergillus fumigatus*는 실온에서 일주일간 배양하면 집락은 융단 모양이고, 때로는 솜털 모양으로 되며 짙은 녹색 내지 암녹색이고 오래되면 흑색에 가까워진다.

2) *Aspergillus fumigatus*의 현미경 관찰

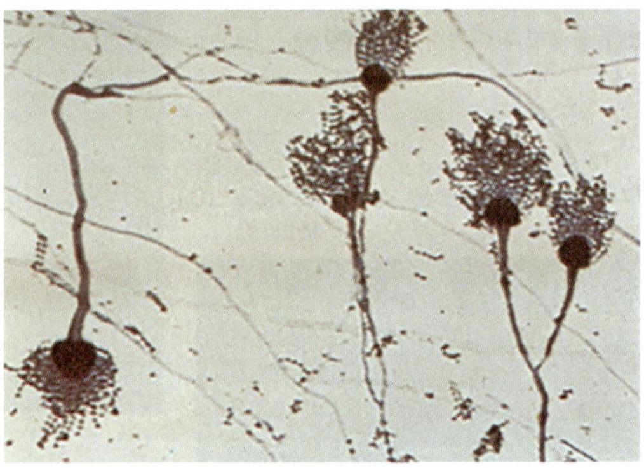

Sabouraud dextrose agar 배지에 *Aspergillus fumigatus*를 4일간 실온에서 슬라이드 배양하고 Lactophenol cotton blue로 염색하여 관찰하면 분생자자루(conidiophore)는 길고, 끝은 삼각플라스크 모양의 정낭(vesicle)이 있다. 정낭 위부분에는 기저경자(metula), 경자(phialide)가 순서대로 배열되어 있으며, 공 모양의 분생자가 사슬 모양으로 한 줄씩 생긴다. 분생자 머리(conidial head)는 원주형이다.

3) *Aspergillus* spp. 구조와 명칭

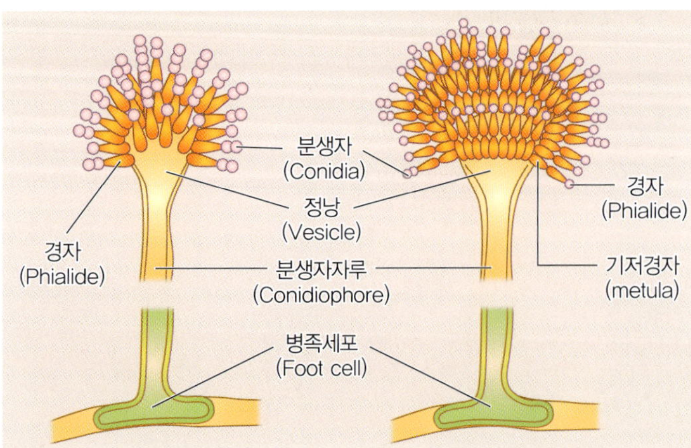

2. *Aspergillus niger*

1) Potato dextrose agar(PDA) 배지에서 집락

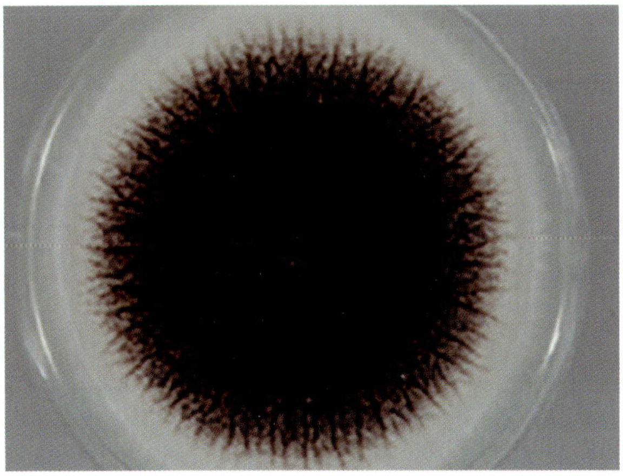

PDA 평판 배지에서 27°C 8일간 배양하면 중앙부는 검정색이고, 가장자리는 흰색, 뒷면은 흰색에서 크림색으로 보이는 집락이다.

2) *Aspergillus niger*의 현미경 관찰

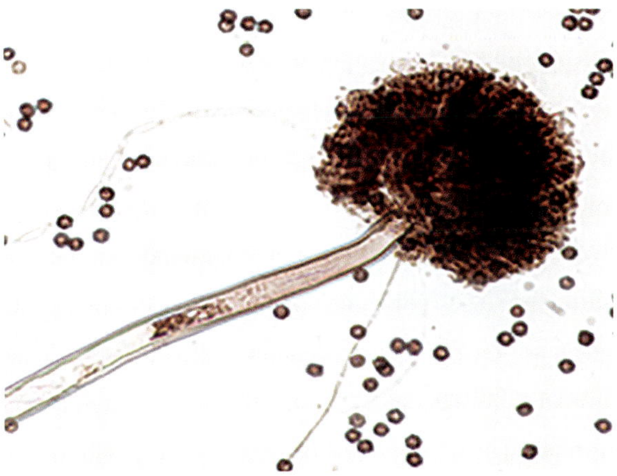

분생자자루(condiophore)는 길고 정낭은 검은색의 분생자 덩어리로 둘러싸여 있으며, 소병자(phialide)가 이중 방사상으로 덮여 있다.

3) 주사전자현미경 관찰

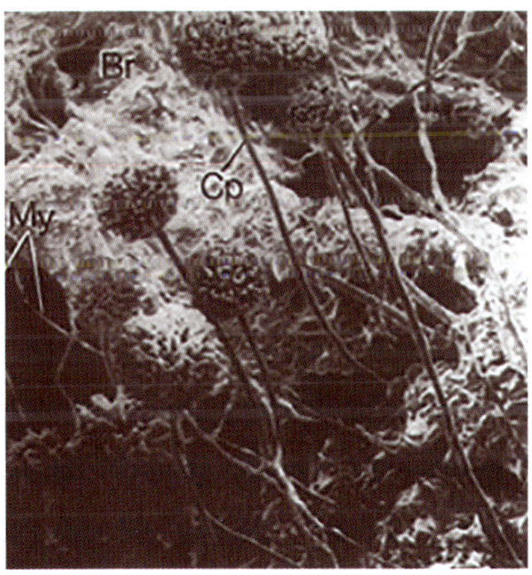

주사전자현미경으로 관찰한 *Aspergillus niger*

* Br : Bread

Cp : Conidiophore

My : Mycelium

Penicillium 속

1. *Penicillium* 속

1) Sabouraud dextrose agar 배지에서 집락

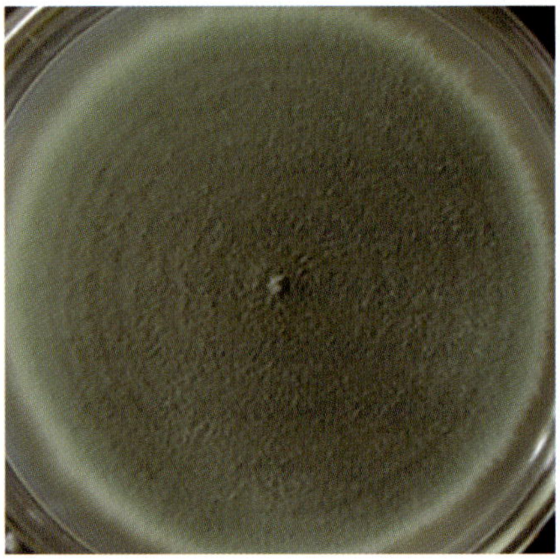

Sabouraud dextrose agar 배지에 *Penicillium*을 실온에 일주일간 배양하면 표면은 평평하고 분말형 녹색의 집락으로 푸른곰팡이라고 불리며, 녹색, 청색인 집락이 많다.

* *Aspergillius*와 흡사하다.

2) *Penicillium*속의 현미경 관찰

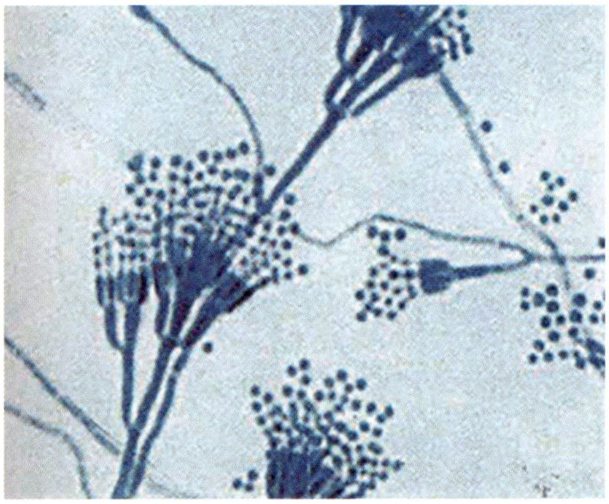

Sabouraud dextrose agar plate에 *Penicillium*을 슬라이드 배양하여 Lactophenol cotton blue로 염색하여 관찰하면 분생자자루(분생자병, conidiophores)는 균사에서 단독으로 형성되며 분생자는 대체로 구형 또는 난원형이며 사슬 모양으로 연결되어 붓 모양(brush) 또는 빗자루 모양이 특징적인 형태이다.

3) *Penicillium* 구조와 명칭

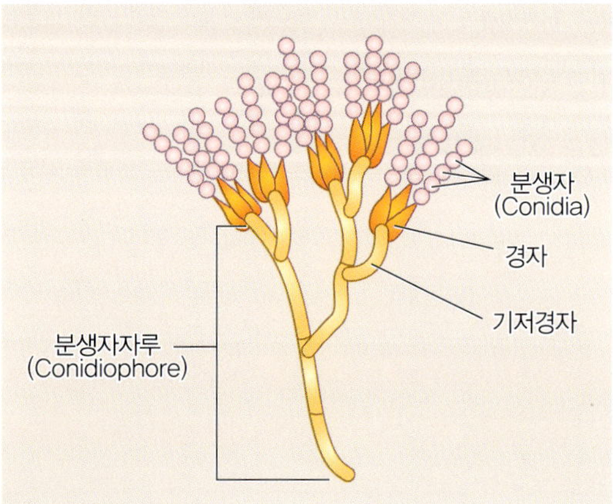

*Aspergillus*와 구조가 비슷하지만, 차이점은 *Aspergillus*에는 정낭(소낭, vesicle)있고, *Penicillium*에는 없다.

4) *Penicillium chrysogenum* 집락

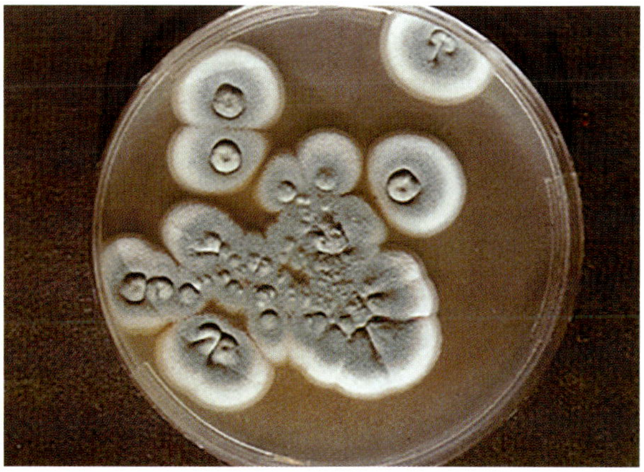

Sabouraud dextrose agar 배지에 *Penicillium chrysogenum*을 25℃ 5일간 배양하면 녹색의 집락이 관찰된다.

* 1928년 세균학자인 알렉산더 플레밍은 *Penicillium chrysogenum*이 *Staphylococcus aureus*의 성장을 억제할 수 있다는 것을 발견하였다.

접합균류(Zygomycetes)

1. *Mucor* 속

Mucor pusillus

1) Potato dextrose agar 배지에서 집락

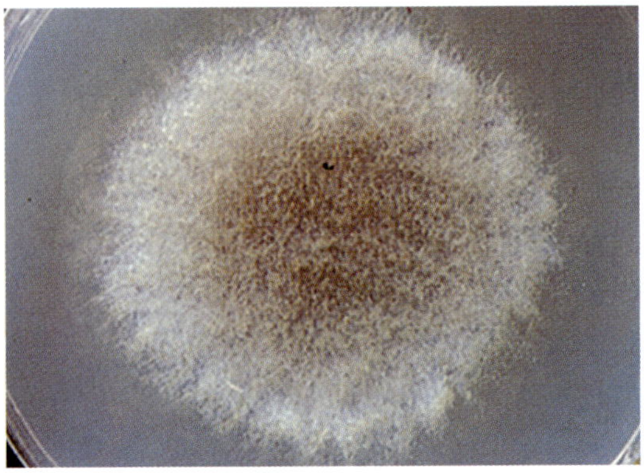

공기 중에 흔히 상재해 있는 진균으로서 균사는 배지 위에 퍼져 자라며 기중균사(aerial mycelium)를 형성한다. *Mucor* 속, *Rhizopus* 속, *Lichtheimia* (*Absidia*) 속 접합균류(Zygomycetes)는 기회감염 심부 진균증을 일으키며, 건강인에는 비병원성이나 면역이 약한 사람에게는 폐나 피부감염을 일으킨다. 접합균에 의한 감염을 접합균증(zygomycosis)이라고 한다.

* 90% 이상이 암, 백혈병 말기, 면역억제제 사용할 때에 합병증으로서 발증되는 전형적인 기회감염 진균이다.

2) *Mucor* 속의 현미경 관찰

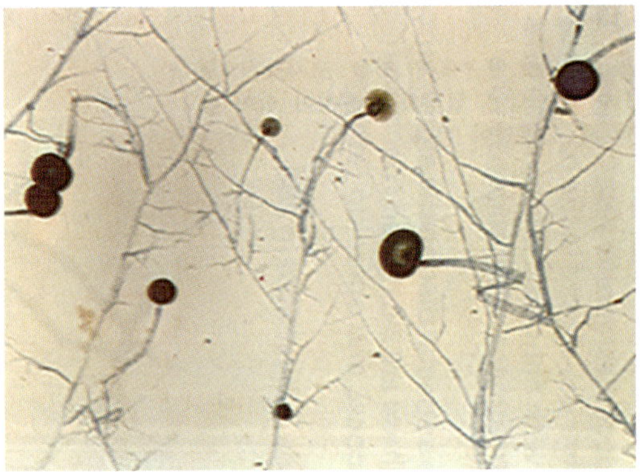

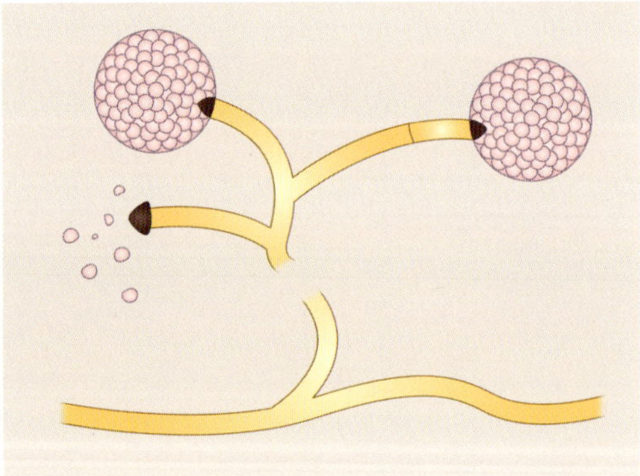

균사는 무격벽이고, 포자낭자루(sporangiophores)가 끝에 포자낭포자(sporangiospore)로 차 있는 포자낭(sporangium)이 있다. 포자낭은 구형이며 흑색으로 보이고, 터져서 포자를 분산시킨다. *Mucor*는 균사에 가근이 없다.

2. *Rhizopus* 속

1) Sabouraud dextrose agar 배지에서 집락

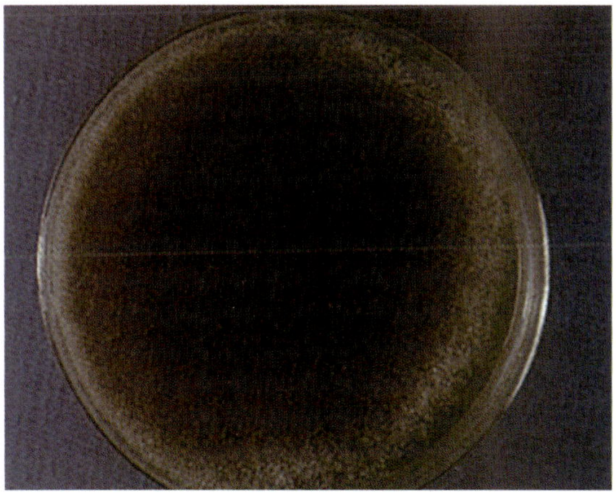

Sabouraud dextrose agar 배지에서 표면이 갈색 또는 흑색의 집락이다.

2) 현미경 관찰

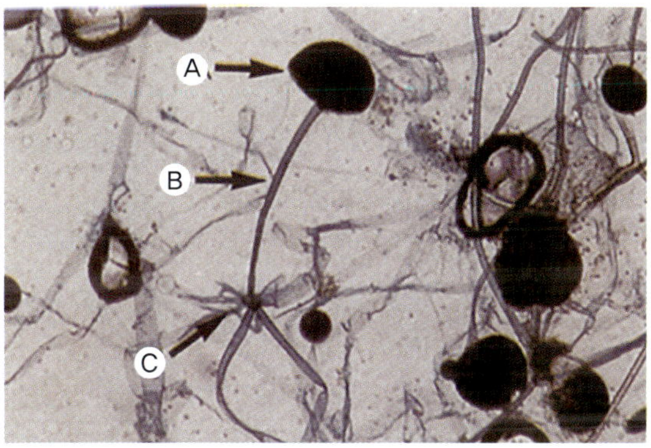

A : 포자낭 B : 포자낭자루 C : 가근

균사는 무격벽이고, 포자낭자루에서 분지된 가지가 없다. 분지하지 않은 포자낭자루는 가근(rhizoid)의 바로 반대편에 위치하며, 길이가 3 mm 이상으로 길다. 가근은 포자낭자루의 시작점에 있다. 포자낭은 흑색이고, 포자낭포자는 구형이며, Columella(축주)는 밑면이 평평한 타원형이다.

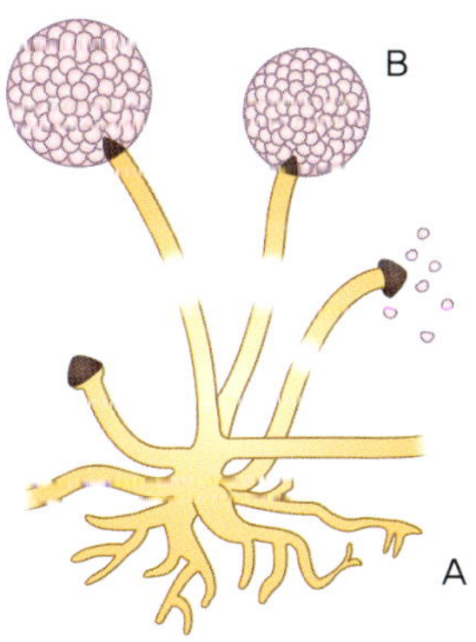

A 가근과 B 포자낭

*Rhizopus*는 가근에서 직접 포자낭이 형성되어 포자낭을 형성하는 특성이 있어 동정할 때 구별점이 된다.

3. *Lichtheimia* (*Absidia*) 속

1) Sabouraud dextrose agar에서 집락

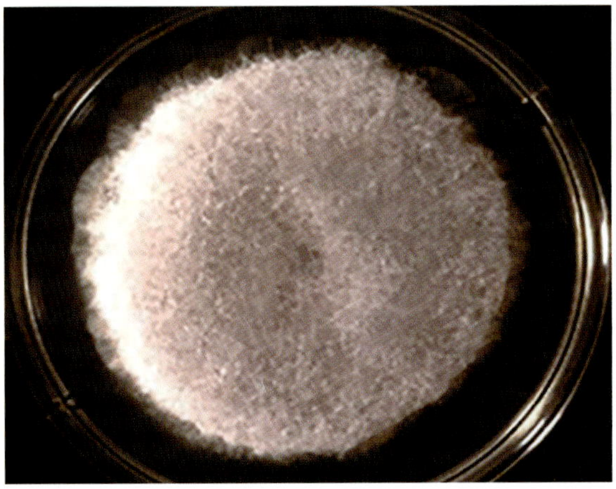

Sabouraud dextrose agar에서 4~7일 배양하면 배지 표면을 덮으면서 흰색~회색으로 서서히 자란다.

2) LICHTHEIMIA (Absidia)속의 현미경 관찰

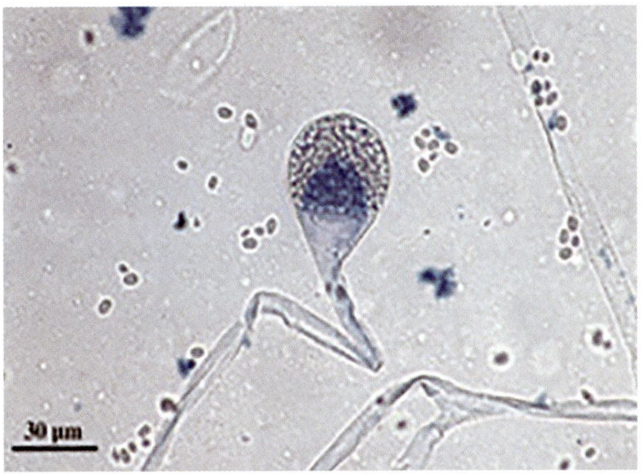

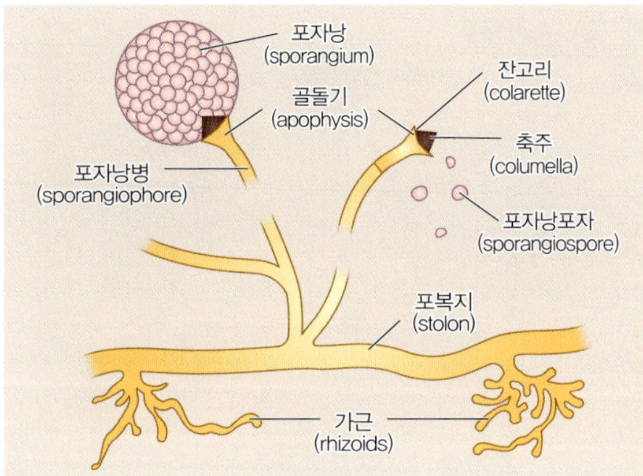

구조와 명칭

균사는 무격벽이고, 포복지(stolon) 위에 분지된 포자낭자루는 두 개의 가근(rhizoid) 사이에 뻗어 있으며 포자낭자루 끝에 포자낭이 형성된다.

흑색진균(Dematiaceous fungi)

1. *Alternaria* 속

1) Sabouraud dextrose agar에서 집락

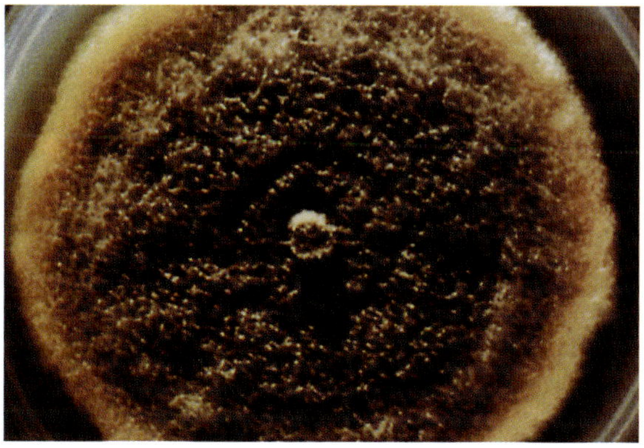

Sabouraud dextrose agar에서 집락은 매우 빨리 자라며 회백색 솜털이며 시간이 지나면 갈색 집락으로 자란다.

2) *Alternaria*속의 현미경 관찰

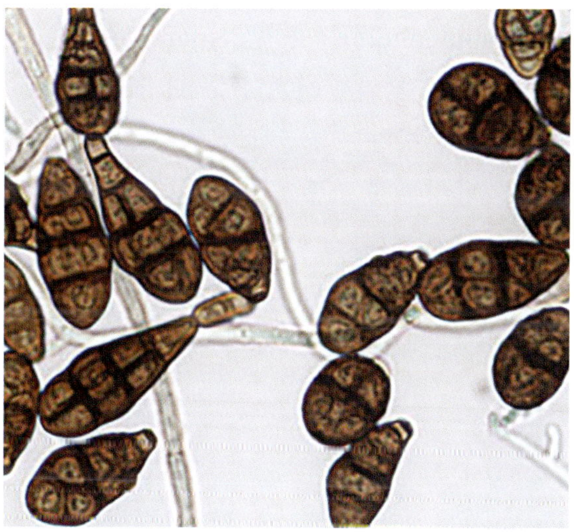

균사는 흑색이고, 포로형 분생자(poroconidia)는 갈색이다. 포로형 분생자는 수평 · 수직 격벽을 모두 가지고 있으며 사슬을 이루고 있다. 교차하는 격벽이 3~4개로 최류탄 모양이다.

2. *Curvularia* 속

1) Sabouraud dextrose agar에서 집락

Sabouraud dextrose agar에서 집락은 솜털형이고, 녹색이다.

2) 현미경 관찰

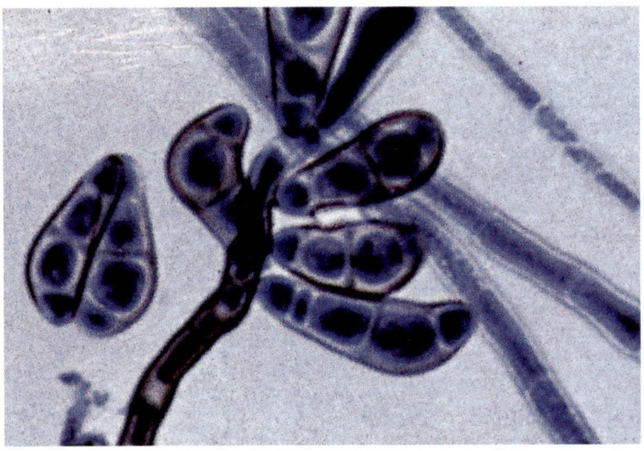

균사는 격벽 있고 흑색이다. 분생자자루(conidiophore)는 분생자(poroconidia)가 형성되는 부위가 굽거나 혹 모양으로 되어 있다. 분생자는 4~5개 세포로 되어 있으며, 중앙부가 부풀어 있고 양끝은 좁혀져 있어 굽은 무릎 모양이다.

3. *Epicoccum* 속

1) 현미경 관찰

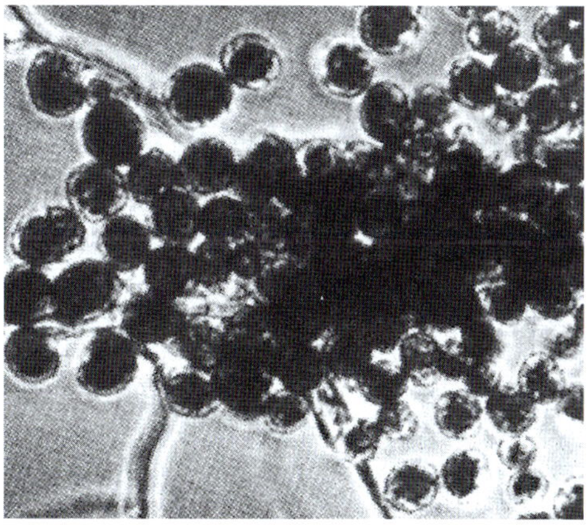
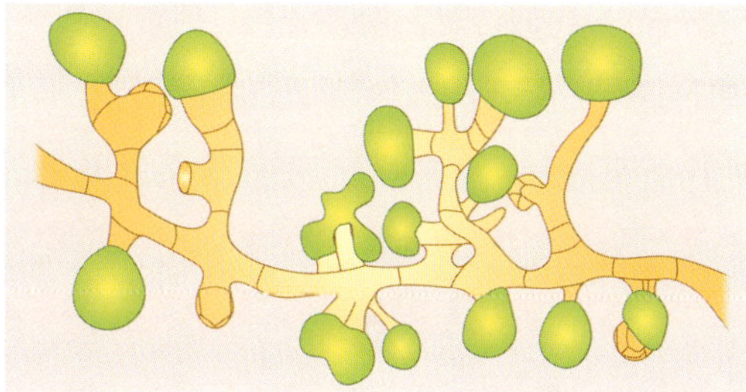

짧은 분생자자루(conidiophore)가 두껍게 덩어리져 나타나고, 분생자는 원형이며, 가로, 세로 격벽이 있다.

4. Nigrospora 속

1) 현미경 관찰

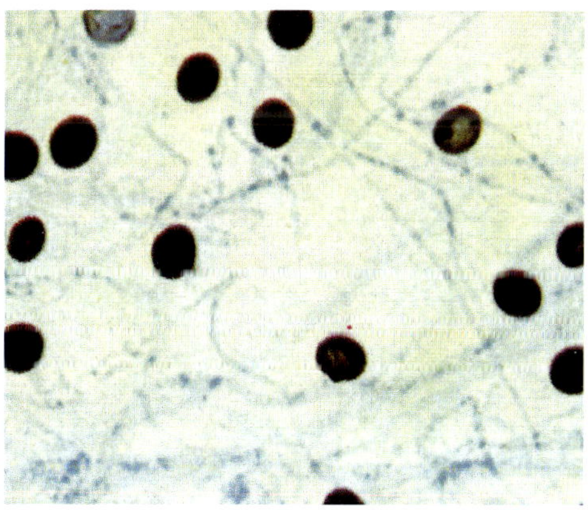
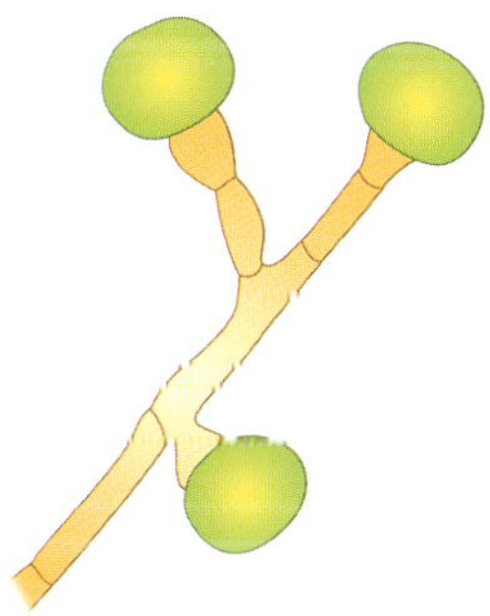

짧은 분생자자루(conidiophore)는 팽창되며, 분생자가 형성되는 부분은 좁아진다. 분생자는 원형이며, 검은색이 특징이다.

5. *Phialophora verrucosa*

1) 현미경 관찰

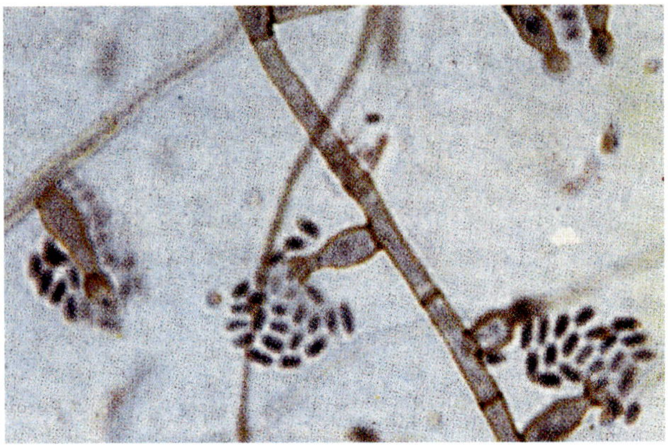

균사는 갈색이고 격벽이 있다. 경자(phialides)가 꽃병 모양이며, 컵 모양인 잔고리(collarette)로 되어 있다. 타원형의 분생자는 꽃병에 꽃처럼 경자 끝부분에 모여 있다.

제 11 부

Parasitology

1. 원충류(Protozoa)
2. 연충류(Helminths)
3. 기생충 검사

CHAPTER 01

원충류(Protozoa)

1. 근족충류(Rhizopoda)

이질아메바(*Entamoeba histolytica*)

1) 이질아메바 영양형(trophozoite)

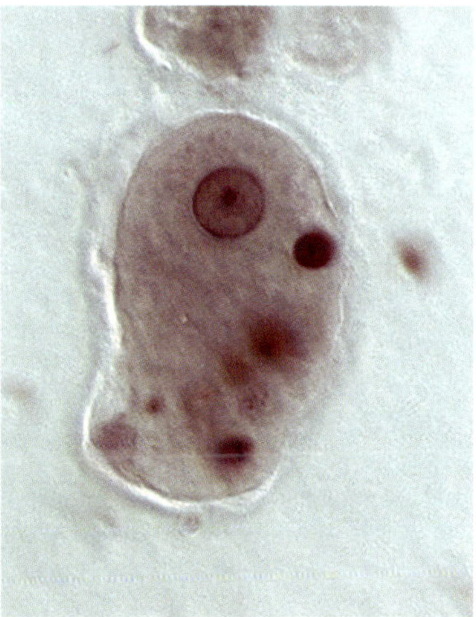

크기가 20~30 μm로 핵은 중앙부에 핵소체(karayosome)가 있고, 핵막 내측에 염색질 과립(chromatin granule)이 규칙적으로 배열되어 있으며, 외세포질(ectoplasm)은 위족(pseudopodium)을 내어 운동성이 활발하고, 내세포질은 적혈구를 탐식하고 있다.

2) 이질아메바 포낭형(cyst)

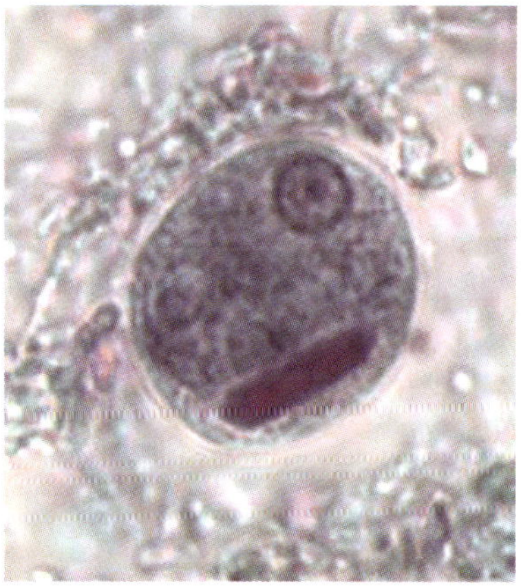

핵은 1~4개를 가지며, 곤봉 모양의 크로마틴 양체(chromatoidal body), 글리코겐 공포(glycogen vacuole) 등을 볼 수 있다.

대장아메바(*Entamoeba coli*)

1) 대장아메바 영양형(trophozoite)

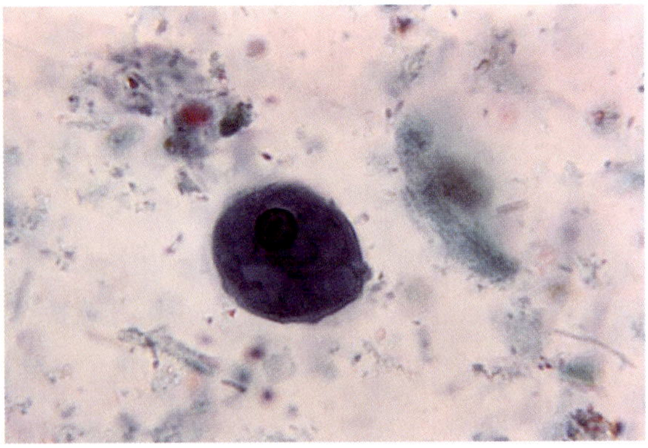

영양형의 크기가 20~30 μm로 핵 내의 핵소체는 편재하고 있으며, 내세포질에는 세균, 음식물 잔사 등을 볼 수 있으며, 위족이 분명치 않아 운동성은 완만하며, 적혈구를 탐식하지 않는다.

2) 대장아메바 포낭형(cyst)

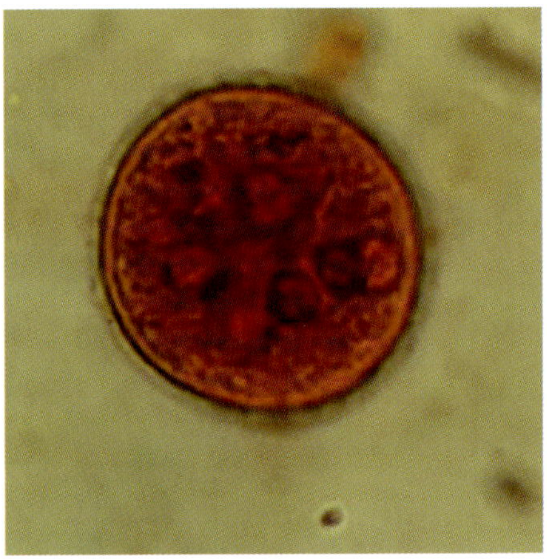

핵은 1~8개를 가지며, 침상 모양의 크로마틴 양체(chromatoidal body), 글리코겐 공포(glycogen vacuole) 등을 볼 수 있다.

2. 편모충류(Mastigophora)

1) 람블편모충(*Giardia lamblia*)

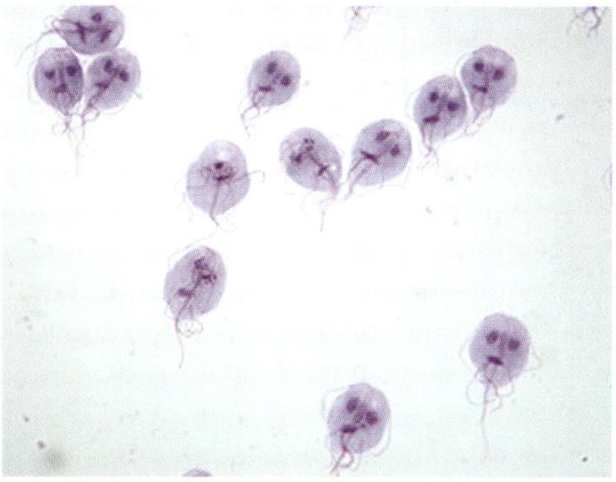

영양형은 서양배 모양의 엽상이며, 1쌍의 핵, 4쌍의 편모, 축삭(axostyle), 부기체(parabasal body), 흡반(adhesive disc) 등을 가지고 있다.

2) 질편모충(*Trichomonas vaginalis*)

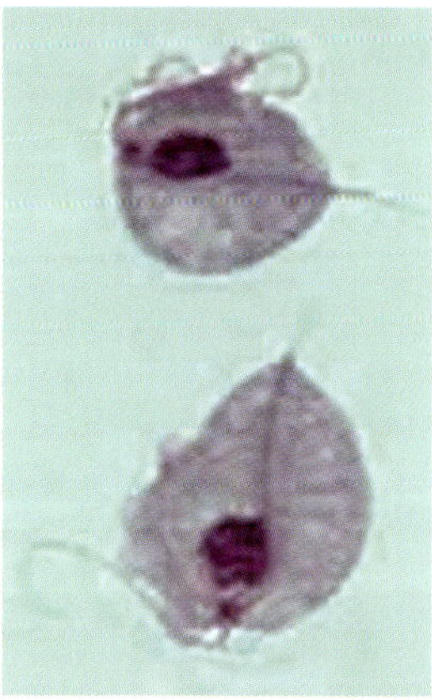

포닝형은 없고 영양형만 존재한다. 파동막은 충체의 1/3, 전편모가 4개 있고 1개의 편모가 후방으로 뻗고 있으며 작은 파동막이 있다. 축삭(axostyle)은 기립체 부근에서 체중앙부를 거쳐 후단으로 돌출하고 있다.

3) 로데시아 파동편모충(*Trypanosoma rhodesiense*)

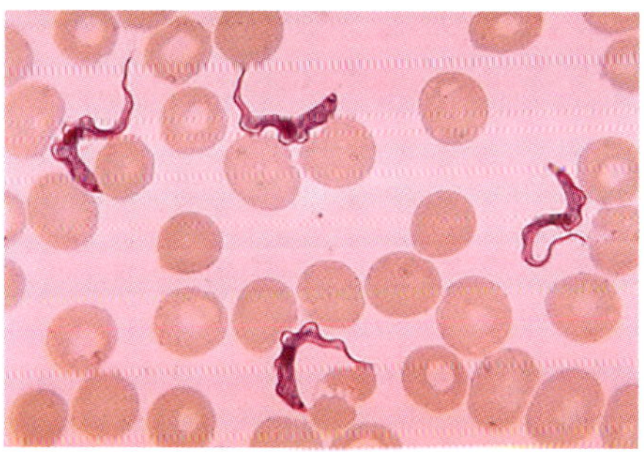

혈액도말

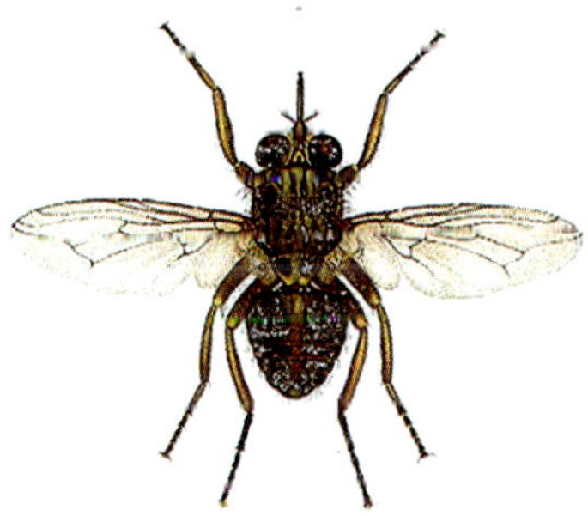

Tse-tse fly 매개곤충

인체의 혈액이나 조직에 기생하며, 방추상이고 핵이 충체 중앙에 위치한다. 파동막이 나와 체전단까지 연결되고 편모가 파동막의 외연을 따라 충체의 전단에 길게 유리된다. Tse-tse fly가 있는 지역에서 아프리카 수면병(sleeping sickness)을 일으킨다.

3. 포자충류(Sporozoa)

1) 삼일열원충(*Plasmodium vivax*)

윤상체는 Ring form 증대, 적혈구의 1/4 ~1/3의 크기이며, 반 정도 성숙한 충체는 색소 과립을 갖고 있다.

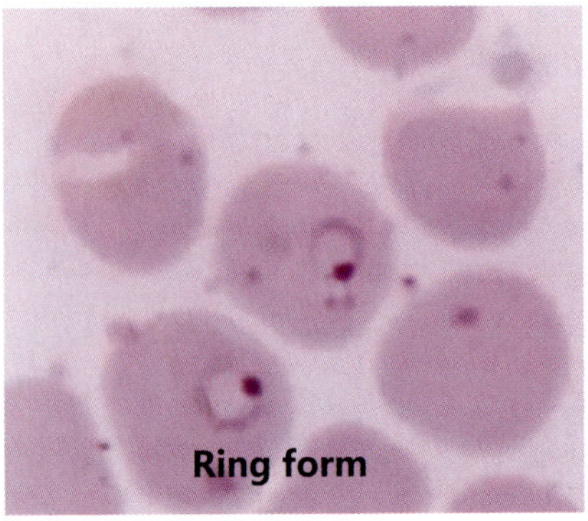

성숙한 영양형(Trophozoite form)은 성숙하면 핵이 분열하여 Schuffner's dots가 나타난다.

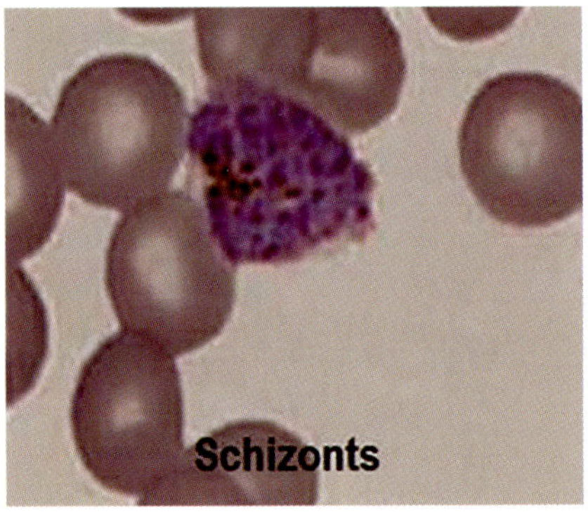

2) 사일열원충(*Plasmodium malariae*)

영양형(Trophozoite form)는 band 형태로 적혈구를 횡단하고 있다.

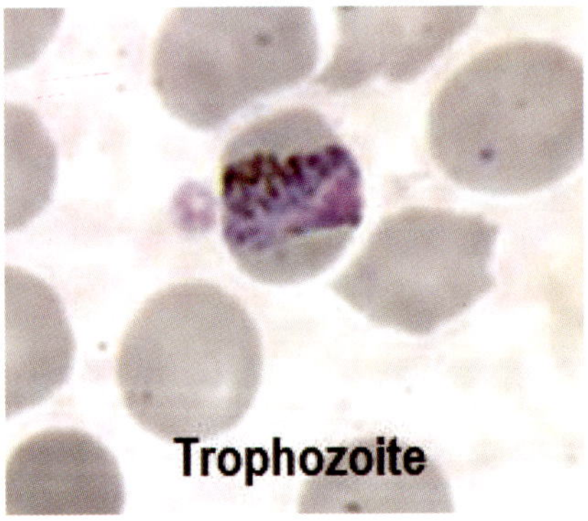

분열체(Schizonts)는 방사선형으로 배열된 merozoite 수는 6~12개이고, 꽃송이 모양으로 배열되어 있다.

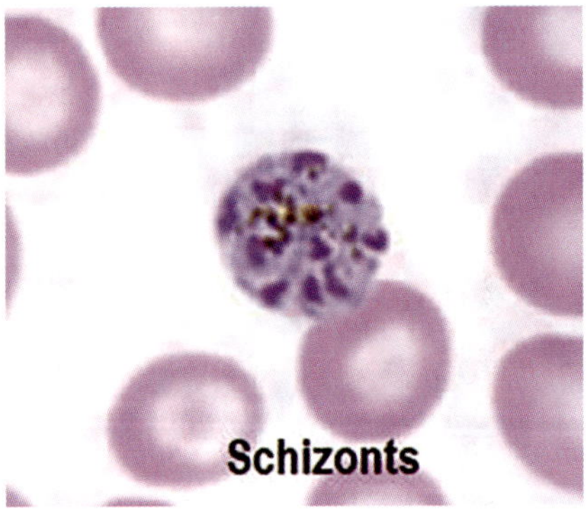

3) 열대열원충(*Plasmodium falciparum*)

윤상체에서 적혈구의 1/6~1/2의 크기이며, double dots가 관찰된다.

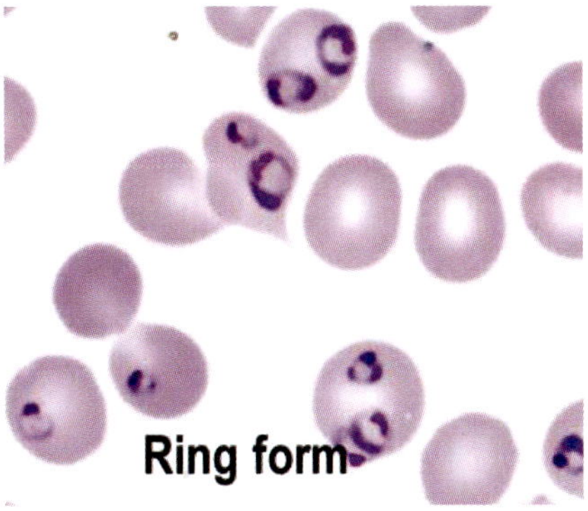

자웅생식모세포(Macrogametocyte)는 바나나형으로 길이가 감염적혈구의 크기와 비슷하거나 1.5배 정도가 된다.

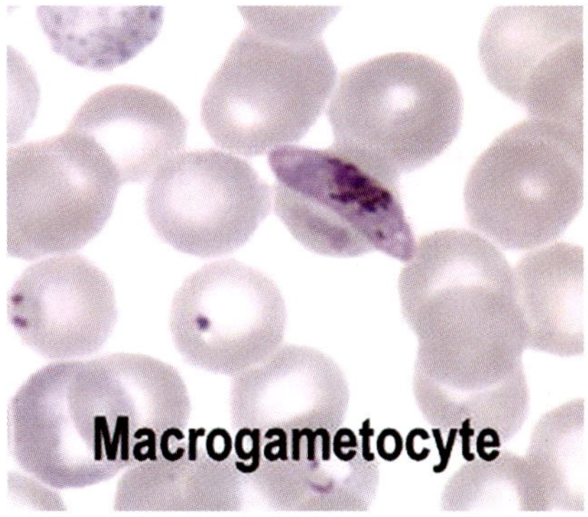

4. 섬모충류(Ciliata)

1) 대장섬모충(*Balantidium coli*)

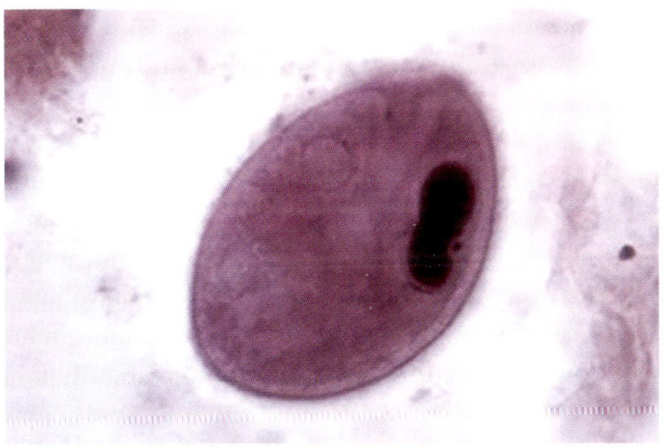

영양형 크기는 50~75 μm 난원형으로 인체 기생형 원충류 중에서 가장 크고 섬모(cilia)가 표면을 덮고 있다. 대핵은 신장형으로 충체의 한쪽에 편재되어 있다.

연충류(Helminthes)

1. 선충류(Nematoda)

회충(*Ascaris lumbricoides*)

1) 회중 수정란(fertilized egg)

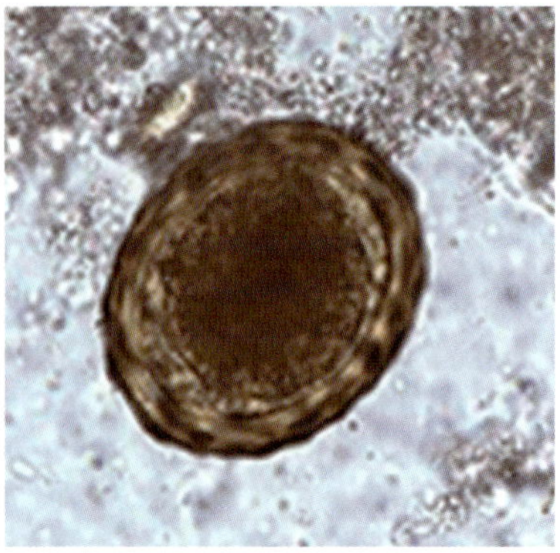

수정란은 65~75 × 35~50 μm, 모양이 타원형이며, 담즙에 착색되어 황갈색을 띤다.
난각이 두텁고 한 개의 난세포를 보인다. 바깥층부터 단백막, 키틴막, 지질막의 3층으로 구성되어 있다.

2) 회충 불수정란(unfertilized egg)

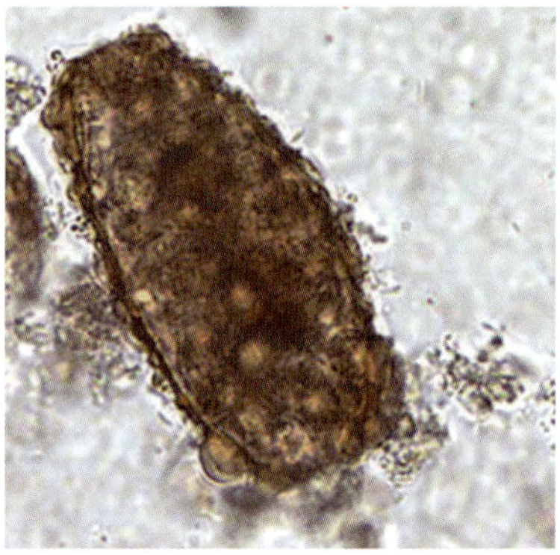

80~90 μm × 40~45 μm의 크기로 수정란보다 좁고 더 길며 불규칙적인 긴 타원형이며 과립이 차 있다.
난세포 및 지질막이 없다.
보통 암컷의 단독기생이거나 미성숙 암컷의 산란으로 배출된다.

3) 회충 탈각란(decorticated egg)

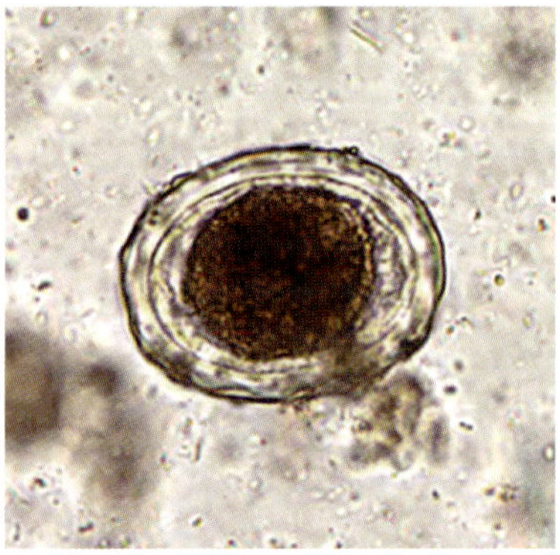

단백막이 떨어져 나간 충란을 말하며, 수정은 되었으나 난세포가 분열되기 전이다.

4) 자충포장란(embryonated egg)

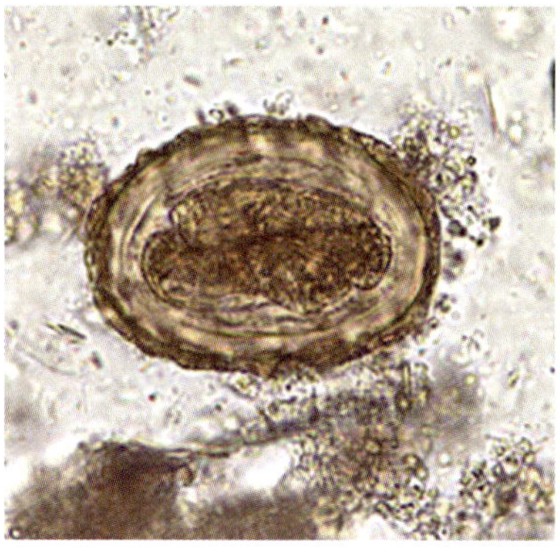

충란이 배설되고 수일 내에 충란 내에 이미 자충이 포장된 것을 말한다.

요충(Pin worm, seat worm, *Enterobius vermicularis*)

1) 요충의 충란(egg)

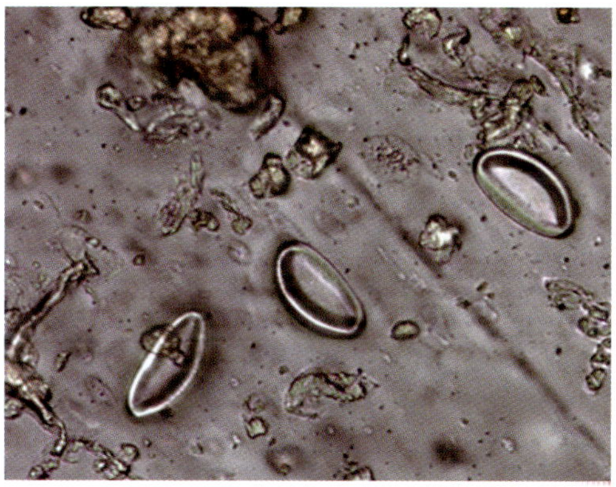

크기는 50~60×20~30 μm로 감씨 모양이다. 난각은 투명하고 두 겹이며 가볍다. 충란은 산란할 때부터 감염력이 있는 자충포장란이다.

2) 요충의 성충(adult worm)

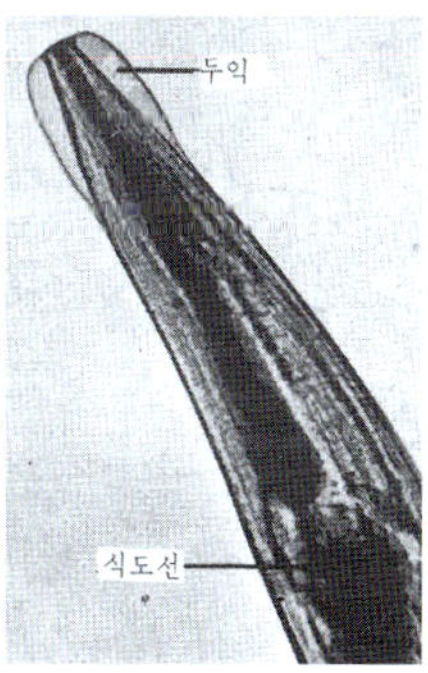

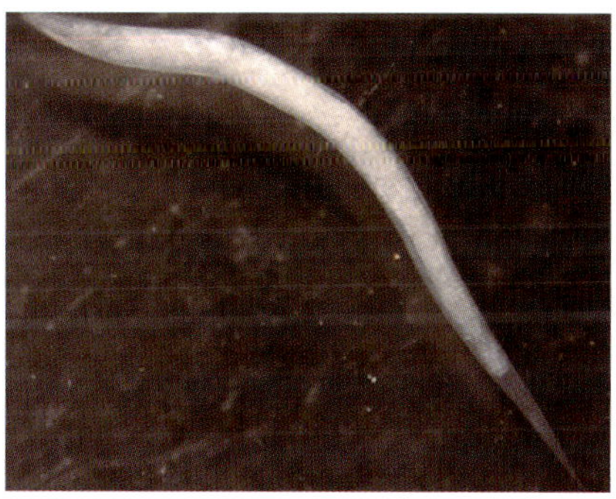

성충의 머리 부분에는 두부(cephalic alae)가 있다. 수컷은 꼬리가 말려 있으나 암컷의 꼬리는 핀과 비슷하게 보여 pin worm이라 한다.

고래회충(*Arisakis*)

1) 고래회충의 유충

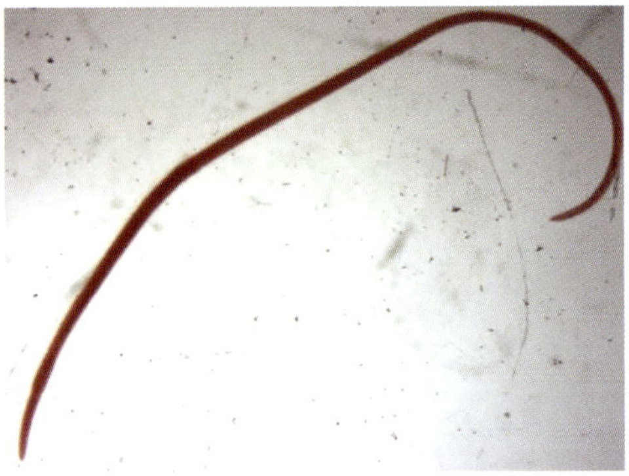

*Arisakis*종은 바다에 서식하는 고래, 돌고래, 물개, 바다표범 같은 포유류의 위에 기생하는 회충이다.

- 제1중간 숙주 – 바다새우류
- 제2중간 숙주 – 바다어류, 오징어 등
- 종숙주 – 고래, 물개

편충(Whip worm, *Trichuris trichiura*)

1) 편충의 충란(egg)

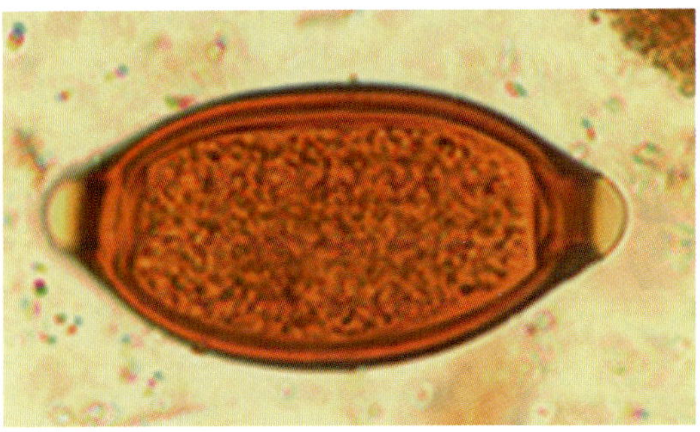

충란은 황갈색으로 레몬이나 술통 모양으로 양쪽의 투명한 점막전(mucoid plug)이 존재하며 염색이 안 된다.

2) 편충의 성충(adult worm)

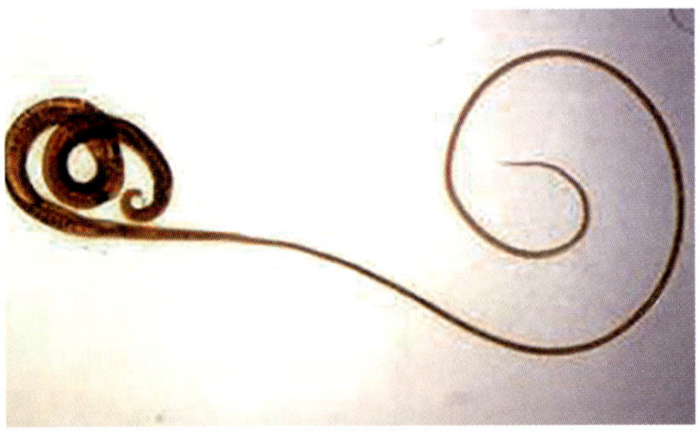

채찍 모양으로 머리 부분은 가늘고 길며 충체 뒤쪽 2/5의 몸통 부분은 굵다. 그래서 whip worm이라 불린다.

선모충(*Trichinella spiralis*)

1) 선모충(Trichina worm, *Trichinella spiralis*)

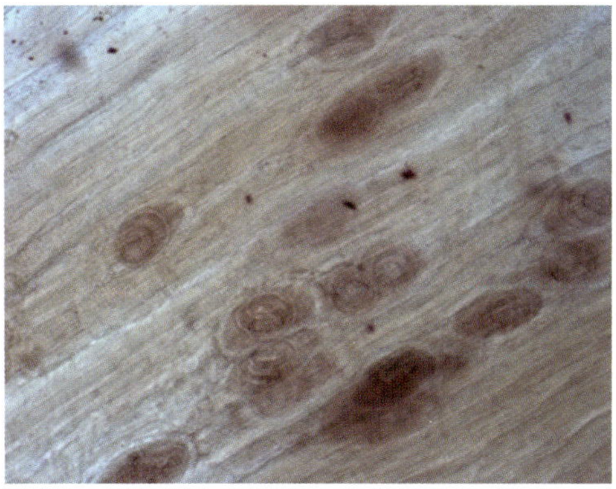

선모충에 감염된 돼지고기를 경구적으로 감염으로 침입하여 근육 내에 기생하는 피포유충이다.

선모충은 산란하지 않고 태생하는 기생충이다.

구충류(Hook worm)

1) 구충의 충란(egg)

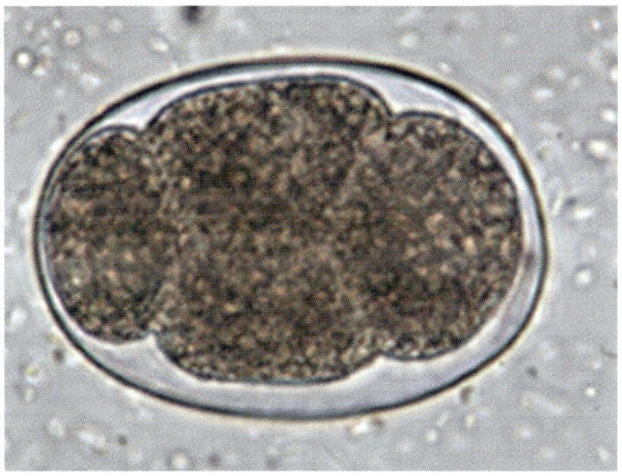

충란의 머리 부분에 갈구리(hook)가 있어 구충으로 불리며, 십이지장에서 최초로 발견하여 십이지장충이라고 불렸다. 기생 부위는 소장이며 대변에서 4~8개 세포기이다.

2) 두비니구충의 성충(adult worm)

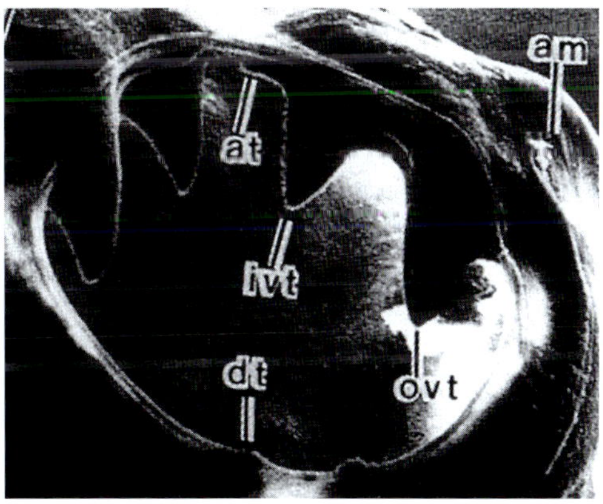

성충은 갈고리 모양의 2쌍의 치아(질시)가 있다.

3) 아메리카구충의 성충(adult worm)

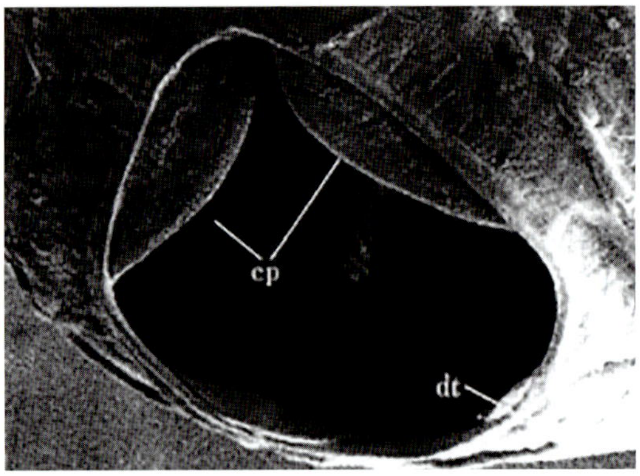

성충은 갈고리 모양의 2쌍의 절판이 있다.

동양모양선충(*Trichostrongylus orientalis*)

1) 동양모양선충의 충란(egg)

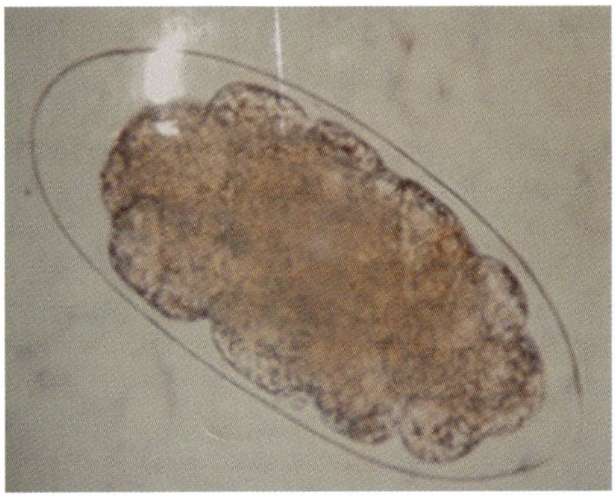

충란은 장타원형이고, 난세포가 16~32개로 분열되어 있고 상실기로 보인다.

사상충류(Filarial parasites)

1) 말레이사상충(Malayan filarial worm, *Brugia malayi*)

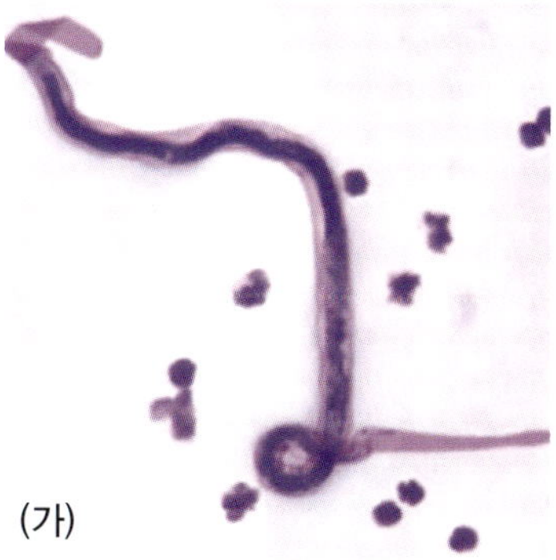

(가) 후층도말

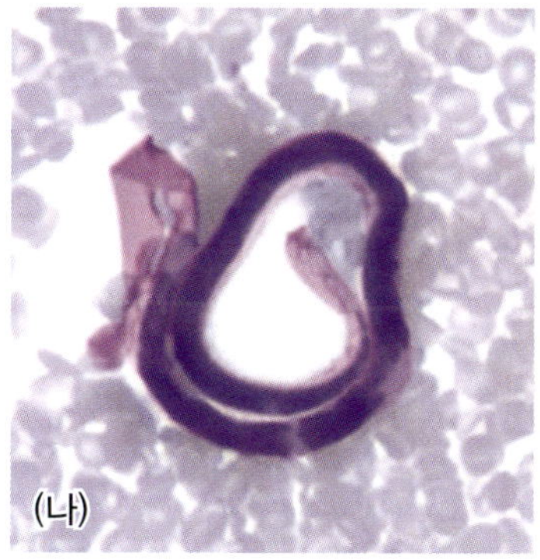

(나) 박층도말

환자 혈액에 있던 미세사상충은 모기가 흡혈할 때 모기 체내에 들어가고 다시 감염된 모기가 사람을 흡혈 때 혈류에 의해 인체 내에 침입하며, 출현은 야간정기출현성이기 때문에 야간에 말초혈액을 재헐하여 후층과 박층도말표본을 만든다. Giemsa나 Wright 염색을 실시하여 미세사상충을 검출한다.

2) 로아사상충(Eye worm, *Loa loa*)

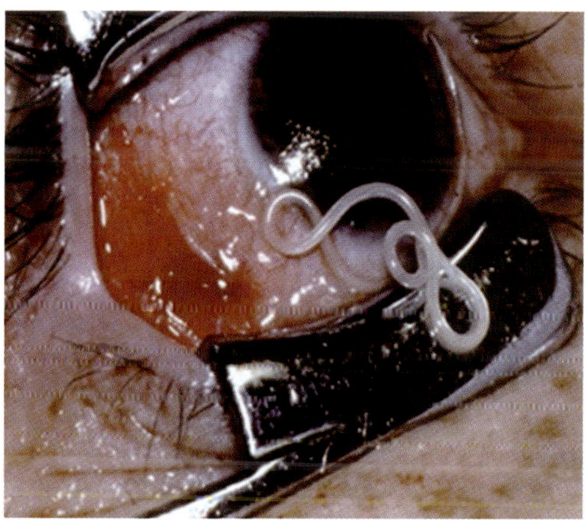

성충은 유배색의 실모양이고, 안구의 결막 하에 흔하게 기생한다.

주간정기출현성으로 결막에서 성충을 증명한다.

2. 흡충류(Trematode)

간흡충(Clonorchis sinensis)

1) 간흡충의 충란(egg)과 성충(adult worm)

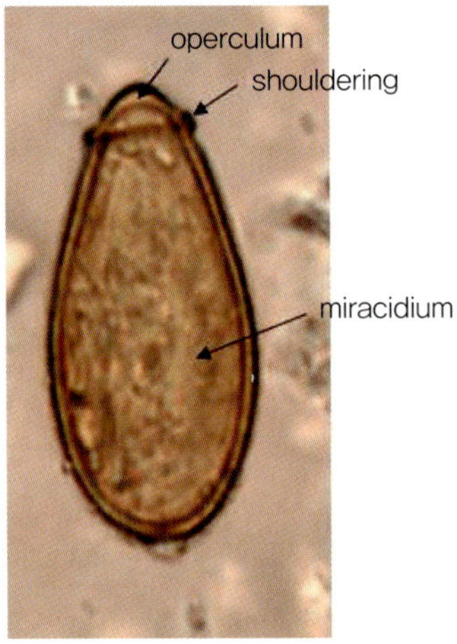

충란

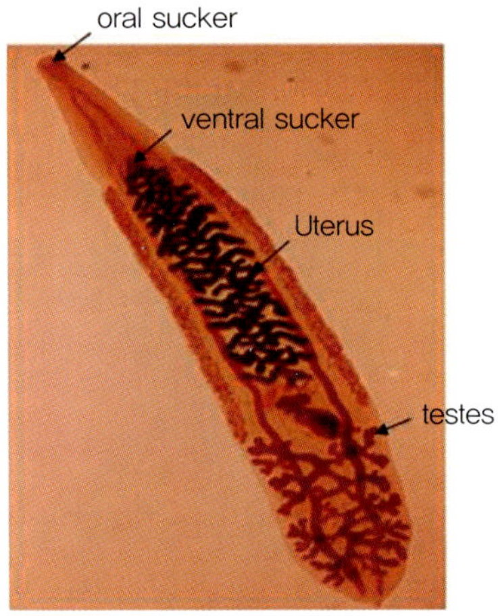

성충

충란은 황갈색으로 난원형이며, 난개(operculum)는 뚜렷하고 난각과의 접합부가 돌출(shouldering)되어 있다.

성충은 편평한 버드나무잎 모양이며, 전단부에 구흡반(oral sucker)과 충체의 체전방 1/4 근처에 복흡반(ventral sucker)이 있다. 고환은 2개로서 전방 고환은 대개 4분엽, 후방 고환은 5분엽이다.

2) 간흡충의 중간 숙주

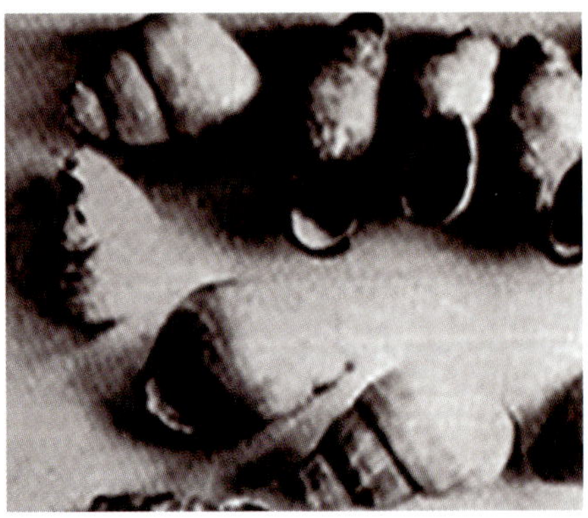
제1중간숙주(왜우렁이)

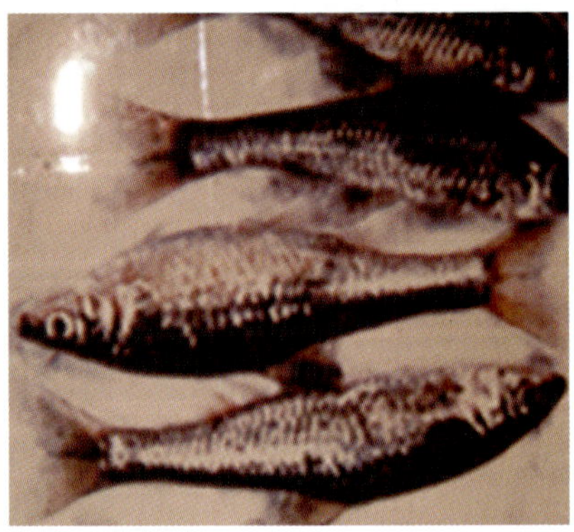
제2중간숙주(담수어, 참붕어)

간흡충의 생활사

충란 → miracidium → 제1중간숙주(왜우렁이) → sporocyte → redia → ceracria → 제2중간숙주(담수어, 참붕어) → 피낭유충(근육 내에서) → 성충

폐흡충(Paragonimus westermani)

3) 폐흡충의 충란(egg)과 성충(adult worm)

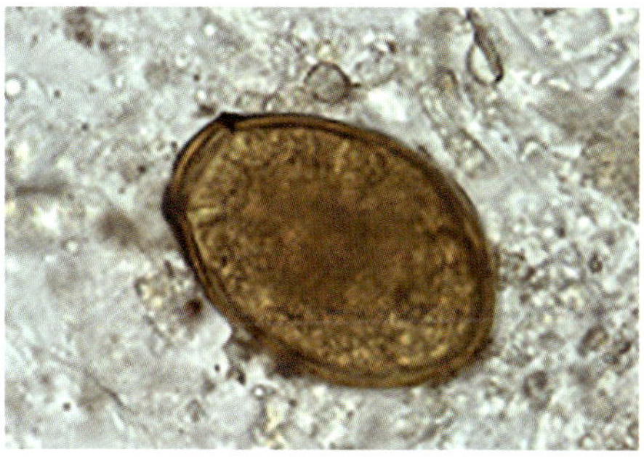

충란

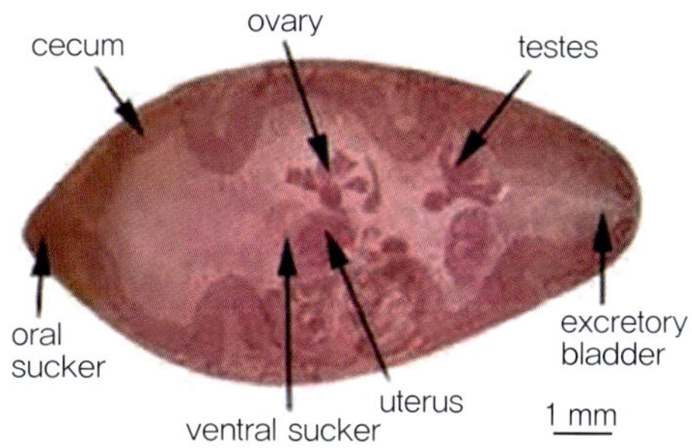

성충

충란은 황갈색으로 난원형이며, 납작한 난개가 있고 난각의 후반부가 약간 두껍고, 약간 비후되어 있다.

성중은 폐에 기생하며, 구흡반과 복흡반의 충체 후방의 배측에 가까이 서로 대칭으로 고환이 위치하고 있다. 난소는 체중앙에서 전방으로 배측에 있고, 자궁은 rosette형으로 난소의 반대편에 위치하고 있다.

4) 폐흡충의 중간 숙주

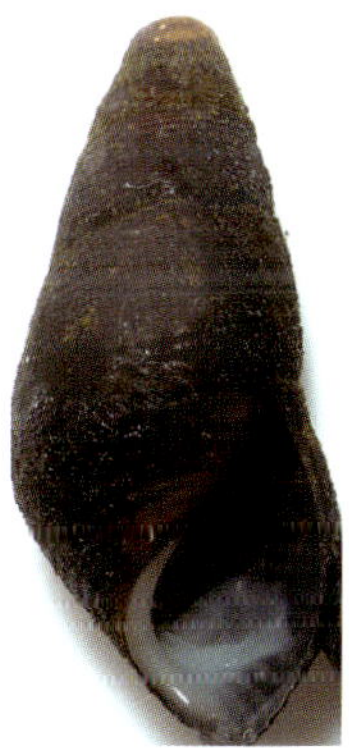

제1중간숙주(다슬기)

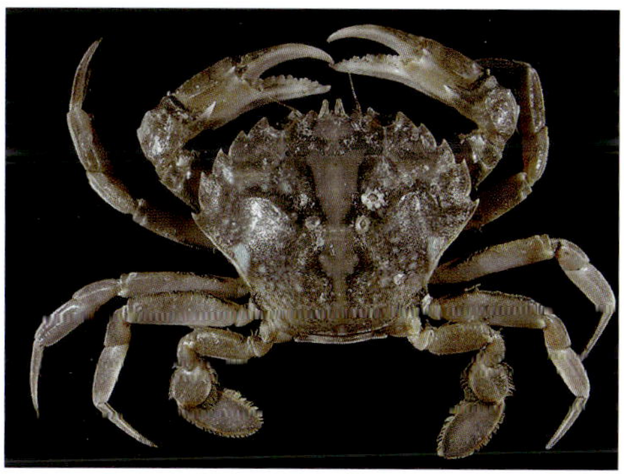

제2중간숙주(가재 또는 게)

요코가와흡충(Metagonimus yokogawai)

5) 요코가와흡충의 충란(egg)과 성충(adult worm)

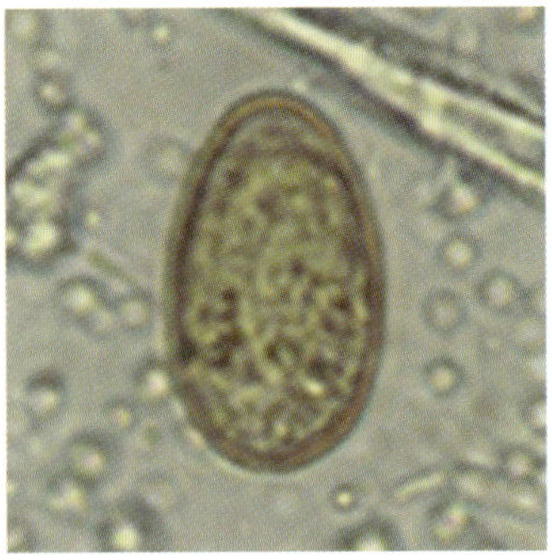
충란

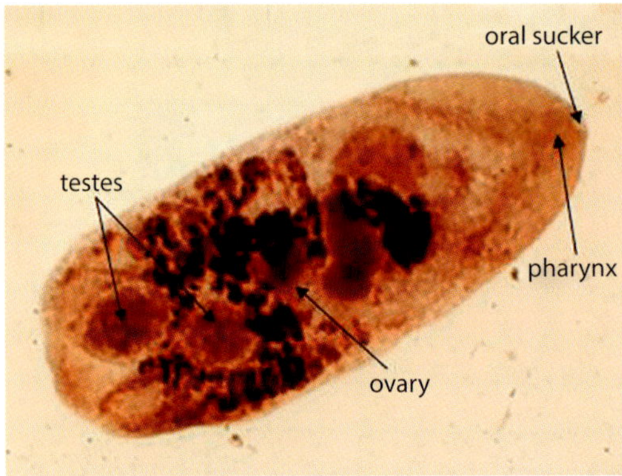

성충

충란은 담황색이고 난각이 두텁고 난개가 있으며, 돌출부위(shouldering)가 없는 것이 간흡충과 감별된다.
성충은 인체기생 흡충류 중 가장 작다. 구흡반은 충체의 전단복면에 있으며, 고환은 구형 내지 타원형으로 후단 가까이 위치한다. 난소는 구형이며 체중앙 복측에 있다.

6) 요코가와 흡충의 중간 숙주

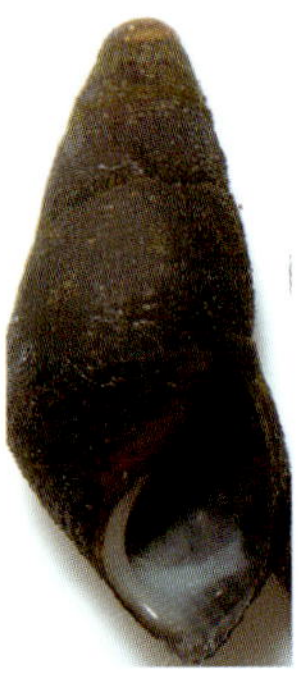
제1중간숙주(다슬기)

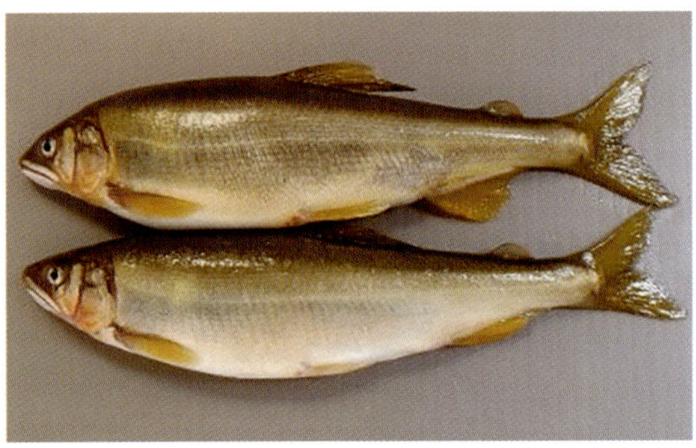
제2중간숙주(은어)

주혈흡충(*Schistosoma* spp.)

1) 일본주혈흡충(*Schistosoma japonicum*)

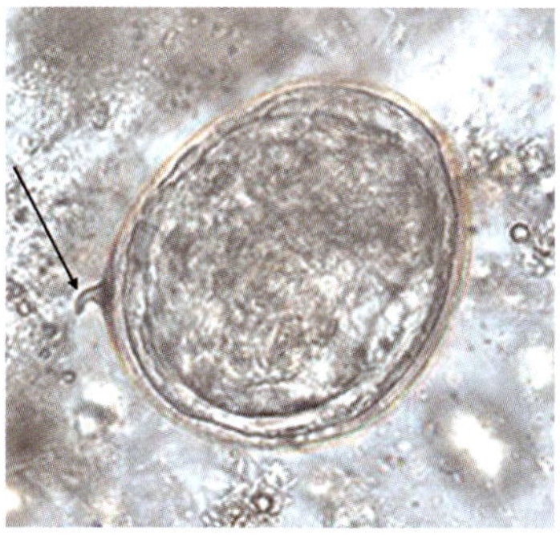

충란은 난원형이고 난각이 얇고 황갈색이며 난개가 없다. 난각의 측면에 작은 돌기가 보인다.

2) 만손주혈흡충(*Schistosoma mansoni*)

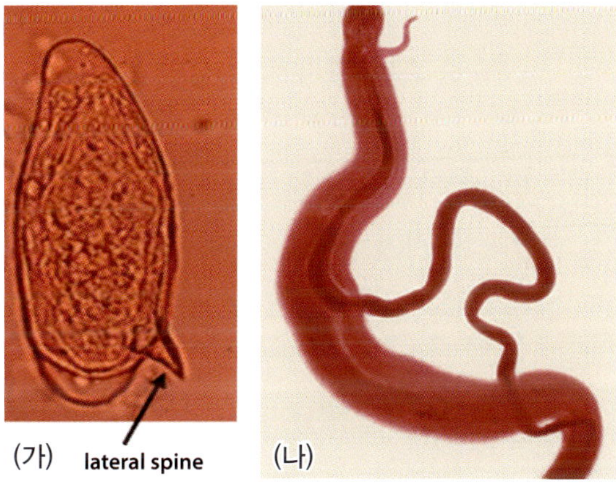

충란 성충

가: 충란은 장타원형이며, 한쪽 면에 측방소극(lateral spine)이 특징이다.

나: 성충은 장웅이체이며, 수컷이 암컷을 안고 있다.

3) 방광주혈흡충(*Schistosoma hematobium*)

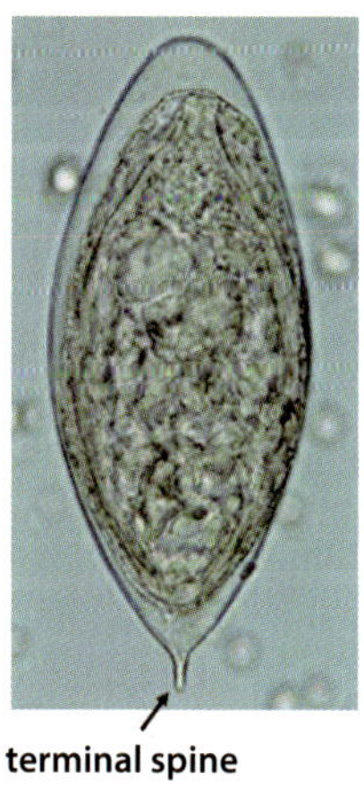

충란의 말단소극 (terminal spine)이 특징이다.

11

조충류(Cestodes)

1) 무구조충(*Taenia saginata*, 민촌충)

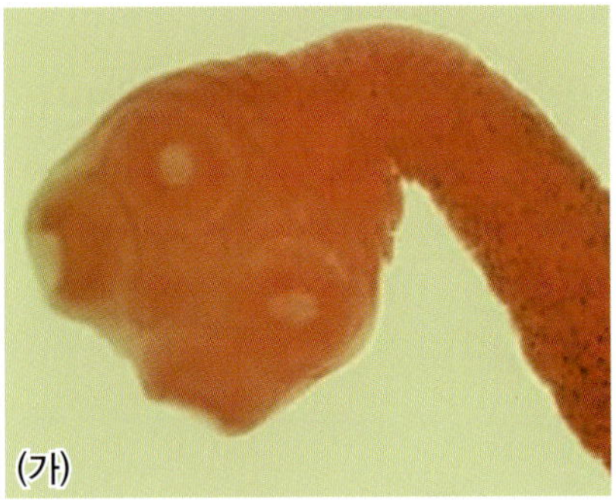

성충의 두절

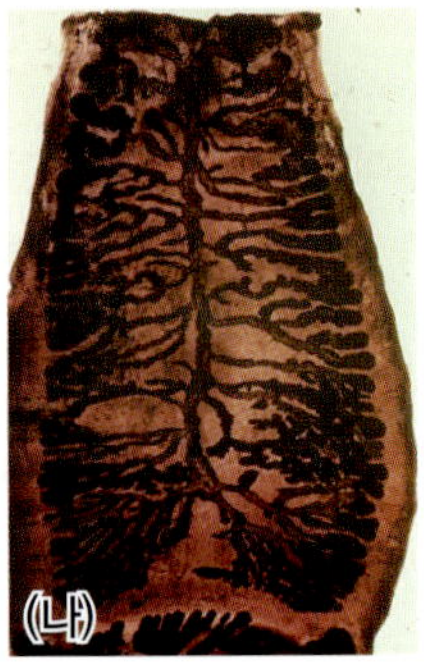

수태편절

사람이 종숙주로 소장에 기생하며, 소가 중간숙주이다.

가: 성충의 두절은 사각형 모양이며 흡반 4개가 있고, 액취(부리)와 갈고리(소구)가 없다.

나: 수태편절은 15~30개의 자궁측지를 가지고 있다.

2) 유구조충(*Taenia solium*, 갈고리촌충)

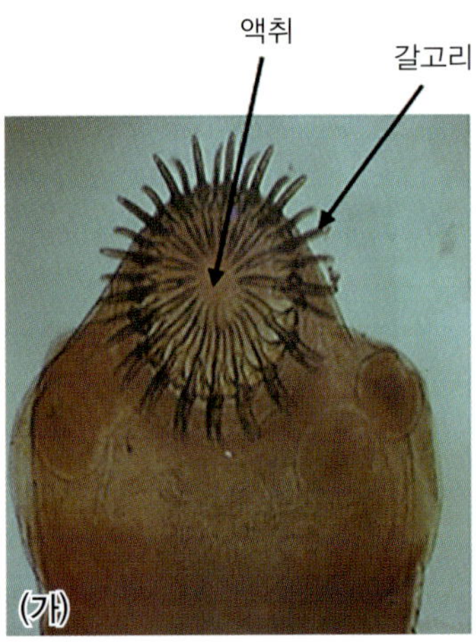

성충의 두절

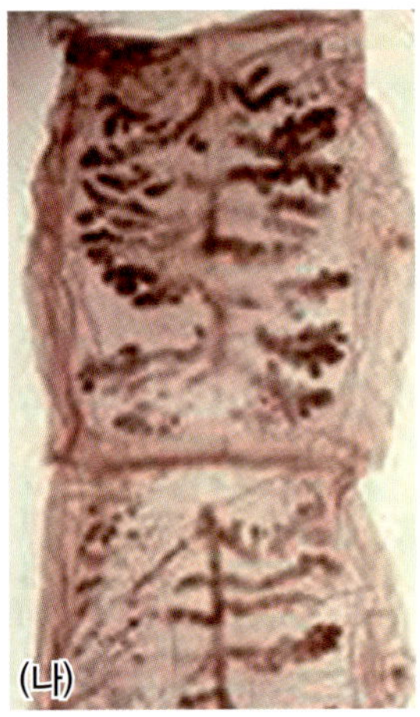

수태편절

중간 숙주는 돼지를 비롯한 포유동물이다.

가: 성충의 두절은 구형으로 4개의 흡반과 액취가 있고, 22~23개의 갈고리가 2열로 배열되어 있다.

나: 수태편절은 7~10개의 자궁측지(평균 9개의 자궁측지)를 가지고 있다.

3) 광절열두조충(*Diphyllobothrium latum*)

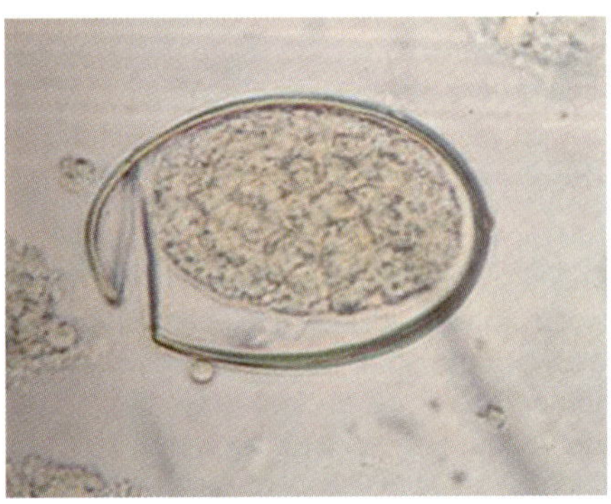

충란은 황갈색의 타원형이다. 난개가 있고, 난각은 약간 두꺼우며 1개의 난세포와 다수의 난황세포로 이루어져 있다.

조충류 중에서 유일하게 난개를 가지로 있다.

4) 광절열두조충의 성충(adult worm)의 두절

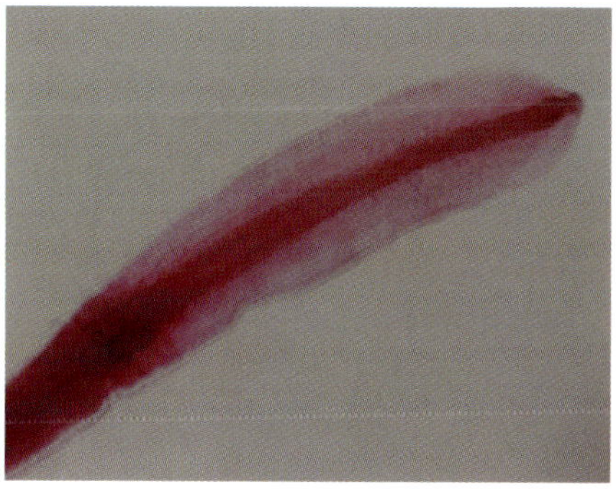

성충의 두절

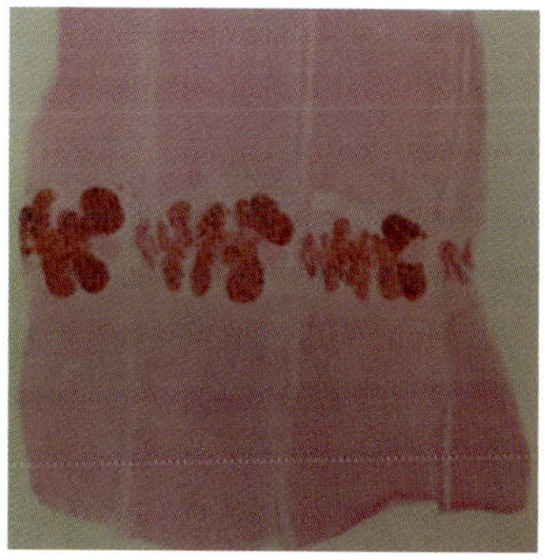

편절

성충의 두절은 곤봉(긴 수저) 모양이며, 배측과 복측에 흡구가 있다.
자궁은 편절의 중앙부에 coil 모양으로 수회 만곡하면서 rosette(국화꽃) 모양의 자궁측지가 보인다.

5) 왜소조충(*Hymenolepis nana*)과 쥐조충(*Hymenolepis diminuta*) 감별점

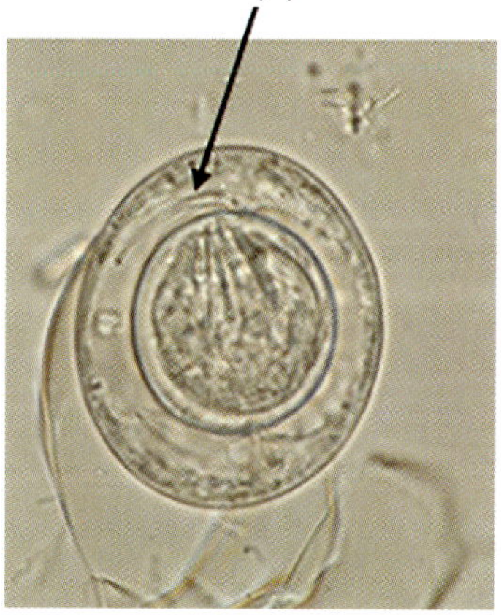

왜소조충 충란

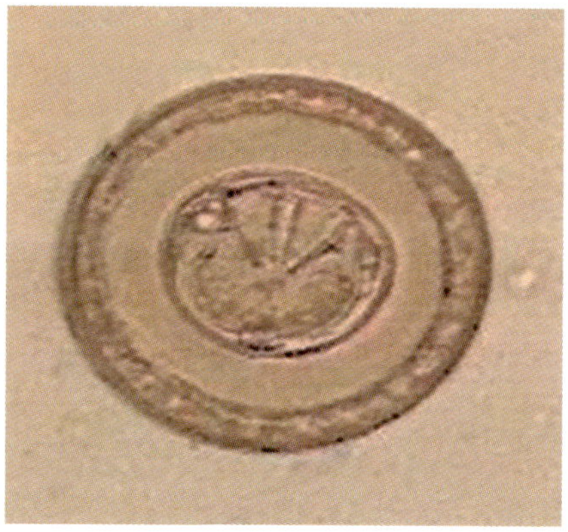

쥐조충 충란

쥐조충 충란에는 극사가 없다. 왜소조충 충란은 무색이며, 내막은 레몬 모양이고 4~8개의 극사가 있다.

1) 스카치테이프법(Scotch tape technique)

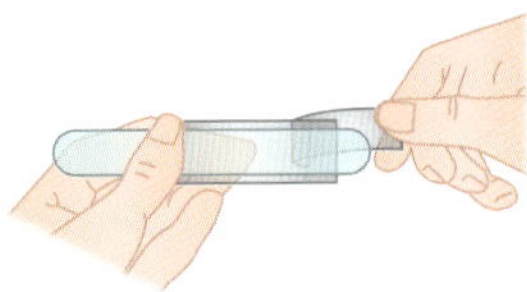

① Scolch tape를 slide glass 한쪽에 붙이고 다른 쪽은 slide glass에서 박리한다.

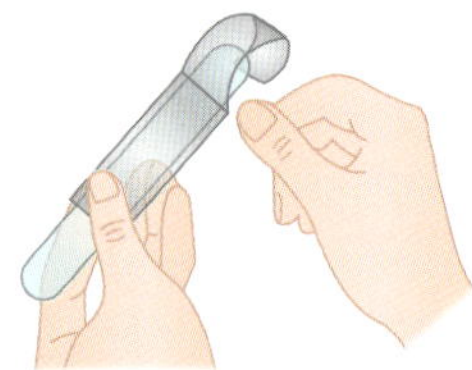

② Slide glass 뒤에 설압자를 붙여 갈아 잡고 slide glass에 부착되지 않은 scotch tape 한쪽을 설압자 뒤로 넘긴다.

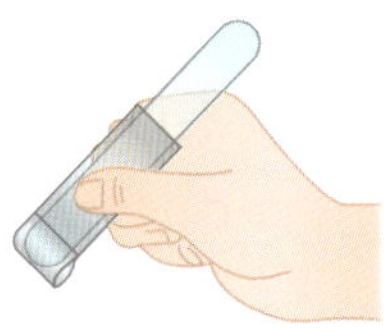

③ Scolch tape의 접착면을 항문에 접촉시킨다.

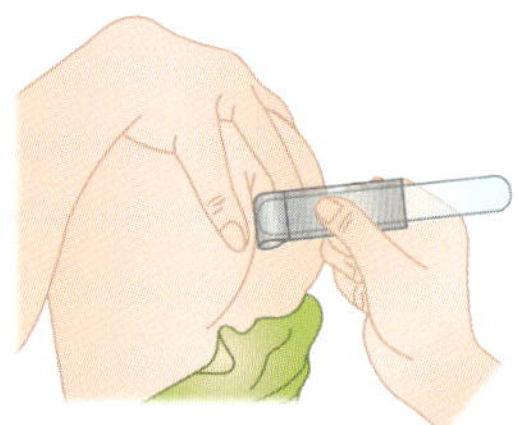

④ 설압자를 눌러서 항문주위에 있는 물질을 부착시킨다.

요충검사 시 가장 널리 쓰이는 방법으로 요충의 성충이 밤에 항문근처에 나와 산란을 하기 때문에 이 방법으로 검사한다.

2) 포르말린 – 에테르 침전법(MGL법, Formalin-ether technique)

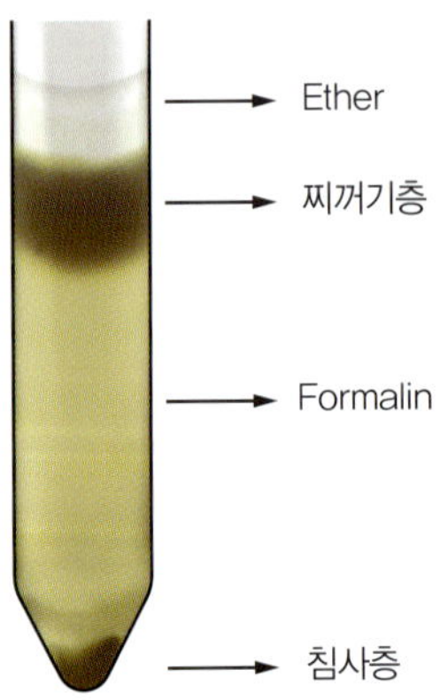

원충류의 포낭형과 윤충류의 충란 같이 바중이 높은 충란의 검출에 우수하다.

Ether는 대변 찌꺼기를 응고 부상시키고 충란의 하강을 촉진시키는 역할이다.

3) 스톨씨 희석 충란계산법

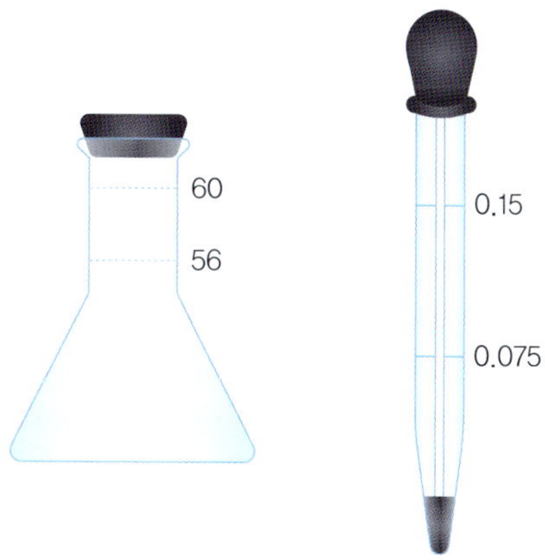

대변 내에 포함되어 있는 기생충란 수를 계산하여 환자의 감염상태를 추산하는 방법이다.
Stoll's flask를 56 mL 선까지 0.1 N NaOH를 넣고 대변용액 60 mL 될 때까지 넣는다.
잘 혼합한 다음 Stoll's pipette으로 0.15(또는 0.075) mL 만큼 채취해서 경검하여 충란 수를 센 다음 희석배수를 고려하여 대변 1 g 중에 포함된 충란 수를 구할 수 있다.

제 12 부

바이러스

CHAPTER 01

바이러스

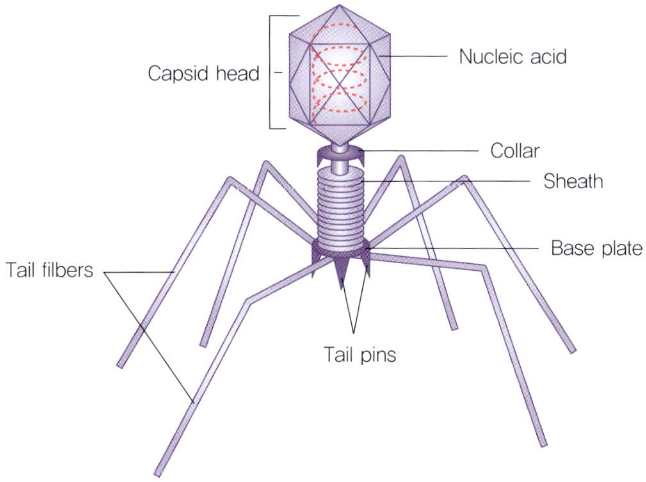

박테리오파지는 두부와 꼬리로 구분되며 숙주세포인 세균에 고정되는 부위는 꼬리부분 Base plate임

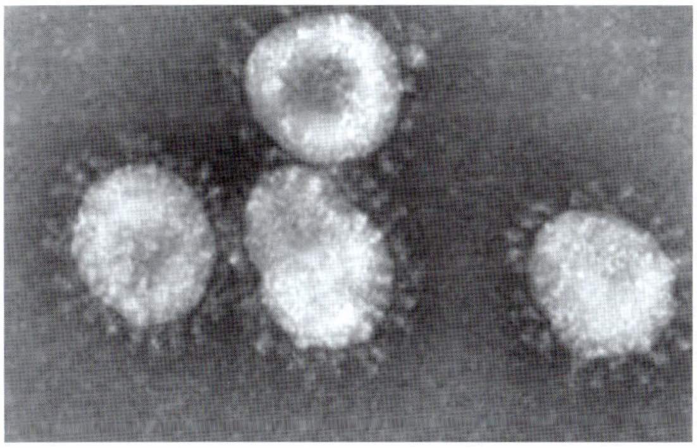

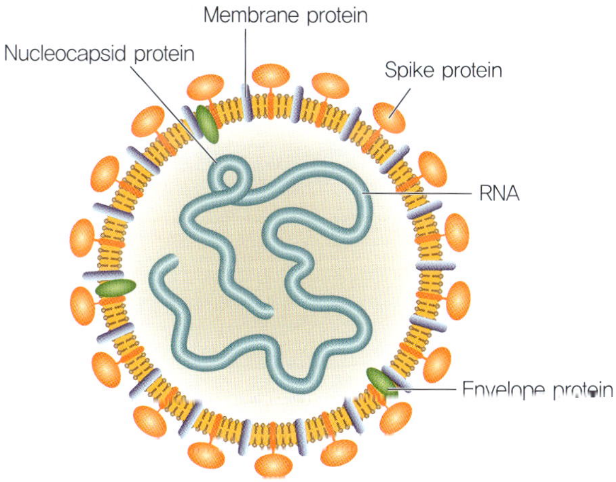

코로나바이러스는 전자현미경 관찰에서 태양 모양 혹은 왕관 모양으로 보이며 사스, 메르스 등이 속함

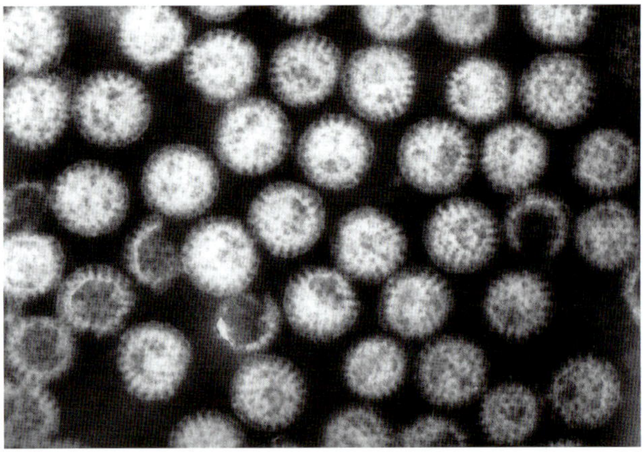

수레바퀴 모양의 입자를 갖는 Rotavirus로 겨울철 영유아 설사의 원인

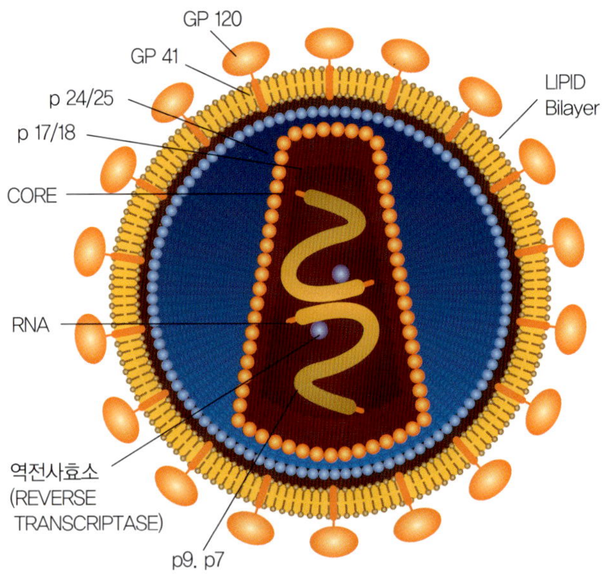

HIV 바이러스 입자

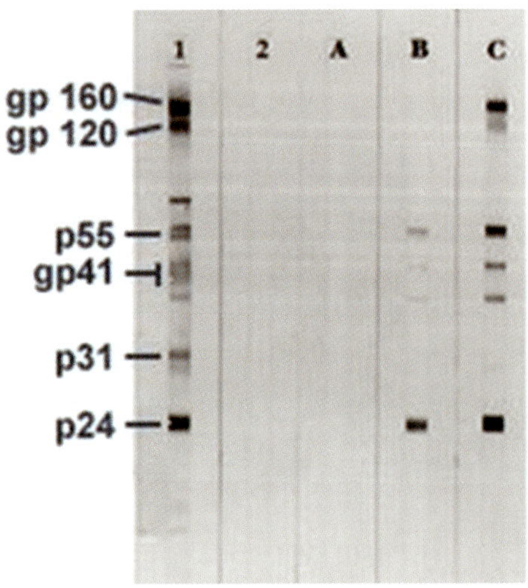

HIV 최종 확진 검사의 Western blotting 결과

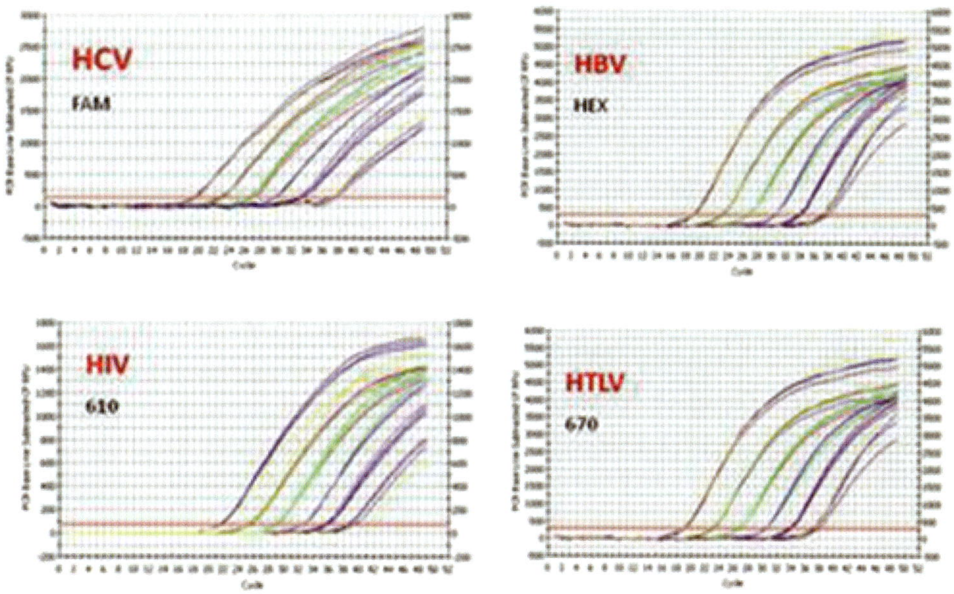

Real time PCR 결과

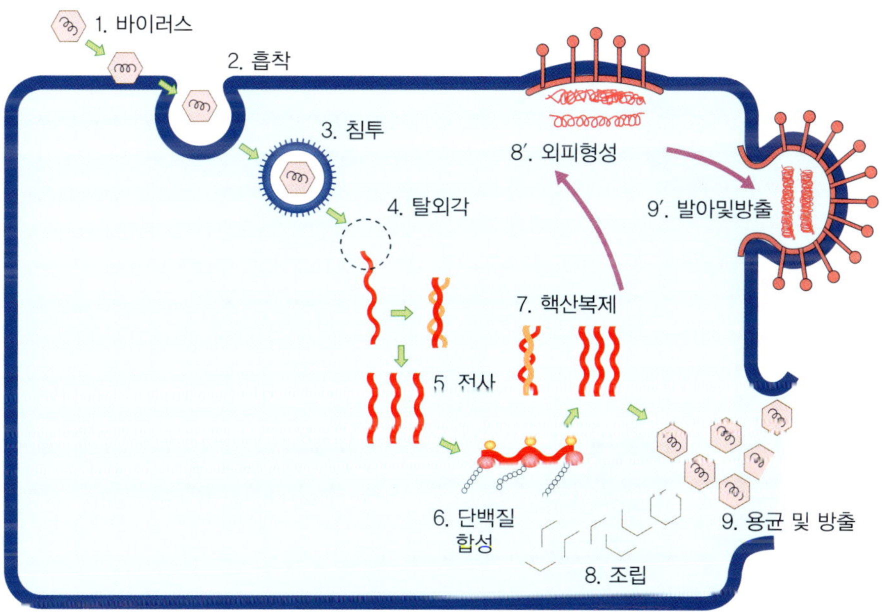

바이러스의 복제 증식 과정(박테리오파지는 핵산만 숙주세포에 침투)

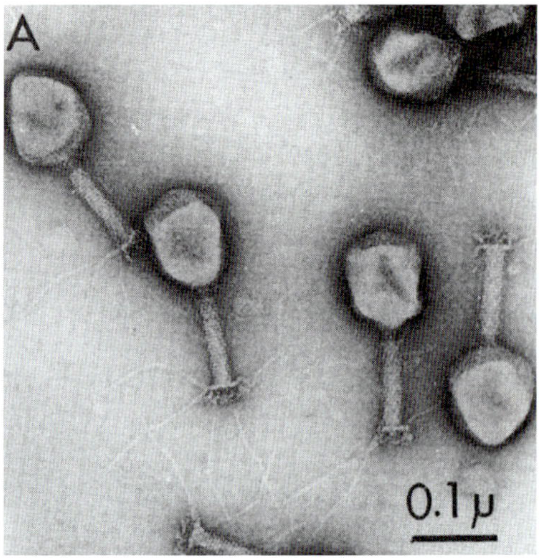

박테리오파지는 세균을 숙주로 기생하는 바이러스로 인간에게는 질병을 일으키지 않음

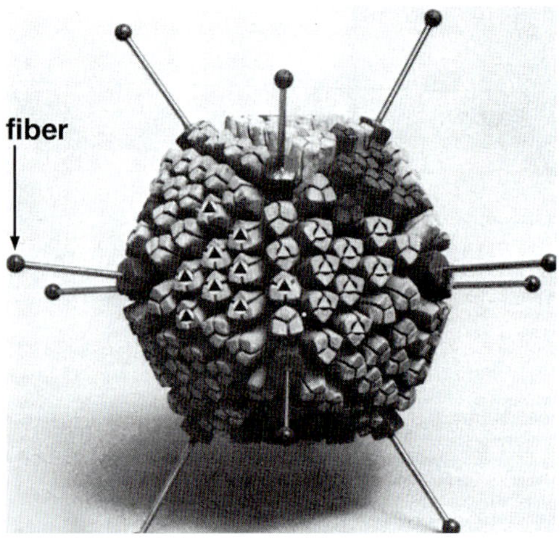

Adenovirus는 정20면체의 외피 비보유 DNA 바이러스이고 호흡기 및 각막염의 원인

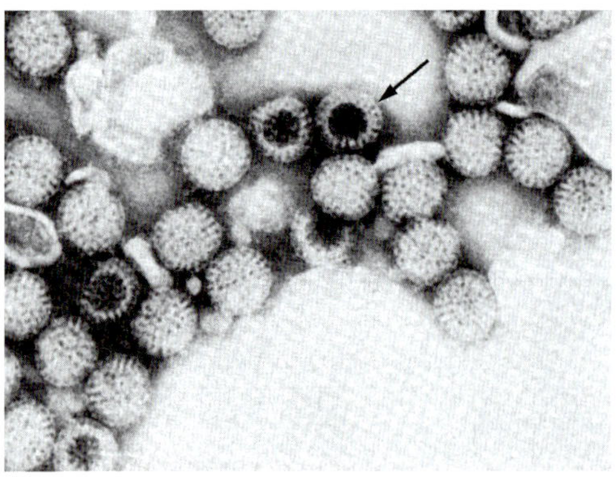

Reoviridae에는 외피 비보유 RNA 바이러스이며, Reovirus, Rotavirus

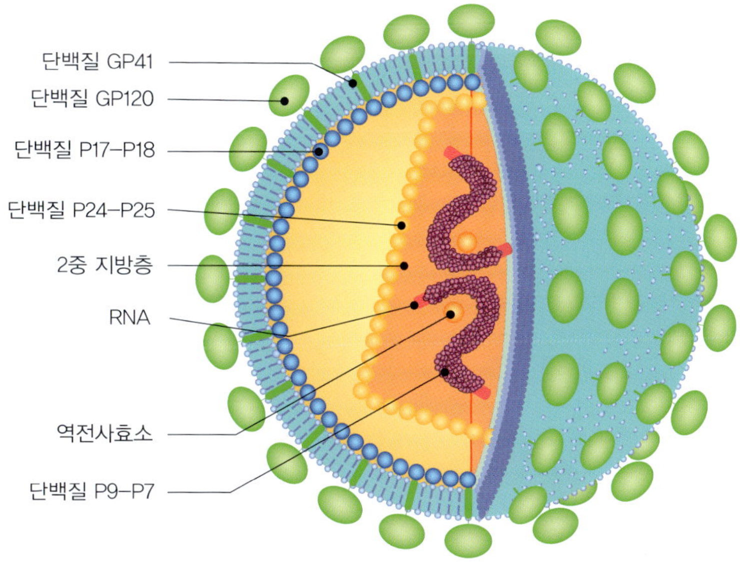

HIV는 RNA 바이러스이며 역전사효소를 가지는 레트로 바이러스

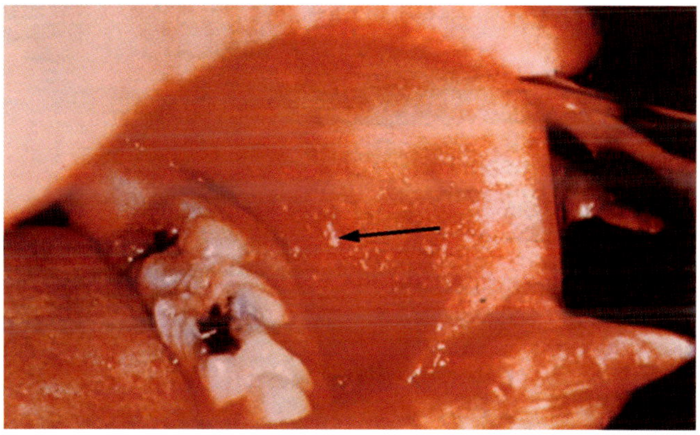

Measles(홍역) 바이러스sms 외피보유 RNA 바이러스이며 구강점막에 koplik spot(소백반)을 나타내며 감염 수년 후 SSPE(아급성 경화성 범뇌염)을 발생한다

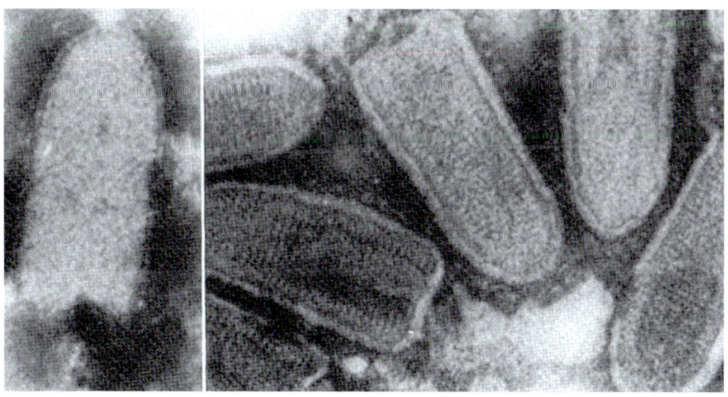

Rabies virus(광견병 바이러스)는 Rhabdoviridae에 속하나 전사현미경에서 총알모양

12

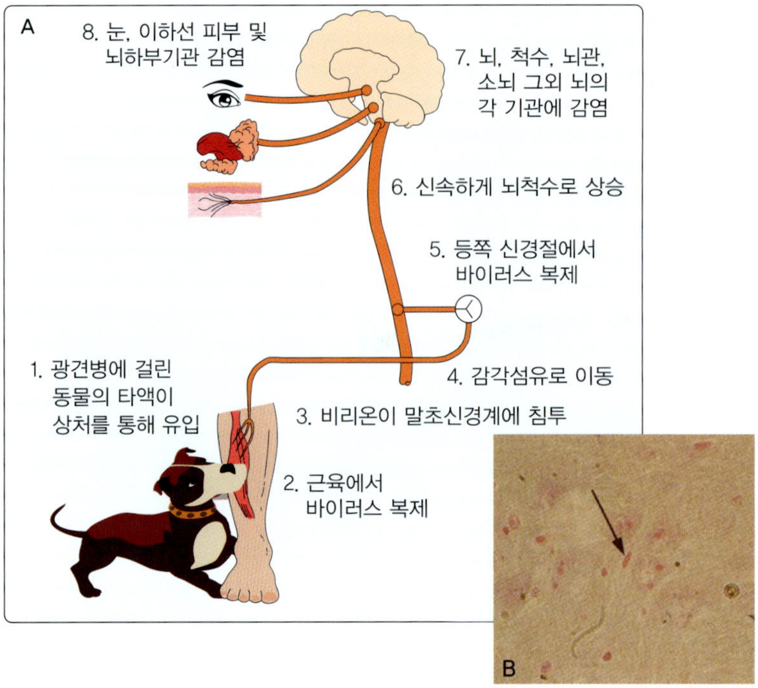

Rabies virus(광견병 바이러스)는 신경세포에 Negri bodies를 나타냄

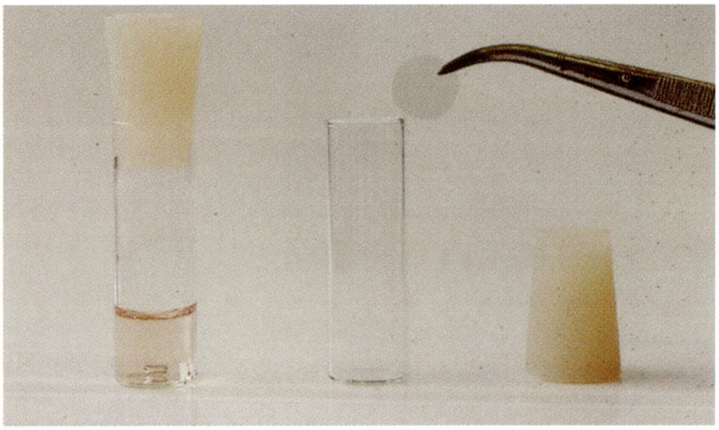

Shell vial assay는 vial에 cover slip을 넣고 cell line을 배양 후 검체 접종한다. 원심분리를 통해 virus를 세포에 감염시키고 배양하여 면역형광염색하여 판독하고 단층배양에 사용됨

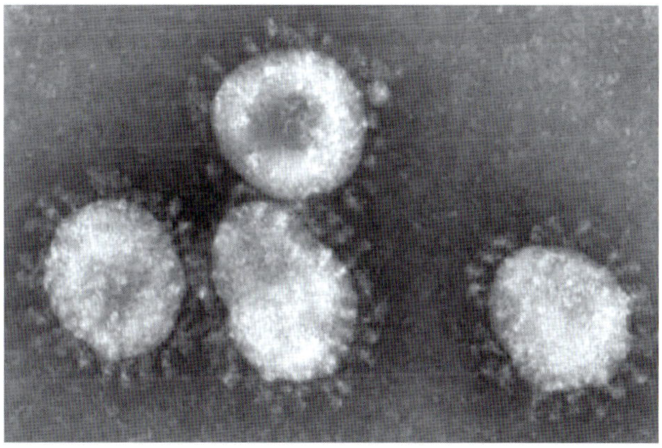

코로나바이러스는 전자현미경 관찰에서 태양 모양 혹은 왕관 모양으로 보임

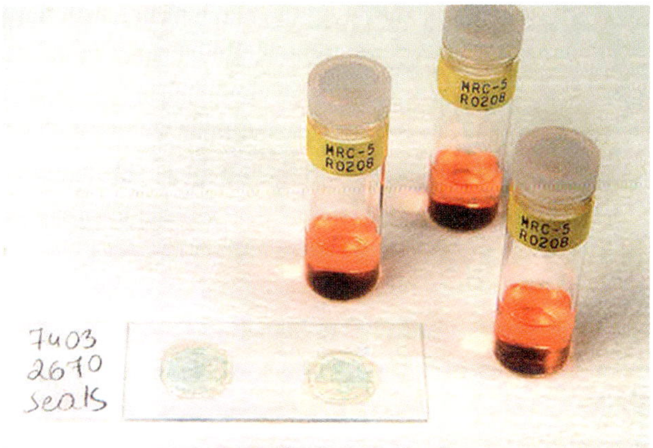

Shell vial culture는 CMV, HSV, Measles, Adenovirus, Influenzae virus, RSV, 등 배양에 사용한다.

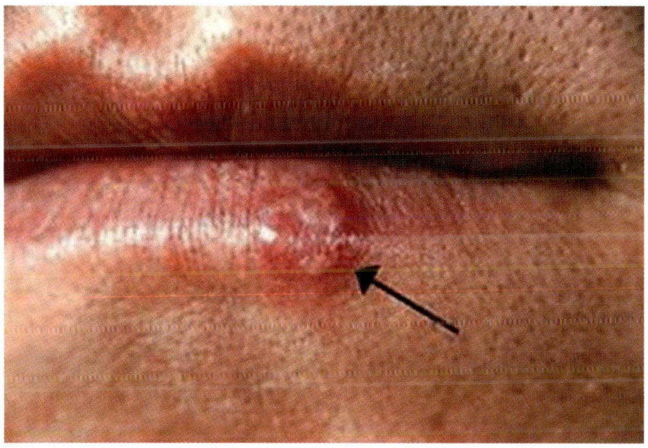

단순포진바이러스(Herpes simplex virus, HSV) 감염

12

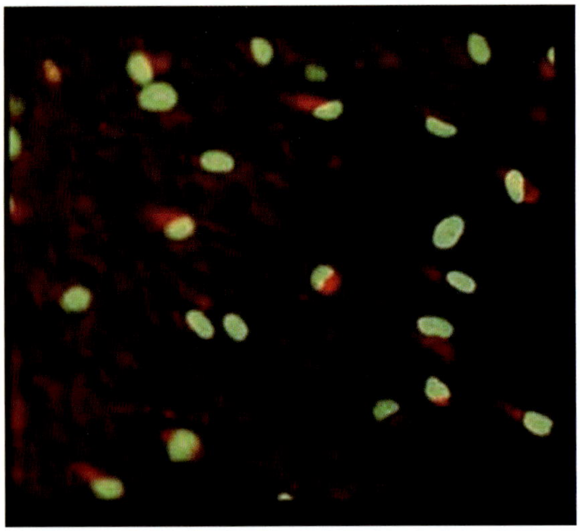

MRC-5 세포에 CMV 감염 배양후 형광염색사진

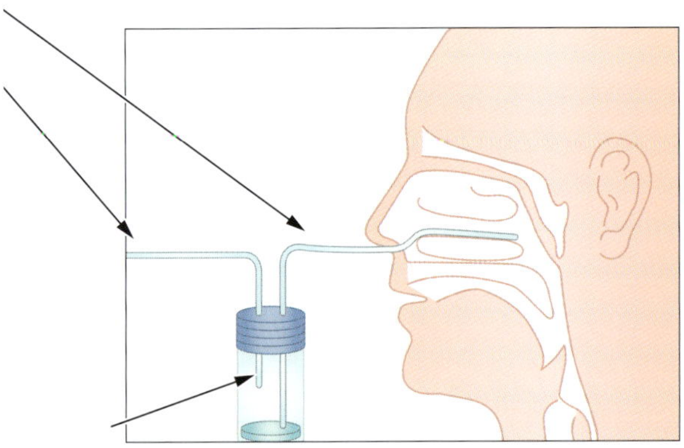

급성기 감염증 바이러스는 RSV 검체 채취 방법

사진으로 배우는 임상미생물학

2023년 2월 20일 1판 인쇄
2023년 2월 25일 1판 발행

저　　자 : 한국임상병리학과 미생물학교수회
발 행 자 : 남학슈
발 행 처 : 도서출판 고려의학
(02880)　서울 성북구 성북로9길 1 보문빌딩 3층
　　　　전화 : (02) 765-0333, 0337 / 팩스 : (02) 743-2288
이 메 일 : kmedbook@daum.net
홈페이지 : www.komb.co.kr
신고번호 : 제 2022-000006호

※ 검인은 저자와의 합의하에 생략합니다.
※ 낙장 및 파본은 교환해 드립니다.

ISBN 979-11-92422-23-7
정가 : 50,000원